Patientorientierte Allgemeinmedizin

Band 1

Eckart Sturm

Renaissance des Hausarztes

Konzept für eine wissenschaftliche Grundlegung hausärztlicher Tätigkeit und für eine Wissenschaft vom Patienten

Mit 6 Abbildungen

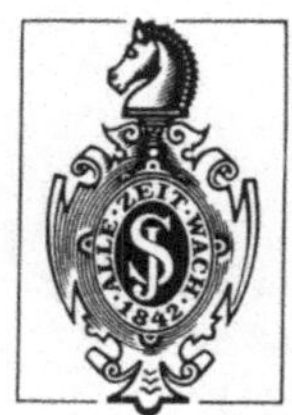

Springer-Verlag
Berlin Heidelberg New York Tokyo 1983

Professor Dr. med. Eckart Sturm
Lehrbeauftragter für Allgemeinmedizin
an der Universität Göttingen
Jahnstraße 3
D-2819 Thedinghausen

ISBN-13: 978-3-540-12374-3 e-ISBN-13: 978-3-642-69061-7
DOI: 10/1007/978-3-642-69061-7

CIP-Kurztitelaufnahme der Deutschen Bibliothek

Patientorientierte Allgemeinmedizin. – Berlin ; Heidelberg ; New York ; Tokyo : Springer
Bd. 1. → Sturm, Eckart: Renaissance des Hausarztes

Sturm, Eckart:
Renaissance des Hausarztes : Konzept für e. wiss. Grundlegung hausärztl. Tätigkeit u. für e. Wiss. vom Patienten / Eckart Sturm. – Berlin ; Heidelberg ; New York ; Tokyo : Springer, 1983.
(Patientorientierte Allgemeinmedizin ; Bd. 1)

Satz und Bindearbeiten: Appl, Wemding; Druck: aprinta, Wemding
2119/3140-543210

Geleitwort

Das vorliegende Buch ist auch für denjenigen, der sich seit Jahren und intensiv mit den Problemen des Allgemein- oder Hausarztes beschäftigt hat, eine Überraschung: Es hebt vielfach das bisher nur Gespürte und Erfahrene in das helle Licht des Bewußtseins, es zieht nicht nur Bilanz über ärztliches Soll und Haben in der heutigen Allgemeinpraxis, sondern folgert daraus konkrete Konsequenzen für die Zukunft, es stellt die wissenschaftliche Problematik dieses so alten „jungen Fachgebietes" in das Zentrum der notwendigen Weiterentwicklung der modernen Medizin.

Sturm hat eine großartige Leistung vollbracht. Sein Buch wird zum Widerspruch reizen, das sollte es auch. Aber es wird genauso Besinnung, Nachdenken, Selbstkritik und Zustimmung auslösen. Denn es ist weit mehr, als der Autor fordert, nämlich „Konzept für eine wissenschaftliche Grundlegung hausärztlicher Tätigkeit und für eine Wissenschaft vom Patienten". Es ist eine sehr persönliche und deshalb auch sehr mutige Diagnose der zentralen Probleme unserer heutigen Medizin in Wissenschaft und Praxis. Diese Diagnose wird umfassend, sogar unter Einbeziehung der Situation in vielen anderen Ländern, gestellt. Sie ist auch insofern eine gute ärztliche Diagnose, als sie eine ausreichende Behandlungsgrundlage zur Lösung dieser Probleme ergibt.

Ich wünsche diesem Buch nicht nur eine weite Verbreitung, zahlreiche aufmerksame und nachdenkliche Leser, sondern darüber hinaus den Erfolg, an dem sich geistige Leistung immer messen läßt: die beabsichtigte Veränderung unserer Wirklichkeit im Sinne des Autors.

Prof. Dr. med. Siegfried Häußler

Zum Geleit

Es ist ganz selbstverständlich, daß die Auseinandersetzung über die Allgemeinmedizin durch qualifizierte Studien zielbewußt weitergeführt werden muß. In den medizinischen Fakultäten der meisten Länder der westlichen Zivilisation hat solch eine Diskussion zwischen den Fachdisziplinen und der Allgemeinmedizin stattgefunden. Mit viel Mühe haben manche Länder die Allgemeinmedizin „wiederentdeckt" und sind dabei, sie mit großem Aufwand weiterzuentwickeln. Dafür wird Aufklärung über Ziel und Inhalt der Allgemeinmedizin benötigt. Eckart Sturm hat dazu einen wichtigen Beitrag geleistet.

Dieses Buch trägt in mutiger, manchmal aggressiver Weise sehr viel Grundsätzliches zur Auseinandersetzung über die Notwendigkeit der Allgemeinmedizin bei. Es schildert die Probleme, die die meisten westlichen Länder betreffen. Natürlich sind die Voraussetzungen und die verschiedenen Stadien der wissenschaftlichen Entwicklung der Allgemeinmedizin in diesen Ländern stufenweise entweder schon erreicht oder sie befinden sich auf dem Weg dorthin.

Die in diesem Buch von Eckart Sturm dargelegten Gedanken und Argumente für den notwendigen Aufbau der Allgemeinmedizin könnten zum Wendepunkt für die Entwicklung der Ausbildung, Weiterbildung und Fortbildung des Hausarztes werden.

Wie immer ist es wichtig sich daran zu erinnern, daß es keine überall gültige, typische Allgemeinpraxis gibt. Die einzelnen Praxen sind unvergleichbar, bedingt durch unendlich viele Faktoren: wie die Fortschritte der Medizin, die Bedürfnisse der Patienten, die geographischen Bedingungen, die Alterszusammensetzung, die Erreichbarkeit der unterstützenden Fachärzte, die sozio-ökonomischen Zustände, die Einstellung zu religiösen Bekenntnissen, die soziale Unterstützung und das Versicherungssystem. Um so wertvoller sind die Prinzipien und Grundsätze, die hier diskutiert werden.

Ob man allem zustimmt oder nicht – dieses Buch ist ein wichtiger Beitrag zur Ausbildung zukünftiger Hausärzte, aber auch zukünftiger Fachärzte, die ihre Patienten besser behandeln werden, wenn sie während ihrer Weiterbildung einmal Einblick in die Allgemeinmedizin nehmen.

Da dieses Buch nicht nur deutsche, sondern auch internationale Quellen berücksichtigt, wird es auch auf die weltweite Entwicklung der Allgemeinmedizin Einfluß nehmen.

Die Qualität der Versorgung, die der Patient erhält, hängt sehr weitgehend von der Ausbildung und der Weiter- und Fortbildung des Hausarztes ab, ebenso von der aller Ärzte. Diese ernsthafte und grundsätzliche Studie von Eckart Sturm kann nur zur Verbesserung der Patientenversorgung beitragen.

E. V. Kuenssberg

Präsident des Royal College of General Practitioners (London) 1976–1979;
Wolfson Professor 1974

Vorwort

Salus aegroti suprema lex.

Wer die Entwicklung der Medizin in den letzten 40 Jahren bewußt miterlebt hat, ist von ihren Fortschritten und Erfolgen beeindruckt. Die Mehrzahl der Patienten hat Vertrauen zu den Ärzten und zu den von ihnen angewendeten, wissenschaftlich fundierten Methoden.

Jeder heute tätige Arzt ist dankbar, daß er nicht mehr wie frühere Kollegen seinen Patienten mit leeren Händen gegenübersteht, sondern aufgrund der Ergebnisse der wissenschaftlichen Forschung bei den meisten Krankheiten wirksam helfen kann. Der von der Medizin eingeschlagene Weg scheint richtig und auch für die Zukunft erfolgversprechend zu sein.

Das äußere Merkmal dieses medizinischen Fortschritts ist eine immer stärker um sich greifende Spezialisierung. Wie in allen Bereichen des menschlichen Lebens ist sie auch in der Krankenbehandlung zu beobachten – bedingt durch Wissenszuwachs und Technisierung. Schritt für Schritt ersetzen Spezialisten die frühere Patientenversorgung durch Hausärzte, da deren Tätigkeit den heutigen Anforderungen nicht mehr zu entsprechen scheint.

Ist diese Entwicklung richtig? Müssen die dadurch entstehenden Nachteile, wie Wegfall der Hausbesuche und Behandlung durch mehrere Ärzte in Kauf genommen werden? Sollen die Patienten in Zukunft auf die Behandlung durch ihren persönlichen Hausarzt verzichten? Kann ein modernes Gesundheitswesen ohne Hausarzt auskommen?

Viele halten diese Fragen für längst erledigt, sie wurden von der Entwicklung beantwortet. Es lohnt nicht, noch einmal darüber zu reden. Und sogar von einer Renaissance des Hausarztes zu sprechen, ist reine Nostalgie.

Auch wer so denkt, sollte weiterlesen; denn bei genauerer Analyse stellen sich Zweifel ein, ob die Entwicklung der Medizin trotz ihrer Erfolge kritiklos hingenommen werden darf.

Das Wohl des Patienten ist oberstes Gebot. Ist es dann richtig, wenn sich die Ärzte – ebenso wie andere akademische Dienstleistungsberufe (Juristen, Pädagogen und Politiker) – aus dem Lebensbereich der zu versorgenden Menschen in die Anonymität von Ärztezentren zurückziehen? Besteht nicht die Gefahr, daß eine Medizin, die sich fern vom täglichen Leben etabliert, ihre Relevanz für die Bevölkerung, ihre Effektivität und ihren sozialen Charakter verliert?

Von jeher war der persönliche Hausarzt das Bindeglied zwischen den gesundheitlichen Belangen der Patienten und den Spezialdisziplinen. Wird er nicht mehr denn je gebraucht

- in einer Welt, die immer unpersönlicher wird,
- in einer Zeit, in der die Maßstäbe einer gesunden Lebensführung verlorengingen,
- in einem Gesundheitssystem, das immer differenzierter und für den Patienten schwerer zu durchschauen ist?

Wünschen sich die Patienten auch heute noch einen Hausarzt? Hat ein Hausarzt in einem hochentwickelten Versorgungssystem noch sinnvolle Funktionen zu erfüllen? Muß nicht wenigstens verlangt werden, daß seine Tätigkeit auf wissenschaftlichen Grundlagen aufbaut?

Im nachfolgenden ersten Band einer Schriftenreihe *Patientorientierte Allgemeinmedizin* soll zu diesen Fragen Stellung genommen und ein neues Konzept für den Aufbau einer wissenschaftlichen Allgemeinmedizin vorgelegt werden, das sich an der Persönlichkeit des individuellen Patienten in seinen Beziehungen zu Familie und Umwelt orientiert. Nach einer kritischen Bestandsaufnahme der gegenwärtigen Entwicklung der Medizin wird begründet, warum hochentwickelte Gesundheitssysteme einen Hausarzt neuen Stils benötigen. Anknüpfend an das Denken und Handeln früherer Hausärzte wird nachgewiesen, daß Relevanz und Effektivität ärztlicher Entscheidungen steigen, wenn möglichst viele relevante Informationen über den Patienten eingebracht werden und wenn er am Heilungsprozeß aktiv mitwirkt. Es wird skizziert, welche weitgehenden Konsequenzen sich aus dieser Einbeziehung des Patienten ergeben.

In weiteren Schriften dieser Reihe soll dargestellt werden, wo die wissenschaftliche Erarbeitung und Erforschung der Allgemeinmedizin ansetzen und wie das patientorientierte Konzept schon jetzt exemplarisch gelehrt und praktiziert werden kann.

Geplant sind folgende Einzelbände:

Selbsthilfe und Familienhilfe (für Laien, Laienhelfer, medizinische Heilberufe und Medizinstudenten der ersten Semester)
Die Persönlichkeit und Individualität des kranken Menschen in Familie und Umwelt (für Medizinstudenten der mittleren Semester)
Der mehrspurige Entscheidungsprozeß des Hausarztes (für Medizinstudenten der letzten Semester)
Das Kompetenzwissen des Hausarztes (für Weiterbildungsassistenten und weiterbildende Ärzte)
Einzelbände zu besonderen Themenbereichen, z. B. *Langzeitversorgung chronisch Kranker* (für niedergelassene Hausärzte)

Die in den letzten Jahren oft gehörte negative und destruktive Kritik an der Medizin soll hier nicht durch eine weitere Stimme vermehrt werden. Motiv und Ziel der nachfolgenden positiven Kritik sind ganz andere:

Ausgangspunkt ist die Bejahung der drei Grundvoraussetzungen unserer modernen Medizin:
- der naturwissenschaftlichen Grundlegung,
- der spezialisierten Forschung unter Einbeziehung moderner Technologie,
- des sozialen Anspruchs der praktischen Medizin bei freier Berufsausübung.

Motivation sind die Überlegungen eines Hausarztes, wie sich die für den Patienten unerwünschten Nebenwirkungen der Spezialisierung minimieren oder kompensieren lassen; wie es sich verwirklichen läßt, daß die Fortschritte der Medizin jedem bedürftigen Patienten zugute kommen und wie sich die Zersplitterung der Medizin mit ihren Nachteilen für die Patienten verhindern läßt.

Zielrichtung ist die feste Überzeugung, daß eine *patientorientierte Allgemeinmedizin* in der Lage ist, einen wesentlichen konstruktiven Beitrag zur Weiterentwicklung der Humanmedizin zu leisten.

Dieses Buch wurde v.a. für Hausärzte geschrieben, verbunden mit der Bitte, ihre Erfahrungen und ihre Grundeinstellung an die nachfolgende Generation zu vermitteln und beim Aufbau des neuen Lehr- und Forschungsfachs Allgemeinmedizin mitzuwirken. Es richtet sich aber auch an alle anderen Ärzte, die im medizinischen Versorgungssystem zusammenarbeiten, damit sie über die neuen Aufgaben und spezifischen Leistungen der Hausärzte informiert werden.

Diese Schrift wendet sich darüber hinaus an Hochschullehrer und Gesundheitspolitiker in der Hoffnung, daß sie die neue Entwicklung nicht nur wohlwollend fördern, sondern mithelfen, sie aktiv voranzutreiben. Die wichtigste Zielgruppe dieser Schriftenreihe sind jedoch die Studenten und junge Ärzte, die das neue patientorientierte Konzept verwirklichen sollen.

Der eilige Leser findet vor jedem Kapitel eine Zusammenfassung, die ihm gestatten mag, die ersten Kapitel und ihm unwichtig erscheinende Details zu überspringen. Kernstück dieses Buches sind die Kapitel 6–13, auf die besonders hingewiesen wird.

Der Verfasser möchte allen, die er nicht zitieren konnte, die aber im Laufe vieler Jahre bei Begegnungen und Diskussionen durch ihre Gedanken zu den hier wiedergegebenen Einsichten beigetragen haben, an dieser Stelle danken. Vor allem danke ich denen, die bei der Entstehung des Buches mitgeholfen haben, ganz besonders meiner Frau, die mich in 25 Jahren hausärztlicher Tätigkeit bei Tag und Nacht unterstützt und die Voraussetzungen geschaffen hat, daß dieses Buch neben den Verpflichtungen einer Allgemeinpraxis und eines Lehrauftrags geschrieben werden konnte. Es ist ihr gewidmet.

Thedinghausen, Sommer 1983 E. Sturm

Inhaltsverzeichnis

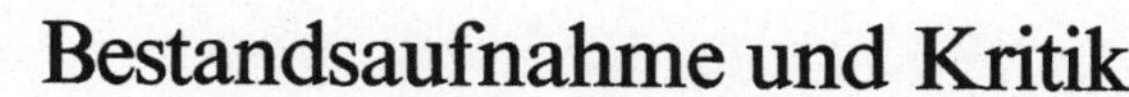

Bestandsaufnahme und Kritik

Kapitel 1

Der Hausarzt in der Krise

All das, was ehedem den Hausarzt zum Freund der Familie machte, verweist auf Elemente ärztlicher Wirksamkeit, die wir heute oft schmerzlich entbehren.

Zusammenfassung

Durch die wissenschaftliche und technische Entwicklung der Medizin, die mit einer zunehmenden Spezialisierung von Forschung, Lehre und Praxis einherging, ist das „Urbild" des Arztes, der frühere Hausarzt, ins Zwielicht geraten, und seine Daseinsberechtigung wird mehr und mehr in Zweifel gezogen. Zahlreiche hausärztliche Funktionen wurden von Spezialisten übernommen mit der Begründung, daß sie in ihrem begrenzten Bereich eine größere Perfektion und Ökonomie des Einsatzes teurer Apparate erreichen.

Ist damit der Hausarzt[1] überflüssig geworden?

Da die Hausärzte die größte Berufsgruppe der Ärzte darstellen (s. Tabelle 1), hat dies sehr weitgehende Konsequenzen.

Wer soll darüber entscheiden?

Müssen nicht in erster Linie die Patienten gefragt werden, ob sie sich einen Hausarzt wünschen?

Noch geht der Trend zum Spezialisten und eine wachsende Zahl von jüngeren Patienten ist von den technischen Möglichkeiten der Spezialmedizin fasziniert.

Inzwischen kündigt sich jedoch im internationalen Bereich eine Trendwende an. Nachdem man früher geglaubt hat, daß der Hausarzt nur noch in Ländern mit einem gering entwickelten Gesundheitswesen gebraucht werde, sind sich die Experten heute einig, daß auch und vor allem in Ländern mit einem stark spezialisierten Versorgungssystem ein Hausarzt benötigt wird, und zwar ein Hausarzt neuen Stils, der unentbehrlich ist, wenn die Humanmedizin effektiv bleiben, ihre soziale Verpflichtung erfüllen und ihrem humanitären Anspruch gerecht werden will.

Tabelle 1. Berufsgruppen niedergelassener Ärzte (Statistik der Bundesärztekammer, Stand: 31.12.1982)

Hausärzte[1]	25506
davon Allgemeinärzte	12309
davon Ärzte ohne Gebietsbezeichnung	13197
Internisten	9371
Frauenärzte	5138
Kinderärzte	2993
Augenärzte	2949
Orthopäden	2297
HNO-Ärzte	2205
Nervenärzte und Psychiater	1648
Hautärzte	1610
Chirurgen	1395
Urologen	1269
Radiologen	1155
sonstige Ärzte mit Gebietsbezeichnung	986
Spezialisten insgesamt	33016

Braucht der Mensch einen Hausarzt?

- Wenn ein Mensch krank wird, zögert er oft mit dem Entschluß, einen Arzt um Rat und Hilfe zu bitten. Wenn er den zuständigen Arzt erst suchen muß, werden seine Hemmungen noch größer, und manche notwendige Konsultation unterbleibt. Dem Kranken fällt es leichter, wenn er sich an einen Arzt wenden kann, der ihm nicht fremd ist.
- Der kranke Mensch wünscht sich einen Arzt, der ihn bereits kennt und der deshalb schnell erfaßt, wie es um ihn steht. Denn mancher Patient hat bei Arztkonsultationen erlebt, wie schwierig es ist, die meist nur sehr vage und unklar empfundenen Beschwerden dem Arzt so zu schildern, daß er sie richtig bewertet und akzeptiert. Viele Kranke erinnern sich an Mißverständnisse und bevorzugen deshalb einen persönlichen Hausarzt, der über ihre Probleme Bescheid weiß und sie versteht.
- Wenn ein Mensch ernstlich krank ist, dann befällt ihn Angst; Angst vor Schmerzen, vor notwendigen Eingriffen, vor chronischem oder bösartigem Krankheitsverlauf und vor Lebensbedrohung. Angst verschlimmert Schmerzen und alle anderen Krankheitssymptome. Die Angst des Kranken wird wesentlich gemildert, wenn er sich an seinen persönlichen Hausarzt wenden kann, dem er vertraut, weil dieser nicht nur medizinisches Können besitzt, sondern auch über seine persönliche Situation Bescheid weiß. Das Vertrauen zu einem fähigen Hausarzt wirkt vorbeugend gegen krankheitsbedingte Angst.
- Wenn ein Mensch krank im Bett liegt, dann empfindet er es als ganz besonders hilf- und trostreich, wenn ihn sein Hausarzt besucht. Kaum eine andere ärztliche Handlung vermittelt so viel Hoffnung, Mut und Zuversicht, wie der Besuch des Hausarztes.
- Einem Kranken fehlt oft die Kraft und Fähigkeit, dem Arzt mitzuteilen, wie er bisher gelebt hat und was in seinem Leben wichtig war. Er möchte aber, daß sein Arzt dies weiß, damit er ihn auch als Mensch einschätzen und erfassen kann, was diese Krankheit für ihn bedeutet. Deshalb bevorzugt der Patient seinen Hausarzt, der ihn aus gesunden Tagen kennt.
- Wenn ein Kranker gesund werden will, muß er seine Selbstheilungskräfte mobilisieren. Um dies zu schaffen, braucht er immer wieder die Unterstützung des persönlichen Hausarztes, der über ihn gut informiert ist und deshalb weiß, wo er motivierend ansetzen muß.
- Auch der Gesunde braucht einen persönlichen Hausarzt, an den er sich mit allen Fragen der gesunden Lebensführung vertrauensvoll wenden kann. Er benötigt diesen Hausarzt in vielfacher Funktion: als Zuhörer, der zum Schweigen verpflichtet ist, als Spiegel zur Korrektur der Selbsteinschätzung, als Wegweiser, wenn die Richtung verlorenging und als Begleiter, wenn der Lebensweg ungangbar und das Schicksal unerträglich erscheint.
- Wenn ein Mensch sterben muß, dann möchte er von seinem Hausarzt begleitet werden; denn mit ihm kann er sich ohne viele Worte über wesentliche und letzte Dinge verständigen.
- Je weiter die Spezialisierung und Technisierung fortschreitet, um so dringender wünscht sich jeder Mensch einen persönlichen Hausarzt, der die Brücke schlägt zwischen seinen individuellen Bedürfnissen und dem unpersönlichen und manchmal sogar bedrohlich empfundenen Medizinsystem.

Ist es wirklich so, wie hier geschildert wird? Wünscht sich jeder Mensch tatsächlich einen persönlichen Hausarzt? Oder ist diese Vorstellung nicht romantisch-nostalgisches Wunschdenken?

Ist es nicht vielmehr so, daß die Patienten bei Krankheit den Spezialisten bevorzugen, daß nur noch alte Menschen zum Hausarzt gehen und daß die aufgeklärte, junge Generation auf hausärztliche Versorgung keinen Wert mehr legt?

„Der Hausarzt ist überholt!"

Diese Ansicht wird von vielen Patienten und Ärzten vertreten, Hochschullehrer und Gesundheitspolitiker nicht ausgenommen. Für sie hat der Hausarzt in einem fortentwickelten Gesundheitswesen keine Funktion mehr. Die Skala der negativen Urteile reicht von achselzuckender Kritik an einer längst nicht mehr zeitgemäßen Berufsausübung bis zu Zweifeln an der Existenzberechtigung des Hausarztes. Die Zweifel werden durch einleuchtende Argumente begründet (s. auch S. 50; Sturm 1980a):

Ein einzelner Arzt könne schon längst nicht mehr das gesamte Wissen der Medizin überblicken und kompetent anwenden. Praktische Krankenbehandlung sei in der erforderlichen Perfektion heute nur noch in Spezialdisziplinen durchführbar, denn ein Arzt könne nur in einem begrenzten Bereich der Medizin das erforderliche Wissen und die notwendigen Apparate vorhalten und perfekte Leistungen anbieten. Ein Hausarzt sei v. a. deshalb ein Anachronismus, weil er den berechtigten Ansprüchen der Patienten in einem hochentwickelten Gesundheitswesen nicht mehr gerecht werde, denn

- sein Handeln beruhe nur sehr bedingt auf wissenschaftlichen Grundlagen,
- seiner Praxis fehle die heute unabdingbare technische Ausstattung,
- er habe keine gezielte Berufsvorbereitung durchlaufen; die 4jährige Weiterbildung sei doch bloß eine Anleihe bei allen Spezialgebieten.

Diese Urteile kulminieren schließlich in dem Verdikt, daß die vom Hausarzt betriebene Allgemeinmedizin eine insuffiziente, auf Praxisbedingungen reduzierte Schmalspurmedizin sei, die den heutigen Anforderungen nicht mehr entspreche.

Ist dies wirklich die allgemeine Meinung?
Wieviel Prozent der Bevölkerung und der Ärzte vertreten sie?

Das Votum der Patienten

Laut demoskopischer Umfrage haben 86% der bundesdeutschen Bevölkerung einen Hausarzt. 92% der Bevölkerung sind „mit ihrem Arzt und der Betreuung durch ihn rundum zufrieden", wobei „die Hausärzte höhere Zufriedenheitsquoten erreichen als die übrigen Fachärzte".[2]

Das ist ein eindeutiges Bekenntnis zum Hausarzt. Aber trifft diese Befragung aus dem Jahre 1978 auch heute noch zu? Wie lautet das „Votum mit den Füßen", d. h., wie verhalten sich die Patienten, wenn sie Ärzte realiter in Anspruch nehmen?

Kürzlich durchgeführte Erhebungen der Kassenärztlichen Vereinigungen ergaben, daß nur 60% der Originalkrankenscheine beim Hausarzt abgegeben wurden.[3]

Tabelle 2. Verteilung der Originalkrankenscheine auf die Ärzte nach Fachgebieten (in %)

Allgemeinärzte	59,5
Internisten	17,0
Kinderärzte	6,6
Frauenärzte	4,8
Augenärzte	3,2
Hautärzte	2,1
Orthopäden	2,0
HNO-Ärzte	1,9
Chirurgen	1,2
Nervenärzte	0,7
Urologen	0,5
Sonstige	0,5

40% der Patienten gehen ohne Überweisung des Hausarztes mit dem Originalkrankenschein direkt zum Spezialisten[4] (Tabelle 2).
Dieser Trend nimmt zu und „mit einer gewissen Sorge stellt man lediglich die zunehmende Beschleunigung in der Patientenwanderung weg vom Allgemeinarzt hin zum Facharzt fest".[5]

Daß der Spezialist jeweils nur für einen begrenzten Bereich von Gesundheitsstörungen zuständig ist und deshalb niemals für den ganzen Menschen integrierend tätig werden kann, wird vom Patienten oft nicht bedacht. Diese Erkenntnis kommt bei vielen leider erst viel später, wenn sie wegen anderer Krankheiten einen zweiten oder dritten Spezialisten zu Rate ziehen müssen. Es erscheint deshalb problematisch, aus dem Verhalten von Patienten und aus ihren Antworten in Fragebögen auf ihren Bedarf zu schließen, den sie erst in der speziellen Situation erkennen.

Bei der Lösung der Frage, ob der Patient einen Hausarzt benötigt, geht es also nicht allein um sein Votum, sondern um die Wahrnehmung seiner Interessen.

Das Votum der Ärzte
Anläßlich einer Umfrage[6] bei knapp 1200 niedergelassenen Fachärzten und Krankenhausärzten wurde die Notwendigkeit von Hausärzten von der Mehrheit bestätigt. 65% bezeichneten die Allgemeinmedizin als eigenständiges und abgrenzbares Gebiet. Der Allgemeinarzt müsse wichtige Aufgaben im Rahmen der ärztlichen Versorgung übernehmen, meinten über 90%, so z. B. hausärztliche Betreuung Kranker und Gesunder (96%), allgemeinärztliche Diagnostik und ggf. gezielte Weiterleitung an Spezialisten (96%), Langzeitbehandlung chronisch bzw. unheilbar Kranker (91%), Erstbehandlung von akuten Gesundheitsstörungen und Notfällen (84%), Zusammenarbeit mit anderen Ärzten, mit Angehörigen anderer Berufe, die Patienten betreuen, und mit Einrichtungen des Gesundheits- und Sozialwesens (88%).

Die Frage, ob die von Allgemeinärzten wahrgenommenen Aufgaben ebensogut von Fachärzten übernommen werden können, beantwortete fast die Hälfte (46%) mit „nein", 42% mit „teilweise", 7% mit „ja". Etwas weniger positiv fällt die Einschätzung der Qualifikation der Allgemeinärzte durch die befragten Spezialisten aus. Nur 43% meinen, daß der Allgemeinarzt für seine Tätigkeit ebenso gut ausgebildet sei wie der Facharzt, und nur 61% meinen, daß er über eine dem Facharzt vergleichbare Weiterbildung verfüge.

Innerhalb der großen Gruppe der niedergelassenen Fachärzte (33000) und Krankenhausärzte (60000) ist es also nur eine Minderheit, die den Hausarzt und das Fach Allgemeinmedizin ablehnt. Leider hat sich diese Minderheit durchgesetzt und verhindert, daß Maßnahmen ergriffen werden, um eine seit Jahrzehnten andauernde Benachteiligung der Hausärzte endlich aufzuheben.

Existenzkrise durch wissenschaftliche Benachteiligung

Bei genauerer Analyse der gegenwärtigen Situation läßt sich feststellen, daß der Hausarzt im Laufe der fortschreitenden Entwicklung der Medizin ins Abseits geraten ist.

Während alle anderen Disziplinen durch Wissenschaft und Technik eine quantitative und qualitative Aufwertung erfuhren, mußte die Tätigkeit des Hausarztes hoffnungslos antiquiert erscheinen.

Eine Funktion nach der anderen wurde dem Hausarzt von Spezialisten abgenommen. Angefangen von der Hausgeburt über die Behandlung von Kindern, über Unfallversorgung bis hin zum Praxislabor wurde die umfassende hausärztliche Tätigkeit mehr und mehr beschnitten. Nicht nur Fachärzte, auch Psychologen und Sozialarbeiter, Beratungsstellen und Selbsthilfegruppen drängten in den Aufgabenbereich der Hausärzte und durchlöcherten die früher ungeteilte hausärztliche Versorgung mancherorts bis auf Lückenbüßerfunktionen. Wer spricht noch von der Zuständigkeit des Hausarztes für den ganzen Menschen, für eine ganze Familie oder für eine Haus- oder Wohngemeinschaft?

Wie kommt es aber, daß die Hausärzte trotz überwiegender Beliebtheit in der Bevölkerung von einer kleinen, aber wachsenden Gruppe von Patienten und Ärzten nicht in gleichem Maße geschätzt werden wie die Spezialisten? Liegt es daran, daß die Hausärzte die gestiegenen Anforderungen einer hochentwickelten Medizin nicht mehr in allen Bereichen erfüllen können?

Eigentlich ist es nicht verwunderlich, wenn die Hausärzte in ihren Leistungen dem geforderten Niveau nicht immer entsprechen; denn sie wurden beim Ausbau der wissenschaftlichen Medizin in den letzten Jahrzehnten in jeder Hinsicht benachteiligt; man möchte fast sagen, sie wurden als einzige von der Weiterentwicklung der Medizin zu einer Wissenschaft ausgeschlossen. Während es ganz selbstverständlich ist, daß jedes noch so kleine Spezialgebiet an jeder Universität seit Jahrzehnten mit einer Lehr- und Forschungsabteilung vertreten ist, die den praktisch tätigen Spezialisten die zur kompetenten Ausübung ihrer Tätigkeit erforderlichen wissenschaftlichen Grundlagen und technischen Methoden erarbeitet und vermittelt, wird dies der größten Berufsgruppe der Ärzteschaft verweigert.

Das hat gravierende Konsequenzen für die Qualifikation der Hausärzte: Während jeder Spezialist eine 4- bis 6jährige qualifizierende Berufsvorbereitung mit Prüfung obligatorisch absolvieren muß, kann sich jeder junge Arzt ohne wesentliche Berufserfahrung bereits wenige Monate nach Verlassen der Hochschule in der Allgemeinpraxis niederlassen und hausärztlich tätig werden.[7] Nur in wenigen Ländern gibt es universitäre und postuniversitäre Curricula für den Hausarzt, die aber seinem Bildungsbedarf nicht vollständig entsprechen.

Da für einen großen Teil der Funktionen, die der Hausarzt zu erfüllen hat, bisher jede wissenschaftliche Bearbeitung fehlt, sind die Hausärzte auch heute noch in vielen wichtigen Aufgabenbereichen auf ihr Improvisationstalent oder auf Außenseitermethoden angewiesen, woraus sich ein sehr unterschiedliches Niveau und Leistungsangebot ergibt.[8]

Es ist jedoch ein Anachronismus, daß Allgemeinpraxis weiterhin empirisch und intuitiv betrieben wird und daß eine ganze Disziplin im vorwissenschaftlichen Stadium verharrt (Sturm 1969 a).

Das weitgehende Fehlen von berufsvorbereitenden Curricula hat natürlich viele verantwortungsbewußte Kollegen der jüngeren Generation abgeschreckt, und die Mehrzahl des Nachwuchses hat sich den Spezialfächern zugewandt. Daraus resultieren Nachwuchsmangel und Überalterung in der Allgemeinpraxis.

Wie konnte es zu dieser augenfälligen Benachteiligung kommen, für die sich noch eine ganze Reihe von Beispielen anführen ließe? Wo liegen die tieferen Wurzeln für diese Krise der Hausarztmedizin?

Erfolglose Wiederbelebung

Die Existenzkrise der Hausärzte wurde keineswegs reaktionslos hingenommen. Alarmiert von den überproportionalen Nachwuchszahlen der Spezialisten sannen die Verantwortlichen in vielen Ländern auf Abhilfe. Die Motivierung dieser „Rettungsaktionen für Hausärzte“ (Schwartz 1981) war ganz unterschiedlich. Nur selten entsprang sie der Erkenntnis, daß Spezialisierung in der praktischen Medizin nur in sehr begrenztem Umfang möglich sei, da jeder Arzt stets mit dem ganzen Menschen konfrontiert wird. Bei Hilfsmaßnahmen ging es meist nur darum, medizinische Dienstleistungen wieder wirtschaftlicher anzubieten oder den Hausärzten bis zum Aussterben eine erträgliche Existenz zu garantieren. Hier und dort wurden also mit halbem Herzen zaghafte Wiederbelebungsversuche in Gang gesetzt, denen von vornherein der Erfolg versagt blieb, weil nicht die volle Überzeugung von der Notwendigkeit einer Primärversorgung durch Hausärzte dahinter stand.

In der Bundesrepublik Deutschland hatten weder die Einführung des neuen Titels „Allgemeinarzt“[9] noch andere Maßnahmen, die den Stand der Hausärzte attraktiver machen sollten, wie z.B. Honorarverbesserungen, Niederlassungshilfen und strukturelle Lenkungsmaßnahmen die erwartete Wirkung.[10]

Besonders gravierend erschien der Nachwuchsmangel. „Im Zuge der Ursachenfahndung nach dem mangelhaften allgemeinärztlichen Zuspruch entdeckte man, daß ... das Studium nichts mehr an allgemeinärztlichen Inhalten vermittelte“ (Schwartz 1981). Nach mehrjährigen Bemühungen wurde zwar erreicht, daß an den deutschen Universitäten 1978 ein obligatorischer „Kurs zur Einführung in die allgemeinmedizinische Praxis“ in das Curriculum aufgenommen wurde. Auswirkungen auf den Nachwuchs zeichnen sich bisher jedoch nicht ab.

Der Versuch, zugleich eine eigenständige Forschung in der Allgemeinmedizin zu etablieren, fand allerdings sehr deutliche Grenzen an der Tatsache, daß die allgemeinmedizinischen Lehrbeauftragten praktisch in keinem Falle über eigene Institute mit dem dafür unumgänglich notwendigen Personal verfügen ... (Schwartz 1981).

Auch von der Ärzteschaft erhielten die Hausärzte keinerlei Unterstützung. Der Deutsche Ärztetag konnte weder 1979 noch 1980 noch 1981 von der Notwendigkeit überzeugt werden, daß der Hausarzt wie jeder Spezialist durch eine mehrjährige obligatorische Weiterbildung auf seine verantwortungsvolle Tätigkeit vorbereitet werden müsse. Entsprechende Anträge wurden mehrheitlich abgelehnt. So dürfen Ärzte mit mangelhafter Vorbereitung und Qualifikation hausärztliche Aufgaben im Bereich der Primärversorgung wahrnehmen.

Die vielfältigen Versuche, den Hausarzt aufzuwerten, seine Funktionen neu zu beleben und ihm durch Qualifizierung in einem hochentwickelten Gesundheitswesen einen gleichberechtigten Platz anzuweisen, sind bisher allesamt mißglückt.

Ist demnach das Kapitel Hausarzt als abgeschlossen zu betrachten? Gibt es für das „Relikt" Hausarzt in einer modernen, wissenschaftlich und technisch ausgerichteten Medizin wirklich keinen Platz? Sollten die fortgesetzten Wiederbelebungsversuche nicht endlich eingestellt werden?

Weltweite Trendwende

Die Existenzkrise der Hausärzte begann nach dem 2. Weltkrieg, sie war weltweit. Die Übernahme von Teilfunktionen durch ärztliche und nichtärztliche Spezialisten vollzog sich in den einzelnen Ländern in verschiedenen Variationen. Der Hausarzt verlor dort am meisten Boden, wo die Entwicklung am weitesten in Richtung Spezialisierung fortgeschritten war (z. B. USA) oder wo die Ansprüche der Bevölkerung durch soziale Versprechungen am weitesten hochgeschraubt wurden (z. B. Schweden).

Lediglich in den pragmatisch ausgerichteten angelsächsischen Ländern England, Kanada, Australien, Neuseeland, in den Niederlanden und in Österreich blieb sein Tätigkeitsbereich weitgehend ungeschmälert. In den Alpentälern Österreichs konnte man auf Primärversorgung durch qualifizierte Allroundärzte nicht verzichten; dort wurde deshalb bereits 1949 eine 3jährige obligatorische Weiterbildung für praktische Ärzte eingeführt. In den Niederlanden und England[11] machte man den Hausarzt zur Schlüsselfigur des Gesundheitswesens: nur über ihn konnten Leistungen des Gesundheitsdienstes in Anspruch genommen werden, jeder Patient mußte sich bei einem Hausarzt in eine Liste einschreiben. Entsprechend der klar erkannten Bedeutung des Hausarztes wurden in diesen beiden Ländern an allen medizinischen Fakultäten Institute für Allgemeinmedizin aufgebaut und eine professionelle Lehre und Forschung entwickelt.

Zögernd und mit Verspätung setzte sich in vielen anderen Ländern in den letzten Jahren die Erkenntnis durch, daß die Fortentwicklung der Medizin in Richtung stärkerer Spezialisierung den Hausarzt nicht überflüssig macht, sondern daß nun erst recht ein Arzt gebraucht wird, der die aus der Spezialisierung erwachsenen neuen Aufgaben übernehmen kann, damit ein arbeitsteilig gegliedertes Versorgungssystem funktioniert. Man sah ein, daß es einen Arzt geben muß, der allgemeine ärztliche Funktionen erfüllt und der als erste Anlaufstelle und erster ärztlicher Helfer und Ratgeber dient.

Aufgrund dieser Erkenntnisse wurde in vielen Ländern die Benachteiligung der Hausärzte beseitigt, die Primärversorgung ausgebaut und für hausärztlichen Nachwuchs gesorgt. Ganz besonders drastische Maßnahmen zur Verbesserung der Primärversorgung wurden vom Kongreß in den USA beschlossen (s. Kap. 5, S. 58).

Von allen internationalen Vereinigungen und Expertenkommissionen wurde das Konzept einer Gliederung in Primärversorgung durch Hausärzte und Sekundär- und Tertiärversorgung durch Spezialisten (s. Kap. 3, S. 31 f.) als ideale Form der Patientenversorgung beurteilt und den hochentwickelten Industriestaaten mit gestiegenen und differenzierten Ansprüchen an die Gesundheitsversorgung zur Einführung empfohlen.[12]

Diesem Trend folgend hat der Deutsche Ärztetag 1981 in Trier sehr weitgehende Entschließungen zur Förderung der allgemeinmedizinischen Versorgung gefaßt. Wegen ihrer Bedeutung sind sie im Anhang (s. S. 245) auszugsweise wiedergegeben.

Renaissance statt Nostalgie

Mit ihren Empfehlungen folgten die nationalen und internationalen Gremien einem Wandel, der sich in aller Stille schon vollzogen hatte: Der Hausarzt war längst nicht mehr der gute alte Doktor von früher, der im Sinne eines Allroundarztes noch alles selbst diagnostizierte und behandelte. Die Mitarbeit von Spezialisten betrachtete er nicht ausschließlich negativ als Beschneidung seines Berufsfeldes, sondern er entwickelte zum Nutzen der Patienten mit vielen von ihnen eine fruchtbare Zusammenarbeit. Auf allen diagnostischen und therapeutischen Gebieten, in denen Spezialisten Leistungen anbieten konnten, die seine begrenztere Kompetenz überschritten, suchte er von ihnen Rat und Hilfe. Diese Form einer multidisziplinären Kooperation zwischen Hausärzten und Spezialisten, die schließlich in der Entwicklung von Praxisgemeinschaften ihre äußere Entsprechung fand, funktioniert vielerorts seit Jahrzehnten optimal.

Die Übernahme von speziellen, v.a. von technisch-apparativen Leistungen durch Spezialisten gestattete dem Hausarzt, sich auf die Leistungen zu konzentrieren, die nur er erbringen kann und ohne die eine wirksame Patientenversorgung nicht aufrechtzuerhalten ist.

Aus dem früheren praktischen Arzt, der im Sinne eines „Allroundarztes" noch alles selbst diagnostizierte und behandelte, entwickelte sich der Allgemeinarzt oder Arzt für Allgemeinmedizin, der mit Fachärzten kooperiert, der Leistungen medizinischer Einrichtungen und sozialer Hilfe vermittelt und zudem eigene, spezifische Aufgaben erfüllt (Sturm 1980a).

So hat sich der Hausarzt in seiner Funktion in der Regel längst an den Wandel der Versorgungsstruktur angepaßt.

Da ärztliche Tätigkeit in unserem fortentwickelten Gesundheitswesen auf wissenschaftlichen Forschungsergebnissen aufbaut, ist es nicht mehr vertretbar, daß der Hausarzt auch zukünftig in weiten Bereichen seiner Berufsausübung auf subjektive Erfahrungen oder Improvisationen zurückgreifen muß. Es ist auch nicht zu verantworten, daß sich der Hausarzt weiterhin unter frustrierenden Mißerfolgen in sein Aufgabengebiet autodidaktisch einarbeitet.

Der Hausarzt wird in seinen neuen Funktionen nur dann qualifizierte Leistungen erbringen, wenn ihm durch reformierte Ausbildungs-, Weiterbildungs- und Fortbildungspläne die dazu notwendigen Kenntnisse und Fähigkeiten vermittelt werden. Es genügt also nicht, daß sich der Hausarzt in seiner Praxisausübung den gewandelten Bedingungen anpaßt, sondern Forschung und Lehre müssen dies ebenfalls tun.

Bei jedem Wandel, der nicht nur Umdenken, sondern auch konkrete Reformen erfordert, besteht jedoch die große Gefahr, daß Wichtiges unversehens mit über Bord geworfen wird. Damit dies nicht geschieht, sollte an das Denken und Handeln früherer Hausärzte angeknüpft werden. Dieser Vorschlag entspringt nicht romantischer Nostalgie, sondern der Überzeugung, daß wichtige Inhalte des herkömmlichen hausärztlichen Denkens und Handelns auch oder sogar ganz besonders für unsere moderne Zeit und Welt von großer Bedeutung sind und deshalb erhalten und tradiert werden sollten.

Das alte Konzept, daß Hausärzte für möglichst viele ihrer Patienten die Funktion des früheren Leibarztes übernehmen, ist keine Nostalgie. Es entspricht vielmehr dem Bedürfnis der Menschen unserer Gesellschaft, in Fragen der Gesundheit und Existenz nicht nur fachmännisch, sondern auch individuell beraten zu werden. Mehr denn je benötigen sie einen individuellen Berater und Helfer, weil durch die Säkularisierung der Glaube an verbindliche Lebensregeln verlorenging und durch die Kollektivierungstendenzen der Zivilisation jede Individualität im körperlichen, seelischen und geistigen Bereich bedroht wird.

Die in diesem Buch begründete Forderung nach Beibehaltung der Hausärzte, beziehungsweise Einführung eines „Hausarztes neuen Stils" impliziert also eine Renaissance. Das Berufsbild der neuen Hausärzte muß auf den Erfahrungen früherer Ärztegenerationen aufbauen, es muß aber auch der wissenschaftlichen Entwicklung der übrigen Medizin, dem Strukturwandel der ärztlichen Versorgung, v.a. aber den gewachsenen Bedürfnissen der Patienten entsprechen.

Wir erleben eine echte Renaissance der Allgemeinpraxis, nicht nur bei uns,[13] sondern überall auf der Welt. Nach einer Zeit, in der Versuche gemacht wurden, irgendeinen anderen Mechanismus zu finden, mit dem die vom Hausarzt angebotenen traditionellen Dienstleistungen wirkungsvoller realisiert werden könnten, beobachten wir nun eine fast allgemeine Übereinstimmung bei denen, die sich ernstlich mit diesen Problemen befaßt haben, daß der Hausarzt nicht nur beibehalten werden müsse, sondern daß es auch dringend notwendig ist, seinen Verantwortungsbereich genauer abzustecken und ihn für diese Aufgaben gezielter auszubilden (Rice 1967).

Es ist wenig wahrscheinlich, daß der Allgemeinarzt untergeht. Er ist derzeit und bleibt vermutlich der einzige, der dem Patienten eine allgemeine, lebensbegleitende, insbesondere eine präventive Beratung bietet. Der Spezialist wird der Arzt der zweiten Instanz bleiben (Schäfer 1979, S. 268).

Der Hausarzt neuen Stils

Seit Jahren haben einzelne Hausärzte versucht, die Besonderheit hausärztlicher Tätigkeit zu definieren (s. Kap. 5, S. 48). Seit dem berühmt gewordenen „Heidelberger Gespräch" von 1964 ist die Diskussion darüber in der Bundesrepublik Deutschland nicht abgerissen.[14] 1978 hat der deutsche Hausärzteverband (BPA)[15] ein Thesenpapier zum Hausarztprinzip vorgelegt, in dem das Berufsbild des Hausarztes unter Berücksichtigung der gewandelten und neuen Funktionen folgendermaßen beschrieben wird:[16]

Der ideale Hausarzt ist der weitergebildete Arzt für Allgemeinmedizin. Die moderne hausärztliche Versorgung und Gesundheitssicherung ist durch folgende Kriterien gekennzeichnet:

1. Die hausärztliche Versorgung ist human und achtet die subjektiven Belange der Patienten.
2. Hausärzte sind bürgernah, also nachbarschaftsgebunden im sozialen Bereich der Patienten.
3. Der Hausarzt arbeitet wirtschaftlich, das heißt, er sichert eine finanzierbare und machbare Basisversorgung.

4. Hausärzte verfügen über ein breites medizinisches Basiswissen.
5. Hausärzte sind in der Lage, dem Patienten im Bedarfsfall auch die modernsten Methoden der Medizin zu vermitteln.
6. Das Hausarztprinzip erspart dem Patienten zusätzliche Belastungen durch Mehrfachuntersuchungen, weil durch den Hausarzt die Informationen der konsultierten Spezialisten gesammelt und im Bedarfsfall weitergegeben werden können.
7. Das Hausarztprinzip fördert die Mitverantwortung des Patienten. Auch dies verbessert die Wirtschaftlichkeit der Basisversorgung und erhöht die Aussicht auf Heilung.

Diese Definition ist deshalb so eminent wichtig, weil sie das *Humane* der hausärztlichen Versorgung und die Beachtung der *subjektiven Belange des Patienten* an die erste Stelle setzt.

Was hier mit wenigen Worten anvisiert wird, soll in diesem Buch ausführlich entwickelt und begründet werden. Obgleich der Leser also noch durch mehrere Kapitel folgen muß, ehe auch für ihn aus diesen Sätzen ein einigermaßen vollständiges Bild vom patientorientierten Hausarzt entsteht, müssen gleich an dieser Stelle einige wichtige Anmerkungen erfolgen:

Die Präambel der obigen Definition könnte zu dem Mißverständnis führen, daß der Arzt für Allgemeinmedizin bereits bei Beendigung seiner Weiterbildung ein idealer Hausarzt sei. Diesem Mißverständnis muß vorgebeugt werden. Die 4jährige Weiterbildung ist bloß die unabdingbare Voraussetzung dafür, daß ein Allgemeinarzt eines Tages Hausarzt wird. Die Bezeichnung „Hausarzt" ist keine offizielle Bezeichnung, die durch eine Prüfungsinstanz nach bestandenem Examen erteilt wird, sondern ein Titel, den Patienten dann verleihen, wenn sich ein Arzt viele Jahre lang kontinuierlich und persönlich um ihre gesundheitlichen Probleme gekümmert hat.[17]

Es wäre gut, wenn es bei diesem Brauch bliebe und nur Patienten diesen „Titel" vergeben dürften, keine Ärztekammer oder Gesellschaft für Allgemeinmedizin.[18]

Ein Protagonist der niederländischen Hausärzte, Van Es (1978) verlangt vom Hausarzt neuen Stils,

- daß er wie frühere Hausärzte die Patienten betreut und sich um sie kümmert,
- daß er zu einer optimalen Interaktion mit dem Hilfesuchenden imstande ist,
- daß er über gute medizinische Kenntnisse und einen guten Überblick verfügt.

Er betont: Der Hausarzt

> muß diese Betreuung in absolutem Respekt vor der Persönlichkeit des Patienten und in der Bereitschaft leisten wollen, das zu tun, was der persönlichen Freiheit des Patienten förderlich ist. Das bedeutet, daß man dem Patienten das Recht zugesteht, selbst endgültige Entscheidungen zu treffen, woraus sich die Rolle des Hausarztes als die eines Beraters ergibt. Dies alles muß in einer wechselseitigen Vertrauensbeziehung ablaufen derart, daß der Hausarzt unter bestimmten Umständen die Verantwortung für den Patienten übernimmt, namentlich wenn seine Entscheidungsfreiheit eingeschränkt oder aufgehoben ist. Meiner Meinung nach muß es das Ziel des Hausarztes sein, der persönlichen Freiheit zur Entfaltung zu verhelfen. (S. 2810)

Das Wesentliche am Hausarzt neuen Stils ist seine verstärkte Hinwendung und seine neue Einstellung zum Patienten; insofern ist es berechtigt, vom „patientorientierten" Hausarzt zu sprechen. Allerdings genügt es nicht, diese Hinwendung lediglich im emotionalen Bereich zu vollziehen, sondern es ist eine rationale Erfassung der individuellen Persönlichkeit des Patienten notwendig.

Das Denken und Handeln des Hausarztes neuen Stils darf in Zukunft immer weniger auf Intuition und Improvisation basieren, sondern es sollte auf wissenschaftlichen Grundlagen aufbauend und zunehmend durchschaubar und nachvollziehbar werden.[19]

Wenn aber der Hausarzt neuen Stils dem einzelnen Menschen in dieser gewandelten Welt beim Bewahren und Wiedererlangen seiner individuellen gesundheitlichen Integrität Beistand leisten und ihm Hilfen zur Resistenzsteigerung und Daseinsbewältigung vermitteln soll, dann benötigt er ein Konzept, das weit über das einer Reparatur-Medizin hinausgeht. Es darf nicht nur auf der biologischen Phylogenese und Ontogenese des Menschen aufbauen, sondern es muß die geistigen Leistungen menschlicher Kultur einbeziehen.

Kapitel 2

Das krankheitsorientierte Denken und seine Folgen

Der Durchschnittsarzt hat sich der technischen Medizin total ausgeliefert.

Schaefer (1979)

Zusammenfassung

Als die Medizin vor 100 Jahren den Kampf gegen die lebensbedrohlichen Infektionskrankheiten aufnahm, war die krankheitsorientierte Ausrichtung sinnvoll; nur durch die Konzentration aller Kräfte auf die Erforschung dieser Krankheiten und durch den naturwissenschaftlichen Ansatz konnten die beachtlichen Erfolge errungen werden.

Inzwischen wurde die krankheitsorientierte Ausrichtung der Forschung auf Lehre und Patientversorgung ausgedehnt. Dadurch wurden einige unerwünschte Nebenwirkungen verursacht und Strukturveränderungen eingeleitet, die eine unaufhaltsame Kostenlawine in Gang gesetzt haben und den Effekt ärztlicher Behandlung zu neutralisieren drohen.

Für die Patienten wirkt sich v. a. der Strukturwandel nachteilig aus: Die von Hausärzten getragene kontinuierliche, ganzheitliche Primärversorgung der Bevölkerung wird schrittweise ersetzt durch eine fraktionierte und sektorielle Krankheitsbehandlung, die von einer wachsenden Zahl niedergelassener Fachärzte mit hohem technischen Aufwand angeboten wird.

Bei dieser Form der Versorgung bleibt der Mensch als ganze Persönlichkeit unberücksichtigt, kommen Kinder, alte Menschen, Gebrechliche und bettlägerig Kranke zu kurz, und der soziale Anspruch an die Medizin geht verloren. Wenn es nicht gelingen sollte, den Strukturwandel zu steuern und zukünftigen Hausärzten die für ihre verantwortungsvolle Tätigkeit erforderliche wissenschaftliche Qualifikation zu verschaffen, dann wird die gesamte ärztliche Versorgung nicht nur unbezahlbar teuer, sondern zunehmend ineffizient.

Der naturwissenschaftliche Ansatz

Die Medizin konnte in den letzten Jahrzehnten große Erfolge erringen.[1] Die Möglichkeiten der Diagnostik wurden erheblich erweitert; gegen viele lebensbedrohende Krankheiten wurden wirksame therapeutische Methoden entwickelt. Dies hat die Öffentlichkeit und die Gesundheitspolitiker so beeindruckt, daß sie gern bereit waren, für die Krankheitsbehandlung große Summen zu investieren. Überall wurden große Krankenhäuser mit modernster Technologie errichtet.

Die Erfolge der Medizin blieben nicht ohne Rückwirkung auf das Ansehen und den sozialen Stand der Ärzte; niemals erschien die Medizin dem akademischen Nachwuchs so attraktiv wie heute.

Die Medizin konnte diese sensationellen Erfolge und den hohen Entwicklungsstand erreichen, weil sie sich von spekulativem und mystischem Denken fernhielt. Der naturwissenschaftliche Denkansatz ermöglichte, aus subjektiv unterschiedlichem Krankheitserleben vergleichbare Krankheitsbilder herauszuschälen, sie zu objektivieren und wissenschaftlich begründete Behandlungsmethoden zu entwickeln.

Das soziale Anliegen

Eine über die ganze Bundesrepublik gleichmäßig verteilte Zahl niedergelassener Ärzte hat dafür gesorgt, daß die neuesten Errungenschaften der Medizin jeden Patienten erreichen konnten. Die individuelle Behandlung wurde gewährleistet durch die Möglichkeit der freien Wahl eines persönlichen Arztes. Ein umfassendes Sozialversicherungssystem und eine soziale Gesetzgebung schufen die finanziellen Voraussetzungen dafür, daß jedem Menschen jede notwendige ärztliche Hilfe zuteil werden konnte. In der Bundesrepublik Deutschland bedrohen Krankheit und chronische Leiden, und seien sie noch so langwierig und ihre Behandlung noch so teuer, nicht mehr die wirtschaftliche Existenz eines Menschen.

Besonders glücklich darüber sind die Hausärzte, die früher häufig resignierend am Bett der ihnen anvertrauten Menschen stehen mußten, können sie doch jetzt ein breites Leistungsspektrum diagnostischer und therapeutischer Methoden für alle ihre Patienten in gleicher Weise einsetzen.

Nebenwirkungen der Entwicklung der Medizin

Wie bei jeder positiven Entwicklung, wenn sie so umfassend und so stürmisch verläuft wie die der Medizin in den letzten Jahrzehnten, besteht die Gefahr von Nebenwirkungen und Fehlentwicklungen, v.a. in einer Zeit, in der Qualität in Quantität umschlägt.[2] Es läßt sich nämlich nicht unbedenklich fortsetzen und vervielfachen was sich zu einer anderen Zeit unter anderen Umständen bewährt hat und jede Wissenschaft muß immer wieder daraufhin hinterfragt werden, ob sie den eigentlichen Zweck noch erfüllt. Fehlentwicklungen lassen sich, wenn man sie rechtzeitig erkennt und bekämpft, in der Regel kompensieren oder steuern. Bedenklich wird es nur, wenn die Faszination durch die unbestreitbaren Erfolge blind macht.[3] Dann ist der Augenblick nicht mehr fern, in dem unerwünschte Nebenwirkungen die erwünschten Wirkungen neutralisieren.

Ungesteuerter Strukturwandel

Die folgenreichste Fehlentwicklung ist der Strukturwandel der Patientversorgung in Richtung Spezialisierung: innerhalb von 20 Jahren hat sich die Zahl der Krankenhausärzte verdreifacht und die der niedergelassenen Fachärzte mehr als verdoppelt, während die Zahl der Hausärzte gleich blieb (s. Tabelle 3). Wenn diese Entwicklung ungesteuert weiterläuft, dann werden in einem Jahrzehnt die Hausärzte durch Fachärzte ersetzt werden.

Tabelle 3. Entwicklung der Arztzahlen (auf 1000 abgerundete Zahlen der Bundesärztekammer)

	1960	1980
Krankenhausärzte	21000	60000
Niedergelassene Fachärzte (Spezialisten)	14000	33000
In der Allgemeinpraxis tätige Ärzte	27000	27000

Zwar wird der Gesundheitsbedarf der Patienten in einzelnen Gebieten durch einen Facharzt meist perfekter gedeckt. Wer aber versorgt die Lücken zwischen den Fachgebieten? Wer sorgt für die Koordination mehrerer Fachbehandlungen? Wer ist für den ganzen Menschen langfristig zuständig? Wer besucht bettlägerig Kranke und Kinder zu Hause? Wer kümmert sich um die Gesundheit der Familie? Wer versorgt die alten Menschen und die Gebrechlichen, die eine Fachpraxis nicht mehr aufsuchen können?

Der Strukturwandel in Richtung auf eine ausschließliche Versorgung durch Fachärzte ist deswegen so bedenklich, weil dadurch die beiden großen Fortschritte der letzten Jahrzehnte aufs Spiel gesetzt werden:

1. Der unbestreitbare Nutzen der technischen Spezialmedizin wird nämlich dadurch neutralisiert, daß ihre teuren Leistungen in unserem Versorgungssystem oft ungezielt „verplempert" werden.[4] Es ist vorauszusehen, daß bei der zu erwartenden Konkurrenz unter den Ärzten kostenaufwendige Leistungen immer öfter eingesetzt werden, auch wenn sie nicht unbedingt nötig wären. Der dadurch verursachte Kostenanstieg bewirkt aber keine Verbesserung der Versorgung.
2. Das soziale Anliegen des gegenwärtigen Systems der Krankenversorgung wird dadurch gefährdet, daß nicht der bedürftige, sondern der clevere Patient die meisten und teuersten Leistungen in Anspruch nehmen wird. Auch wenn man mißbräuchliche und betrügerische Absichten ausschließt, der Laie ist in der Regel nicht in der Lage zu beurteilen, welche Leistungen er benötigt. Bis auf wenige Ausnahmen braucht er als fachmännischen Berater den Hausarzt, der die erforderlichen Leistungen feststellt und sie ihm vermittelt.

Die Fortschritte der Medizin werden nur dann allen Bedürftigen zugute kommen, wenn der Hausarzt den Gesundheitsbedarf seiner Patienten feststellt, wenn er sie individuell berät und dazu beiträgt, daß sie bedarfsentsprechend ärztlich behandelt werden. Nur durch die Mithilfe der im Lebensbereich der Patienten arbeitenden Hausärzte kann das Leistungsangebot der Fachärzte und Krankenhäuser optimal genutzt werden und der soziale Effekt unseres Gesundheitssystems erhalten bleiben.[5]

In der Vergangenheit wurde dieser Tatsache nicht genügend Aufmerksamkeit geschenkt. Bisher glaubte man, daß es ausreicht, wenn sich die ambulante Versorgung dem Wachsen und Fortschreiten von Wissenschaft und Technik anpaßt. Erst jetzt beginnt man zu erkennen, daß der Wirkungsgrad und die soziale Breitenwirkung eines hochentwickelten Gesundheitssystems *in gleichem Maße* von der Mitwirkung qualifizierter Hausärzte abhängt wie von guten Krankenhäusern und fähigen Fachärzten. Was nutzen die besten Kliniken, wenn die bedürftigen Patienten nicht dorthin gelangen? Die hohe Perfektion unserer modernen Krankenhäuser und die apparative Ausstattung der niedergelassenen Fachärzte kommen nur dann zum Tragen, wenn Hausärzte den Zugang so vermitteln, daß stets der richtige Patient zur rechten Zeit in das richtige Krankenhausbett eingewiesen oder zum richtigen Facharzt überwiesen wird.

Insofern ist die in Tabelle 3 dargestellte Entwicklung der Arztzahlen so lange kein Fortschritt für die Patienten, wie nicht die Vermehrung der Fachärzte durch einen entsprechenden Zuwachs an Hausärzten ergänzt wird, deren Qualifikation der der Fachärzte entsprechen muß. Die seit über 20 Jahren gleich gebliebene Zahl von

Hausärzten reicht bei weitem nicht aus, alle neu hinzugekommenen hausärztlichen Funktionen patientengerecht zu erfüllen.

Die gegenwärtige Generation der Hausärzte ist bei voller Wahrnehmung ihrer Aufgaben vielfach überlastet. Dadurch gelingt es ihnen nur noch unter übermäßigem persönlichem Einsatz und oft auch nur für einen Teil ihrer Patienten, gute Hausärzte zu sein. Viele von ihnen resignieren; einige v.a. deshalb, weil sie sich von den Universitäten im Stich gelassen fühlen, die es versäumt haben und noch heute ablehnen, wissenschaftliche Grundlagen und Methoden für die Erfüllung der spezifischen Funktionen des Hausarztes zu liefern.

Suche nach der Ursache

Der geschilderte Strukturwandel kann nicht durch einige an den Symptomen ansetzende Korrekturen gebessert werden. Nur wenn die tieferen Ursachen festgestellt und daran anknüpfende Maßnahmen ergriffen werden, kann die Entwicklung erfolgreich korrigiert werden.

Für den Strukturwandel wurden die verschiedensten Gründe angeführt. Die wirkliche Ursache liegt aber nicht an der Oberfläche, sondern sie muß viel tiefer gesucht werden, nämlich im einseitigen wissenschaftlichen Denkansatz.

Medizinhistorischer Exkurs

Im Verlauf der geschichtlichen Entwicklung der Medizin ist es zu einer Aufsplitterung des Konzepts ärztlicher Hilfe in eine patienten- und in eine krankheitsorientierte Richtung gekommen. Das krankheitsorientierte Denken fand seinen ersten literarischen Niederschlag in Morgagnis *De sedibus et causis morborum.*[6] Ein weiterer Repräsentant war Virchow in seiner *Zellularpathologie*. Damit begann vor etwa 100 Jahren weltweit eine dezidierte Hinwendung zur Krankheitsforschung. Dieser ganz pragmatische Denkansatz war für die damalige Situation nur zu verständlich, denn die medizinische Szene wurde beherrscht von wiederkehrenden Seuchenzügen infektiöser Krankheiten, die die Menschheit in Angst und Schrecken versetzten.

Als dann engagierte Ärzte in der ersten Hälfte dieses Jahrhunderts mit der wissenschaftlichen Fundierung der Medizin begannen und sie auf den Grundlagen der Naturwissenschaft aufbauten, konzentrierten auch sie sich auf die Krankheitserkennung und Krankheitsbehandlung. Alle wissenschaftlichen Kräfte wurden für dieses Ziel eingesetzt.

Die schließlich mit diesem krankheitsorientierten Konzept errungenen Erfolge waren so groß und eindrucksvoll, daß sie die Richtigkeit des eingeschlagenen Weges eigentlich voll und ganz bestätigten.

Daß es in der Medizin auch Denk- und Forschungsrichtungen gegeben hat, in denen der Mensch – und nicht die Krankheit – im Vordergrund gestanden hat, geriet allmählich in Vergessenheit. Forschungsansätze, die sich am Patienten orientierten, wurden vernachlässigt, sie wurden wissenschaftlich nicht gefördert und erhielten bei der Etablierung der Medizin keinen ihrer Bedeutung entsprechenden Platz.[7]

Was heißt krankheitsorientiertes Denken?

Aufgrund der geschilderten Entwicklung rückte die *Krankheit* immer mehr in den Mittelpunkt allen ärztlichen Denkens. Krankheit war nicht mehr Zustandsänderung eines Menschen oder Funktionsstörung eines Organsystems, sondern sie entwickelte Eigenleben und wurde zur örtlich und zeitlich bestimmbaren Größe. Typische „Krankheitsbilder" wurden beschrieben, ihre Ursachen aufgedeckt und ätiologisch wirksame Therapieformen entwickelt, die spezifisch auf die Behandlung dieser Krankheiten ausgerichtet waren. Jede technische Neuerung die zur besseren Abgrenzung einer wachsenden Zahl eindeutig definierter Krankheitsbilder beitrug, wurde begrüßt und eingeführt. Die Krankheiten wurden gelehrt, und es wurde von ihnen so gesprochen, als seien sie selbständige Gebilde oder Entitäten.[8]

Es wurden Methoden zur Objektivierung der differentialdiagnostisch abzugrenzenden Krankheiten erarbeitet.

Objektivierung gelingt natürlich v.a. in der körperlichen Dimension; seelische und soziale Phänomene lassen sich bekanntlich weder messen noch wiegen. Dadurch blieb die auf Krankheitsbekämpfung ausgerichtete Medizin bis in die Gegenwart somatisch; die unumgängliche Einbeziehung psychischer und sozialer Probleme erfolgte nachträglich additional nach dem kausalanalytisch-mechanistischen Denkansatz (s. Koestler 1980).

Die einseitige Ausrichtung und Konzentration der Medizin auf Krankheiten hatte natürlich Rückwirkungen auf das Denken, Handeln und Verhalten der Ärzte: Erkennung und Behandlung von Krankheiten wurden zum wichtigsten Ziel universitärer Lehre und ärztlicher Tätigkeit. Man suchte nach objektiven Zeichen der Krankheit im somatischen Bereich; subjektive Belange des Patienten traten in den Hintergrund. Individuelle Besonderheiten eines kranken Menschen wurden kaum berücksichtigt, sie wurden im Gegenteil verdrängt, wenn sie für das Krankheitsbild nicht typisch waren.[9]

Patienten, die die Symptome einer Krankheit in typischer Weise boten, waren besonders beliebt, weil sie die Krankheit in reiner Form verkörperten: „Wie im Lehrbuch!" Das krankheitsorientierte Denken ging so weit, daß vom „Fall" statt vom Patienten gesprochen wurde. „Das Ulkus von Zimmer 9 ..." war eine geläufige und leider auch häufige Floskel, die die Konzentration auf die Krankheit und die Nebensächlichkeit der Patientenpersönlichkeit deutlich macht.

Aus dieser einseitigen Ausrichtung auf Krankheitserkennung und -bekämpfung resultierte schließlich eine reduzierte Medizin, deren ausschließliches Ziel es war, pathologische Befunde im körperlichen Bereich festzustellen und zu beseitigen („Befundkosmetik"). Der Patient als Gesamtpersönlichkeit verschwand beinahe aus dem Gesichtsfeld; nach seinen relevanten individuellen gesundheitlichen Bedürfnissen wurde kaum gefragt.

Obgleich sich in der jüngsten Zeit viele Ärzte bemühen, dem Patienten und seinen Belangen wieder mehr Aufmerksamkeit zu schenken, so ist doch das krankheitsorientierte Denken tief verwurzelt; es hat inzwischen Fehlentwicklungen verursacht, die von vielen als unvermeidliche Begleiterscheinungen der insgesamt so erfolgreichen Entwicklung hingenommen werden.

Die Folgen des krankheitsorientierten Denkens

Das krankheitsorientierte Konzept hatte wesentlichen Einfluß auf Struktur und Inhalt von Forschung, Lehre und Praxis; alle Bereiche der Medizin wurden entscheidend dadurch geprägt. Um dies zu illustrieren folgt die Auflistung einiger Beispiele; an ihnen soll dargestellt werden, wo für den Hausarzt die nachteiligen Auswirkungen des krankheitsorientierten Denkens besonders deutlich sichtbar und spürbar werden.

Beispiele aus der Forschung

- Durch das Primat der Krankheitsforschung wurde die Gesundheitsforschung vernachlässigt; dem Hausarzt fehlen auf diesem Gebiet wesentliche Grundlagen.
- Präventionsforschung wird überwiegend krankheitsorientiert durchgeführt; der Hausarzt benötigt konkretere Fakten für die Beratung seiner Patienten auf dem Gebiet der primären Prävention.
- Die auf objektivierbare Krankheitszustände im irreversiblen Stadium konzentrierte Forschung liefert für zahlreiche „präklinische" Gesundheitsstörungen reversibler Art keine befriedigenden therapeutischen Ansätze; aber gerade diese benötigt der Hausarzt.
- Die kausal-analytische Krankheitsforschung hat die Entwicklung und wissenschaftliche Prüfung von ganzheitlich wirkenden Therapieformen (Hydrotherapie, Neuraltherapie u. a.) versäumt. Diese gerieten dadurch in die Hände von Außenseitern und damit in Mißkredit.
- Die Forschung bezieht sich auf immer speziellere und seltenere Krankheiten; sie verliert dadurch oft an Relevanz für die Masse der Bevölkerung und für den Hausarzt. Es erhebt sich die Frage, ob wir uns angesichts vieler unerforschter Gebiete der Medizin (mit größter Relevanz für die gesamte Bevölkerung) bereits jetzt eine Forschung leisten können, deren Ergebnisse nur einer ganz kleinen Zahl von Patienten zugute kommen.

Beispiele aus der Lehre

- Der durchgängige und naturwissenschaftlich begründete Zusammenhang ärztlichen Denkens (Körperbau – Funktion – Fehlfunktion – Korrektur) wird aufgrund des krankheitsorientierten Denkens auseinandergerissen und in über 30 Einzelfächer aufgesplittert.
- Die Darstellung der Medizin aus der Sicht von Spezialdisziplinen vermittelt dem Studenten den Eindruck, praktische Medizin könne nur noch im Rahmen eines Spezialfachs ausgeübt werden. Bisher wird durch das Studium kaum ein Student motiviert, Hausarzt zu werden, im Gegenteil: Mehr als die Hälfte derer, die bei Studienantritt das Berufsziel „Hausarzt" anstreben, entscheiden sich später für ein Spezialfach.[10]
- Der gegenwärtige Unterricht vermittelt Krankheitswissen und lehrt analytische Krankheitsdiagnostik; das Denken in funktionellen Zusammenhängen, das Training integrierender Entscheidungsprozesse und die Einübung ärztlicher Verhaltensqualitäten, wie sie der Hausarzt benötigt, werden vernachlässigt.

Keine obligatorische Weiterbildung
Die einseitig krankheitsorientierte Ausrichtung unseres Gesundheitssystems hatte besonders nachteilige Folgen für die Weiterbildung zukünftiger Hausärzte.[11] Entsprechend der früheren Ansicht, daß die Allgemeinmedizin die Summe der Einzelfächer darstelle, wurden Vorschriften für die Weiterbildung zum „Arzt für Allgemeinmedizin" erlassen, die eine mehrjährige Tätigkeit an verschiedenen Fachabteilungen von Krankenhäusern vorsehen.[12] Da diese krankheitsorientierte Weiterbildung an Krankenhäusern nicht dem Bildungsbedarf zukünftiger Hausärzte entspricht, wird sie von vielen abgelehnt.[13] Nur 25% unterziehen sich diesen Vorschriften und erwerben die Anerkennung zum Allgemeinarzt.

Die krankheitsorientierte Denkweise ist auch die tiefere Ursache dafür, daß der Deutsche Ärztetag und die Bundesregierung die Einführung einer 4jährigen obligatorischen Weiterbildung wiederholt abgelehnt haben.[14] In keinem anderen medizinischen oder außermedizinischen Berufszweig würde man auf den Gedanken kommen, die Zulassung zu einer Berufstätigkeit die mit höchster Verantwortung für Leben und Tod eines Großteils der Bevölkerung[15] verbunden ist, ohne Berufserfahrung und spezifischen Qualifikationsnachweis zu erteilen. Viele junge Ärzte fühlen sich dadurch offiziell ermutigt, sich immer kürzer auf ihre verantwortungsvolle Tätigkeit vorzubereiten (s. Tabelle 4).[16]

Tabelle 4. Durchschnittliche Differenz zwischen Approbations- und Niederlassungsjahr. (Aus Kosanke u. Busch 1981)

Art der Weiterbildung	1975	1976	1977	1978	1979
Ärzte für Allgemeinmedizin	8,4	7,2	7,7	7,7	6,4
Ärzte ohne abgeschlossene Weiterbildung	5,3	5,1	5,3	3,9	4,0
Ärzte für innere Medizin	8,3	8,5	8,5	8,6	8,7

Nicht bedarfsentsprechende Fortbildung
Die den Hausärzten angebotene Fortbildung ist vorwiegend krankheitsbezogen. Sie liegt fast ausschließlich in den Händen von Klinikern, die klinische Probleme abhandeln und die wesentlich zur Verunsicherung der in der Allgemeinpraxis tätigen Ärzte beitragen, weil sie nur ihr krankheitsorientiertes Denken und Handeln als Maxime gelten lassen. Im in- und ausländischen Schrifttum wurde wiederholt darauf hingewiesen, wie wenig die gegenwärtige krankheitsorientierte Fortbildung dem inhaltlichen Bildungsbedarf des Hausarztes entspricht (s. Dreibholz 1979b, 1981; Scharf 1977).

Nur Spezialisten im Krankenhaus
Das wichtigste Beispiel für den großen Einfluß des krankheitsorientierten Konzepts ist die Krankenhausstruktur. In den Krankenhäusern der Bundesrepublik Deutschland gibt es fast nirgends allgemeine Abteilungen, sondern sie besitzen nur Fachabteilungen, die ausschließlich von Spezialisten ärztlich versorgt werden.[17] Das ist den wenigsten Patienten bewußt. Alle Versuche, von Allgemeinärzten geleitete Aufnahme- und Nachsorgeabteilungen einzurichten, sind im Ansatz gescheitert.

Die spezialistische Struktur der Krankenhäuser ist die indirekte Ursache für den unerwünschten Wandel der Struktur der ambulanten Versorgung; denn an ihren Abteilungen werden fast ausschließlich Spezialisten weitergebildet.[18] Außerdem beanspruchen die Krankenhäuser übermäßig viel ärztliches Personal und verursachen hohe Kosten.[19]

Verschlechterung der Primärversorgung

Wie schon oben gesagt, nimmt das krankheitsorientierte Denken zunehmend Einfluß auf die Versorgungsstruktur. Die Primärversorgung verschlechtert sich ganz allmählich, deshalb bisher kaum bemerkt und beachtet, zum Nachteil des Patienten. Die kontinuierliche, jederzeit erreichbare, bürgernahe Primärversorgung durch Hausärzte wird schrittweise ersetzt durch Spezialisten, die sich in den Städten konzentrieren und den Patienten stets nur sektoriell (fachlich begrenzt) und fraktioniert (auf eine Krankheitsperiode begrenzt) zur Verfügung stehen. Der direkte und sofortige Zugang ist durch Vorbestellung oft über Tage hinweg erschwert.

Die vom Gesetzgeber mit der Sicherstellung der ärztlichen Versorgung beauftragten Kassenärztlichen Vereinigungen machen keinen Gebrauch von ihrem Recht, weitere Niederlassungen von Spezialisten zu stoppen, bis eine Verteilung von Hausärzten zu Spezialisten erreicht ist, die dem wirklichen Bedarf entspricht.[20] Sie haben beschlossen, Internisten, Chrirugen, Gynäkologen und andere Spezialisten der Primärversorgung anteilig zuzurechnen, obgleich dies eine Contradictio in adjecto ist.[21]

Eine qualitative Verschlechterung der Primärversorgung droht auch, wenn sich in Zukunft junge Kollegen mit immer kürzerer Vorbereitung in der Allgemeinpraxis niederlassen werden.[22]

Hier muß angemerkt werden, daß auch die Gebührenordnungen auf krankheitsorientiertem Denken basieren und indirekt zu einer Verschlechterung der Primärversorgung beitragen. Weil sie die Leistungen der Spezialisten besser honorieren, wird vom Nachwuchs die Niederlassung in der Fachpraxis bevorzugt.[23]

Auswirkungen auf das Versicherungssystem

Das Krankheitsdenken hat unser gesamtes Sozialversicherungssystem geprägt und dadurch das Verhalten der Patienten entscheidend beeinflußt:

- Ein Mensch gilt nur dann als krank, wenn sich typische Zeichen einer Krankheit nachweisen und objektivieren lassen. Die Tatsache, daß er sich krank *fühlt,* bedingt noch keinen Krankenstatus und noch keine Behandlungsbedürftigkeit.
- Leistungen werden nur bei vorliegender Krankheit oder zur Früherkennung aber kaum zur Verhütung von Krankheiten gewährt.
- Das bundesdeutsche Sozialversicherungssystem fördert das *Krankheitsbewußtsein* (Inanspruchnahme aller Vergünstigungen im Krankheitsfalle). Es tut nichts, um *Gesundheitsbewußtsein* zu belohnen oder auch nur zu fördern.

Krankheitsorientierte Gesundheitspolitik

Das krankheitsorientierte Denken ist so selbstverständlich und universell, daß dadurch sogar wichtige Zukunftsentscheidungen der Bundesregierung zum Nachteil der Patientenversorgung beeinflußt werden.

- Es bestehen in der Bundesrepublik Deutschland keine klaren Vorstellungen und

Pläne, wie die Weiterentwicklung der Struktur der medizinischen und ärztlichen Versorgung der Bevölkerung erfolgen soll.[24]

- Die Bundesregierung ist vom krankheitsorientierten Konzept der Medizin so überzeugt, daß sie bisher jegliche Förderung der Allgemeinmedizin abgelehnt hat, z. B. die finanzielle Unterstützung des Deutschen Instituts für Allgemeinmedizin.[25]
- Forschungsmittel der Bundesregierung (450 Mill. DM standen 1979–1980 für Forschungen im Gesundheitswesen zur Verfügung) wurden nur zur Erforschung bestimmter Krankheiten vergeben; Projekte, die sich nicht auf definierte Krankheiten bezogen, wurden als nicht förderungswürdig abgelehnt.

Unaufhaltsame Kostenlawine

Der durch das Krankheitsdenken verursachte und kaum noch zu bremsende Strukturwandel von der hausärztlichen zu einer überwiegend spezialärztlichen Versorgung wird die finanziellen Aufwendungen erheblich hinauftreiben, wahrscheinlich auf mehr als das Doppelte. Folgende Faktoren tragen zum Kostenanstieg bei:

- Der vermehrte Einsatz von Technik wird sehr teuer.
- Die mangelnde Patientenkenntnis der Spezialisten erfordert häufigere Wiederholung von Untersuchungen.
- Die Fachgebietsbegrenzung und die zwangsläufig sektorielle und fraktionierte Betreuung durch Spezialisten erfordern, daß anstelle eines Hausarztes mehrere Spezialisten tätig werden müssen, z. B. bei einem grippalen Infekt mit Sinusitis meist zwei: ein Internist und ein HNO-Arzt, bei Unterleibsbeschwerden sogar drei: ein Chirurg, ein Gynäkologe und ein Urologe.
- Der dafür notwendige zusätzliche Informationsaustausch ist ein weiterer Kostenfaktor.
- Da ohne Hausärzte keine Hauskrankenpflege mehr durchgeführt werden kann, wird die Zahl der Krankenhausbehandlungen ansteigen.

Trotz der anwachsenden Kosten wird die Effektivität aller ärztlichen Leistungen unverhältnismäßig stark absinken, weil Schwierigkeiten bei der Koordination und Integration ärztlicher Maßnahmen unvermeidlich sind und weil die wirklichen gesundheitlichen Bedürfnisse der Patienten nur zu einem Bruchteil befriedigt werden.

Prognose: Desintegration

Es bedarf keiner schwierigen Extrapolation oder prognostischen Begabung um vorauszusagen, wie die Entwicklung der krankheitsorientierten Medizin weiter verlaufen wird, wenn kein neues oder ergänzendes Konzept gefunden und zur Grundlage durchgreifender Reformen gemacht wird.

Eine rein krankheitsorientierte, zunehmend technisierte Medizin wird sich weiter in immer enger begrenzte Spezialfächer und Subspezialitäten zersplittern.[27] Da jedes Fach seine eigene Begriffswelt entwickelt, wird eine interdisziplinäre Verständigung immer schwieriger und eine babylonische Sprachverwirrung steht bevor. Damit gehen die Voraussetzungen für eine sinnvolle Zusammenarbeit im Interesse des Patienten verloren.

Alle Teilbereiche der Medizin werden von dieser Desintegration betroffen:

- Die Forschung wird sich in immer begrenztere Teilgebiete versteigen, ihre Ergebnisse werden immer geringere Relevanz und Effizienz haben. Den wirklichen Problemen der Humanmedizin wird sie auf krankheitsorientiertem Wege kaum näher kommen.
- Ausbildung und Weiterbildung werden immer spezialisierter; sie werden keinen Arzt mehr hervorbringen, sondern Spezialisten und Medizintechniker.
- Die Praxisausübung wird in Zentren konzentriert und nach Krankheitsbildern sortiert erfolgen: Zentren für Herzkranke, für Diabetiker und für Tumorkranke werden die Behandlung übernehmen aufgrund der neuesten wissenschaftlichen Erkenntnisse der Medizin. Kein Zweifel, daß die Konzentration auf den begrenzten Bereich einer einzigen Krankheit die fachlich qualifizierteste und für den Arzt zeitsparendste Form der Patientenbehandlung gestattet nach der Devise: „Bitte alle Patienten mit Rhythmusstörungen in diesen Raum“.[28]

Wenn Gesundheitspolitiker, Ärzteschaft und Hochschullehrer diese gegenwärtige Entwicklung unbeeinflußt weiterlaufen lassen, dann wird die Medizin den Menschen verfehlen; sie wird ihren humanen und sozialen Anspruch nicht mehr erfüllen und ihre Leistungen werden bei steigendem Aufwand immer weniger effektiv.[29]

Und was sagt der Patient?

Der Patient ist einerseits von den Möglichkeiten der krankheitsorientierten Medizin fasziniert und nimmt ihr immer umfangreicheres Leistungsangebot gern in Anspruch.

Andererseits sieht er die mit den neuen Errungenschaften verbundenen Nebenwirkungen, die ihn betreffen. So ist er zwischen Zustimmung und Ablehnung hin- und hergerissen:

- Der Patient schätzt die umfangreichen Untersuchungsmöglichkeiten des Spezialisten; aber es fehlt ihm der persönlich-menschliche Kontakt, wie er ihn zu seinem langjährigen Hausarzt hat. Der Patient würde deshalb gern beim Hausarzt bleiben; aber der ist überlastet, nicht mehr der Jüngste und hat schon resigniert.[30]
- Dem Patienten imponiert es, wenn er mit großen, teuren Apparaten untersucht wird; aber die unpersönliche Atmosphäre ärztlicher Dienstleistungsbetriebe, in denen niemand mit ihm ein menschlichteilnehmendes Wort wechselt, bedrückt ihn.
- Der Patient hat es inzwischen akzeptiert, daß er handfeste körperliche Symptome vorweisen muß, um als Kranker behandelt und evtl. arbeitsunfähig geschrieben zu werden. Er läßt sich auch schnell mit einem Rezept abfertigen. Wer weiß, ob er die verordneten Tabletten schluckt? – Der Patient hätte vielleicht gern einmal mit (s)einem Arzt über die Probleme gesprochen, die ihn wirklich beschäftigen.
- Der Patient ist beeindruckt von den großen modernen Krankenhäusern; aber er wäre viel lieber zu Hause von seinen Angehörigen gepflegt worden. Leider geht das nicht mehr, denn sein Hausarzt ist gestorben.

Korrektur der Fehlentwicklungen?

Weitsichtige Gesundheitspolitiker und Ärzte haben sich im letzten Jahrzehnt sehr darum bemüht, einige Fehlentwicklungen der modernen Medizin durch symptomatische Maßnahmen zu korrigieren. Bei der Kompensation der Nebenwirkungen haben patientorientiert arbeitende Hausärzte viel geleistet, obgleich ihr Wirken aus fachlicher Sicht immer wieder abqualifiziert wurde. Dies alles hat aber nicht ausgereicht, um zunehmende Leistungsdefizite bei der ärztlichen Versorgung zu verhindern.

Von der Ärzteschaft, insbesondere aber von den Hochschullehrern, von den Verbandsfunktionären und von den Gesundheitspolitikern muß deshalb in nächster Zukunft folgende wichtige Frage beantwortet werden:

Soll der Strukturwandel der medizinischen Versorgung in Richtung Spezialisierung so lange ungesteuert weiterlaufen, bis es keine Primärversorgung durch qualifizierte Hausärzte mehr gibt?

Wenn sich jedoch die Überzeugung durchsetzen sollte, daß unser Versorgungssystem auf die Mitwirkung qualifizierter Hausärzte nicht verzichten darf, dann sind Maßnahmen erforderlich, die an den wirklichen Ursachen ansetzen. Sie müßten allerdings bald wirksam werden, ehe ein schwer reversibler Strukturwandel alle Reformbemühungen erschwert oder zum Scheitern verurteilt.

Vor überstürzten Reformen muß jedoch gewarnt werden. Denn oft genug haben kurzschlüssige Maßnahmen, die aus vordergründigem Pragmatismus ergriffen wurden, ihren Zweck verfehlt oder neue Nebenwirkungen erzeugt. Jetzt kommt es darauf an, die Situation der Medizin – sine ira et studio – zu analysieren und zu ihrer Gesundung ein Konzept zu entwickeln, das an den Ursachen ansetzt und das sich am „Objekt“ ärzlicher Dienstleistung orientiert, am Patienten.

Kapitel 3

Suche nach neuen Denk- und Strukturmodellen

Es bildet sich ein neues Paradigma der Medizin
Schaefer (1979)

Zusammenfassung

Nach einer mißglückten Studienreform gab es allerorten Versuche, das einseitig krankheitsorientierte Denksystem zu reformieren. Verschiedene Theorien wurden angeboten. Einige, die als Vorläufer des patientenorientierten Konzepts zu betrachten sind, werden hier zitiert und diskutiert. Alle diese neuen Denkmodelle kamen ebensowenig zur Breitenwirkung wie die Etablierung der medizinischen Psychologie und Medizinsoziologie an den medizinischen Fakultäten. Keine Theorie vermittelte die integrierende Kraft, um die auseinanderfallenden Disziplinen wieder zusammenzuklammern.

Das Ziel dieser Bemühungen, sich wieder stärker dem Patienten zuzuwenden, wurde nicht erreicht.

Da eine gute ärztliche Versorgung der Patienten sehr weitgehend von der Struktur des Gesundheitswesens abhängig ist, werden verschiedene Strukturmodelle und ihre Vor- und Nachteile für die Patienten diskutiert.

Zwischen Denkmodell und Versorgungsstruktur besteht ein enger wechselseitiger Zusammenhang. Von einem neuen theoretischen Konzept ist deshalb zu fordern, daß es auch über die Struktur zu einer wesentlichen Verbesserung der gesundheitlichen Versorgung jedes einzelnen Patienten und der Gesamtbevölkerung beiträgt.

Neues Bewußtsein

Es wäre falsch zu glauben, daß sich die heutige Medizin nicht genug um den Menschen kümmert. Das Gegenteil ist der Fall. Mehr denn je engagieren sich Ärzte, jedem Patienten ihr Bestes zu geben: fachliches Können.

Darüberhinaus bemühen sich viele Ärzte, vielleicht als Gegengewicht und Reaktion auf die unpersönlichen Tendenzen einer krankheitsorientierten und zunehmend technisierten Medizin, ganz besonders um persönlichen Kontakt zu ihren Patienten. Partnerschaftliche Einstellung beginnt autoritäres Verhalten abzulösen. Seit Freud und Balint den Ärzten wieder Gefühle erlaubt haben, kehrt in viele Sprechzimmer eine persönlichere Atmosphäre ein. Hinter dem Arzt erscheint der Mensch, der vom Krankheitsschicksal seiner Patienten berührt und betroffen wird. Gleichzeitig mit dieser neuen Einstellung kommt es zu einer bewußten Hinwendung des Arztes zum Patienten. Dieses neue Bewußtsein kam in verschiedenen Denkmodellen zum Ausdruck. Einige dieser vielfältigen Versuche, die zur Korrektur des einseitig krankheitsorientierten Denkens in den letzten Jahrzehnten unternommen wurden, verdienen erwähnt zu werden.

Mißglückte Studienreform

In den sechziger Jahren, als sich die zunehmende Spezialisierung und Subspezialisierung immer deutlicher abzeichnete, gab es überall in der Medizin weitsichtige und engagierte Kollegen, die die Gefahren dieser Entwicklung voraussahen und sich um Integration bemühten. Sie erkannten sehr richtig, daß an den Hochschulen begonnen werden müsse und planten eine umfassende Reform des Medizinstudiums. Mit guten Vorsätzen und mehrjährigem Engagement ging die damalige „Kleine Kommission" zu Werke. Sie hatte das Ziel, die 17 Prüfungsfächer der damals geltenden Bestallungsordnung zu integrieren.

Als dies schließlich in einer neuen Approbationsordnung festgeschrieben wurde, waren fast alle Bemühungen um Reform und Integration gescheitert, manchmal sogar ins Gegenteil verkehrt:

- Es entstand die doppelte Zahl an Prüfungsfächern.
- Der einzige Versuch einer Integration war ein sog. integrierter klinischer Untersuchungskurs; die ihm zugedachte integrierende Funktion erfüllt er nicht.
- Die einzige integrierende Klausel, die zugleich das Überwuchern des Wissensstoffs der Spezialfächer begrenzte, war aus der früheren Bestallungsordnung ersatzlos gestrichen worden. Dieser Satz lautete, daß der zu vermittelnde und zu prüfende Stoff „auf die für den praktischen Arzt erforderlichen Kenntnisse"[1] zu begrenzen sei.

Die Studienreform scheiterte, weil ein überzeugendes Konzept fehlte. Danach war die Resignation allenthalben groß. Lediglich zwei neue Hochschulen, Hannover und Ulm, reformierten ihre Studiengänge in didaktischer Hinsicht und öffneten sich den gesellschaftlichen Problemen der Medizin. Diese Hochschulen waren es auch, die relativ früh die Allgemeinmedizin einbezogen.[2]

Neue Denkmodelle

In der Folgezeit wurden mehrere neue Modelle vorgeschlagen als Alternative oder Ergänzung des bisherigen „medizinischen Modells". Nachfolgend sollen diejenigen Modelle zitiert und kommentiert werden, die zur Entwicklung des patientorientierten Konzepts einen positiven Beitrag geleistet haben.

Psychosoziales Modell

Der naturwissenschaftliche Ansatz der gegenwärtigen Medizin hatte sich für die Lösung der körperlichen Aspekte von Gesundheitsproblemen als fruchtbar erwiesen. Es wurde aber immer deutlicher, daß dieser Ansatz für die gesamte Medizin nicht ausreichte.

Den vernachlässigten psychologischen und soziologischen Aspekten von Krankheit hoffte man nun dadurch besser gerecht zu werden, daß allerorten an den Hochschulen neue Institute für medizinische Psychologie und Soziologie gegründet und daß entsprechende Pflichtveranstaltungen in das Curriculum aufgenommen wurden.

Es war zwar ein Fortschritt, daß man die Einbeziehung psychologischer und soziologischer Erkenntnisse in das ärztliche Denken für notwendig hielt. Der erwartete Erfolg blieb aber aus,

- weil die beiden neuen Fächer nicht in die Patientenversorgung integriert wurden und
- weil sich manche Forscher, Lehrer und Ärzte anderer Disziplinen nunmehr der Verpflichtung enthoben fühlten, die psychologischen und soziologischen Probleme ihrer Kranken selbst zu berücksichtigen.

Umweltmodell

In seinem sozialphysiologischen Umweltmodell stellt Schaefer (1979) eine durchgängige physiologische Beziehung zwischen der gesellschaftlichen Umwelt, dem Menschen und der Krankheit her. Er spricht von „Wirkungsflüssen, die von der Gesellschaft über die Psyche bis in die Leiblichkeit des Menschen reichen" (S. 113). Dieses Modell ist von größter Bedeutung, denn es verlangt,

> daß die gesellschaftliche Umwelt als einer der wichtigsten Lieferanten gesundheitlicher Risiken erkannt und anerkannt wird. Die klinische Krankheit ist (nur) der letzte Akt der Krankheit (S. 41).

Mit seinem physiologisch fundierten Umweltmodell schlägt Schäfer die Brücke zwischen dem krankheitsorientierten Denken und dem vorgeschlagenen patientorientierten Konzept. Wie er schreibt,

> gilt nach dem heutigen Stand medizinischen Wissens für die große Mehrzahl aller Krankheiten, daß gesellschaftliche Einflüsse als letzte Ursachen der Krankheit zu sehen sind, als Erklärung der Krankheitsentstehung, als Ätiologie im strengen Wortsinn (S. 100).

Diese eindeutige, auf wissenschaftlichen Untersuchungen basierende Aussage Schaefers ist von epochaler Bedeutung. Sie sagt der Medizin, daß sie bei zahlreichen Krankheiten die auf die körperliche Ebene begrenzte, erfolglose Suche nach letzten Ursachen endlich auf den eigentlichen Bereich menschlichen Seins ausdehnen müsse. Schaefer weist nach, daß in der Auseinandersetzung des Menschen mit seiner gesellschaftlichen Umwelt, der er nicht gewachsen ist und in der sich zu behaupten erhebliche Anspannung erfordert, die Ursachen vieler streßbedingter chronischer Krankheiten zu suchen sind. Physiologie, Psychologie und Soziologie sind die Wissenschaften, die schon jetzt die Erklärung und eines Tages den lückenlosen Nachweis dafür liefern werden.[3]

Das Umweltmodell erfährt allerdings eine Einschränkung, weil es den subjektiven Besonderheiten und individuellen Faktoren des Patienten nicht genügend Wert beimißt. Schaefer konzidiert jedoch, „daß die Lebensgeschichte des Kranken den Rang einer Krankheitsursache annehmen kann" (S. 110).

Interaktionsmodell

Vor 10 Jahren hatte man sich, insbesondere in den Niederlanden, sehr viel vom sog. Interaktionsmodell[4] versprochen. Indem die Ärzte ihre Selbsteinschätzung reduzierten und sich neben anderen Helfern der gesundheitlichen Versorgung (Sozialarbeitern, Gemeindeschwestern und Pastoren) als fachmännische Gesprächspartner bei gesundheitlichen Problemen betrachteten, gaben sie den Patienten aus der Bevormundung frei. Dadurch konnte der Patient auch im gesundheitlichen Bereich Eigenaktivität und Autonomie wiedererlangen. Diese neu gewonnene Einstellung der Ärzte und die Aktivierung der Patienten waren ein Fortschritt in Richtung auf das patientorientierte Modell.

Das Interaktionsmodell brachte jedoch nur eine formale Neuerung; es war allein nicht in der Lage, die Einseitigkeit des krankheitsorientierten Denkens zu kompensieren.

Als strukturelle Konsequenz dieses Denkmodells wurden in England primärärztliche Funktionen mehr und mehr an nichtärztliche Helfer delegiert, und es wurde der Gedanke des „primary health care teams" entwickelt: In diesem Modell soll die Praxisschwester den „general practitioner" bei der Erhebung der Anamnese, bei Untersuchungen, Injektionen u. a. stärker unterstützen. Der für die präventive Fürsorge der Kinder, Alten und Behinderten zuständige „health visitor" wird in diesem Modell in verstärktem Umfange auch in der Krankenversorgung eingesetzt.[5]

Wie jedoch kürzlich berichtet wurde, gibt es inzwischen eine lebhafte Gegenbewegung, nachdem die Patienten ihre Unzufriedenheit mit der Aufsplitterung der Primärversorgung deutlich zum Ausdruck gebracht haben. Sie möchten, daß ärztliche Primärfunktionen in einer Person vereinigt bleiben (F. M. Hull 1982, persönliche Mitteilung).

Problemorientierte Modelle

An der Reformuniversität Maastricht, Niederlande, wurde nach dem Vorbild der McMaster Medical School in Hamilton, Ontario, Kanada problemorientiertes Lernen eingeführt und mit Selbststeuerung und Praxisorientierung kombiniert. Die horizontale Integration und Überwindung der Grenzen zwischen den Disziplinen wird durch die Konfrontation des Studenten mit einem klinischen Problem, z. B. Blutverlust, erreicht. Abgesehen davon ist das Studium aber an Krankheiten ausgerichtet. Die Allgemeinmedizin ist dort als eigene Abteilung vertreten, hat aber keine problematisierende oder integrierende Funktion (s. Introduction to the medical study, Beusmans et al. 1979).

Unabhängig davon führte Weed 1969 eine problemorientierte Dokumentation ein, die von Björn u. Cross (1973) auf die Verhältnisse der nordamerikanischen Allgemeinpraxis adaptiert wurde. Auch dieses System bezieht sich auf Krankheiten.

Auch in der Reformhochschule Hannover wurde unter Hartmann problemorientiertes Lernen eingeführt. Die Reform bewegte sich selbstverständlich innerhalb des krankheitsorientierten Denkens. Durch die zentralisierten Prüfungen konnte dieses Modell nicht weiterentwickelt werden (Hartmann u. Pflanz 1971).

Versorgungsorientiertes Modell

1972 wurde vom Verfasser mit anderen das „Osnabrücker Modell" vorgestellt.[7] Es sieht vor, daß sich eine Hochschule, die in die Versorgung einer Region integriert ist, ausschließlich der Erforschung des gesundheitlichen Bedarfs der Region widmet. Durch eine enge Verschmelzung von Ausbildung und Forschung mit der regionalen Patientenversorgung können die Kosten der Fakultät gesenkt werden, und es ist möglich, den berufsbezogenen Effekt der Ausbildung zu steigern. Gleichzeitig wird dadurch die Patientenversorgung verbessert und dem Bedarf angepaßt.

In diesem Modell sollen die Patienten und das medizinische Hilfspersonal nicht ausschließlich an der Hochschule, sondern in allen ärztlichen und sozialen Versorgungseinrichtungen der Region ausgebildet werden, um sie schrittweise in die Verantwortung einer bedarfsorientierten Patientenversorgung und Forschung einzuführen. Dazu werden möglichst viele Ärzte und Einrichtungen der Region an der Ausbildung beteiligt, also auch die Kreiskrankenhäuser, die Einzel- und Gruppenpraxen der niedergelassenen Ärzte, Sozialstationen und Pflegeheime. Der Unterricht von Studenten, zukünftigen Krankenschwestern und Sozialarbeitern soll teilweise gemeinsam erfolgen, um die spätere Zusammenarbeit besser vorzubereiten.

Eine bedarfsentsprechende Ausbildung wird jedoch nur dann erreicht, wenn diese geplante Fakultät eine optimale Versorgung zum Gegenstand ihrer Forschung macht, und zwar einerseits durch systematische Untersuchung der Patientenbedürfnisse in allen Versorgungsbereichen der Region und andererseits durch Sammlung aller zur Problemlösung in der Medizin und in anderen Wissenschaften verfügbaren Informationen. Dadurch wird erkennbar, welcher Wissensstoff für die Problemlösung Relevanz besitzt; denn nur dieses Wissen soll gelehrt werden.

Eine versorgungsorientierte Hochschule hat nicht mehr die Aufgabe, neues Detailwissen zu erforschen, sondern die problemlösende Relevanz des vorhandenen Erfahrungswissens zu prüfen und es nicht nur den Studenten, sondern auch in einer versorgungsorientierten Weiter- und Fortbildung den Assistenten und praktisch tätigen Ärzten zu vermitteln.

Durch einen entsprechenden Informationsverbund wird die Fakultät zur Informations- und Kommunikationszentrale einer Region, in der jeder Arzt sowohl an der Patientenversorgung als auch an Forschung und Lehre beteiligt ist.

Anforderungen an ein neues Konzept

Mit Hilfe der zitierten Denkmodelle ist versucht worden, die Medizin überall dort zu reformieren, wo sie den gewachsenen Ansprüchen nicht mehr genügte. Diese Absicht ist in der Regel nicht geglückt. Insbesondere fehlte allen Modellen die Umfassende integrierende Kraft, um dem zunehmenden Auseinanderfallen der Medizin in immer mehr Einzeldisziplinen entgegenzuwirken. Im Gegenteil, es bestand die Gefahr, daß die neuen Inhalte ein Eigenleben entwickelten. Sie wurden dann als zusätzliche Disziplinen oder Reformhochschulen weder integriert noch anerkannt und führen bisher ein Randdasein. Die Zersplitterung der Medizin wurde verstärkt.

Ein neues Konzept muß deshalb folgende Forderungen erfüllen, wenn es das einseitig krankheitsorientierte Denken in der Medizin und die Wissenschaft von den Krankheiten in sinnvoller Weise ergänzen soll:

- Die *naturwissenschaftlichen* Grundlagen der Humanmedizin bedürfen der Einordnung in das Grundlagenwissen aus *allen Humanwissenschaften.*
- Das überwiegend *analytische* Denken, das in seiner Konsequenz auch im Bereich der praktischen Krankenbehandlung zur Spezialisierung geführt hat, muß ergänzt werden durch *synthetisches* Denken, das den Arzt befähigt, die gefundenen Teilaspekte komplexer Vorgänge wieder sinnvoll in das Gesamtmuster des ganzen Menschen einzufügen.
- Das *abstrahierende* Denken, das zur verallgemeinerten Beschreibung typischer Krankheitsbilder geführt hat, muß in jedem Einzelfall transponiert werden in *konkretisierendes* Denken und Handeln, das der Wirklichkeit des Patienten mit allen *individuellen* Besonderheiten und Eigenarten Rechnung trägt.

- Die *Differenzierung* der verschiedenen Betrachtungsebenen menschlichen Seins (körperlich, seelisch, sozial und geistig) und die Aufsplitterung in immer mehr Spezialdisziplinen muß durch *Integration* überwunden werden.
- Die *passive* Situation, in die der Patient durch die krankheitsorientierte Medizin gedrängt wurde, muß umgewandelt werden in *aktive* Beteiligung des Patienten am ärztlichen Entscheidungsprozeß und an der Lösung seiner Probleme.

Das in diesem Buch entwickelte Konzept der patientorientierten Allgemeinmedizin wird diesen Forderungen gerecht; denn die Allgemeinmedizin

- ergänzt das einseitige Krankheitswissen durch das Wissen von der individuellen Persönlichkeit des Patienten,
- integriert die Teilaspekte der Spezialdisziplinen und die Betrachtungsebenen Körper, Seele und Geist zu einem ganzen Menschen,
- aktiviert den Patienten,
- stellt den Patienten als integrierendes Gegengewicht gegen die Zersplitterung der Spezialfächer wieder in den Mittelpunkt,
- trägt dazu bei, daß die Humanmedizin auch in der eigentlich menschlichen Dimension wirksam wird.

Diese Behauptungen sollen im zweiten Teil dieses Buches begründet werden.

Diskrepanz zwischen Einsicht und Verwirklichung

Unser Jahrhundert hat die alte humanistische Idee gründlich widerlegt, es sei möglich, das Leben allein aufgrund rational gewonnener Einsicht zu gestalten. Auf vielen Gebieten klafft eine erheblich Diskrepanz zwischen wissenschaftlicher Erkenntnis und Realität.[8] In vielen Wissenschaftsbereichen geht der Bezug zur Praxiswirklichkeit verloren. Das gilt auch für die Medizin. Es genügt eben nicht, Forschungsergebnisse zu akkumulieren und ihre Anwendung auf Zentren zu beschränken, sondern es ist wichtiger (und oft auch schwieriger), dafür zu sorgen, daß die Erkenntnisse der Medizin jedem Patienten zugute kommen.[9] Ein neues Denkmodell muß also ergänzt werden durch ein geeignetes Strukturmodell, das für die optimale Verbreitung und Anwendung des gegenwärtigen Wissensstandes sorgt. Oder umgekehrt: es muß eine solche Struktur einer ärztlichen Versorgung gefunden und etabliert werden, mit deren Hilfe es möglich ist, jedem Menschen die für seinen speziellen Gesundheitsbedarf erforderlichen Erkenntnisse und daraus folgenden Leistungen – soweit vorhanden – zugänglich zu machen. Dazu muß ein kontinuierlicher Informationsfluß von den Zentren wissenschaftlicher Forschung zur Peripherie und zurück hergestellt werden.

Das Problem läßt sich jedoch auch umgekehrt betrachten: Wissenschaft kann nur so lange relevante und sinnvolle Erkenntnisse hervorbringen, wie sie sich an den anstehenden Problemen orientiert. Medizinische Wissenschaft bleibt nur dann fruchtbar, wenn sie eine enge Beziehung zum menschlichen Alltagsleben, wo die gesundheitlichen Probleme entstehen und in Erscheinung treten, kontinuierlich aufrecht erhält. Die Medizin hat die enge Verbindung zur ärztlichen Praxis wohlweislich auch in personeller Hinsicht nie abreißen lassen. Wahrscheinlich liegt hier der Schlüssel ihres Erfolges bis auf den heutigen Tag.

Für unser Anliegen bleibt festzustellen: Wissenschaftliche Erkenntnis, also auch neue Konzepte können nur auf dem Weg über eine geeignete Struktur der Patientenversorgung verwirklicht werden. Am Vergleich einiger typischer Strukturmodelle soll gezeigt werden, daß das patientorientierte Konzept in ganz besonderem Maße von einer funktionell gegliederten Versorgungsstruktur abhängig ist.

Alternative Strukturmodelle

In den Ländern der Welt existieren die verschiedensten Strukturen ärztlicher Versorgung. Sie haben sich zumeist historisch entwickelt als Kompromiß zwischen dem Gesundheitsbedarf der Bevölkerung und den vorhandenen personellen, fachlichen und finanziellen Möglichkeiten.

Modell 1: Umfassende Versorgung durch Allroundärzte
In Entwicklungsländern und auf kleinen Inseln wird die gesamte gesundheitliche Versorgung von Ärzten übernommen, die allen Anforderungen im Sinne von Allroundärzten entsprechen müssen. Sie sind in der Regel sowohl ambulant als auch im Krankenhaus tätig.

Modell 2: Gegliederte Versorgung (Kooperationsmodell)
Der Grundgedanke dieses Modells geht davon aus, daß in einem hochentwickelten Gesundheitswesen ein einzelner Arzt die Vielzahl der erforderlichen ärztlichen Leistungen nicht mehr allein kompetent erbringen kann. Mit fortschreitender Differenzierung des Leistungsangebots hat sich deshalb eine personelle Arbeitsteilung als sinnvoll erwiesen, die ihrerseits eine enge Zusammenarbeit aller Beteiligten erfordert. Die Aufgliederung der Funktions- und Kompetenzbereiche hat sich historisch in vertikaler und horizontaler Richtung entwickelt. In horizontaler Richtung haben sich die einzelnen Spezialdisziplinen aufgrund einer an Krankheiten oder Methoden orientierten Einteilung voneinander abgegrenzt.

Diese Einteilung wird in vertikaler Richtung überlagert durch eine Aufgliederung nach patientorientierten Gesichtspunkten:

- Allgemeinversorgung durch Hausärzte, Allgemeinärzte und praktische Ärzte (Primärversorgung),
- spezielle Versorgung durch Fachärzte, Gebietsärzte oder Subspezialisten (Sekundärversorgung),
- Krankenhausbehandlung und Intensivpflege (Tertiärversorgung).

Darüber hinaus gibt es in einigen Ländern eine Funktionsteilung in Ärzte, die ausschließlich ambulant tätig sind und reine Krankenhausärzte.

Im Rahmen des Modells 2 gibt es zwei Varianten, die für die Allgemeinmedizin von großer Bedeutung sind und deshalb hier zitiert werden sollen:

Modell 2a: Zugang nur über Hausärzte. Der Eintritt eines Patienten in das System der ärztlichen Versorgung ist in diesem Modell nur über den Hausarzt möglich; die Inanspruchnahme von Spezialisten wird nur nach Überweisung durch den Hausarzt gestattet (s. Abb. 1).

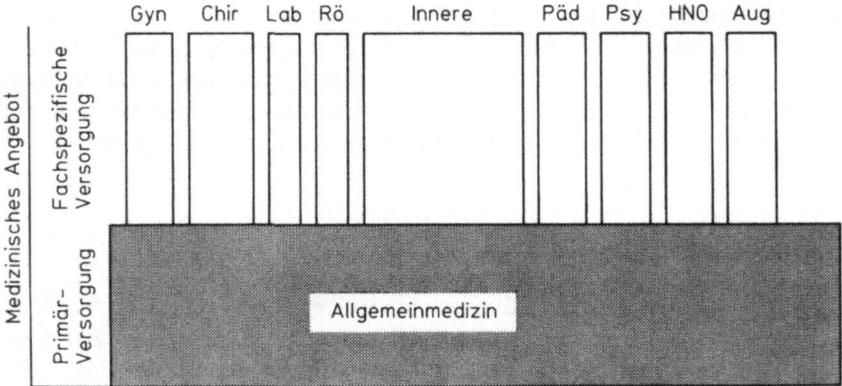

Abb. 1. Die Primärärztliche Versorgung liegt ausschließlich in den Händen von Allgemeinärzten; der Zugang zu Spezialisten ist nur über sie möglich (Beispiele: DDR, Dänemark, Großbritannien, Niederlande, Österreich, Ungarn, Island)

Modell 2b: Freier Zugang zu Spezialisten. Jeder Patient hat das Recht, jeden Spezialisten direkt aufzusuchen, ohne den Hausarzt vorher zu fragen oder nachher zu informieren (s. Abb. 2).

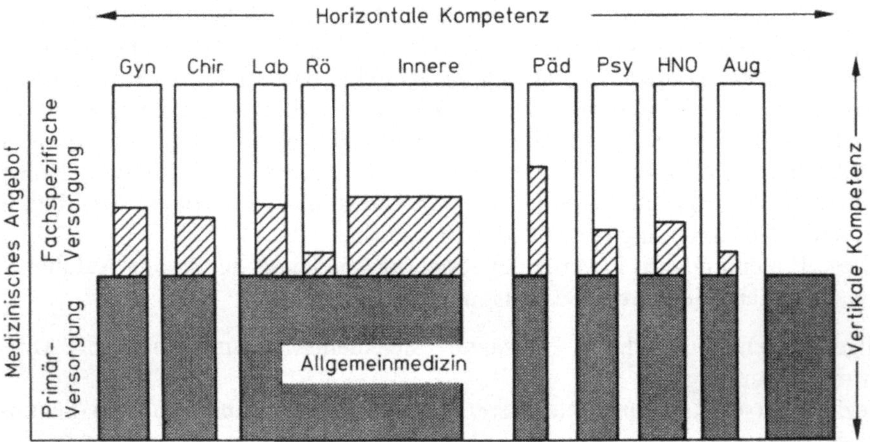

Abb. 2. Patienten dürfen Spezialisten direkt aufsuchen. Dementsprechend dürfen Allgemeinärzte auch Leistungen aus Spezialdisziplinen erbringen und abrechnen, was durch *schraffierte* Felder angedeutet ist. (Beispiele: Belgien, Bundesrepublik Deutschland, Frankreich, Schweiz, USA)

Modell 3: Versorgung ausschließlich durch Spezialisten

In diesem Modell gibt es keinen Hausarzt mehr, der für die Primärversorgung zuständig ist. Jeder Patient sucht sofort den für seine Krankheit zuständigen Spezialisten auf. Dieses Modell existiert in der UdSSR und in Bulgarien für die ambulante Versorgung, in der Bundesrepublik Deutschland nur an den Krankenhäusern.[10] Die ambulante Versorgung vieler anderer Länder strebt mit Riesenschritten in diese Richtung.

Bevor die einzelnen Modelle diskutiert werden, sind v. a. zum Modell 2 folgende wichtige Bemerkungen erforderlich.

Horizontale und vertikale Kompetenz

Die Zusammenarbeit von Ärzten verschiedener Disziplinen bei der Behandlung eines Patienten bedingt eine klare Abgrenzung der Zuständigkeiten und Kompetenzen.

Das breite Arbeitsfeld der Medizin ist für jeden Spezialisten ganz klar abgesteckt; er darf aufgrund der Berufsordnung die Grenzen seines Gebiets in horizontaler Richtung nicht überschreiten, während er in vertikaler Richtung sehr weitgehende Kompetenzen besitzt, die durch seinen Weiterbildungsstand und seine technischen Möglichkeiten bestimmt werden.

Ganz anders verhält es sich mit der Kompetenz des Hausarztes: sie ist in horizontaler Richtung unbegrenzt.[11] Er ist der Arzt, an den sich jeder Patient mit jedem gesundheitlichen Problem wenden kann und der die Erstentscheidung über die Art der Weiterbehandlung fällt. Demgegenüber ist die Kompetenz des Hausarztes in vertikaler Richtung in vielen Teilgebieten sehr begrenzt. Diese vertikalen Grenzen sind bisher nirgends festgelegt, sondern unterliegen der Selbstverantwortung jedes einzelnen Hausarztes. Sie sind abhängig vom Stand der Fortbildung, Routine und Erfahrung, die der Hausarzt in den verschiedenen Teilgebieten erworben hat. Die Entscheidung, ob er eine Methode in der Allgemeinpraxis kompetent ausüben kann, hängt nicht nur davon ab, daß sie der Allgemeinarzt während der Weiterbildung erlernt hat, sondern auch davon, daß er sie weiterhin häufig genug ausübt, um Routine zu behalten und Erfahrungen zu sammeln.

Zwang zur Kooperation

Die Kompetenz des Hausarztes ist also in vertikaler Richtung relativ schmal. Die Patienten, bei denen die diagnostischen und therapeutischen Möglichkeiten der Allgemeinpraxis zur kompetenten Behandlung nicht ausreichen, überweist er zur Mitbehandlung oder weiteren Versorgung an Spezialisten. Diese berichten dem Allgemeinarzt und senden den Patienten nach abgeschlossener Untersuchung und/ oder Behandlung wieder zurück.

Bei Überschreiten der vertikalen Kompetenz des Spezialisten kann der Patient an einen Subspezialisten überwiesen werden. So zwingt das gegliederte System alle Ärzte zu enger Kooperation im Interesse des Patienten.

Einzugsbereich und Bedarfsplanung

Wenn ein Gesundheitssystem die Bevölkerung optimal versorgen soll und zugleich wirtschaftlich arbeiten will, dann ist eine sinnvolle regionale Verteilung der Hausärzte und Spezialisten erforderlich, die dem Leistungsbedarf entspricht. Wie die Erfahrung zeigt, werden die primärärztlichen und sonstigen Leistungen eines Hausarztes am häufigsten in Anspruch genommen. Deshalb kann ein Hausarzt immer nur für eine begrenzte Bevölkerungsgruppe kompetent tätig sein; in West- und Mitteleuropa liegt die Zahl der von einem Hausarzt potentiell versorgten Einwohner zwischen 2000 und 3000.[12]

Der Bedarf an spezialärztlichen Leistungen ist erfahrungsgemäß geringer; deshalb sind Spezialisten für größere Bevölkerungsgruppen und Subspezialisten für einen noch größeren Einzugsbereich zuständig. Der unterschiedliche Bedarf an Leistungen verschiedener Disziplinen kommt in dem sehr unterschiedlichen Verhältnis zur Zahl der versorgten Einwohner zum Ausdruck. Es gibt Durchschnittszahlen, die das verdeutlichen (Tabelle 5).

Tabelle 5. Verhältnis der Ärzte zur Zahl der Einwohner (nach dem durchschnittlichen Stand von 1977 in der Bundesrepublik Deutschland)

1 Allgemeinarzt/Praktischer Arzt	auf	2400 Einwohner
1 Internist	auf	10000 Einwohner
1 Gynäkologe	auf	16000 Einwohner
1 Chirurg	auf	47500 Einwohner

Aus dem Gesagten geht hervor, daß in einer Region mit einem bestimmten Bedarf an gesundheitlichen Leistungen eine ziemlich genau zu bestimmende Zahl von Hausärzten und Spezialisten tätig sein muß, wenn die ärztliche Versorgung der Bevölkerung sichergestellt werden soll.[13] Andererseits kann es Probleme geben, wenn die Zahl der Ärzte den Bedarf übersteigt. Viele Ärzte sehen sich dann zur Sicherung ihrer Existenz gezwungen, Untersuchungen und Behandlungen durchzuführen, die nur bedingt notwendig sind, oder Gesundheitsstörungen zu behandeln, die in den Kompetenzbereich anderer Ärzte fallen oder von selbst heilen.

Diese Situation kann nachteilige Folgen haben:

- überhöhte Leistungen sind für die Patienten schädlich und außerdem unwirtschaftlich,
- Kompetenzüberschreitungen gefährden die Qualität und kollegiale Kooperation.

Patientorientierte Versorgungsstruktur

Mit fortschreitender Entwicklung der Zivilisation und der Medizin ist ein deutlicher Trend vom Modell 1 in Richtung auf Modell 3 erkennbar.

Dabei stellt sich die Frage: Folgte dieser Strukturwandel der Änderung des Bedarfs oder der Entwicklung der Medizin? Obgleich diese Frage nur nach einer eingehenden Analyse zu beantworten ist, spricht viel dafür, daß – wie auch in anderen Bereichen – das zunehmend spezialisierte Angebot der Ärzte die Nachfrage der Bevölkerung provoziert. Leider ist aber unverkennbar, daß ein Überangebot an ärztlichen Leistungen in manchen Bereichen der Medizin keinesfalls die fehlenden Leistungen in anderen Bereichen kompensieren kann.

Bei den nachfolgenden Überlegungen sollte berücksichtigt werden, daß sich die Versorgungsstruktur bei uns seit Jahren in einem kontinuierlichen Wandel von Modell 2b in Richtung auf Modell 3 befindet. Es erscheint deshalb notwendig, eine kurze Zusammenfassung der Vor- und Nachteile beider Modelle voranzustellen, wobei die Versorgung des Patienten als Bezugsgröße genommen wird.[14]

Kritik am Modell 2a: Gegliederte Versorgung
Zugang zum Spezialisten nur über den Hausarzt und scharfe Trennung der beiden Kompetenzbereiche hausärztliche Primärversorgung – spezialärztliche Versorgung.

Vorteile für die Patienten:

- Die Patienten wissen genau, daß sie sich bei jeder Gesundheitsstörung an ihren Hausarzt wenden müssen.
- Der Hausarzt ist im Wohnbereich der Patienten angesiedelt, also jederzeit leicht erreichbar.
- Er übernimmt die Hausbehandlung bei Fieberkranken, Gebrechlichen, Kindern und Alten.
- Der langjährige Hausarzt kennt die meisten Patienten schon lange und gelangt dadurch schneller zu einer sinnvollen Erstentscheidung.
- Der Hausarzt sammelt alle Informationen über einen Patienten.

Nachteile für die Patienten:
- Hausärzte können versuchen, den Patienten eine gerechtfertigte Überweisung zum Spezialisten vorzuenthalten.
- Hausärzte können mangels Spezialkenntnissen und Spezialmethoden bedrohliche Erkrankungen übersehen.
- Die Monopolstellung der Hausärzte könnte durch fehlende Konkurrenz mit Spezialisten zu einem Nachlassen der Leistungsbereitschaft beitragen.

Kritik am Modell 3: Ausschließliche Versorgung durch Spezialisten
Wenn man das krankheitsorientierte Konzept zu Ende denkt, dann ist es folgerichtig, jede Krankheit einem Fachgebiet zuzuordnen und die ärztliche Versorgung von mehreren Spezialisten durchführen zu lassen, wie das im Krankenhaus schon seit vielen Jahrzehnten üblich ist.

Vorteile für die Patienten:
- Ein Spezialist ist für die in Frage kommende Krankheit besonders gut weitergebildet.
- Durch die große Zahl von Patienten mit gleicher Krankheit sammelt der Spezialist in diesem Bereich besonders große Erfahrung.

Nachteile für die Patienten:
- Bei unklaren Beschwerden kann ein Patient nicht wissen, welchen Spezialisten er aufsuchen soll.
- Bei mehreren Krankheiten muß der Patient evtl. mehrere Spezialisten konsultieren.
- Ein Spezialist sieht immer nur Teilsaspekte des ganzen Menschen, der krank ist.
- Je nach Krankheit sind für einen Patienten immer wieder andere Ärzte zuständig.
- Erhebliche Probleme ergeben sich bei der praktischen Durchführung:
  Eine ausreichende Zahl von Spezialisten kann nicht im Wohnbereich der Patienten angesiedelt werden.
  Wer soll die Patienten zu Hause besuchen, mehrere Spezialisten gleichzeitig?
  Sollen bei unklarer Krankheitsdiagnose mehrere Spezialisten untersuchen? Wer zuerst?
- Wer soll bei konkurrierenden Indikationen entscheiden?
- Wer soll diesen erheblichen Mehraufwand finanzieren?

Kritik am Modell 2b: Gegliederte Versorgung; freier Zugang zu den Spezialisten
Dieses Modell kombiniert einige Vor- und Nachteile der Modelle 2a und 3.

Vorteile für die Patienten
- Der Patient kann selbst entscheiden, ob er bei Gesundheitsstörungen zuerst den Hausarzt oder sofort den zuständigen Spezialisten aufsucht.
- Der Patient ist nicht abhängig von einem Hausarzt, den er übrigens in jedem Vierteljahr wechseln kann (im Modell 2a üblicherweise nur jährlich).
- Der Patient kann zu einem Problem die Meinung mehrerer Ärzte hören.
- Das Modell bietet dem Patienten bei Bedarf ein Maximum ärztlicher Leistungen; es fördert seine Selbstbestimmung in gesundheitlichen Fragen.

Nachteile für den Patienten:
Sie entstehen v.a. dann, wenn der Patient keinen festen Hausarzt hat:

- Der Patient, der keinen festen Hausarzt hat, ist verunsichert; er weiß nicht, an wen er sich bei uncharakteristischen Beschwerden zuerst wenden soll.
- Patienten ohne festen Hausarzt werden oft zwischen mehreren Spezialisten hin- und her überwiesen ohne sachverständige Steuerung und persönliche Beratung.
- Der Patient ohne festen Hausarzt hat keinen Arzt, der sich für ihn in gesunden Tagen zuständig fühlt, wenn er nicht krank ist. Entsprechend fehlt das Engagement des Arztes für den Patienten.

Es kommt in diesem Modell 2b sehr auf optimale Kooperation an, sonst kommt es zu den Nachteilen von Modell 3.[15]

Die Konsequenzen aus dieser (unvollständigen) Aufzählung von Vor- und Nachteilen der einzelnen Strukturmodelle sind eindeutig: nicht die Vereinfachung der ärztlichen Berufsausübung, sondern eine optimale Patientenversorgung muß das Ziel jeder fortschrittlichen Strukturpolitik sein. Man wird die seit Jahren festgefrorenen Strukturen kaum grundsätzlich ändern können. Es muß aber alles getan werden, um einer ungesteuerten Fehlentwicklung in Richtung auf patientenfeindliche Strukturen Einhalt zu gebieten.

Löst der Internist den Hausarzt ab?

Auch heute noch wird hier und da die Ansicht vertreten, daß in Zukunft dem Internisten die wichtigste Rolle bei der ambulanten Patientenversorgung zufallen werde. Da die inneren Erkrankungen den größten Teil der in der Bevölkerung anfallenden Krankheiten ausmachen, könne nur der Internist diese Patienten kompetent versorgen.

Gegen diese Auffassung ist einzuwenden: Wenn ein Internist primärärztlich tätig wird, dann fehlt die dafür eingesetzte Zeit bei der Ausübung seiner eigentlichen spezialärztlichen Aufgabe. Dadurch, daß er weniger Patienten mit Problemen aus seinem Fachgebiet zu sehen bekommt, verliert er allmählich an Erfahrung und Kompetenz im Bereich der inneren Medizin.[16]

Andererseits ist der Internist für die primärärztliche Versorgung nicht ausreichend weitergebildet. Abgesehen davon, daß ihm die Kenntnisse der Basisdiagnostik und Behandlungsindikationen für die anderen Spezialdisziplinen fehlen, wird seine rein somatische Krankheitsorientierung den Problemen gerade auch der Langzeitpatienten nicht gerecht. Psychische und soziale Aspekte werden allenfalls nachträglich additiv und nicht von vornherein integrativ einbezogen. Seine Tätigkeit fördert die somatische Fixierung. Das wichtigste Argument, warum ein Internist die Aufgaben des Allgemeinarztes nicht übernehmen kann, ist aber grundsätzlicher Art: Innere Medizin ist wie alle Spezialfächer an Krankheiten orientiert, während Primärversorgung nur dann effektiv bleibt, wenn sie patientenorientiert arbeitet.

Trendwende?

Inzwischen haben die Gesundheitspolitiker fast aller Länder erkannt, daß eine bedarfs- und nachfragedeckende Versorgung der Bevölkerung ausschließlich durch Spezialisten und Krankenhausärzte unmöglich ist, sondern daß dazu gemeinde- und patientennahe arbeitende Hausärzte erforderlich sind.

Auch an den Hochschulen setzt sich die Erkenntis durch, daß die unvermeidliche Aufgliederung und Zersplitterung der Medizin in Spezialfächer durch patientorientierte Hausärzte wettgemacht werden müsse, die durch synthetische und integrale Funktionen die Effizienz der praktischen Krankenbehandlung sicherstellen.

Es ist zu hoffen, daß sich alle Verantwortlichen in der Bundesrepublik Deutschland im Interesse der Patienten für die gegenwärtige Versorgungsstruktur nach dem Modell 2b entscheiden und zu den notwendigen Verbesserungen der Primärversorgung durch qualifizierte Hausärzte beitragen. Allerdings ergeben sich daraus Konsequenzen: Es ist eine Weiterentwicklung der Struktur dringend erforderlich, um die Nachteile für die Patienten zu vermindern. Eine Trendwende – und sie ist dringend erforderlich – muß bald eintreten, ehe irreversible Verzerrungen entstanden sind, die dem wirklichen Bedarf nicht entsprechen.

Integration von patientorientiertem Denk- und Strukturmodell

Zwischen Denkmodell und Versorgungsstruktur besteht ein wechselseitiger Zusammenhang. Dies wurde für das krankheitsorientierte Denken und die daraus folgende ausschließliche Versorgung durch Spezialärzte dargestellt. Die gleiche Wechselwirkung gilt für das patientenorientierte Konzept; denn einerseits kann sich patientorientiertes Denken in dem von uns gemeinten Sinn nur dann entwickeln, wenn Hausärzte jahrelang die gleichen Patienten behandeln; andererseits fordert das patientorientierte Konzept eine Struktur, in der patientennah arbeitende Hausärzte mit wissenschaftlicher Qualifikation ihren festen Platz haben.[17]

Kapitel 4

Das patientorientierte Denken und Handeln des Hausarztes

Das Fundament (der Medizin) wird vom Verhältnis des Patienten zum Arzt bestimmt

Rust (1961)

Zusammenfassung

Die Wirklichkeit des Alltagslebens hat auf jeden Menschen einen großen erzieherischen Einfluß. Dem unterliegt auch der junge Arzt, wenn er aus dem Krankenhaus in den Praxisalltag kommt. Die Konfrontation mit den alltäglichen Problemen seiner Patienten zwingt ihn, eine Neuorientierung vorzunehmen. Dieser Sozialisationsprozeß vom krankheitsorientierten Mediziner zum patientorientierten Hausarzt verläuft zwingend und wird gefördert durch die vier Bedingungen hausärztlicher Tätigkeit: „Primary, personal, continuing, comprehensive medical care".[1]

Im Verlaufe eines langen Berufslebens entwickeln Hausärzte bestimmte Denk-, Handlungs- und Verhaltensweisen, die über das Erlernte hinausgehen und gelegentlich sogar davon abweichen. Man findet sie weltweit bei allen Hausärzten, die unter den gleichen Bedingungen arbeiten. Nachfolgend soll dargestellt werden

- wie diese übereinstimmenden Handlungs- und Verhaltensweisen entstanden sind,
- worin sie zum Ausdruck kommen und wodurch sie charakterisiert sind,
- welche Bedeutung sie für die Patienten haben.

Wertsystem und Sozialisation

Wenn man der Frage nachgeht, warum im ärztlichen Beruf sehr häufig unterschiedliche Entscheidungen getroffen werden, kommt man rasch zu dem Ergebnis, daß das nicht so sehr an Differenzen des Wissens und Könnens liegt als daran, daß zwei Ärzte den gleichen Zustand bei demselben Patienten nach verschiedenen Maßstäben bewerten.

Im Grund konkurrieren zwei Wertsysteme, die bei ärztlichen Entscheidungen zu Konflikten führen: einerseits das krankheitsorientierte medizinische Wertsystem und andererseits das Wertsystem der gesunden Menschen. (Es sei gestattet, hier einmal vereinfachend die verschiedenen Wertvorstellungen, die die Menschen in ihrem Leben entwickelt haben, zusammenzufassen und dem medizinischen Wertsystem gegenüberzustellen.)

Ärztliche Entscheidungen unterliegen also dem Einfluß dieser beiden Wertsysteme. Im Idealfall wird im Interesse des Patienten ein optimaler Kompromiß geschlossen. Nachfolgend soll dargestellt werden, warum Krankenhausärzte überwiegend nach dem krankheitsorientierten Wertsystem entscheiden, während Entscheidungen von Hausärzten in viel stärkerem Maß den Wertsystemen ihrer Patienten unterliegen (Sturm 1978 a).

In jahrzehntelangen Forschungen hat die medizinische Wissenschaft festgestellt, welche Handlungsweisen sich bei definierten Krankheitsbildern bewährt haben. Diese Regeln werden an den Hochschulen gelehrt und an den Krankenhäusern praktiziert; sie bilden eine einheitliche wissenschaftliche Grundlage ärztlichen Handelns. Gravierende Abweichungen werden als „Kunstfehler" bezeichnet.

Die Entscheidungsmöglichkeit des Arztes ist durch diesen Katalog von verbindlichen Handlungsanweisungen sehr weitgehend festgelegt. Wenn ein Krankheitsbild festgestellt wird, dann folgt dieser Diagnose zwingend eine bestimmte „Therapie der Wahl".

Neben diesem Zwang, nach wissenschaftlich festgelegten Regeln zu handeln, gibt es im medizinischen Wertsystem eine zweite Maxime. Sie lautet: Wiederherstellung der physiologischen Funktionen und Erhaltung des Lebens um jeden Preis; die das Leben bedrohende Krankheit muß bekämpft werden! Dies ist das wichtigste Ziel jeder ärztlichen Tätigkeit; dafür wird alles eingesetzt.

Im Verlauf eines etwa 10 Jahre dauernden Sozialisationsprozesses (6 Jahre Studium und ungefähr 4 Jahre Weiterbildung an Krankenhäusern) wird ein junger Arzt in dieses Wertsystem eingeführt. Während dieser Prozeß im Studium noch nicht tief greift, wirkt er in der Weiterbildung im Krankenhaus um so stärker und nachhaltiger. Hier wird der Assistent in kurzer Zeit auf das Denken und den Wertmaßstab des Chefarztes eingeschworen, der seinerseits wieder einer bestimmten „Schule" angehört.

Aber auch nach Abbau der autoritären Situation, der man sich durch Stellenwechsel oder Auflehnung entziehen könnte, wirkt die Sozialisation der Wissenschaft. Innerhalb der wissenschaftlichen Gesellschaften eines Fachs einigt man sich auf bestimmte Lehrmeinungen. Der Spielraum für abweichende Ansichten wird immer geringer. Dadurch werden Wertmaßstäbe gesetzt, die für alle Vertreter dieses Fachs verbindlich sind.

Aber nicht nur das wissenschaftliche Fach setzt Normen, auch das Krankenhaus als Institution verlangt eine sehr weitgehende Einordnung in seinen Funktionsablauf. Hier sind es oft rein pragmatische und traditionsgebundene Handlungs- und Entscheidungsnormen, denen sich der Assistenzarzt in seiner Weiterbildungszeit anpassen muß. Sie werden vom Pflegeteam oder von der Verwaltung vertreten und müssen vom jungen Arzt übernommen werden, wenn er nicht ständig auflaufen will. Je größer und je besser organisiert ein Krankenhaus ist, um so stärker wirken diese nichtärztlichen Handlungszwänge. Da die Weiterbildung für jeden Arzt bisher überwiegend am Krankenhaus erfolgt, wirkt es auch fachübergreifend wie ein Schmelztiegel.

Das Krankenhaus stellt eine eigene Welt mit eigenen Regeln und Gesetzen dar. Hier werden die Regeln und Maßstäbe medizinischer Wissenschaft in reiner Form angewandt. Teamarbeit von Spezialisten und komplizierte Techniken scheinen nur unter diesen Bedingungen möglich zu sein. Entscheidungen werden nur nach dem medizinischen Wertsystem getroffen.

Diesem doppelt wirkenden Sozialisationsprozeß – Identifikation mit der Wissenschaft des Fachs und mit der Funktion des Krankenhauses – kann sich kein junger Arzt entziehen. Er wächst in das krankheitsorientierte Wertsystem um so stärker hinein, je länger er im Krankenhaus tätig ist und je mehr Verantwortung er im Bereitschaftsdienst und als Stations- oder Oberarzt übernimmt.

Der Sozialisationsprozeß läuft deshalb im Krankenhaus so zwingend ab, weil nicht nur alle Mitarbeiter, sondern auch die Patienten vom jungen Arzt konformes Verhalten erwarten.

Denn fast jeder Mensch ist bereit, mit der Krankenhausaufnahme die passive Rolle des Krankenhauspatienten zu übernehmen: manchmal unbewußt im Sinn einer Regression in die Umsorgtheit der Kindheit; oft aber ganz bewußt, indem er alles auf sich nimmt und mit sich geschehen läßt, um möglichst schnell wieder entlassen zu werden.

Aus den unbestreitbaren Erfolgen der Krankenhausmedizin wird nun der Anspruch abgeleitet, den hier geltenden Normen auch im außerklinischen Raum Gültigkeit zu verschaffen. Das allerdings scheitert am Patienten. Denn außerhalb des Krankenhauses verhält er sich völlig anders.

Probleme der Gesundheit spielen im normalen Leben eine zweitrangige Rolle; für den gesunden Menschen ist der Zustand der Gesundheit so selbstverständlich, daß er ihn überhaupt nicht wahrnimmt. Störungen der Gesundheit erlangen erst dann Bedeutung, wenn sie ihn hindern, seine täglichen Funktionen zu erfüllen und seine Lebensziele zu verwirklichen. So zu denken, ist durchaus üblich; nur für Hypochonder ist der Gesundheitszustand Selbstzweck. Alle anderen gehen nach überstandener Krankheit wieder zur Tagesordnung über.

Wandlung zum patientorientierten Arzt

Wenn ein Arzt, aus der Klinik kommend, in der ambulanten Praxis tätig wird, ist er erstaunt, daß er mit dem Absolutheitsanspruch der Medizin bei ambulanten Patienten nichts erreicht.

Er hat es nicht gelernt, und es fällt ihm schwer, mit Patienten umzugehen, die sich seinen krankheitsorientierten Empfehlungen nicht so bedingungslos unterwerfen, wie er es aus dem Krankenhaus gewöhnt ist. Er erfährt nun, daß Hilfeleistungen und Empfehlungen von den Patienten nur dann angenommen werden, wenn sie sich mit ihrem alltäglichen Lebenslauf und ihren Wertvorstellungen vereinbaren lassen.

In der ambulanten Praxis hat es der Hausarzt mit Patienten zu tun, die die Therapie oder Verhaltensänderung selbständig und aktiv durchführen müssen, wozu sie in ihrer passiven Rolle im Krankenhaus selten veranlaßt werden. Wie soll er die im Alltagsleben stehenden Patienten davon überzeugen, daß sie die empfohlene Therapie auch durchführen? Erst nach Jahren frustrierender Mißerfolge entwickelt der Hausarzt autodidaktisch Methoden, seine Patienten zur Mitarbeit zu motivieren, indem er an ihr Wertsystem anknüpft.

Gleichzeitig verlagert sich der Schwerpunkt seines Denkens und Handelns: Während sich der junge Allgemeinarzt noch ganz, wie er es erlernt hat, auf die Krankheiten konzentiert, die seine Patienten zu ihm geführt haben, tritt das Krankheitsdenken im Laufe der Jahre allmählich immer mehr zurück, und die Patientenpersönlichkeit steht deutlicher im Vordergrund.

Nicht, daß die aktuellen Krankheiten an Bedeutung verlieren – sie sind ja der Grund, warum die Patienten kommen –, sie stehen aber nicht mehr so absolut im Vordergrund wie in den ersten Praxisjahren.

Je länger ein Arzt einen Patienten behandelt und je genauer er ihn auch in seinem Lebenskreis (Familie, Beruf, Gesellschaft) kennenlernt, um so mehr erscheint die Krankheit als Ausdrucksform dieser Persönlichkeit; denn als Hausarzt erlebt er, wie die gleiche Krankheit von jedem Patienten völlig verschieden erlebt, verarbeitet und überwunden wird; er erkennt aber auch, daß derselbe Mensch bei ganz verschiedenen Krankheiten stets in derselben Weise reagiert.

Wenn ein Hausarzt seinen Stamm von Patienten im Verlauf von 1–3 Jahrzehnten genauer kennenlernt, dann werden ihm die Zusammenhänge zwischen Patientenpersönlichkeit, Lebensschicksal, sozialem Kontext und Krankheit immer deutlicher.[2]

Für diese Sozialisation zum Hausarzt braucht ein Arzt meist ebenso viele Jahre, wie er im Krankenhaus tätig war. Je stärker die krankheitsorientierte Prägung, um so stärker ist der alltägliche Wiederholungszwang im ärztlichen Verhalten, um so länger dauert es, bis er den Ausschließlichkeitsanspruch des krankheitsorientierten Wertsystems aufgegeben und sich zum patientorientierten Hausarzt gewandelt hat. Obgleich immer Relikte bleiben,[3] verläuft dieser Sozialisationsprozeß ebenfalls zwingend, da der Hausarzt ausschließlich mit Menschen zu tun hat, die sich nicht in der besonderen Krankenhaussituation befinden, sondern im Leben stehen.

Für den Arzt ist dieser Prozeß voller Konflikte: Einerseits vertritt er das krankheitsorientierte, medizinische Wertsystem und ist gewöhnt, den Absolutheitsanspruch dieses Systems widerspruchslos verwirklicht zu sehen, andererseits hat er nun ständig mit Menschen zu tun, für die ärztliche Empfehlungen und Maßnahmen nur lästige Störungen und Unterbrechungen ihres gewohnten Lebensrhythmus, in jedem Fall etwas Negatives bedeuten. Wenn der Hausarzt überhaupt etwas erreichen will, sieht er sich ständig zu Kompromissen gezwungen. Aber bei jedem Nachgeben hat er ein schlechtes Gewissen gegenüber den erlernten Normen der Medizin.

Je nach Vorbildung und Charakter dauert es länger oder kürzer, bis der Hausarzt zu einer realistischen partnerschaftlichen Einstellung seinen Patienten gegenüber gelangt. Er hat dann den Absolutheitsanspruch aufgegeben und akzeptiert, daß die Medizin im Leben der Menschen eine zweitrangige Rolle spielt. Er hat dann erfahren, daß es selbst bei vitaler Bedrohung noch andere Werte geben kann als die Erhaltung des Lebens um jeden Preis. Im Laufe von Jahren hat er zahlreiche hausärztlich betreute Patienten sehr genau kennengelernt und weiß um ihre Lebensziele und ihre Ansprüche an das Leben. Dadurch fällt es ihm leichter, sie zu akzeptieren und ihnen verständlich zu machen, welche gesundheitlichen Voraussetzungen gegeben sein müssen, wenn sie ihr Lebenskonzept verwirklichen und ihre Funktionen in Familie und Gemeinschaft erfüllen wollen. Patienten, die sich in dieser Weise vom Hausarzt richtig verstanden fühlen, sind dann auch bereit, seinen medizinischen Forderungen zu folgen.

Die spezifischen Bedingungen hausärztlicher Tätigkeit

Welches sind nun die Bedingungen, die zur Entwicklung einer für Hausärzte spezifischen Denk- und Handlungsweise führen?

Als in den fünfziger Jahren in Mitteleuropa die Diskussion über die Eigenständigkeit der Allgemeinmedizin einsetzte, waren sich die Mitglieder der Internationalen Gesellschaft für Allgemeinmedizin einig, daß hausärztliche Tätigkeit durch folgende vier spezifische Gegebenheiten charakterisiert sei:

„Primary, personal, continuing and comprehensive medical care“, was soviel heißt wie: Ärztliche Erstversorgung, persönliche Behandlung, kontinuierliche Betreuung und (den ganzen Menschen in Familie und Umwelt) umfassende ärztliche Versorgung (SIMG 1969).

Ärztliche Primärversorgung („primary medical care“)
Der Hausarzt ist die *erste Instanz* im Gesundheitswesen. Er wird in der Regel bei Gesundheitsstörungen aller Art aufgesucht. In dieser Funktion sollte der Hausarzt für jeden Kranken leicht erreichbar sein (niedrige Schwelle). Mit Hilfe einer *Basisdiagnostik* entscheidet der Hausarzt, ob er den Patienten in der eigenen Allgemeinpraxis weiterbehandeln kann oder ob *Überweisung* an Spezialisten oder *Einweisung* ins Krankenhaus notwendig ist.

Bei allen Unfällen und Notfällen mit Schmerz-, Angst- und Erregungszuständen leistet der Hausarzt seinen Patienten die erste ärztliche Hilfe. Hierbei helfen ihm seine Vorinformationen über den Patienten und die regionale Umwelt.

Um bei bedrohlichen Zuständen, schweren Krankheiten und Unfällen akute Lebensgefahr abzuwenden, muß der Hausarzt die Notfalldiagnostik und Notfallversorgung absolut sicher beherrschen. Wenn er die Weiterbehandlung nicht selbst übernehmen kann, muß er den Kranken transportfähig machen und verhindern, daß er stirbt, ehe er eine Intensivstation erreicht hat.

Um diese erste ärztliche Hilfe jederzeit zu gewährleisten, gehören die Hausärzte einem Notfallbereitschaftsdienst an. Dieser nicht honorierte Bereitschaftsdienst wird in ärztlicher Selbstverantwortung organisiert und klappt lautlos und selbstverständlich.

Persönliche Behandlung („personal medical care“)
Es ist ein spezifisches Merkmal des Hausarztes, daß er sich jedem Kranken ganz persönlich widmet. Im Gegensatz zur Arbeitsteilung im Krankenhaus führt er alle notwendigen diagnostischen und therapeutischen Maßnahmen am Patienten nach Möglichkeit persönlich aus.

Diese persönliche Hinwendung zum Patienten ist zugleich ein wichtiges Therapeutikum, das Hausärzte seit jeher intuitiv eingesetzt haben. Balint hat wiederholt daran erinnert, daß der Arzt selbst ein Medikament sei und hat damit die vielfältige Wirkung einer Persönlichkeit gemeint, die sich dem Patienten hilfreich zuwendet.

Umgekehrt hat der Hausarzt stets mit Einzelpersonen zu tun, die ihm niemals als „Fall“, sondern stets in ihrer Personalität gegenübertreten. Im Verlauf der über Jahre hin wiederholten Kontakte lernt er Persönlichkeit, Individualität und Charakter seiner Patienten immer genauer kennen und schätzen. Zu vielen von ihnen entwickelt sich eine persönliche Beziehung, die – auch wenn sie sich auf ärztliche Begegnungen beschränkt – nicht nur dem Patienten neuen Mut und Zuversicht vermittelt.

Die aus dieser „persönlichen Behandlung“ resultierende einmalige Wechselbeziehung ist die Voraussetzung dafür, daß Informationsaustausch und Kommunikation nicht an der Oberfläche bleiben, sondern bei Bedarf jederzeit in tiefere Bereiche gegenseitigen Verständnisses vordringen können.

Kontinuierliche Betreuung („continuing medical care")
Während die Behandlung durch Spezialisten und Krankenhausärzte auf begrenzte Krankheitsperioden beschränkt ist, betreut der Hausarzt seine Patienten kontinuierlich. Die Behandlung eines Patienten durch den Hausarzt erstreckt sich nicht nur auf eine Krankheitsepisode, sondern setzt sich über Jahre, oft sogar über Jahrzehnte fort.

Die Kontinuität langjähriger Behandlung durch ein und denselben Hausarzt ist von ganz wesentlicher Bedeutung:

Der Hausarzt, der 98% seiner Patienten bereits kennt,[4] braucht nicht jedesmal bei Null anzufangen, sondern er spart Zeit, weil er auf frühere Informationen über den Patienten zurückgreifen kann.

In Gesundheitszentren und Ambulatorien ist fast jeder Patient für den Arzt neu. Dadurch dauert es länger, bis der Arzt das anstehende Problem erfaßt, zumal ihm die Kommunikationsformen des Patienten fremd sind. Häufiger Arztwechsel ist also unrationell, teuer und ineffizient.[5]

Aus krankheitsorientierter Sicht ist Kontinuität ärztlicher Behandlung nicht unbedingt erforderlich, denn Ärzte gleicher Fachrichtung, die über das gleiche Fachwissen verfügen, sind austauschbar. Kontinuität der Krankenbehandlung ist nur dort sinnvoll und ergiebig, wo genauere Informationen über den Patienten erforderlich sind.

Während jede diskontinuierliche ärztliche Betreuung zwangsläufig an der Oberfläche bleibt, gestattet die Kontinuität einer langjährigen persönlichen Patient-Arzt-Beziehung eine Vertiefung und eine intensivere Beschäftigung mit den Problemen des Patienten. Nur durch Kontinuität über Jahre kann sich eine patientorientierte Einstellung entwickeln.

Eine auf lange Sicht angelegte kontinuierliche Betreuung der Patienten fördert zugleich ein Denken in langen Zeiträumen, das sich nicht nur auf die Überwindung einer Krankheitsepisode von mehr oder weniger kurzer Dauer, sondern auf die gesamte Lebenszeit des Menschen ausrichtet. Dieses Langzeitdenken beeinflußt die Handlungsweise des Hausarztes ganz entscheidend; so wird er z. B. alle Maßnahmen ablehnen, die Augenblickserfolge mit Nebenwirkungen auf lange Sicht erkaufen.

Den ganzen Menschen umfassende Versorgung („comprehensive medical care")
Der Begriff „umfassend" (comprehensive) darf hier keinesfalls so verstanden werden, als ob der Hausarzt im Sinne des aussterbenden Allroundarztes alle Krankheiten des Patienten selbst behandeln sollte. Gemeint ist hier einerseits die Sicht auf die ganze Persönlichkeit des Kranken in seiner Familie und Umwelt und andererseits die integrierende Funktion des Hausarztes, alle eigenen Befunde und die von Spezialisten in den Zusammenhang der Gesamtproblematik zu stellen.

Dem Hausarzt steht immer ein *ganzer* Mensch gegenüber, der mit seinen gesundheitlichen Problemen die gesamte Lebenswirklichkeit seines Alltags in das Sprechzimmer mitbringt. Dieser Begegnung mit der Gesamtpersönlichkeit und ihrer umfassenden Problematik, die beim Hausbesuch noch viel stärker wirkt, kann sich der Hausarzt nicht entziehen.

Der Hausarzt hat von jeher versucht, den Anforderungen zu entsprechen, die durch die Begegnung mit der Gesamtpersönlichkeit an ihn gestellt werden. Da er weder eine entsprechende Ausbildung besitzt noch in diesem Bereich auf die Hilfe der Wissenschaft zurückgreifen kann, muß er sich auf seinen gesunden Menschenverstand und auf seine Intuition verlassen.

Charakteristika hausärztlichen Denkens und Handelns

Jeder Mensch hat die Fähigkeit, über die erlernten Schemata hinaus neue Denk- und Verhaltensweisen zu entwickeln, wenn es die Situation erfordert. Der Hausarzt wird besonders oft mit Situationen konfrontiert, für die er keine Lösungen erlernt hat. Da sein Faktenwissen und das kausalanalytische, naturwissenschaftliche Denken dafür nicht ausreichen, muß er Intuition oder Improvisation zu Hilfe nehmen. Um sein Ziel zu erreichen, verwendet der Hausarzt Methoden, die er entweder dem Alltagsleben und anderen Wissenschaftsbereichen entlehnt, oder er ist gezwungen, autodidaktisch neue Strategien zu entwickeln. Einige davon, die für hausärztliches Denken und Handeln typisch sind, sollen nachfolgend genannt werden.

Hausärztliche Zuständigkeit

Die Patienten kommen mit Gesundheitsstörungen aller Art zum Hausarzt, der aufgrund seiner Universitätsausbildung einen guten Überblick über das Spektrum möglicher Krankheiten besitzt. In der Praxis erlebt er nun, daß Gesundheitsstörungen auf vielfältige Weise mit den Problemen des alltäglichen Lebens verquickt sind und daß er auch für alle Probleme der menschlichen Existenz offen sein muß. Nichts Menschliches darf ihm fremd sein.

Rezeption und Resonanz

Wie kaum ein anderer erwirbt der Hausarzt die Fähigkeit, dem wirklichen Inhalt einer oft schlecht verbalisierten Mitteilung über eine Gesundheitsstörung auf den Grund zu kommen. Dabei hilft ihm sowohl eine ständig durch Erfahrung vervollkommnete Fähigkeit zur Wahrnehmung und Exploration als auch die Kenntnis der individuellen Kommunikationsmöglichkeiten jedes einzelnen Patienten.

Die Skala seiner Resonanz bleibt nicht auf verbal-rationalen Informationsaustausch beschränkt, sondern bezieht alle vorhandenen Möglichkeiten menschlicher Kommunikation mit ein.

Integration und Bewertung von Befunden

Der Hausarzt erwirbt im Laufe der Zeit die Fähigkeit, Einzelbefunde aus ganz verschiedenen Erkenntnisebenen zu einem vollständigen Bild zusammenzufügen, z. B. Serumparameter, histologische Befunde, Röntgenbilder, körperliche sowie psychische und soziale Befunde. Dabei spielt ihre Bewertung eine wichtige Rolle; je nachdem, ob sie aus krankheits- oder aus patientorientierter Sicht erfolgt, kann das Ergebnis der ärztlichen Entscheidung völlig verschieden sein.

Wiedererkennen typischer Konstellationen

Ganz unmerklich wird das Gedächtnis des Hausarztes dafür trainiert, typische Befundkonstellationen nicht nur im Sinne eines Krankheitsbildes, sondern auch im Krankheitsverhalten seiner Patienten schnell wiederzuerkennen.

Erfassen komplexer Zusammenhänge
Der Hausarzt wird häufig mit komplexen Sachverhalten konfrontiert. Zur Problemlösung muß er auf Methoden zurückgreifen, die in komplexen Situationen zu sinnvollen Entscheidungen führen. Er versucht dabei intuitiv, Gesamtsituationen zu erfassen und sie als Netz von Wirkungseinflüssen und Zusammenhängen zu erkennen. Dabei muß er nicht nur Querverbindungen und Wechselwirkungen zwischen Organen und Organsystemen erfassen, sondern auch die Abhängigkeit dieses Patienten von anderen Systemen, z. B. von Familie, Beruf, Gesellschaft, Klima, Jahres- und Tageszeit erkennen (s. Gärtner 1969).

Zielbestimmtes Handeln
Der Patient erwartet vom Hausarzt ärztliche Hilfe, auch wenn dieser die Diagnose noch nicht gestellt hat. Der Hausarzt muß also oft symptomatisch behandeln, um den Patienten von akuten Schmerzen oder Beschwerden zu befreien. Er darf die Klärung der Ursache jedoch nicht aus dem Auge verlieren und sie noch viel weniger durch die symptomatische Therapie in Frage stellen.

Allerdings verzichtet er auf diagnostische Neugier, wenn sie nur akademisch und wenn von vornherein klar ist, daß keine Konsequenzen für den Patienten daraus folgen.

Dieses vom Ziel her bestimmte (teleologische) Handeln des Hausarztes unterscheidet sich grundsätzlich vom systematischen Vorgehen eines kausalanalytisch arbeitenden Wissenschaftlers, aber es ist ärztlich berechtigt. Der Hausarzt muß einerseits auch dann zu helfen versuchen, wenn die wissenschaftliche Medizin keine therapeutische Methode mehr anzubieten hat, andererseits wird er alles unterlassen, was dem Patienten nicht unmittelbar nützt, sondern ihn nur belastet.

Aufgreifen individueller Bewältigungsmuster
Der Hausarzt beobachtet, wie unterschiedlich Patienten mit ihren Krankheiten umgehen und sie bewältigen, und er macht die Erfahrung, daß seine Empfehlungen dann mehr Erfolg haben, wenn sie an das individuelle Muster der Krankheitsbewältigung, das jeder einzelne Patient entwickelt hat, anknüpfen.

Einsicht in die Nichtumkehrbarkeit
Jeder Hausarzt weiß, daß Gesundheitsstörungen, frühzeitig erkannt, mit geringem Aufwand korrigiert werden können, während Versäumnisse auch mit steigendem und schließlich größtem Aufwand nicht wieder wettzumachen sind. Er ist deshalb Promotor jeder Art von Prävention und Früherkennung. Er hat auch oft erfahren, daß ihm bei Beginn einer krankhaften Entwicklung meist noch die verschiedensten therapeutischen Wege offenstehen, von denen er den wählen kann, der vom Patienten am ehesten akzeptiert wird. Er möchte deshalb unbedingt vermeiden, in Zugzwang zu geraten, weil die Wahl zwischen therapeutischen Methoden bei fortschreitender Krankheitsentwicklung immer mehr eingeengt wird, bis schließlich nur noch symptomatische Methoden in Frage kommen.[6]

Verständnis statt Verurteilen
Junge Kollegen sind oft schnell bei der Hand mit einem Urteil oder Verdikt über einen Patienten. Sie haben vergessen: Der Arzt – und vor allem der Hausarzt – ist

kein Richter, er soll nicht verurteilen, sondern verstehen. Geduld und Toleranz gehören zu seinen wichtigsten Eigenschaften.

Unmethodische Begleitung
Nicht selten steht der Hausarzt ebenso ratlos vor einem offenbar unlösbaren Problem wie der hilfesuchende Patient. Weder die einschlägige Literatur noch die eigene Erfahrung noch die zugezogenen Spezialisten bieten eine erfolgversprechende therapeutische Methode an. Dann beschränkt sich der Hausarzt darauf, den Patienten mit seinem Problem zu begleiten. Wenn er in der Folgezeit genau beobachtet und hinhört, werden sich manchmal therapeutische Ansatzpunkte zeigen. Oft sind es nur minimale Korrekturen der Lebensweise oder symptomatisch eingesetzte Mittel, die eine Besserung einleiten. Wichtig ist, daß der Hausarzt bei dieser unmethodischen „Methode" die Beobachtung verschärft und verfeinert, um positive Wirkungen ausbauen und Nebenwirkungen abblocken zu können.[7]

Engmaschige Rückkoppelung
Das Geheimnis jeder ärztlichen Hilfe liegt in einer engmaschigen und kurzfristigen Rückkoppelung über das Befinden und den Erfolg der eingeschlagenen Therapie. Die räumliche Nähe und die persönliche Bindung zum Hausarzt bieten optimale Möglichkeiten, diese Rückkoppelung einzusetzen, und zwar nicht nur bei jeder neuen Therapie in kurzen Abständen, sondern ebenso bei Langzeitbehandlung in großen Zeiträumen. Mit der Rückkoppelung muß natürlich schon bei der Problemwahrnehmung begonnen werden, also *vor* Beginn der Therapie.

Förderung der Motivation und Selbsthilfe
Die Bedingungen der Allgemeinpraxis fordern eine aktive Selbstbeteiligung des Patienten bei allen Bemühungen, die Gesundheit zu erhalten oder wiederzuerlangen. Der Hausarzt weiß sehr genau, daß er nur wenig ausrichten kann, wenn sich der Patient nicht selbst engagiert, und er schätzt Selbstheilungskräfte höher ein als manches widerwillig geschluckte Medikament.

Dementsprechend versucht der Hausarzt, Mechanismen der Eigenregulation und Selbstheilung in Gang zu setzen und die Eigeninitiative zu stärken.

Einmalige Kombination
Keine der oben aufgezählten Denkmethoden und Handlungsweisen ist einzig und allein dem Hausarzt zu eigen. In ihrer Kombination sind sie im Rahmen des ärztlichen Berufsstandes jedoch einmalig und spezifisch für die Gruppe der Hausärzte, die am ehesten noch das zu verwirklichen suchen, was der Arzt von jeher war: fachmännischer Berater und zugleich persönlicher Helfer in menschlicher Not.

Bedeutung für den Patienten

Am Schluß dieser Überlegungen und Feststellungen ergeben sich einige wichtige Fragen:

Sind diese von den Hausärzten intuitiv entwickelten Denk- und Handlungsweisen von Bedeutung für die Patientversorgung?

Werden sie vom Patienten gewünscht?

Tragen sie dazu bei, einige der Nebenwirkungen der modernen, spezialisierten Medizin zu kompensieren?

Handelt es sich um wesentliche Werte, die es zu erhalten gilt?

Diese Fragen müssen mit „Ja" beantwortet werden. Deshalb gilt es zu überlegen, wie sich diese Denk- und Verhaltensweisen tradieren lassen. Es muß versucht werden, aus dieser auf den Patienten ausgerichteten Haltung ein wissenschaftlich begründbares, lehrbares Konzept zu entwickeln.

Dazu soll im zweiten Teil dieses Buches Stellung genommen werden.

Kapitel 5

Was ist Allgemeinmedizin? – Eine Bestandsaufnahme

Die Realität muß zur alleinigen Ideologie der Primärversorgung gemacht werden.

Nuyens (1978)

Zusammenfassung

In der Vergangenheit ist wiederholt versucht worden, das Tätigkeitsgebiet der Hausärzte abzugrenzen.

Dies ist sehr schwierig, da die Allgemeinmedizin in fast alle Disziplinen der Medizin hineinreicht. Die zahlreichen bisherigen Definitionsversuche haben leider kaum zu einer Klärung beigetragen, sondern im Gegenteil oft die Fehlurteile über Allgemeinmedizin vermehrt. Offenbar läßt sich mit den Kategorien der krankheitsorientierten Medizin die Allgemeinmedizin weder beschreiben noch verstehen.

Um allen Mißverständnissen vorzubeugen, soll deshalb hier noch einmal eindeutig festgestellt werden, was Allgemeinmedizin *nicht* ist.

Allgemeinmedizin ist nicht
- bloße Anwendung medizinischen Wissens in der Allgemeinpraxis,
- die auf Praxisbedingungen reduzierte Summe aller Spezialfächer,
- „Allroundmedizin",
- Ausübung der Medizin unter Handlungszwängen wie Zeitnot, Wirtschaftlichkeit und Verzicht auf technische Hilfsmittel,
- Soziologie und Betriebswirtschaft der Allgemeinpraxis.

Wegen ihrer krankheitsorientierten Ausbildung hat es sehr lange gedauert, bis die Hausärzte ihre Identität fanden und den Inhalt und die Spezifität der Allgemeinmedizin von anderen Fächern abgrenzen konnten. Inzwischen wurde jedoch an vielen Universitäten der Welt die Allgemeinmedizin als Lehr- und Forschungsfach etabliert.

Mißglückte Definitionsversuche

Wann immer von Allgemeinmedizin die Rede ist, wird – oft unausgesprochen – die Frage gestellt: „Was ist eigentlich Allgemeinmedizin?"

Während sich die Teilgebiete der Medizin entweder durch die Organsysteme, mit denen sie sich befassen oder durch die angewandten Methoden abgrenzen lassen, ist dies bisher für die Allgemeinmedizin nicht so eindeutig gelungen. Die bisherigen Definitionsversuche beschränken sich meist auf die Beschreibung der Tätigkeit von Hausärzten (operationale Definition). Ihre Aussage schwankt zwischen zwei Extremen:

1. Der Hausarzt ist für Gesundheitsstörungen aller Art bei Personen jeden Alters und Geschlechts zuständig, also Allroundarzt.
2. Der Hausarzt vermittelt den Patienten zu dem für ihn zuständigen Spezialisten.

Ein Beispiel für das erste Extrem ist die folgende Definition:

Allgemeinmedizin dient der Gesundheitsführung des Menschen in allen Bereichen seines Lebens. Feststellung und Behandlung von Krankheiten, unabhängig von ihrer Art wie auch von Alter und Geschlecht des Kranken, Erkennung und Versorgung lebensbedrohender Ereignisse.

Kenntnis umweltbedingter Schäden und von Gegenmaßnahmen gehören ebenso zum Inhalt der Allgemeinmedizin wie Gesundheitsberatung, Vorsorge, Früherkennung von Krankheiten und Leiden. Nutzung sozialer und psychischer Hilfen, Einleitung von Maßnahmen zur Rehabilitation und Betreuung chronisch kranker und alter Menschen in Zusammenarbeit mit anderen Ärzten zuständiger Gebiete.[1]

Diese Definition beschreibt die Tätigkeit von Hausärzten früherer Jahre, die nach umfassender Weiterbildung als Allroundärzte über ein breites Leistungsspektrum verfügten.

Eulner beschreibt 1969 das Berufsbild des Praktischen Arztes; darin kommt das andere Extrem zum Ausdruck:

Vor dem Hintergrund der fortschreitenden Spezialisierung und Technisierung der modernen Medizin erscheinen Arbeit und Lebensbedingungen des praktischen Arztes manchem fast wie ein Negativbild.

Danach wäre Allgemeinmedizin all das, was nach Abzug der Spezialgebiete übrig bleibt.

Ebenso extreme Ansichten offenbaren die Versuche, den Inhalt der Allgemeinmedizin zu bestimmen. Wenn man die in den letzten Jahrzehnten erschienenen Lehrbücher und Gegenstandskataloge vergleicht, in denen Hausärzte (allein oder in Arbeitsgruppen) ihre Auffassung vom Funktions- und Leistungsspektrum des Hausarztes niedergelegt haben, findet man ebenfalls eine breite Palette von Auffassungen: auf der einen Seite Kataloge mit einer großen Zahl von spezialisierten und technischen Einzelleistungen aus allen Disziplinen,[2] auf der anderen Seite ganz eng begrenzte Aufgaben- und Inhaltsbestimmungen, die dem Hausarzt kaum ärztliche Leistungen abverlangen, sondern ihm lediglich die Rolle des Vermittlers oder psychosomatischen Beraters zuweisen.

Der Vergleich der Praxisausübung von Hausarzt zu Hausarzt und von Land zu Land kann als ein indirekter Versuch gelten, das Wesen der Allgemeinmedizin zu erfassen. Neben zahlreichen grundsätzlichen Übereinstimmungen ergeben sich dabei von Land zu Land ganz offensichtliche Unterschiede.[3]

Marsh beschreibt 1976 in sehr anschaulicher Weise die Diskrepanzen in der Praxisführung zwischen dem britischen „general practitioner" und dem amerikanischen „family doctor": Die Konsultation des britischen Allgemeinarztes konzentriert sich auf Anamnese und gezielte Untersuchung, während sein US-Kollege in größerem Umfang technische Untersuchungen einsetzt und auf Hausbesuche fast ganz verzichtet.

All diese Unterschiede in der Praxisausübung und die Diskrepanzen bei den Definitionsversuchen und Inhaltsbestimmungen haben natürlich nicht dazu beigetragen, das Verständnis für die Allgemeinmedizin zu fördern und die Überzeugung durchzusetzen, daß sie ein eigenständiges akademisches Lehr- und Forschungsfach sei; sie haben im Gegenteil die Mißverständnisse und Fehlurteile noch vertieft.

Mißverständnisse und Fehlurteile

„Allgemeinmedizin ist die Anwendung medizinischen Wissens unter Praxisbedingungen" so lautet eine auch unter Akademikern weit verbreitete Meinung. Es wird zwar zugestanden, daß es Ärzte geben muß, die die von der Wissenschaft erforschten Regeln anwenden. Aber da bei der Verwirklichung reiner Wissenschaft stets Kompromisse eingegangen werden müssen, erscheint die Allgemeinmedizin aus der Sicht der krankheitsorientierten wissenschaftlichen Medizin als Verwässerung, wenn nicht sogar als Verfälschung der reinen Lehre, als Häresie. Auch wenn viele Hochschullehrer die Notwendigkeit der praktischen Allgemeinmedizin voll anerkennen und zu jeder Ausbildungshilfe für zukünftige Allgemeinärzte bereit sind, können sie der Allgemeinmedizin unter dem Gesichtspunkt „Anwendung" den Rang einer akademischen Disziplin nicht einräumen.[4]

Ein anderes Fehlurteil lautet, die Allgemeinmedizin stelle die auf Praxisbedingungen reduzierte Summe aller Fächer dar.[5] In dieser Fehleinschätzung stecken gleich zwei Mißverständnisse:

1. Allgemeinmedizin ist niemals die Summe von Spezialfächern, was nicht ausschließt, daß jeder Allgemeinarzt ebenso wie Ärzte anderer Disziplinen bestimmte Wissensinhalte anderer Spezialdisziplinen beherrschen und anwenden können muß.
2. Allgemeinmedizin ist an keiner Stelle eine reduzierte Medizin, im Gegenteil. Es ist eine Fehleinschätzung, wenn manche Spezialisten die Allgemeinmedizin als insuffiziente Medizin abqualifizieren, weil Hausärzte z.B. Untersuchungsprogramme eines Spezialfachs nur in stark verkürzter Form übernehmen. Die Allgemeinmedizin hat andere Aufgaben und dementsprechend eigene diagnostische Programme.

Aus diesem Fehlurteil wird auch gleich ein weiteres abgeleitet: „Wenn Allgemeinmedizin die Summe aller Fächer ist, dann ist sie nicht mehr zu verwirklichen; denn ein einzelner Mensch ist nicht mehr in der Lage, das dazu notwendige unüberschaubare Wissen zu speichern und kompetent anzuwenden."

Obgleich schon erwähnt wurde, daß durch den Strukturwandel der „Allroundarzt" in Mitteleuropa ausgestorben ist, muß hier noch einmal darauf hingewiesen werden: Wenn dem Hausarzt die für seine Tätigkeiten erforderlichen Kenntnisse, Fertigkeiten und Verhaltensweisen während des Studiums und der Weiterbildung nicht vollständig vermittelt werden, dann liegt es nicht daran, daß dies nicht möglich wäre, sondern daran, daß die Aus-, Weiter- und Fortbildung der Allgemeinärzte gegenwärtig fast ausschließlich von Spezialisten einzelner Fachgebiete durchgeführt wird. Sie vermittelt zukünftigen Hausärzten eine Überfülle nicht selektierten Krankheitswissens, obgleich ein großer Teil davon für den Hausarzt keine Relevanz besitzt und seinem Ausbildungsbedarf nicht entspricht. Es ist sehr wohl möglich, den Hausärzten das für die Erfüllung ihrer Aufgaben erforderliche Wissen zu vermitteln. Aber dafür wird das Lehrfach Allgemeinmedizin benötigt.

Daß die Allgemeinmedizin nur unter beschränkten, also eigentlich unzureichenden Bedingungen ausgeübt werden könne, zu diesem Fehlurteil haben einige Allgemeinärzte selbst beigetragen, die allen Ernstes behauptet haben, daß Allgemeinmedizin durch die Handlungszwänge „Zeitnot" und „Kostensparen" charakterisiert sei und daß jeder Allgemeinarzt unter Zeitdruck wirtschaftlich arbeiten müsse! Es braucht hier wohl nicht betont zu werden, daß der Aufwand an Zeit und Geld ganz unabhängig vom Fach für jeden ärztlichen Arbeitsbereich ein Problem darstellt, weil Patienten offenbar immer mehr personellen und finanziellen Einsatz benötigen oder fordern, als zur Verfügung steht.

Allgemeinmedizin ist auch nicht zu definieren als „Diagnostik ohne klinische Hilfsmittel" (Hirsch u. Rust 1961), als Fach, das ohne Technik auskommt, oder als Disziplin der einfachen Methoden (Meyer 1972). Wenn erforderlich, kann der Allgemeinarzt für seine Patienten alle Techniken einsetzen oder durch Spezialisten anwenden lassen.

All diese Mißverständnisse beruhen darauf, daß es der Allgemeinmedizin bis heute nicht gelungen ist, ihr eigenständiges patientorientiertes Konzept überzeugend darzustellen.

Es ist zu hoffen, daß eine klare und verständliche Definition der patientorientierten Allgemeinmedizin dazu beiträgt, die Fehlurteile zu beseitigen, die über die Allgemeinmedizin im Umlauf sind. Die meisten entspringen dem einseitig krankheitsorientierten Denken. Das Tragische ist lediglich, daß viele Hausärzte aufgrund mangelhaften Selbstverständnisses und unter dem Einfluß des anerzogenen krankheitsorientierten Denkens selbst am Entstehen dieser Mißverständnisse und Fehlurteile beteiligt waren und noch heute sind.

Das gefährdete Selbstverständnis der Hausärzte

Die einseitige Entwicklung der krankheitsorientierten Medizin in Richtung Spezialisierung hat die Hausärzte ebenso verunsichert wie das wissenschaftliche Monopol der Spezialdisziplinen. Viele sind dem Trend der Spezialisierung gefolgt; sie haben sich von der krankheitsorientierten Medizin verführen lassen und sich innerhalb der Allgemeinpraxis als Psychotherapeuten, Phlebologen, Proktologen oder anderes spezialisiert. Einige verstehen sich als Ärzte für banale Krankheiten aller Art oder Verteiler für Spezialisten und leiden unter Insuffizienzgefühlen, weil jeder Spezialist in einem begrenzten Bereich verständlicherweise Besseres leistet. Wieder andere haben sich Außenseitermethoden zugewandt. Es werden immer weniger, die den Mut und das Selbstbewußtsein besitzen, auch heute noch gegen den Strom zu schwimmen und patientorientierte Hausarztmedizin zu betreiben.

Es ist jedoch nicht so erstaunlich, daß die Hausärzte kein einheitliches Selbstverständnis und kein Zusammengehörigkeitsgefühl entwickeln konnten, denn

- bisher fehlte ein Konzept, das die Richtigkeit ihrer patientorientierten Denk- und Handlungsweise bestätigte,
- bisher gab es kein Lehr- und Forschungsfach, das ihnen die wissenschaftlichen Grundlagen für ihr Denken und Handeln vermittelte,
- die Allgemeinmedizin war als einzige Disziplin bis vor kurzem an den Universitäten nicht vertreten und hatte dort keine wissenschaftliche Heimat.

Das Fehlen eines allgemeinmedizinischen Konzepts und entsprechender Institutionen sowie der damit verbundene Mangel an Vorbildern, mit denen sich Studenten und Assistenten identifizieren konnten, hat sich besonders nachteilig auf den Nachwuchs ausgewirkt. Nur ein ganz kleiner Prozentsatz der jungen Ärztegeneration läßt sich für die Allgemeinmedizin motivieren und bereitet sich gezielt darauf vor. Die Mehrzahl schlägt die Laufbahn als Spezialist ein; der Rest läßt sich aus Verlegenheit in der Allgemeinpraxis nieder und gewinnt meist erst nach vielen frustrierenden Jahren Freude an dieser Tätigkeit.

Unter den vielen Gründen, warum die Allgemeinmedizin endlich ein überzeugendes und verbindliches Konzept benötigt, ist das ungenügende wissenschaftliche Selbstverständnis der Hausärzte der gravierendste.

Historischer Exkurs: Formulierung der Identität

Die Hausärzte haben viele Jahre gebraucht, bis es ihnen gelungen ist, das von der wissenschaftlichen Krankheitsmedizin vernachlässigte und immer mehr in Vergessenheit geratene patientorientierte Konzept, das sie nie aufgehört hatten zu praktizieren, nun auch zu formulieren. Nachfolgend sollen die Wege und Irrwege kurz skizziert werden, die die Allgemeinmedizin gegangen ist, bis sie ihre eigene Identität definieren konnte.

Sensible Hausärzte mögen eine allmählich wachsende Diskrepanz zwischen der Entwicklung der krankheitsorientierten wissenschaftlichen Medizin und ihrem eigenen Tun schon sehr früh wahrgenommen haben. Erste literarische Zeugnisse darüber stammen aus den 20er Jahren.

Lieck (1928) und Heissler (1929) haben das Unbehagen damals schon in vorsichtigen Andeutungen formuliert. Offenbar spürten sie mehr intuitiv, als daß sie es rational beweisen konnten, daß die Medizin, wie sie an den Hochschulen gelehrt wurde, nicht allen gesundheitlichen Problemen der Patienten gerecht wurde.

Auch die Universitäten und Krankenhäuser suchten nach neuen Wegen; die ersten Bemühungen um eine Ergänzung der krankheitsorientierten Medizin fielen schon in die 30er Jahre. Damals tauchte zum ersten Male der Begriff „Ganzheitsmedizin" auf. Zur Förderung ganzheitlich wirkender Therapieformen wurden Lehrstühle für physikalische Therapie (Vogler, Berlin) und Naturheilkunde (Brauchle, Berlin) gegründet. Außenseitermethoden erhielten eine Chance: Homöopathen wurden Abteilungsleiter an kommunalen Krankenhäusern (Ritter, Stuttgart, Schlütz, Bremen). Sehr viel tiefer ging der Versuch Viktor von Weizsäkkers, Heidelberg, der den Aufbau einer anthropologischen Medizin projektierte.

Alle diese Ansätze auch im universitären Bereich wurden weggeschwemmt durch den sensationellen Aufschwung, den die krankheitsorientierte Medizin im Anschluß an die Entdeckung der Antibiotika nahm. Die unwahrscheinlichen Erfolge, die nur der in ihrer vollen Tragweite ermessen kann, der noch miterlebt hat, wie hilflos Ärzte jeder bakteriellen Infektion, insbesondere der Tuberkulose gegenüberstanden, widerlegten alle bis dahin mit so geringem Erfolg angewendeten Methoden zur Resistenzsteigerung des Menschen.

Pathogenetische Theorien hatten bis dahin der fehlenden Widerstandskraft eines Menschen die gleiche Bedeutung beigemessen wie einem infektiösen Agens. Angesichts der Erfolge der Antibiotikatherapie wurden die Resistenztheorien stillschweigend beiseite gelegt. Es entwickelte sich sogar eine Impflässigkeit unter Ärzten und Patienten. Wer die Morbiditätsstatistiken vergleicht und dabei feststellt, daß die Infektionskrankheiten bis weit in die 40er Jahre hinein den größten Anteil der Todesursachen ausmachten, der wird vielleicht verstehen, daß die wissenschaftliche Medizin plötzlich für alles andere taub geworden war angesichts der Tatsache, daß nun endlich - 60–70 Jahre nach Pasteur und Koch – das am Modell der Infektionskrankheiten ausgerichtete krankheitsorientierte Konzept den lang ersehnten Erfolg gebracht hatte.

Trotz des nun immens geförderten und in verstärktem Umfang einsetzenden wissenschaftlichen Ausbaus der krankheitsorientierten Medizin verstummten die Hausärzte nicht. Als Reaktion auf die zunehmende Spezialisierung meldeten sie für ihre Patienten immer weniger überhörbare Ansprüche an, verbunden mit der Forderung nach wissenschaftlicher Anerkennung und Förderung des Faches Allgemeinmedizin. Diese Bewegung war weltweit und imponierte schließlich als *Aufbruch in der Allgemeinmedizin* (Grab 1964). Sichtbare Zeichen dieses Aufbruchs waren in vielen Ländern die Gründungen von wissenschaftlichen Gesellschaften für Allgemeinmedizin, von allgemeinmedizinischen Fortbildungs- und Forschungsinstituten und die Einrichtung von Lehrstühlen und Lehraufträgen für Hausärzte.

Der geistige Anstoß für diese Entwicklung kam in England von Pickles (1939), der in seiner Allgemeinpraxis wichtige epidemiologische Beobachtungen gemacht hatte, und im deutschsprachigen Raum von R. N. Braun, der mit seinen Untersuchungen über Morbiditätsstatistik die Kritik des Diagnosebegriffes einleitete. Brauns mit Akribie unternommene wissenschaftstheoretische Analysen (1957 und 1961) führten schließlich zur Relativierung des Diagnosebegriffes und haben dadurch, daß sie diese wichtigste Säule des krankheitsorientierten Denkens zum Wanken brachten, erstmalig aus theoretischer Sicht die alleinige Gültigkeit der krankheitsorientierten Medizin in Zweifel gezogen. Dieses Verdienst Brauns wird auch nicht dadurch geschmälert, daß er sich letztlich nicht völlig vom krankheitsorientierten Konzept lösen konnte.[6] Er ist der erste, der die Hausärzte immer wieder herausgefordert hat, sich durch wissenschaftliche Bearbeitung ihres Arbeitsfeldes der akademischen Diskussion zu stellen, und der immer wieder betont hat, daß die Hausärzte diese Diskussion nicht zu fürchten brauchen.

Während sich der Ansatz Brauns in der Folgezeit als nicht sehr fruchtbar erwies,[7] blieb das allmähliche Eindringen Freudscher Gedanken in die Allgemeinpraxis nicht ohne Folgen. Sie wurde besonders gefördert von Balint und seinen Schülern, die die Schlüsselstellung des Hausarztes bei der Früherkennung psychopathologischer Entwicklungen erkannt hatten. Durch Teilnahme an Balint-Gruppen wurden Hausärzte nun trainiert, ihre patientorientierte Haltung zu verbalisieren, während ihnen gleichzeitig die eigene Reaktion auf die Persönlichkeit des Patienten immer deutlicher bewußt wurde.

Für die Hausärzte waren die Ergebnisse der Psychosomatik, wie sie durch Luban-Plozza (1973), von Uexküll (1979) und Wesiack (1974) vermittelt wurden, eine ganz besondere Hilfe. Sie bewiesen, daß die Integration mehrerer Betrachtungsebenen nicht nur möglich, sondern daß sie wissenschaftlich legitim ist.

Eine weitere Bestätigung erfuhren die Hausärzte durch die wissenschaftlichen Forschungsergebnisse der Familientherapie[8] (Satir 1972) und der Familienmedizin (Huygen 1978);[9] denn von jeher haben sich Hausärzte zugleich als Familienärzte verstanden.

In der Bundesrepublik Deutschland hat sich Häussler als einer der ersten bereits 1969 um die Inhaltsbestimmung der Allgemeinmedizin bemüht. Sein Versuch, die Weiterbildung zum Allgemeinarzt auf wissenschaftlichen Grundlagen aufzubauen konnte damals noch nicht gelingen. Häussler (1969) beklagt mit großer Weitsicht, daß ein Konzept fehle:

> Nirgendwo gibt es bis jetzt ein zureichendes, geschweige denn ein klares wissenschaftliches Fundament für die Tätigkeit des Praktischen Arztes, auf die ihn die Weiterbildung gezielt vorbereiten soll. Das Tragische dieser Situation wird verschärft durch die Tatsache, daß schnell etwas Entscheidendes geschehen muß, wenn nicht in ganz naher Zukunft die ärztliche Versorgung unserer Bevölkerung durch den zunehmenden Mangel an Praktischen Ärzten Schaden leiden soll (S. 53).

Dies ist leider inzwischen bereits eingetreten.

In den 70er Jahren wurden die Hausärzte des In- und Auslandes durch die Übernahme von Lehraufträgen zur Bestimmung der Lehrinhalte und Lernziele der Allgemeinmedizin gezwungen. Dabei machte sich bemerkbar, daß Hausärzte zwar in spezifischer Weise handeln, daß sie aber, wenn sie darüber nachdenken, sprechen und schreiben, in die erlernte Begriffswelt des krankheitsorientierten Denkens zurückfallen. So bestand in den ersten Jahren keinesfalls Einigkeit über die spezifischen Lehrinhalte. Einige Hausärzte beschränkten sich in ihrem Unterricht auf die Darstellung von Krankheiten aus der Sicht des Hausarztes. Leider geschah dies auch in einigen Lehrbüchern ohne den wichtigen Hinweis, daß es sich hierbei um eine ganz bewußt vorgenommene Selektion aus dem umfangreichen Krankheitswissen unter bestimmten, für die Allgemeinpraxis gültigen Kriterien handle.[10] Dadurch wurde das Mißverständnis zementiert, die Allgemeinmedizin sei eine auf Praxisbedingungen reduzierte Lehre von den Krankheiten.

Letztendlich war jedoch der ständige Zwang, im universitären Unterricht nachzuweisen, daß die Allgemeinmedizin eine eigenständige Disziplin mit spezifischen Lehrinhalten sei, ein kontinuierlich wirkender Ansporn. Aus den vielfältigen Aspekten wurden von einzelnen Lehrbeauftragten bestimmte Gesichtspunkte herausgestellt und wissenschaftlich bearbeitet.[11] Ein einheitliches Konzept wurde nicht entwickelt.

Einen Durchbruch in Richtung auf Patientorientierung bedeutete 1972 das Erscheinen des Buches *The future general practitioner.* (RCGP 1972) Die Autoren, eine Arbeitsgruppe junger Kollegen des Britischen Royal College of General Practitioners, vollziehen darin eine klare Hinwendung zum Patienten und zu einer Orientierung an seinen Problemen. Dieser Schritt hatte Folgen; denn die Europäische Arbeitsgruppe für Lehre der Allgemeinmedizin griff die neuen Gedankengänge auf und veröffentlichte sie 1974 als Statement unter Zustimmung der Vertreter der meisten europäischen Länder (s. S. 244).

Während in Amerika ein mehr pragmatischer Zugang zur Allgemeinmedizin gesucht wurde, entspann sich in Europa eine immer intensivere Grundsatz- (oder Paradigma-) Diskussion:

In Dänemark versuchte Rasmussen (1980), Gesundheitsstörungen aus dem inneren Gleichgewicht des Individuums zu erklären.

In der DDR suchte Gärtner (1969) mit Hilfe der Systemtheorie dem mehrdimensionalen Phänomen im Leistungsprozeß des Individuums nachzuspüren. Bruins (1974) und andere Niederländer glaubten der Subjektivität des Individuums durch ihr Interaktionsmodell am ehesten gerecht zu werden. Van Alderen (1978) entwickelte sein Hilfeleistungsmodell.

Jedes dieser Konzepte impliziert eine dezidierte Hinwendung zur Persönlichkeit und zur Individualität des Patienten. Sie wird am eindeutigsten formuliert von Wesiack (zitiert nach Dreibholz 1978), der die „Erweiterung des methodischen Rahmens der Medizin um die Subjektivität des Patienten" fordert.

Aber Allgemeinmedizin ist ja nicht ausschließlich Individualmedizin. Dem entspricht Häusslers Konzept, der die Allgemeinmedizin an der Nahtstelle zwischen Medizin und Gesellschaft ansiedelt.[12] Blohmke u. Foerster (1979) haben daran anknüpfend zur

Begriffsreihe Gesellschaft – Individuum (Mensch) – Organ in Analogie gesetzt die Begriffsreihe Sozialmedizin – Allgemeinmedizin – Organmedizin und so auf ebenso einfache wie überzeugende Weise alle bisherigen Kontroversen zwischen naturwissenschaftlicher und psychologischer Medizin, zwischen Hausarzt und Facharzt oder zwischen Praxis und Universität als irrelevant erscheinen lassen.

Byrne (1973), England, und Heller (1983), Österreich, sehen in der vielfachen Integration die spezifische Leistung der Allgemeinmedizin.

Auch Van Es (1980) sieht in der „Integralmedizin"[13] ein Spezifikum der Allgemeinmedizin neben den beiden anderen Bereichen: biographische Medizin und Familienmedizin.

Verbrugh (1978) hat mit seiner Dissertation *Paradigmen und Entwicklungskonzepte über Krankheitstheorie* in den Niederlanden eine lebhafte Diskussion über das Grundkonzept der Medizin eingeleitet, die noch nicht beendet ist. Für die niederländischen Hausärzte war dies eine willkommene Gelegenheit, ihre patientorientierten Standpunkte zu artikulieren.[14]

Alle diese vielfältigen Ausgangspunkte und Sichtweisen konvergieren seit Jahren in die gleiche Richtung: sie versuchen, den Patienten als ganze, unteilbare Person („in-dividuum") in die Medizin einzubringen mit allen Konsequenzen, die Hausärzte in der Praxis schon immer daraus gezogen haben, mit anderen Worten: die menschliche Dimension in die Humanmedizin einzubeziehen.

Es hat also seit den ersten Anfängen fast ein halbes Jahrhundert gedauert, bis die Allgemeinmedizin zur Formulierung ihrer eigenen Identität gelangte, bis sie an den vor über 100 Jahren abgerissenen Faden patientorientierten Arzttums zumindest gedanklich wieder anknüpfen konnte.[15]

Ein Außenstehender wird fragen:

Wie war es möglich, daß es so viele Jahre gedauert hat, bis die Hausärzte ihre eigene Tätigkeit befriedigend definieren (d.h. von der anderer abgrenzen) konnten?

Wie war es möglich, daß so viele Hausärzte zu Fehlurteilen und Mißverständnissen über die Allgemeinmedizin beigetragen haben?

Wie ist es möglich, daß es zwischen Hausärzten heute noch keine einhellige Übereinstimmung gibt über das, was sie täglich von morgens bis abends tun?

Die Antwort lautet: Alle Hausärzte sind im krankheitsorientierten Denksystem aus- und weitergebildet worden. Ihr gesamtes medizinisches Denken ist vom krankheitsorientierten Konzept geprägt. Auch wenn sie patientorientiert handeln; ihr Denken, Sprechen und Schreiben erfolgt nach wie vor in den Begriffen des krankheitsorientierten Konzeptes.[16]

Eine weitere Ursache, warum die Bemühung um eine wissenschaftliche Grundlegung der Allgemeinmedizin noch heute bei den niedergelassenen Hausärzten auf so wenig Resonanz stößt, ist auch darin zu suchen, daß sich die große Mehrzahl von ihnen – weil sie wissenschaftlichen Reduktionismus intuitiv ablehnen – ganz bewußt der Praxis und den Patienten zugewandt hat.

Ist Allgemeinmedizin lehrbar?

Wenn sich Hausärzte unter den in Kap. 4 geschilderten Voraussetzungen im Verlauf von Jahren autodidaktisch in das Fach Allgemeinmedizin einarbeiten und weitgehend übereinstimmende Handlungs- und Verhaltensweisen entwickeln, dann muß es eigentlich möglich sein, unerfahrenen jungen Ärzten und ihren Patienten die frustrierenden Fehlleistungen der ersten Praxisjahre zu ersparen, indem entsprechendes Grundlagenwissen und verallgemeinernswerte Erfahrungen älterer Hausärzte gelehrt werden. Diese Einsicht beginnt sich allmählich durchzusetzen. Weltweit erfolgt seit 1960 die Einführung der Allgemeinmedizin in den universitären Unterricht, wenn auch zögernd und zunächst nur in einigen Ländern, allmählich aber immer weiter um sich greifend.

Leider muß festgestellt werden, daß die Einführung der Allgemeinmedizin in den akademischen Unterricht nur in wenigen Ländern auf Initiative der Universitäten, sondern meistens aufgrund staatlicher Entscheidungen erfolgt ist, da sich die Universitäten über den Wert der hausärztlichen Tradition nicht klar zu sein scheinen.

In den Niederlanden ist die Professionalisierung des universitären Unterrichts in Allgemeinmedizin inzwischen am weitesten entwickelt; die universitären Institute für Allgemeinmedizin sind an allen 8 medizinischen Fakultäten mit einem Ordinarius, mehreren Hausärzten, Assistenten, Psychologen, Familientherapeuten, Soziologen und Hilfspersonal besetzt; ihnen sind zahlreiche Lehr- und Forschungspraxen (in Utrecht über 100!) angeschlossen (Van der Velden 1983).

So ideale Unterrichtsverhältnisse hat die Allgemeinmedizin nirgendwo auf der Welt. In einigen Ländern fällt es den medizinischen Fakultäten schwer zu erkennen und anzuerkennen, daß die Allgemeinmedizin im Rahmen der universitären Ausbildung für alle zukünftigen Ärzte von größter Bedeutung ist.

Allgemeinmedizin ist Pflichtfach in allen britischen und irischen Universitäten. Alle 25 Fakultäten haben Abteilungen für Allgemeinmedizin, meist besetzt mit einem Ordinarius oder einem habilitierten Dozenten.

In den USA wurden ebenfalls an allen Medical Schools Lehrstühle („chairs") für Familienmedizin eingerichtet. Vorbildliche Universitätsinstitute mit weitgehender Integration in die Universitäten gibt es auch in Belgien, Dänemark, England, Finnland, Jugoslawien und in zahlreichen außereuropäischen Ländern, insbesondere in Australien und Kanada.

In den 70er Jahren wurde die Allgemeinmedizin auch in der Bundesrepublik Deutschland in die universitäre Ausbildung einbezogen. 1970 wurde zunächst die Möglichkeit für eine Famulatur in der Allgemeinpraxis geschaffen, seit 1979 wurde ein Pflichtkurs eingeführt, der allen Medizinstudenten eine weitere offizielle Gelegenheit bietet, sich über Aufgaben und Arbeitsweise der Hausärzte zu informieren.[17]

Als Richtschnur für den Unterricht haben die Lehrbeauftragten für Allgemeinmedizin einen Gegenstandskatalog der Allgemeinmedizin erarbeitet, der den Inhalt beschreibt, der jedem Studenten während der universitären Ausbildung über Allgemeinmedizin vermittelt werden soll (s. Gegenstandskatalog 1979).

Die Deutsche Gesellschaft für Allgemeinmedizin (DEGAM 1981) hat einen umfassenden Inhaltskatalog für die Weiterbildung der Assistenzärzte entwickelt. Er enthält eine Aufzählung der Kenntnisse, Fertigkeiten und Verhaltensweisen, die ein Allgemeinarzt zur kompetenten Ausübung seiner Tätigkeit benötigt.

Solange die Allgemeinmedizin noch mit erheblichen Problemen des Selbstverständnisses und der eigenen Identitätsfindung zu kämpfen hat, sind diese Kataloge jedoch nicht als endgültig zu betrachten.

Internationaler Stand der Allgemeinmedizin

Das Fach Allgemeinmedizin hat sich in den verschiedenen Ländern[18] ganz unterschiedlich entwickelt. So gibt es in Europa einige wenige Länder mit einem seit 20–30 Jahren relativ weit entwickelten Fach Allgemeinmedizin (DDR, Großbritan-

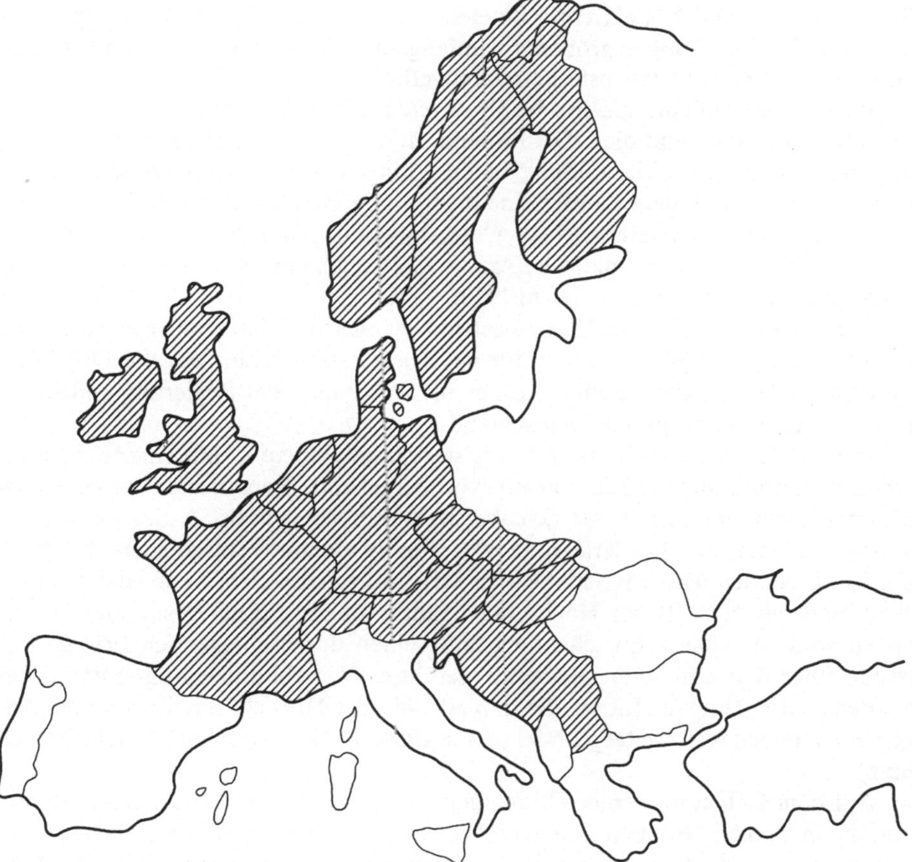

Abb. 3. Länder mit nationalen Gesellschaften für Allgemeinmedizin *(schraffiert)*

nien, Jugoslawien, Niederlande). Daneben existiert ein Land, das überhaupt keine Allgemeinmedizin kennt (UDSSR), und einige süd- und osteuropäische Länder, in denen die Allgemeinmedizin völlig unterentwickelt ist (Bulgarien, Italien, Griechenland, Polen, Rumänien). In einigen Ländern sind erste Bemühungen erkennbar, ein Fach Allgemeinmedizin aufzubauen (CSSR, Spanien, Portugal), in anderen Ländern sind diese ersten Bemühungen schon etwas weiter fortgeschritten (Frankreich, Schweiz, Schweden), während es Länder gibt, in denen sich seit vielen Jahren ein sehr langsamer, aber stetiger Aufbau der Allgemeinmedizin vollzieht (Belgien, Bundesrepublik Deutschland, Finnland, Norwegen, Ungarn). Einen gewissen Überblick gibt Abb. 3, die zeigt, in welchen europäischen Ländern nationale Gesellschaften für Allgemeinmedizin bestehen.

Der Entwicklungsstand der Allgemeinmedizin in verschiedenen Ländern ist schwer zu vergleichen; denn allgemeinmedizinische Forschung, universitärer Unterricht, spezifische Weiterbildung, Fortbildung für Hausärzte und Aktivität der wissenschaftlichen Gesellschaften sind jeweils sehr unterschiedlich weit entwickelt.

Die *allgemeinmedizinische Forschung* hat z. B. in England und in den Niederlanden einen großen Vorsprung. In England gibt es 5 durch Stiftungen geförderte Forschungsinstitute. Die niedergelassenen Hausärzte beteiligen sich in relativ großer Zahl an Einzel- und Kollektivforschungen.[19] In den Niederlanden wird allgemeinmedizinische Forschung in größerem Umfang auch interdisziplinär an den sehr gut ausgestatteten Universitätsinstituten durchgeführt.

Im Hinblick auf eine spezifische *Weiterbildung* zum Allgemeinarzt sind seit vielen Jahren Kroatien und die DDR führend: dort wird seit Jahrzehnten der größere Teil einer 4jährigen Weiterbildung in der Allgemeinpraxis durchgeführt. Inzwischen haben auch andere Länder eine mehrjährige berufsvorbereitende Weiterbildung obligatorisch eingeführt (Dänemark, England, Finnland, Niederlande). Seit über 30 Jahren muß der praktische Arzt in Österreich eine 3jährige Weiterbildung absolvieren (s. auch Adam u. Sturm 1980).

Von der Kommission der Europäischen Gemeinschaft wurde die Einführung einer obligatorischen Weiterbildung für alle Hausärzte beschlossen; die Durchführung dieses Beschlusses scheiterte bisher am Widerstand der Regierung und Ärztekammer der Bundesrepublik Deutschland.

In den USA brachte die Einführung des „family doctors" mit einer obligatorischen Weiterbildung von 3 Jahren eine vorübergehende Renaissance der Hausarztmedizin (family medicine). Als sich aber weiterhin weniger als 5% der Hochschulabsolventen für die Niederlassung als „family doctor" entschieden, beschloß der Kongreß, den Medical Schools den Zuschuß zu streichen, wenn sich nicht bis 1980 mehr als 50% (!) der Hochschulabgänger in der Primärversorgung niederlassen würden.[20] Diese Entscheidung hatte einen durchschlagenden Erfolg; z. Z. laufen über 600 sehr gute und straff geführte Weiterbildungsprogramme. Dort werden in dreijährigem Turnus die in medizinischer Hinsicht qualifiziertesten Allgemeinärzte der Welt weitergebildet (Kane 1980, W. Neumann, persönliche Mitteilung).

Auf dem Gebiet moderner *Fortbildung*, deren Inhalt von Hausärzten bestimmt und die in kleinen Gruppen durchgeführt wird, hat Frankreich Vorbildliches geleistet; dort wurde die Renaissance des Hausarztes auf dem Weg über die Fortbildung eingeleitet.[21]

Beispielhafte Formen einer guten Fortbildung für den Hausarzt wurden auch in Dänemark, England und den Niederlanden entwickelt.

Internationale *wissenschaftliche Vereinigungen* für Allgemeinmedizin (WONCA, SIMG, EGPRW u. a.[22]) und Zeitschriften konnten den Erfahrungsaustausch zwischen den Ländern verbessern und dazu beitragen, daß positive Entwicklungen schneller verbreitet und Fehler und Umwege vermieden wurden.

Wenn man den gegenwärtigen Stand der Allgemeinmedizin in den verschiedenen Ländern vergleicht, dann ist eindeutig zu erkennen, daß sie überall dort konsequent und mit Erfolg weiterentwickelt wurde, wo die notwendige staatliche Unterstützung durch weitsichtige Regierungen erfolgte. Wo dies nicht der Fall war und die allgemeinmedizinische Entwicklung auf die Aktivität von Enthusiasten beschränkt blieb, die das Fach neben der Führung einer eigenen Praxis aufzubauen versuchten, blieb der Erfolg aus.

Angesichts der immensen Aufgabenfülle, die der Aufbau des Faches Allgemeinmedizin mit sich bringt, ist es den Patienten gegenüber unverantwortlich, die Entwicklungsarbeit weiterhin einigen damit nebenamtlich beauftragten Hausärzten zu überlassen. Dadurch würde sie um weitere Jahrzehnte verzögert, während inzwischen ein irreversibler Strukturwandel dazu führt, daß die letzten Hausärzte aussterben und die Patientenversorgung ausschließlich Spezialisten und „Medizintechnikern" überlassen bleibt. Um den Nachholbedarf der Allgemeinmedizin auch nur annähernd zu decken, müssen umfangreiche finanzielle Mittel und leistungsstarkes Personal eingesetzt werden.[23]

Allgemeinmedizin braucht ein theoretisches Konzept

In den vergangenen 3 Jahrzehnten wurde in einigen Ländern, in denen die gesundheitspolitischen und strukturellen Voraussetzungen dafür bestanden (Großbritannien, Niederlande, USA), die Allgemeinmedizin zu einer akademischen Disziplin entwickelt; Forschung und Lehre wurden professionalisiert. Aber gerade dieser pragmatische Ansatz, der von den strukturellen Bedürfnissen ausgeht, wird als unwissenschaftlich aufgefaßt und hat die Zweifel an einer eigenständigen Wissenschaft Allgemeinmedizin verstärkt. Denn die in diesen Ländern publizierte – und inzwischen sehr umfangreiche – wissenschaftliche Literatur bietet eine bunte Mischung aus Elementen des krankheitsorientierten Denkens neben Elementen des noch immer im vorwissenschaftlichen Stadium verharrenden, patientorientierten Handelns von Hausärzten.

Wer in dieser Literatur nach einer Spezifität der Allgemeinmedizin sucht, wird immer wieder enttäuscht auf Elemente krankheitsorientierter Wissenschaft stoßen, die in den Veröffentlichungen der Spezialdisziplinen möglicherweise viel besser dargestellt wurden. Die spezifisch hausärztlichen Elemente bleiben nach wie vor undeutlich und verschwommen. Diese in der allgemeinmedizinischen Literatur zum Ausdruck kommende Mischung von fundiertem Krankheitswissen und unklaren Vorstellungen über die Notwendigkeit, den Patienten mit seinen subjektiven und emotionalen Bedürfnissen besser zu berücksichtigen, spiegelt die vielfältige Wirklichkeit des hausärztlichen Arbeitsfeldes.[24]

Diese Vielfalt kann nur dann gelehrt werden, wenn es gelingt, die spezifischen

Elemente hausärztlichen Denkens und Handelns vom Krankheitswissen zu isolieren und sie in einen größeren Zusammenhang zu stellen. Voraussetzung für jede Art von wissenschaftlicher Bearbeitung ist also ein Konzept der Allgemeinmedizin. Auch Häussler (1982) beklagt das Theoriedefizit sowohl im Hinblick auf das Individuum als auch in bezug auf die Allgemeinmedizin.

> Wenn man das Untersuchungsprojekt Mensch nur auf das Quantifizierbare reduziert, um eine Klassifizierung, einen Vergleich zu ermöglichen, dann tut man dieser Wirklichkeit Gewalt an und verzerrt zugunsten eines zahlenmäßigen Indikators die Realität.[25] ... Dies alles weist aber darauf hin, daß quantifizierende Forschung eben nicht nur reine Empirie ist, sondern einer präzisen Theorie bedarf. Auch bei uns in der Allgemeinmedizin ist Begriffsbildung Theoriebildung, denn jede Theorie setzt ein Werkzeug von Begriffen voraus, mit dessen Hilfe man das Bekannte genau bezeichnen und einteilen kann, um dann das Unbekannte damit zu analysieren. Deshalb sollten die Werkzeuge der Begriffe zugleich so scharf und so umfassend wie möglich sein. Auch hier empfinden wir noch ein Defizit.

Damit hat Häussler eine ganz klare Aufgabe gestellt: Entwicklung einer präzisen Theorie der Allgemeinmedizin und der dafür vorausgesetzten Werkzeuge der Begriffe, die zugleich so scharf und so umfassend wie möglich sein sollten.

Am Schluß dieser Bestandsaufnahme muß festgestellt werden, daß die Frage „Was ist Allgemeinmedizin?“ bisher nicht befriedigend beantwortet wurde. Obgleich alle Hausärzte patientenorientiert handeln, sind sie bisher ohne eine Theorie darüber ausgekommen; sie haben sich unausgesprochen sogar gegen jede Theoretisierung ihres Faches gewehrt.

Da die Tradierung hausärztlicher Erfahrungen und Werte in unserem abendländischen Kulturkreis jedoch nur über den Weg der wissenschaftlichen Forschung und Lehre möglich ist, muß die Allgemeinmedizin diesen Weg jetzt gehen! Und da es mit den Kategorien der klassischen krankheitsorientierten Medizin nicht gelingt, die Spezifität hausärztlichen Denkens und Handelns einleuchtend zu beschreiben, müssen Hausärzte nach neuen Begriffen suchen, um ihr altes Konzept lehrbar zu machen.[26]

Trotz der Vielfalt der Phänomene, mit denen jeder Hausarzt konfrontiert wird und die sich in der allgemeinmedizinischen Literatur widerspiegelt, gibt es über ein Prinzip, das alle verbindet keinen Zweifel:

Alle Hausärzte der Welt sind sich ohne Absprache einig und werden ohne Widerspruch folgender Feststellung zustimmen: Hausärzte sehen das Besondere ihrer Arbeitsweise in der Ausrichtung auf den Patienten, mit dem sie eine langjährige persönliche Beziehung verbindet und dessen Persönlichkeit, Individualität, Familie und Umwelt sie sehr viel besser kennen als jeder andere Arzt. Diese Patientorientierung gilt es in einem größeren Zusammenhang wissenschaftlich, d. h. tradierbar zu beschreiben und zu begründen.

Das neue Konzept

Kapitel 6

Orientierung am Patienten

Das Grundkonzept bestimmt das Handeln.
Sigling (1982)

Zusammenfassung

Mit Orientierung am Patienten wird jene ärztliche Denk- und Handlungsweise bezeichnet, die den Patienten auf jede nur mögliche Weise an der Wiedererlangung seiner Gesundheit aktiv beteiligt. Dazu nutzt der Hausarzt neben den Möglichkeiten der klassischen Medizin alle relevanten Informationen über die Individualität des Patienten und alle Reservekräfte seiner Persönlichkeit, Familie und Umwelt.

Der ärztliche Entscheidungsprozeß hat zwei tragende Säulen; nur eine davon – die Lehre von den Krankheiten – wurde bisher von der wissenschaftlichen Medizin perfektioniert. Ärztliches Handeln ist aber erst dann durchgängig wissenschaftlich begründet, wenn auch die zweite Säule, die Wissenschaft von der individuellen Persönlichkeit des Patienten, erforscht worden ist und dem Arzt als Entscheidungshilfe zur Verfügung steht.

Die neue Einstellung zum Patienten beruht auf einem neuen Grundkonzept hinsichtlich Menschenbild, Krankheitsbegriff und Naturauffassung; sie hat wesentliche Konsequenzen für die medizinische Wissenschaft und das Gesundheitssystem. Entscheidend ist jedoch der Gewinn für den Patienten.

Das patientorientierte Konzept

Das Ziel der klassischen Medizin ist Krankheitsfeststellung und Krankheitsbehandlung. Das neue Konzept soll diese ärztliche Aufgabe dadurch ergänzen, daß der Patient in viel stärkerem Umfang als bisher an der eigenen Heilung und Gesundung beteiligt wird, und zwar in mehrfacher Hinsicht:

- durch Berücksichtigung aller individuellen Besonderheiten seiner Persönlichkeit bei jeder ärztlichen Entscheidung oder Hilfeleistung,
- durch Aktivierung der ihm innewohnenden Heilungsmöglichkeiten und seiner Selbsthilfe,
- durch Mobilisierung und Koordination aller nichtmedizinischen[1] und medizinischen Hilfsmöglichkeiten.

Die Neueinstellung auf den Patienten hat das Ziel,

- die Wirksamkeit der ärztlichen und medizinischen Hilfen zu verbessern,
- die Selbsthilfe und Autonomie des Patienten in gesundheitlichen Fragen zu fördern,
- die Versichertengemeinschaft durch verstärkte Eigenleistung des Patienten und seiner Familie zu entlasten.

Viele werden einwenden, daß die Orientierung am Patienten keine Spezifität der Hausärzte und der Allgemeinmedizin sei, denn *jeder* Arzt sei am Patienten orientiert. Das ist richtig. Jede *praktische* Krankenbehandlung muß sich am Patienten ausrichten, wenn sie effektiv sein will. Bisher erfolgt dies aber nur intentional und intuitiv ohne Konzept, ohne Regeln und ohne wissenschaftliche Grundlagen. Die Medizin ist aber erst dann durchgängig lehrbar, wenn ihr Krankheitswissen von einem ebenso gesicherten Wissen über den kranken Menschen ergänzt wird.

Die Allgemeinmedizin kann mit Recht in Anspruch nehmen, daß sie durch den Hausarzt den besten Zugang zum Patienten hat. Dies wurde oben bereits mit der besonderen soziologischen Stellung und Arbeitsweise des Hausarztes begründet. In den folgenden Kapiteln wird dargestellt, daß die Beziehung des Hausarztes zum Patienten sehr viel tiefer geht. Der Hausarzt sieht seine Patienten nicht erst, wenn sie mit gesundheitlichen Problemen, Beschwerden und Krankheiten kommen, sondern er kennt sie aus gesunden Tagen, er weiß von ihrer potentiellen Gesundheitsgefährdung und von ihren vormedizinischen Bemühungen mehr als jeder andere Arzt.

Wie kein anderes Fach hat die Allgemeinmedizin die Voraussetzungen dafür, die von Hausärzten unsystematisch akkumulierten Informationen über die Reaktionen und das Verhalten der Menschen im Krankheitsfall zu sammeln, zu sichten und für Unterrichtszwecke zu strukturieren und zu systematisieren. Es ist also sachlich begründet, wenn die Allgemeinmedizin das Wort „patientorientiert" zunächst für sich okkupiert.[2] Selbstverständlich sind die im Fach Allgemeinmedizin erforschten Fakten und Zusammenhänge nicht nur für Hausärzte, sondern für alle Ärzte relevant.

Um Mißverständnissen vorzubeugen muß an dieser Stelle ausdrücklich betont werden, daß es bei der Orientierung am Patienten nicht darum geht, daß sich der Arzt dem Patienten emotional stärker zuwendet und an seinen psychischen und sozialen Problemen stärkeren Anteil nimmt. Dies kann allenfalls eine erwünschte Folge sein. Mit dem neuen Konzept wird angestrebt, den Patienten aufgrund reproduzierbarer Fakten und Zusammenhänge in den Vorgang der Gesundung einzubeziehen. Der Arzt ist nicht mehr allein aktiv, sondern nun auch der Patient. Wenn es nur um stärkere Hinwendung zum Patienten im Sinne der von Balint und seinen Schülern geforderten Empathie ginge, dann wäre ein neues Konzept überflüssig; denn das haben ja die immer zahlreicheren Balint-Gruppen bereits geleistet.[3]

Bei der konzeptionellen Patientorientierung geht es um Sachfragen: Aus dem umfangreichen Wissenspool der Medizin, dessen Inhalt nach Krankheitsgruppen und Fachgebieten gegliedert ist, wird systematisches Wissen über den Menschen nur als Anatomie, Physiologie und Psychologie vermittelt. Viele andere Fakten zum Thema „Mensch und Krankheit" werden verstreut in den klinischen Einzeldisziplinen gelehrt oder sind noch unerforscht.

Es ist aber notwendig, daß das allgemeine Wissen über den kranken Menschen systematisch gesammelt und erforscht und in einem Fach „medizinische Anthropologie" gelehrt wird. Dieses Grundlagenwissen über den Patienten ergänzt das Wissen über Krankheiten und umfaßt u.a. folgende Bereiche:

- die physischen, psychischen und sonstigen Möglichkeiten des Menschen, gegen Krankheiten Widerstand zu leisten und sie zu überwinden,
- die individuellen Unterschiede der Krankheitsanfälligkeit, -entstehung und -heilung,

- die Zusammenhänge zwischen Persönlichkeit, Biographie und Krankheit,
- die Bedeutung von Familie, beruflicher und sonstiger Umwelt für Krankheitsentstehung und -überwindung,
- die Möglichkeiten der Selbsthilfe und Laienhilfe zur Bewältigung einer Krankheit,
- die Bewertung des regionalen medizinischen Leistungsangebots für den Gesundheitszustand des einzelnen und der Gesamtbevölkerung.

Patientorientierung ist ein Programm

Für den Hausarzt neuen Stils ist die Orientierung am Patienten ein Programm. Es hat das Ziel, für die Wiedererlangung der Gesundheit zunächst auf der Seite des Patienten ein Maximum an Ressourcen zu gewinnen, ehe medizinische Hilfen eingesetzt werden. Dabei ist am wichtigsten der Lernprozeß, der beim Patienten in Gang gesetzt wird und in dessen Verlauf dieser immer besser mit seinen gesundheitlichen Problemen umzugehen lernt, um schließlich auf gesundheitlichem Gebiet weitgehend autonom zu werden.

Das patientorientierte Programm umfaßt folgende Schritte:

1. Der Hausarzt neuen Stils informiert sich systematisch über die individuelle Persönlichkeit des Kranken, seine Familie und Umwelt (Individual- und Persönlichkeitsdiagnostik).
2. Er bemüht sich, die Krankheitsproblematik nicht nur in der körperlichen Ebene zu erfassen, sondern alle psychischen, sozialen und existentiellen Auswirkungen für den Kranken einzubeziehen (umfassende Krankheitsdiagnostik).
3. Er verbindet beides und bewertet die krankhaften Befunde aus der Sicht des Patienten (patientorientierte Verarbeitung).
4. Er vermittelt dem Patienten die Kenntnisse und Informationen, die er zur Einsicht in sein Problem benötigt, und regt ihn zur Selbsthilfe an (Motivation zur Selbsthilfe und Familienhilfe)
5. Er bemüht sich gemeinsam mit dem Patienten um die für seine Person und für den gegenwärtigen Zustand angemessene Hilfeleistung aus dem Angebot der medizinischen Versorgung (Individualtherapie).

Diese 5 Schritte werden nachfolgend in einzelnen Kapiteln und Abschnitten ausführlich dargestellt.

Der Hausarzt kann das patientorientierte Programm jedoch nur dann verwirklichen, wenn ihm dazu während seiner Aus- und Weiterbildung sowohl die wissenschaftlichen Grundlagen als auch das notwendige Erfahrungswissen vermittelt wurden. Während die neue Disziplin „medizinische Anthropologie“ die Aufgabe hat, das Grundlagenwissen über den kranken Menschen systematisch zu sammeln, zu erforschen und zu lehren, muß das Fach Allgemeinmedizin das Erfahrungswissen über die Patientenpersönlichkeit sammeln, integrieren und exemplarisch weitergeben. Das patientorientierte Konzept ist also nicht nur ein Denk- und Handlungsprogramm für den Hausarzt, sondern auch ein wissenschaftliches Programm für das Forschungs- und Lehrfach Allgemeinmedizin, dessen Spezifität darin begründet liegt.

Zur Analyse des ärztlichen Entscheidungsvorgangs

Nach dieser kurz gefaßten Darstellung der patientorientierten Denkweise, deren weitreichende Konsequenzen für die gesamte Medizin in den nächsten Kapiteln aufgezeigt wird, ist jetzt eine Begründung notwendig, warum die gegenwärtige Medizin durch das neue Konzept ergänzt werden muß.

Die klassische Medizin hat mit ihren krankheitsorientierten Begriffen und Kategorien bisher keinen Zugang zur Allgemeinmedizin erschlossen, sondern eher zu Mißverständnissen beigetragen. Um die Grundlagen hausärztlicher Patientorientierung zu verstehen, muß der Denkansatz deshalb bis zu elementaren ärztlichen Handlungen zurückverlegt werden, nämlich bis zu jenem Vorgang, der im Kopf eines jeden Arztes in Gang gesetzt wird, wenn ihn ein Patient um Hilfe bittet. Erst die Analyse des ärztlichen Denk- und Entscheidungsvorgangs führt zum Verständnis der Spezifität der Allgemeinmedizin. Dabei wird nämlich deutlich, daß der ärztliche Entscheidungsprozeß mindestens zweispurig abläuft.[4]

Wenn ein Patient um Hilfe bittet, dann setzt er damit beim Arzt einen sehr komplexen Entscheidungsprozeß in Gang (Abb. 4). Es beginnt damit, daß der Patient Beschwerden präsentiert und der Arzt ein gesundheitliches Problem wahrnimmt. Danach hilft der Arzt dem Patienten, sein Problem zu formulieren, und vergewissert sich, ob er auch wirklich das verstanden hat, was der Patient meinte (Problemwahrnehmung).

Die Problemformulierung ist zugleich die Arbeitshypothese des Arztes, der damit die nächsten diagnostischen Schritte festlegt, im Laufe derer er durch Anamneseerhebung und Untersuchung Befunde zusammenträgt, die seine Hypothese bestätigen und andere differentialdiagnostisch erwogene Krankheitsbilder ausschließen. Nach Bewertung der gefundenen Daten gelangt der Arzt schließlich zu einer

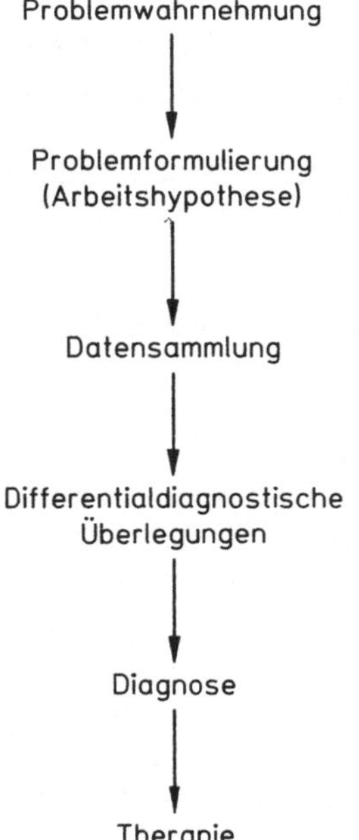

Abb. 4. Der ärztliche Entscheidungsprozeß

Diagnose (Identifikation). Die Diagnose liefert die Begründung für die zu treffende Entscheidung und die einzuleitende Therapie (Sturm 1978b).
Dieser hier stark vereinfacht dargestellte Entscheidungsvorgang läuft bei jeder Begegnung zwischen Patient und Arzt ab und geht - zumindest in Teilschritten - jeder ärztlichen Hilfeleistung voraus.

Entscheidungshilfen
Wenn der Patient einen Arzt aufsucht, der ja eine wissenschaftliche Vorbildung hat, dann kann er von ihm erwarten, daß seine Empfehlungen und Maßnahmen nicht nur - wie beim Heilpraktiker - auf persönlicher, subjektiver Erfahrung beruhen, sondern daß sie aufgrund des gegenwärtigen Wissensstandes der Medizin gegeben wurden.

Andererseits weiß der Patient, daß der Arzt ihm um so besser helfen kann, je genauer er ihn über seine subjektiven Beschwerden und über seine persönliche Situation informiert. Er ist deshalb in der Regel bereit, auf alle Fragen nach bestem Wissen zu antworten und sich für die notwendigen Untersuchungen zur Verfügung zu stellen.

Für seine Entscheidungen erhält der Arzt also Hilfe und Unterstützung von zwei Seiten (s. Abb. 5), einerseits durch die Medizin, andererseits durch den Patienten.

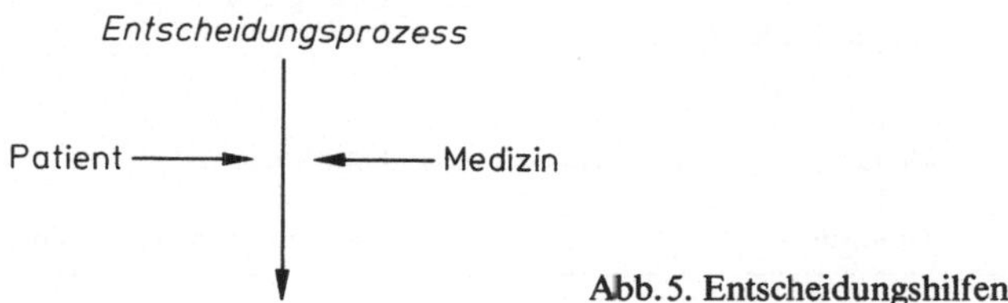

Abb. 5. Entscheidungshilfen

Die Entscheidung des Arztes wird um so besser ausfallen und um so hilfreicher sein,

- je besser es ihm gelingt, das zur Lösung dieses Problems relevante medizinische Wissen und Können einzusetzen (Spur 1),
- je genauer er über die Beschwerden und die Individualität des Patienten informiert ist und je besser letzterer mitarbeitet (Spur 2).

Das krankheitsorientierte Entscheidungsmodell
Beim wissenschaftlichen Ausbau der Medizin wurde auf der Grundlage des krankheitsorientierten Konzepts ein umfangreiches Repertoire medizinischer Entscheidungshilfen entwickelt und perfektioniert. Es bezieht sich auf Krankheitserkennung und Krankheitsbehandlung und ist nach Krankheitsgruppen in Fachdisziplinen aufgegliedert.

Gegenüber diesem umfangreichen Arsenal erscheinen die Entscheidungshilfen, die im klassischen Entscheidungsmodell vom Patienten verlangt werden, relativ begrenzt. Er präsentiert seine Beschwerden, danach ist er Objekt bei der Anamneseerhebung und Untersuchung.

Die festgestellten pathologischen Befunde werden in weiteren Denkschritten mit den erlernten typischen Krankheitsbildern verglichen. Nach differentialdiagnostischen Erwägungen wird unter Berücksichtigung der Pathophysiologie in der Regel die Zuordnung zu einem definierten Krankheitsbild vorgenommen und durch eine Krankheitsbezeichnung (Diagnose) zum Ausdruck gebracht. Damit ist zugleich die Entscheidung für die einzuschlagende Therapie gefallen, denn es gibt für fast jedes Krankheitsbild klar definierte Handlungsanweisungen, die sog. Therapie der Wahl.[5]

Tabelle 6. Das krankheitsorientierte Entscheidungsmodell

Patient als Objekt		Arzt		Medizinisches Wissen über Krankheiten
Präsentation des Problems	→	Problemwahrnehmung ↓	←	Fachdisziplinen
Anamneseerhebung	→	Problemformulierung ↓	←	Krankheitsbilder
Untersuchungsmethoden	→	Datensammlung ↓	←	Pathologische Befunde
		Differentialdiagnostische Überlegungen ↓	←	Pathophysiologie
		Diagnose ↓	←	Pathologie
		Therapie	←	Handlungsanweisungen

Dieses krankheitsorientierte Entscheidungsmodell hat seine Berechtigung in allen Fällen, in denen z. B. ein schwerkranker unbekannter Patient bewußtlos in einer Intensivstation behandelt werden muß. Hier ist der Patient passives Objekt für Diagnostik und Therapie, er kann weder die ärztliche Entscheidung beeinflussen noch zur Heilung beitragen. Alle Entscheidungs- und Genesungshilfen kommen ausschließlich von der Medizin. Obgleich es sich hier um eine relativ seltene Extremsituation handelt, hat sie aber für viele Ärzte der gegenwärtigen Generation Modell- und Vorbildcharakter.

Für unsere Überlegungen bleibt festzuhalten:

Der Patient spielt in diesem Modell eine passive Rolle. Er ist der Träger einer Krankheit, ihm werden anamnestische Daten abverlangt, er muß für Untersuchungen zur Verfügung stehen und er ist das Objekt der Therapie.

Der Patient als aktive Persönlichkeit

Die Wirklichkeit hausärztlicher Praxis sieht jedoch ganz anders aus; hier spielt der Patient keine passive Rolle, sondern er wirkt bei allen Bemühungen des Arztes aktiv mit. Der Arzt orientiert sich bei jedem Denkschritt am Problem des Patienten und bezieht alle relevanten Informationen über die Individualität des Patienten ein, damit seine Entscheidung erfolgreich verläuft. Jeder praktisch tätige Arzt weiß, daß er nicht *über* den Patient entscheiden und ärztliche Maßnahmen nicht über seinen Kopf hinweg durchsetzen kann, sondern daß er in jedem Stadium die aktive *Mitwirkung* des Patienten braucht, wenn seine Entscheidungen für den Patienten relevant und hilfreich sein sollen.

Für den patientorientierten Hausarzt ist der Patient niemals passive Datenquelle, sondern der aktive Partner bei den gemeinsamen Bemühungen um die Wiederherstellung der Gesundheit. Er unterstützt den Denk- und Entscheidungsprozeß, indem er dem Arzt fortlaufend ergänzende Informationen liefert, seine Beschwerden oder Probleme immer deutlicher konkretisiert und rückmeldet, ob der empfohlene und beschrittene Lösungsweg akzeptabel und erfolgreich ist. Diese aktive Mitwirkung ist der Schlüssel zum Erfolg *jeder* ärztlichen Hilfeleistung.

Therapeutische Entscheidungen, die unter aktiver Mitwirkung des Patienten zustande gekommen sind, haben größere Erfolgsaussichten,

- weil auf der Seite des Patienten alle individuellen Besonderheiten berücksichtigt wurden,
- weil sie vom Patienten akzeptiert werden,
- weil der Patient eine Therapie engagierter durchführt, wenn die Entscheidung dafür von ihm mitgetragen wurde.

Der Erfolg ärztlicher Hilfeleistung hängt also nicht allein vom medizinischen Wissen des Arztes ab, sondern genauso davon, daß er alle relevanten Informationen über die Individualität des Patienten besitzt und in den Entscheidungsvorgang einbringt mit dem Ziel, ein Maximum vorhandener Reserven zur Selbstregulation und Selbsthilfe zu mobilisieren.[6]

Wissenschaftstheoretischer Exkurs

Die Analyse des ärztlichen Entscheidungsprozesses zeigt, daß von einer durchgängigen wissenschaftlichen Grundlegung der Medizin noch keine Rede sein kann.

Den pragmatisch denkenden und handelnden Ärzten wird das wissenschaftliche Defizit nicht bewußt, weil sie es gewohnt sind, Lücken in der medizinischen Wissenschaft durch intuitives Denken und Handeln auszufüllen.

Viele Wissenschaftler in der Medizin empfinden kein Defizit, weil die Seite des Krankheitswissens einen relativ hohen Abstraktionsgrad erreicht hat; aus ihrer Sicht erscheint im Gegenteil die Einbeziehung der Patientenseite als bloße „Anwendung", als Verwässerung der reinen Lehre, und hat nichts mit Wissenschaft zu tun, sondern stellt eher einen Kompromiß dar.

Beiden Seiten, sowohl den Pragmatikern als auch den Vertretern einer „reinen Wissenschaft", muß zunächst in Erinnerung gerufen werden, daß Medizin als Wissenschaft nicht mit Mathematik vergleichbar ist und es auch niemals sein kann.

Was ist denn Ziel und Sinn medizinischer Wissenschaft?[7] Sie will doch in erster Linie den praktisch tätigen Ärzten die allgemeinen Kenntnisse und Methoden vermitteln, die sie als Entscheidungshilfen benötigen, um Patienten bei der Lösung ihrer individuellen Probleme wirksam helfen zu können. Dazu muß sie erfolgreiche Problemlösungen sammeln und sie durchschaubar, nachvollziehbar und damit lehrbar machen. Die von der wissenschaftlichen Medizin entwickelten Entscheidungshilfen müssen ärztliches Handeln allgemeingültig begründen, um dadurch z. B. auch den Einsatz einer risikoreichen Therapie zu rechtfertigen.

Wenn die Medizin dem Arzt für seine Behandlungstätigkeit eine durchgängige wissenschaftliche Grundlage liefern will, dann darf sie sich allerdings nicht auf die wissenschaftliche Analyse und Entwicklung von Entscheidungshilfen im Bereich des Krankheitswissens beschränken, sondern muß auch die Patientenseite analysieren und dem Arzt in diesem Bereich die notwendigen Vorkenntnisse und Methoden vermitteln. Solange diese zweite Säule der Medizin nicht wissenschaftlich erforscht und gelehrt wird, bleibt die Medizin nur eine halbe Wissenschaft.

Es gibt übrigens noch einen dritten Bereich, in dem die Medizin auch heute noch intuitiv und vorwissenschaftlich unterrichtet und ausgeübt wird: das ist der unbewußt ablaufende Prozeß der Datenverarbeitung. Bisher erfolgt kein systematisches Training des ärztlichen Denkens. Daß jeder zum Studium zugelassene Student denken kann, wird stillschweigend vorausgesetzt. Selbstverständlich ist jeder Hochschullehrer bemüht, das Denken seiner Studenten zu schulen; aber es geschieht dies noch immer intuitiv und exemplarisch. Die Medizin besitzt noch keine wissenschaftlich fundierte und systematische Lehre zur Einführung in ärztliches Denken und Handeln.

Wie in Kap. 2 dargestellt, war es verständlich und berechtigt, daß sich die Medizin in den letzten 100 Jahren auf die wissenschaftliche Erforschung und Entwicklung einer Lehre von den Krankheiten konzentriert hat. Jetzt aber ist es an der Zeit, daß sie dem dringenden Nachholbedarf der anderen beiden Wissenschaftsbereiche entspricht und alle Kräfte einsetzt für die wissenschaftliche Entwicklung der Lehre von der Persönlichkeit, der Individualität und den Selbsthilfemöglichkeiten des Patienten sowie der Lehre des ärztlichen Denk- und Entscheidungsprozesses.

Die umgekehrte Blickrichtung

Das Unverständnis von Krankenhausärzten für die Probleme der Hausärzte erklärt sich aus der ganz unterschiedlichen Sichtweise. Krankenhausärzte werden mit Krankheitsbildern überwiegend in fortgeschrittenen Stadien konfrontiert. Aus pathophysiologischer Sicht sind dann oft die Grenzen überschritten, in denen der Körper durch Mobilisierung eigener Reserven eine Rekompensation oder Restitutio ad integrum bewirken kann. Meist sind bereits irreversible organische Veränderungen eingetreten. Hier genügt es nicht mehr, Kompensationsmechanismen in Gang zu setzen und Selbstheilungskräfte zu mobilisieren, weil beide längst erschöpft sind, sondern hier müssen grundsätzlich andere therapeutische Prinzipien zum Einsatz kommen.

Der Krankenhausarzt ist bei den von ihm behandelten fortgeschrittenen Krankheitsstadien oder Endzuständen darauf angewiesen, die Entstehung und Entwicklung der Krankheit im Rückblick zu rekonstruieren, wenn er Ansatzmöglichkeiten für eine ätiologische Therapie finden will. Da er den Patienten erst in diesem Stadium kennenlernt, ist er gezwungen, *retrospektiv* zu erkennen, wie es zum gegenwärtigen Zustand gekommen ist.

Demgegenüber ist die Sichtweise des Hausarztes diametral verschieden, sie ist *prospektiv*. Denn während er seine Patienten über längere Zeitabschnitte begleitet, erlebt er die Krankheitsvorgeschichte und -entstehung persönlich mit. Wenn der Hausarzt vom Patienten früh genug konsultiert wird, d.h. im Vor- oder Frühstadium einer Krankheit, in dem es noch nicht zu irreversiblen Veränderungen gekommen ist, dann besteht die Möglichkeit, die pathologische Entwicklung zu unterbrechen, so daß die befürchtete Krankheit evtl. überhaupt nicht eintritt.

Der Hausarzt kommt also mit dem Patienten gemeinsam vom gleichen Ausgangspunkt, von der (relativen) Gesundheit und verfolgt die Entwicklung der Krankheit. Die Konsequenzen aus dieser prospektiven Blickrichtung sind oft andere als die des retrospektiv argumentierenden Krankenhausarztes. Sie können sich im Idealfall jedoch ergänzen.[8]

Ungezielte primäre Prävention

Am Beispiel der Prävention läßt sich die unterschiedliche Blickrichtung der klassischen Medizin und der patientorientierten Hausarztmedizin noch deutlicher darstellen: Wissenschaftlich fundierte Prävention ist z.Z. fast ausschließlich an Krankheiten orientiert; man verwendet entweder Programme zur Früherkennung bedrohlicher Krankheiten in bestimmten Altersgruppen (Krebs, Herz-Kreislauf-Erkrankungen) oder für Entwicklungsstadien (Schwangerschafts-, Kinder- und Jugendlichenvorsorge) oder man setzt gezielte Impfungen oder vorbeugende Medikation gegen Infektionskrankheiten ein.

Im Unterschied dazu richtet sich die präventive Tätigkeit des Hausarztes nicht gegen Krankheiten, sondern dient der Gesunderhaltung. Da er die Lebensweise, Alltagsbelastungen und Organschwächen seiner Patienten gut kennt, kann er Gesundheitsgefährdungen bereits zu einem Zeitpunkt voraussagen, an dem sich noch keine Frühsymptome einer Krankheit nachweisen lassen.[9] Indem er die Änderung der Lebensweise empfiehlt oder funktionsschwache Organsysteme unterstützt, kann er die Gesunderhaltung fördern.

Begleitung bei chronischen Krankheiten

Als weiteres Beispiel für die unterschiedliche Blickrichtung können die chronischen Krankheiten dienen. Es scheint ein biologisches Grundgesetz zu sein, daß Fehlregulationen und Fehlverhalten nur vorübergehend durch reversible Kompensationsvorgänge ausgeglichen werden können. Offenbar entwickeln biologische Kompensationsmechanismen, wenn sie lange Zeit kontinuierlich in Anspruch genommen werden, eine Eigengesetzlichkeit, und es entsteht ein irreversibler Zustand im Sinne einer chronischen Krankheit. Dieser Endzustand läßt dann nicht mehr erkennen, wie er sich aus einem reversiblen Kompensationsvorgang entwickelt hat; deshalb ist es bisher auch nicht gelungen, die Pathogenese zahlreicher chronischer Krankheiten von ihrem Endzustand her zu erforschen. Die Medizin ist bisher auf Vermutungen angewiesen und muß sich auf die Feststellung von Korrelationen mit gehäuft auftretenden Risikofaktoren beschränken.

Die Aufklärung der chronischen Krankheiten könnte wahrscheinlich durch eine Umkehrung der Blickrichtung gefördert werden, indem die Langzeitbeobachtungen der Hausärzte vor der Manifestation des chronischen Stadiums herangezogen werden.

Die unterschiedliche Blickrichtung läßt sich auch durch ein Erlebnis illustrieren, das der Verfasser Anfang der sechziger Jahre hatte. Damals war zu beobachten, daß nach den Hungerjahren die ungewohnte Verbesserung der Ernährungssituation bei vielen Menschen zu einer Überlastung des Stoffwechsels, insbesondere der Leber geführt hatte. Diese Stoffwechselüberlastung äußerte sich in uncharakteristischen Allgemeinsymptomen wie Völlegefühl, Übelkeit, Müdigkeit und Leistungsschwäche. Der Versuch einer Objektivierung ergab lediglich, daß die Leber palpabel, gering vergrößert, leicht konsistenzvermehrt und gelegentlich druckempfindlich war. Bei normalen Laborwerten ergab die laparoskopische Kontrolle makroskopisch außer geringer Lebervergrößerung und Kapselspannung keine Besonderheiten. Der mikroskopische Befund zeigte jedoch das Frühstadium einer Fettleber mit trüber Schwellung der Parenchymzellen, vermehrter Lipofuscin- und Neutralfettbeladung der Sternzellen und Glykogenvakuolen. Da dieser Befund allenfalls die Vorstufe einer Fettleber darstellte und da in dieser pathologisch-anatomischen Diagnose die Störungen des Eiweißstoffwechsels (trübe Schwellung) und des Kohlenhydratstoffwechsels (Glykogenvakuolen) nicht zum Ausdruck kamen, machte der Verfasser seinerzeit den Vorschlag, dieses Frühstadium einer metabolisch-toxischen Überlastung der Leber mit der Funktionsdiagnose „Leberbelastungsinsuffizienz" zu bezeichnen (Sturm 1969c).

Die Schilderung dieses Zustandsbildes und der Konsequenzen fand bei einem Internistenkongreß keine große Resonanz. Deshalb wollte der Verfasser mit einem bekannten Leberexperten darüber sprechen. Mir ging es dabei um die Frage, ob eine anhaltende Überschüttung der Leber mit Stoffwechselprodukten und Metaboliten schon in diesem Stadium verhindert werden müsse, um dem Übergang in eine Zirrhose vorzubeugen. Anläßlich des Besuchs bei dem Kollegen nahm ich zunächst an einer klinischen Visite bei über 50 Patienten mit schwer verlaufenden, überwiegend chronisch-aggressiven Hepatitiden und Leberzirrhosen teil. Danach wagte ich meine Frage nicht mehr zu stellen, denn die Antwort wäre wohl gewesen: „Ich wünschte, meine Patienten hätten so harmlose Befunde, die bei vernünftiger Ernährung und Alkoholkarenz von selbst ausheilen!" Angesichts der verzweifelten Situation, in der sich die meisten dieser stationär behandelten Patienten befanden, mußte die Fragestellung des Verfassers belanglos erscheinen.

Warum wird dieses Beispiel so ausführlich dargestellt? Es demonstriert zunächst die unterschiedliche Blickrichtung und macht das dadurch entstandene mangelhafte gegenseitige Verständnis für den jeweils anderen Standpunkt verständlich. Es macht aber noch anderes deutlich: Die Auffassung der Krankenhausärzte, daß die Krankheit eine selbständige Entität sei, wird hier vom Verlauf bestätigt; denn im Falle der chronisch-aggressiven Hepatitis und Leberzirrhose ist dies tatsächlich der Fall. Hier hat sich das Krankheitsgeschehen verselbständigt und der pathogene Prozeß, der zunächst wohl ein Versuch des Körpers war, die durch metabolische Überlastung entstandenen Parenchymzellschäden und -nekrosen bindegewebig auszuheilen, ist nun über das Ziel hinausgeschossen und entzieht sich dem therapeutischen Zugriff. Für den Krankenhausarzt steht dieser verselbständigte Krankheitsprozeß in seinem typischen Ablauf absolut im Vordergrund.

Anders der Hausarzt, der eine Entwicklung in dieser Richtung seit Jahren verfolgt hat. Er erlebt immer wieder, was der Krankenhausarzt selten zu sehen bekommt oder aus dem Auge verliert: daß chronisch fortschreitende Hepatitiden oder Leberzirrhosen unter bestimmten Voraussetzungen zum Stillstand kommen und im Stadium der kompensierten „Belastungsinsuffizienz" Jahre und Jahrzehnte verharren.

Unterschiedlicher Therapieansatz

Das Beispiel ist aber auch typisch, weil es den unterschiedlichen therapeutischen Ansatz verdeutlicht: Der Krankenhausarzt hat es mit einem Krankheitsprozeß zu tun, der sich verselbständigt hat, und muß etwas *gegen* diese fatale Autoaggression unternehmen. Der Hausarzt, der die Krankheitsentwicklung verfolgt, versucht den Menschen bei seinen Bemühungen um Rekompensation gestörter Funktionen und Funktionssysteme zu *unterstützen*.

Grundkonzept von Mensch, Krankheit und Natur

Will man den tieferen Ursachen für das Unverständnis und die scheinbare Unvereinbarkeit zwischen klassischer Medizin und patientorientierter Allgemeinmedizin auf den Grund kommen, dann muß man sie bei wichtigen Grundauffassungen suchen.

Da sich die klassische Medizin am Krankenhauspatienten orientiert, der – seiner Individualität entkleidet – mit dem abstrakten Krankheitsbild weitgehend identifiziert wird, hat sie eine entsprechende Grundauffassung vom Menschen und von der Krankheit entwickelt. Ganz anders die Hausärzte, die stets der ganzen Persönlichkeit des Patienten mit allen familiären und sozialen Bezügen gegenüberstehen und Krankheiten als Episoden in der Biographie miterleben. Sie können sich nicht wie Ärzte im Krankenhaus vom alltäglichen Leben ihrer Patienten isolieren, sondern werden gezwungen, ihr Menschenbild an der Realität zu orientieren; sie müssen einen Krankheitsbegriff verwenden, der den Vorstellungen ihrer Patienten entspricht.

Auch Sigling (1982) führt die „zunehmende Entfremdung vor allem zwischen Allgemeinmedizin und klinischer Medizin ... auf den Ausgangspunkt ärztlichen Denkens, die Summe der Grundauffassungen, der Grundbegriffe oder Grundkonzepte, die oft unbewußt unsere Meinungen und Überzeugungen grundlegend beeinflussen", zurück. Nach seiner Ansicht spielen drei Grundbegriffe eine entscheidende Rolle:[10]

1. Wie sehen wir den Menschen?
   Was ist unser Menschenbild?
2. Was verstehen wir unter Gesundheit oder besser unter nichtgesund?
   Was ist unser Krankheitsbegriff?
3. Wie laufen Wandlungsprozesse in der Natur ab und wie hängt die Natur untereinander zusammen?
   Welches ist die Naturauffassung?

Zu allen drei Fragen lassen sich folgende Unterschiede gegenüberstellen:

Menschenbild

- Das Wesen des Menschen ist durch weitergehende Analyse zu enthüllen,
  oder das Wesen des Menschen liegt im Ganzen (in der Gestalt).

Tabelle 7. Dualistisches und holistisches Menschenbild

Dualistisches Menschenbild	Holistisches Menschenbild
Körper (Res extensa) Geist (Res cogitans)	Unteilbarkeit (Individuum) Einmaligkeit (Sinn des Lebens)
Zugang mittels	Zugang mittels
Naturwissenschaften (Biochemie, Biophysik, vergleichende Biologie) Geisteswissenschaften (Psychologie, Philologie)	Anthropologie (religiöse Anthropologie, rationalbiologische und Kulturanthropologie)

- Soma und Psyche stehen in gegenseitiger Wechselwirkung, *oder* die Psyche ist Ausdruck eines höheren Organisationsgrades des Organismus.
- Selbstbewußtsein, ethisches Empfinden und die Frage nach dem Sinn des Lebens sind Qualitäten, die die Einzigartigkeit des Menschen ausmachen. Darauf ist auch der biologische Apparat ausgerichtet.
- Der Mensch ist das einzige Lebewesen, das imstande ist, seine Lebenssituation zu gestalten.

Krankheitsbegriff

Wichtige Unterschiede liegen

- im Umgang mit Krankheitserscheinungen als unerwünschten Begleiterscheinungen *oder* als sinnvollen Reaktionen;
- in der krankheitsorientierten Behandlung *gegenüber* der personenzentrierten Behandlung;
- in der nosologischen *versus* einer individuellen Behandlung;
- in aggressiver Therapie *versus* unterstützender Therapie (Chirurgie, Radiologie, Zytostatika *gegenüber* Diät, Schonung, unterstützende Heilmittel).

Tabelle 8. Ontologischer und physiologischer Krankheitsbegriff

Ontologischer Krankheitsbegriff	Physiologischer Krankheitsbegriff
Krankheit als eigene Entität abweichender Körpervorgänge auf der Grundlage von Strukturveränderungen	Krankheit als dynamische Reaktion auf geänderte Lebensumstände mit dem Ziel der Wiederherstellung des Gleichgewichts
Therapie: Bekämpfung	Therapie: Unterstützung

Naturauffassung

Aus der Naturauffassung ergeben sich wichtige Konsequenzen für die Medizin.

- Auf molekularer Ebene sind Materie und Energie möglicherweise austauschbar. Psychische Energie kann dann Veränderungen des Körpers bewirken. Körper und Geist sind zwei Erscheinungsformen des Lebens.
- Der Begriff „Status präsens" ist gegenstandslos. Krankheit ist nur zu beschreiben als ein Prozeß, nicht als ein Zustand. Physische und chemische Diagnostik sind weniger relevant.
  Bei der Erklärung von Krankheitsprozessen muß dem Begriff „Wahrscheinlichkeit" und „Zielrichtung" ein größerer Stellenwert eingeräumt werden.

Tabelle 9. Klassische und moderne Naturauffassung

Klassische Naturauffassung	Moderne Naturauffassung
Erhaltung der Materie	Materie = Energie mal Zeit
Zeit und Raum sind unabhängige Kategorien	Zeit und Raum sind gebunden
Veränderungen werden bestimmt durch kausale Gesetzmäßigkeiten	Wahrscheinlichkeit und Zielrichtung spielen ebenfalls eine Rolle

Neueinschätzung des Patienten

Wichtigster Bezugspunkt des neuen Konzepts ist der Patient. Wer ist damit gemeint? Seine ursprüngliche Bedeutung „der Leidende“ hat dieses Wort längst verloren.

Die klassische Medizin bezeichnet den Menschen als Patienten, bei dem die typischen Befunde einer Krankheit objektiv nachgewiesen werden. Für den Hausarzt ist auch der Patient, der sich subjektiv krank fühlt oder potentiell krank werden kann. Im allgemeinen Sprachgebrauch der Praxis wird auch der gesunde Klient Patient genannt.[11]

Dem neuen Konzept liegt eine grundsätzlich andere Einschätzung des Patienten zugrunde. Er ist nicht der passive Patient der Klinik, der am Ende seiner Möglichkeiten und Kräfte angelangt auf die weitgehende Stützung seiner Vitalfunktionen angewiesen ist und entsprechend maximal behandelt werden muß, sondern der Patient des Hausarztes hat in der Regel noch eigene Kraftreserven, Regulations- und Kompensationsmöglichkeiten, die eingesetzt und ausgeschöpft werden können. Oft genügt es bereits, diese Eigenregulationen zu fördern, und Reserven zu mobilisieren. Manchmal ist eine zusätzliche Hilfe von außen nötig, aber nur in wenigen Fällen braucht der Patient den ganzen Einsatz aller medizinischen Möglichkeiten. Es ist ein verfehltes Konzept, jedem Kranken sofort maximale Hilfe aufzudrängen, und entspringt der unzutreffenden Übertragung der Krankenhausdenkweise auf die Situation des Alltagslebens.

Die aktive Mitwirkung des Patienten bei seiner Gesundung ist aber auch aus anderen Gründen erforderlich: Bei vielen Gesundheitsstörungen kann nur er allein sich selbst helfen durch Änderung seines Verhaltens oder seiner Einstellung.

Auch bei unüberschaubaren Situationen ist die Mitwirkung des Patienten notwendig, da objektivierende Methoden das komplexe Ursachengefüge nicht mehr ausreichend erhellen. Nur der Patient kennt fast alle Details oder kann sie beibringen; er spürt auch schneller und genauer, was ihm hilft; deshalb sind sein Mitdenken und seine aktive Rückkoppelung für jede ärztliche Entscheidung so wichtig. Sein eigener Genesungs- und Lebenswille potenziert die Wirkung aller Hilfen von seiten des medizinischen Systems.

Es wäre ein Mißverständnis, wenn der Eindruck entstünde, daß bei der Entwicklung des patientorientierten Konzepts ökonomische Überlegungen eine Rolle gespielt hätten. Selbstverständlich haben Hausärzte stets wirtschaftlich gedacht; der Gesetzgeber hat sie sogar dazu verpflichtet.[12] Wenn sich erweisen sollte, daß mit Hilfe des neuen Konzepts sparsamer gearbeitet werden kann als mit dem bisherigen, dann ist dies ein begrüßenswerter Nebeneffekt. Das eigentliche Ziel ist jedoch eine wesentliche Verbesserung jeder ärztlichen Hilfe zum Nutzen des Patienten.

Das neue Konzept nennt sich nicht nur deshalb „patientorientiert“, weil es anstelle der Krankheit den Patienten wieder in den Mittelpunkt der Betrachtung rückt, sondern auch, weil es den Standpunkt der wissenschaftlichen Medizin umzukehren und alle Fragen der Gesunderhaltung mit den Augen des Patienten zu betrachten versucht. Denn es wird nur dann möglich sein, zu klaren Einsichten und weiterführenden Entscheidungen zu gelangen, wenn man von den ursprünglichen Bedürfnissen des Menschen ausgeht und fragt: Wie existiert der Mensch, und wie bewältigt er gesundheitliche Störungen?

Für die Allgemeinmedizin ist die Neueinschätzung der Rolle des Patienten im ärztlichen Entscheidungsprozeß von wesentlicher Bedeutung: Endlich wird nämlich deutlich, daß der so schwer faßbaren und schwierig formulierbaren hausärztlichen Denk- und Handlungsweise ein einheitliches Konzept („philosophy") zugrunde liegt, das nunmehr auch für jeden Außenstehenden erkennbar wird. Zugleich zeichnen sich die Umrisse einer Wissenschaft vom kranken Menschen ab, zu deren Entwicklung die Hausärzte ganz wesentlich beitragen können.

Die Konsequenzen für die wissenschaftliche Medizin sind in Abb. 6 skizziert. Medizinisches Wissen wird eines Tages nicht mehr wertfrei erforscht und gelehrt werden können, sondern es wird seine Gewichtung erhalten durch die von der Epidemiologie erfaßte Bedeutung für den einzelnen Menschen. Der Student wird nicht mehr mit einer kaum überschaubaren Zahl von abstrakten Krankheitsbildern konfrontiert werden, die er mühsam einpaukt, sondern er wird durch Einübung in funktionelles Denken die inneren Zusammenhänge besser begreifen. Dies befähigt

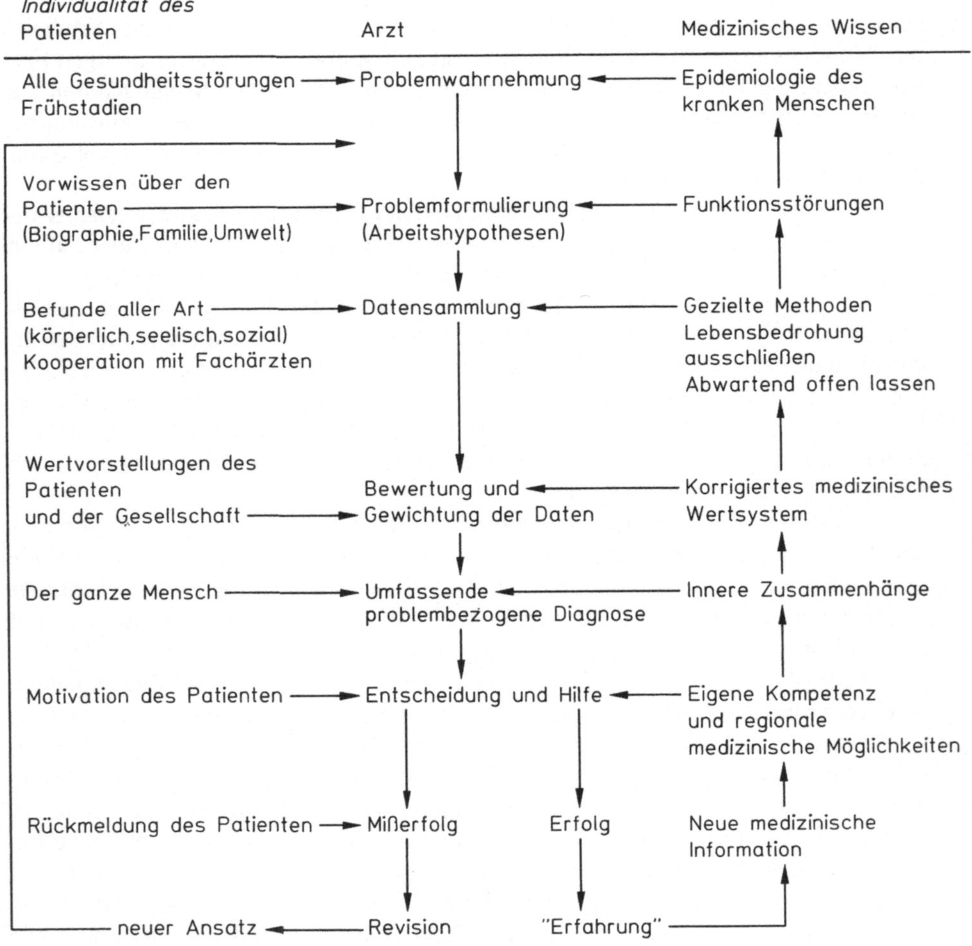

Abb. 6. Der Einfluß des patientorientierten Denkens auf die Medizin

dann den jungen Arzt, im Einzelfall die angetroffene Situation richtig einzuschätzen und die für eine patientorientierte Entscheidung erforderlichen Integrationsschritte zu vollziehen. Praxisbezogene gezielte Methoden werden mithelfen, die Kluft zwischen Theorie und Praxis zu überwinden. Die Berücksichtigung der Wertvorstellungen des Patienten und der Gesellschaft wird die Medizin vor der drohenden Isolation bewahren und jedem Arzt immer wieder seine begrenzten eigenen Kompetenzen und auch die Grenzen der regionalen Möglichkeiten bewußt machen.
Für die gesamte medizinische Versorgung hat die verstärkte Einbeziehung und Aktivierung des Patienten ganz wesentliche Konsequenzen:

- Das Konzept begründet einen individuell dosierten, gezielten und bedarfsgerechten Einsatz medizinischer Leistung.
- Die angebotenen Leistungen werden nicht nur konsumiert, sondern sinnvoll genutzt und ihre Wirkung durch Motivierung des Patienten potenziert.
- Dadurch ist eine größere Relevanz und Effektivität aller ärztlichen, sonstigen medizinischen und sozialen Maßnahmen zu erzielen.
- Die Mobilisierung spontaner Eigenregulationen und die Aktivierung sinnvoller Selbsthilfe, Familienhilfe und Laienhilfe wirkt kostensparend.
- Durch die Orientierung am objektiven Bedarf[13] der Patienten wird der Zugang zum ganzen Menschen und zur menschlichen Dimension eröffnet. Dann erst trägt die Humanmedizin ihren Namen zu Recht.

Allgemeines Umdenken

Das patientorientierte Konzept kommt nicht von ungefähr. Es wurde nicht entwikkelt, um den bedrohten Berufszweig der Hausärzte krampfhaft am Leben zu erhalten, sondern es entspricht einem gesellschaftlichen und kulturellen Umdenken, das sich im letzten Jahrzehnt immer deutlicher abzeichnet. Einerseits ist die von der professionellen Medizin ausgehende Overprotection des Menschen – von Illich als „Medikalisierung“ überspitzt kritisiert – für den einzelnen fast unbezahlbar und in ihrer autoritären Bevormundung unerträglich geworden und hat eine „passive Fixierung“ des Patienten provoziert.[14] Andererseits sind einzelne nicht mehr damit einverstanden, daß beträchtliche Anteile ihres Einkommens auch an die verteilt werden, die nicht bereit sind, einen eigenen Beitrag zur Gesunderhaltung zu leisten. Lange Zeit verpönte Begriffe wie „Selbstverantwortung“, „Eigenengagement“ und „Selbstbeteiligung“ haben an Wertschätzung gewonnen. Insofern steht das patientorientierte Konzept nicht beziehungslos im Raum, sondern korrespondiert mit einem Umdenken in allen gesellschaftlichen und kulturellen Bereichen.

Kapitel 7

Der ganze Mensch und die menschliche Dimension

Letzlich kann nur die ganze Person beobachtet und verstanden werden.

Vogler (1972)

Zusammenfassung

Der Patient erlebt seine Krankheit nicht in getrennten Bereichen – körperlich oder seelisch oder geistig –, sondern als unteilbares Ereignis, das ihn als ganzen Menschen trifft und betrifft. Die in Spezialdisziplinen gegliederte Medizin wird dieser Unteilbarkeit der Persönlichkeit bisher nicht gerecht. Der Hausarzt folgt der Denk- und Erlebnisweise seiner Patienten; sein Denken und Handeln ist in Diagnostik, Vorsorge und Therapie in ihr tägliches Leben integriert. Es ist stets auch auf den ganzen Menschen bezogen und berücksichtigt die individuelle Gesundheitsgefährdung. Die Entscheidungs- und Handlungsebene des Hausarztes ist die menschliche Dimension.

Der Hausarzt neuen Stils kann in dieser Dimension nur dann allgemeinverbindlich entscheiden und kompetent handeln, wenn er auf Grundlagenwissen über die Gesamtpersönlichkeit zurückgreifen kann. Unter Mithilfe patientorientierter Hausärzte muß eine neue Wissenschaft vom ganzen Menschen erarbeitet werden, die sich an den Existenzbedingungen des Menschen orientiert.

Der ganze Mensch ist krank

Wenn ein Patient mit Beschwerden zum Arzt kommt, dann bemüht sich dieser, den Sitz und die Ursache der Gesundheitsstörung zu erkennen. Jeder Arzt wurde während seiner Ausbildung dazu erzogen, Krankheiten im Bereich des Körpers zu suchen und sie aufgrund somatischer Befunde zu objektivieren. Er denkt vor allem in körperlichen Begriffen und begründet seine Therapie in der Regel mit einer somatischen Diagnose. Selbstverständlich berücksichtigt er dabei psychologische und soziologische Gesichtspunkte. Aufgrund seines kausalanalytischen Denkens und der üblichen Aufgliederung des Menschen in die drei Betrachtungsebenen Körper, Seele und Geist verdrängt der Arzt jedoch die Tatsache, daß stets ein ganzer Mensch, eine eigenständige Persönlichkeit vor ihm steht und ihn um Rat und Hilfe bittet.

Der Patient erlebt nämlich seine Krankheit nicht bloß körperlich, sondern als ein Ereignis, das ihn als ganzen Menschen betrifft. Der Patient kann bei Krankheit einen somatischen Aspekt von psychologischen oder soziologischen Gesichtspunkten nicht unterscheiden; für ihn gibt es nur *eine* Dimension, in der er den Verlust seiner Gesundheit erfährt, das ist die menschliche Dimension.

Schmerz, Müdigkeit, Schwäche, Depression, Angst und Existenzbedrohung sind die typisch menschlichen Erlebnisse einer Krankheit, und ein Patient erwartet von seinem Hausarzt, daß er ihm in dieser menschlichen Dimension begegnet und ihn nicht nur im körperlichen oder psychischen Bereich behandelt. Der patientorientierte Hausarzt zögert nicht, dies zu tun. Er behandelt den ganzen Menschen, indem er auf die menschliche Problematik seines Patienten eingeht und versucht, ihm bei der Lösung seiner gesundheitlichen Probleme zu helfen.

Wie gelingt es aber dem Hausarzt, der gesamten Persönlichkeit eines kranken Menschen gerecht zu werden? Viele Ärzte finden intuitiv das richtige Wort, andere werfen ihre angeborene Menschenkenntnis in die Waagschale. Wer aber diese Gaben nicht besitzt, den läßt die Medizin im Stich. Sie hat weder ein Konzept noch Handlungsanweisungen für die Behandlung des ganzen Menschen entwickelt. Durch ihre Orientierung an abstrakten Krankheitsbildern und durch ihre Aufsplitterung in Spezialfächer steht die klassische Medizin der personalen Ganzheit des Menschen ziemlich hilflos gegenüber. Sie überläßt es jedem Arzt, welches Bild er sich vom Menschen macht und welche Konsequenzen er daraus für sein Handeln und Verhalten zieht. Der heutige Arzt hat zwar die technischen Möglichkeiten, den Patienten wie einen gläsernen Menschen bis in das letzte körperliche Detail zu durchleuchten und zu durchschauen, aber der Blick für den ganzen Menschen ist ihm verloren gegangen.[1]

Mißglückte Versuche einer Ganzheitsmedizin

Immer wieder hat man nach einem brauchbaren Konzept für die Behandlung des ganzen Menschen gesucht; aber keine der bisherigen Theorien konnte den wissenschaftlichen Anspruch befriedigen. Wichtige Bestrebungen reichen bis in die 20er Jahre; damals wollte man der aufkommenden Spezialisierung eine „Ganzheitsmedizin“ entgegensetzen. Wegen ihrer vorwissenschaftlichen Denkweise und Methoden fand die Ganzheitsmedizin weder Anerkennung noch Verbreitung.[2] Bis in die Gegenwart bemüht sich zwar eine „Gesellschaft für Ganzheitsmedizin“ um diese Problematik. Die offizielle Medizin nimmt aber keine Kenntnis davon, sondern betrachtet diese Bestrebungen als Außenseitertum.[3]

Daß eigentlich *jeder* Patient bei *jeder* Krankheitsepisode als ganzer Mensch erkrankt, die Krankheit als ganzer Mensch erlebt und auch als ganzer Mensch ärztliche Hilfe benötigt, vor diesem Anspruch hat die krankheitsorientierte Organmedizin stets die Augen verschlossen. Aus ihrer Sicht gelten Patienten, bei denen anläßlich einer Krankheit Probleme der gesamten Persönlichkeit zutage treten, als „schwierig“. Weil sie nicht in die pathologisch-anatomische Diagnosennomenklatur passen, werden sie – mit einem gewissen Makel versehen – entweder als „funktionell“ oder „psychogen“ gestört abgetan oder zur Psychotherapie überwiesen.

Mehr als andere Ärzte sehen sich Hausärzte mit der Forderung konfrontiert, der personalen Ganzheit der von ihnen jahrelang behandelten Menschen gerecht zu werden und sich mit der Ganzheitsproblematik auseinanderzusetzen. Ohne wissenschaftliche Grundlagen und allgemeinverbindliches Erfahrungswissen gelingt dies natürlich in sehr unterschiedlicher Weise, überwiegend unvollkommen und unbefriedigend.

Die Medizin muß erkennen, daß die personale Ganzheit des Menschen nicht weiterhin vernachlässigt und als „quantité négligeable“ beiseite geschoben werden darf. Wenn sie ihren Anspruch aufrecht erhalten will, „Humanmedizin“ zu sein, dann muß sie einen Zugang zum ganzen Menschen suchen und diagnostische und therapeutische Methoden entwickeln, die nicht entweder in der körperlichen oder in der seelischen Dimension ansetzen, sondern die der Wesenseinheit des Menschen entsprechen.

Persönlichkeit und Existenz

Alle grundsätzlichen Überlegungen zum Problem des ganzen Menschen müssen sich an den Grundbedingungen menschlicher Existenz und an der Evolution orientieren. Wahrscheinlich wird sich der gesuchte Zugang zur Gesamtpersönlichkeit nur dadurch öffnen, daß man einerseits von den Strukturen und Funktionssystemen ausgeht, die die individuelle Existenz – und damit die Gesundheit – garantieren, und daß man andererseits die persönlichen Wertvorstellungen und Zielsetzungen zu erfassen versucht.

Es ist das Wunder des Lebens, daß sich aus der amorphen Masse der unbelebten Welt selbständige Wesen abgegrenzt haben, die sich mehr und mehr entfaltet und durch innere Strukturierung und Organisation nicht nur eine zeitliche Existenz, sondern in begrenzten Ausmaßen auch freie Entscheidung und unabhängiges Handeln erreicht haben. Es ist bemerkenswert, daß die Natur *keine* kollektiven Lösungen, sondern einzelne, unteilbare[4] Lebewesen hervorgebracht hat, die unter ganz bestimmten Bedingungen autonom und autark sind. Zwar ist der Mensch durch das Großhirn zur Integration geschichtlicher und zeitgenössischer Erfahrung befähigt; er kann von Vorfahren und früheren Generationen lernen (Tradition) und seine Existenzbedingungen durch Zusammenarbeit mit Zeitgenossen verbessern (Kultur); aber die Tatsache, daß dies mit Hilfe einzelner individueller Persönlichkeiten geleistet wurde und noch immer wird, darf nicht übersehen werden.

Nur das Einzelwesen, die individuelle Persönlichkeit ist in der Lage, sich unter Nutzung aller gebotenen Chancen in Freiheit zu entfalten, Problemlösungsstrategien zu entwickeln und damit die vielfältigen Schwierigkeiten bei der Daseinsbewältigung und Existenzsicherung zu meistern. Offenbar sind der Freiheitsdrang und die Eigendynamik menschlicher Individualität die besten Garanten gegen dominierende Zwänge der Tradition und Kultur.

Der Arzt muß also davon ausgehen, daß er es mit weitgehend autonom und autark angelegten Einzelwesen zu tun hat, deren Eigengesetzlichkeit und Selbständigkeit er nicht nur respektieren, sondern zum Ausgangspunkt seiner Denk- und Handlungsansätze machen muß.

In existentieller und gesundheitlicher Hinsicht wird die Persönlichkeit des Menschen von zwei Bereichen geprägt:[5]

Der erste Bereich umfaßt jene Strukturen und Subsysteme, mit denen jeder Mensch ausgerüstet ist und die ihn dazu befähigen, daß er als Person überlebt, sich mit der Umwelt auseinandersetzt und sich im Leben behauptet. Es geht hier also um die Grundmuster persönlicher Existenz, mit denen jeder Mensch ausgestattet sein muß, wenn er als Person nicht nur das Leben, sondern auch die Krankheit bewältigen will. „Persönlichkeit" wird hier als allgemeiner Begriff der Umwelt gegenübergestellt.

Persönlichkeit spiegelt sich aber auch in einem zweiten Bereich, in der von Mensch zu Mensch unterschiedlichen Ausgestaltung seiner Individualität. Die vererbte und durch Erziehung und Umwelt geprägte Variation seiner Persönlichkeitsmerkmale bestimmt die Besonderheit und Einmaligkeit eines jeden Menschen. Sie betrifft nicht nur Körperformen und -funktionen, sondern reicht bis hin zu Lebensgestaltung und Zielsetzung. Diese individuelle Variationsbreite bietet dem Menschen wichtige Freiheitsgrade zur Entfaltung seiner Persönlichkeit.

Beide Bereiche der Persönlichkeit, sowohl das konstante Grundmuster als auch die variable Ausprägung der Individualität, haben enge Beziehung zur Gesundheit. Eine am ganzen Menschen orientierte Medizin muß in beiden Bereichen Ansatzmöglichkeiten für therapeutische Hilfen suchen.

Das für jeden Menschen in gleicher Weise angelegte Grundmuster seines Persönlichkeitsaufbaus dient im wesentlichen der Existenzsicherung und Daseinsbewältigung. Es beinhaltet wichtige Regulationssysteme zur Gesunderhaltung und Kompensation äußerer und innerer Störungen. Die Medizin muß das Wissen darüber sammeln und vertiefen, um es jedem Arzt zu vermitteln. Er sollte mit Hilfe entsprechender diagnostischer Methoden erkennen können, wie gut die Selbsterhaltung und Krankheitsabwehr der Persönlichkeit entwickelt ist, ob sie geschwächt ist und wo sich Ansatzpunkte für ärztliche Hilfe ergeben.

Die allgemeingültigen Grundmuster menschlicher Persönlichkeit bieten dann die Voraussetzung für eine Diagnostik und Beurteilung der individuellen Variationen von Persönlichkeiten. Hierbei interessieren den Arzt v. a. die Persönlichkeitsmuster, die Beziehung zu Gesundheit und Krankheit haben.

Leider benutzt der Mensch die Freiheit seiner individuellen Möglichkeiten viel öfter zur Schädigung seiner Gesundheit, wenn nicht sogar zur Selbstzerstörung, statt sie zum Training seiner vitalen Funktionssysteme und damit zur Verbesserung seiner Gesundheit zu nutzen.

Kein Arzt darf erwarten, daß der Mensch nur für seine Gesundheit lebt. Gesundheit ist kein Selbstzweck! Sie ist aber die Voraussetzung zur Verwirklichung menschlicher Lebensziele. Und genau hier pflegen erfahrene Hausärzte anzusetzen. Sie haben wahrscheinlich in einer vorwissenschaftlichen Weise erfahren, daß sich hier nicht nur der Zugang zur ganzen Persönlichkeit öffnet, sondern daß es eine enge Beziehung zwischen Gesundheit, Krankheit und Lebensziel[6] gibt. Deshalb ist ihr eigentliches diagnostisches und therapeutisches Gebiet die menschliche Dimension.

Die menschliche Dimension

Wenn ein Famulus in der Allgemeinpraxis an der Sprechstunde oder an den Hausbesuchen teilnimmt, dann ist er oft erstaunt, daß sich der Hausarzt mit seinen Patienten auch über ganz alltägliche Dinge unterhält. So fragt er zum Beispiel nach den Schulzeugnissen des Sohnes, nach der Arbeitslosigkeit des Ehemannes, nach der Verlobung der Tochter, nach dem Ernteergebnis, nach dem Hausverkauf oder nach Urlaubsplänen. Ganz nebenbei schreibt der Hausarzt auch ein Rezept, fühlt den Puls oder mißt den Blutdruck, so daß sich der Famulus fragt, was dies denn mit Medizin zu tun habe.

Diese unbeantwortete Frage kennzeichnet das Mißverständnis zwischen Allgemeinmedizin und klinischer Medizin; hier liegt die Ursache für die bisher fehlende wissenschaftliche Bearbeitung der spezifischen Tätigkeit des Hausarztes.

Jede Disziplin hat ihre Dimension: Der Histologe arbeitet in der mikroskopischen, der Biochemiker denkt in der makromolekularen und der Genetiker forscht in der elektronenoptischen Dimension. Der Hausarzt denkt und handelt in der menschlichen Dimension des täglichen Lebens.

Klinische Befunde, Laborwerte, Röntgen- und Endoskopiebefunde sind die Parameter, die der Spezialist für seine Entscheidungen heranzieht. Der Hausarzt verwendet Begriffe aus dem menschlichen Alltag gleichrangig. Oft haben diese Informationen über die Biographie und Lebensweise des Patienten, über seine familiäre und soziale Situation und über seine individuellen Probleme für den Hausarzt die gleiche oder sogar größere Relevanz als pathologische Serumparameter; sie tragen dazu bei, daß er patientgerechte Entscheidungen fällt.

Die klassische Medizin hatte von der klassischen Physik die Strategie übernommen, Probleme ausschließlich durch analytische Erforschung in immer kleineren Dimensionen zu lösen. Nachdem sich dieses Vorgehen nur teilweise als ergiebig erwiesen hat, wird man wohl versuchen müssen, die auf diesem Wege nicht lösbaren Probleme in der Dimension zu lösen, in der sie entstehen. Während die Physik längst alle Dimensionen als gleichberechtigte Betrachtungs- und Forschungsebenen bewertet, hält die wissenschaftliche Humanmedizin die humane Dimension noch immer für einen Bereich, über den prinzipiell keine Aussagen mit wissenschaftlicher Objektivität gemacht werden können.[7]

Was heißt eigentlich menschlich?
Leider ist „menschlich" ein sehr verschwommener Begriff. Üblicherweise wird damit ein Verhalten bezeichnet, bei dem Eigenschaften wie verständnisvoll, mitfühlend, warmherzig, gütig und liebevoll eine Rolle spielen. Diese mit dem Begriff „Humanität" umschriebene Ausrichtung auf positive ethische Werte ist hier jedoch ebensowenig gemeint wie die im Begriff „human relations" angesprochene Pflege guter zwischenmenschlicher Beziehungen.

„Menschlich" hat im Zusammenhang mit dem patientorientierten Konzept sachlich beschreibende Funktion und soll den Bereich bezeichnen, in dem der Mensch lebt und handelt. Wenn hier von „menschlichen" Eigenschaften und Fähigkeiten die Rede ist, dann nicht im ethisch-wertenden Sinne, sondern es sollen deskriptiv die Strukturen und Funktionen angesprochen werden, die nur der Mensch besitzt und die beim Tier allenfalls in Vorstufen oder Ansätzen anzutreffen sind. Verkürzt definiert handelt es sich beim Begriff „menschlich" um eine fachbezogene Abgrenzung, wie sie in dem Unterschied zwischen Humanmedizin und Veterinärmedizin zum Ausdruck kommt.

Integration in das tägliche Leben

Es ist ein wesentliches Charakteristikum der Allgemeinmedizin, daß sie in das Leben der Menschen sehr weitgehend integriert ist. Ihre Glaubwürdigkeit und ihr Effekt hängen entscheidend davon ab, ganz abgesehen von den wesentlichen Impulsen, die sie selbst dadurch erhält.[8]

Räumliche Integration. Während sich die Medizin der Spezialdisziplinen im wesentlichen im Krankenhaus abspielt – Chirurgie ist ohne Klinik undenkbar – oder sich auf Zentren konzentriert, lebt und arbeitet der Hausarzt im Wohnbereich seiner Patienten und nimmt an ihrem Alltagsleben teil. Wie sollte er sonst ihre Probleme verstehen, wie könnte er sonst sinnvoll wirken?

Zeitliche Integration. Krankheitsorientierte Spezialmedizin ist auf die Zeitabschnitte von Krankheitsepisoden beschränkt und wird nur bei chronischen Krankheiten zur Dauerbehandlung. Allgemeinmedizin ist von vornherein in den Lebenslauf der Menschen integriert; denn Gesunderhaltung und Vorbeugung sind nur erfolgreich, wenn sie täglich stattfinden.

Das gleiche gilt für die diagnostischen und therapeutischen Maßnahmen des Hausarztes, auch sie sind in den zeitlichen Ablauf des Alltags integriert und so darauf abgestellt, daß jeder Mensch sein Leben weiterführen kann, wenn man von der ggf. verordneten Bettruhe und Arbeitsunfähigkeit absieht.

Diagnostik in der menschlichen Dimension

Kommunikationsebene. Allgemeinmedizin lebt von der optimalen Verständigung zwischen Patient und Hausarzt; diese kann aber nur in der Dimension stattfinden, in der sich der Patient ausdrücken und in der er Mitteilungen oder an ihn gestellte Forderungen begreifen kann. Deshalb bestimmt in der Allgemeinpraxis der Patient die Ebene der verbalen, aber auch die der averbalen Kommunikation; es ist die menschliche.

Menschliche Mittel. Der Hausarzt darf nicht auf den Einsatz komplizierter Apparaturen und Methoden angewiesen sein, sondern er bedient sich überwiegend der Instrumente menschlichen Zusammenlebens: Beobachtung, Gespräch, Besuch.

Vitalfunktionen menschlichen Lebens. Über den Gesundheitszustand des Patienten informiert sich der Hausarzt durch Fragen nach den alltäglichen Verrichtungen wie Essen, Trinken, Schlaf, Stuhlgang, Wasserlassen und nach der Leistungsfähigkeit in verschiedenen Bereichen.[9]

Patientgemäße Belastungstests. Belastungstests braucht der Hausarzt nicht mühsam zu simulieren. Er erlebt, wie der Stoffwechsel nach Diätfehlern, wie Herz und Kreislauf nach Überanstrengungen und wie die Psyche nach Aufregungen dekompensieren. Diese Belastungen des täglichen Lebens sind patientgemäß, auch wenn sie sich nicht auf Maße und Zahlen reduzieren lassen. Dafür haben sie aktuellen Bezug zum Leben des Patienten und eine einsehbare therapeutische Konsequenz für seine Lebensführung.

Zwischenmenschliche Probleme und die vom Patienten subjektiv erlebten Schwierigkeiten bei der Bewältigung des alltäglichen Lebens sind nach der Schilderung von Beschwerden und Schmerzen die häufigsten Themen des anamnestischen Gesprächs, sie beeinflussen wesentlich die Richtung der weiteren Diagnostik.

Der Mensch ist unteilbar

Das Ergebnis dieser Diagnostik in der menschlichen Dimension ist erstaunlich: Probleme aus der menschlichen Dimension sind stets eng verquickt mit körperlichen Beschwerden und Schmerzen.

Nachfolgend zwei verkürzt wiedergegebene Beispiele, wie sie der Hausarzt täglich erlebt:

Kati W., 21 Jahre, berichtet über Zittern im ganzen Körper, Nervosität, Schmerzen in der Brust, die sie als Herzstiche deutet. Diese Beschwerden seien zuerst aufgetreten, als sie mit einem neuen Mitarbeiter, der sie schikaniere und alles an sich reißen wolle, im gleichen Raum war. Jetzt habe sie diese Beschwerden schon, wenn sie nur an ihn denke. Nach der letzten Auseinandersetzung könne sie keine Stunde mehr mit ihm zusammenarbeiten ohne Zittern und Herzschmerzen.

Die Untersuchung ergibt keine objektiv faßbaren Befunde.

Die Beschwerden verschwinden erst, nachdem Kati ihren Arbeitsplatz gewechselt hat.

Birgit C., 10 Jahre, hat heftige Leibschmerzen mit Druckschmerz im Epigastrium. Die Beschwerden persistieren trotz Spasmolytika und Antacida, so daß Krankenhauseinweisung erwogen wird. Nun stellt sich heraus, daß vor 3 Tagen der geliebte Hund verstorben ist.

Über die Trauer tröstet die Mitteilung, daß sie an einer bevorstehenden Hochzeit teilnehmen darf. Danach sind alle Symptome schlagartig verschwunden.

Wie diese Beispiele zeigen, ist der Mensch in seinen Empfindungen und Lebensäußerungen unteilbar. Jede ärztliche Therapie, die nur *eine* Ebene menschlichen Seins betrachtet und sich auf die körperlichen oder seelischen oder sozialen Aspekte beschränkt, führt zwangsläufig zu einem einseitigen Therapiekonzept.

Humane Therapie

Auf den ersten Blick scheint es so, als sei die Verordnung von Medikamenten die wichtigste therapeutische Handlung des Hausarztes. Dies scheint auch die Analyse der ärztlichen Leistungen der Verdenstudie[10] zu beweisen (s. Tabelle 10).

Tabelle 10. Therapeutische Leistungen (Nach Verdenstudie 1977)

	[%]
Beratung zur Lebensführung	10,4
Medikamentverordnung	50,7
Injektion	13,0
Ärztlicher Eingriff	2,5
Physikalische Therapie	7,6
Verordnung von Arbeitsruhe	2,5
Fremdberatung	0,3
Überweisung zum Spezialisten	2,4
Einweisung ins Krankenhaus	0,5
Rehabilitation	1,0
Soziale Maßnahmen und Psychotherapie	0,5

Jeder Hausarzt besitzt eine umfangreiche Arzneimittelkenntnis und hat im Laufe der Jahre große Erfahrungen bei der individuellen Medikamentenverordnung gesammelt. Aber wie schon aus der Verdenstudie hervorgeht, betrifft ein nicht unwesentlicher Teil der therapeutischen Aktivitäten des Hausarztes andere Bereiche. Diese Therapieformen (Beratung zur Lebensführung, Verordnung von Arbeitsruhe, soziale Maßnahmen, Psychotherapie und Fremdberatung) möchte ich unter dem Sammelbegriff „humane Therapie" zusammenfassen.

Was ist damit gemeint?

Jeder Hausarzt betreibt Therapie in der menschlichen Dimension,

- indem er mit dem Patienten über seine Probleme bei der Lebensbewältigung spricht,
- ihm durch verständnisvolles Zuhören bereits Erleichterung verschafft,
- indem er mit ihm andere Lösungsmöglichkeiten erörtert, oder bei unlösbaren Konflikten den Patienten veranlaßt, das Beste aus der gegebenen Situation zu machen, oder seine Einstellung dazu zu ändern.

Daß der Patient beim Hausarzt in der Regel umfangreiche Vorkenntnisse über seine Lebenssituation und Persönlichkeit voraussetzen kann, ist dabei von entscheidender Bedeutung. Dadurch ist der Hausarzt in der Lage, nicht nur die aktuelle Einstellung und das gegenwärtige Verhalten des Patienten in psychotherapeutischer Manier zu reflektieren, sondern er kann ihm seine gesamte Lebenssituation bewußt machen und mit ihm gemeinsam nach Möglichkeiten suchen, eine Krise zu überwinden oder einen neuen Ansatz zu versuchen, d.h. im Leben einen Sinn zu finden.

Wie die oben zitierten Kasuistiken zeigten, ist es ein ganz normaler Vorgang, daß psychische Konflikte oder Verluste von körperlichen Symptomen begleitet werden.[11] Da es sich hierbei nicht um eine neurotische Fehlverarbeitung handelt, ist auch keine Individualpsychotherapie nötig. Offenbar können alltägliche Erlebnisse und Konfliktsituationen viel öfter körperliche Beschwerden verursachen oder ihnen Krankheitswert verschaffen, als bisher angenommen wurde.

Deshalb sind Gespräche mit dem Hausarzt über die Probleme des Alltags von unschätzbarem prophylaktischem und therapeutischem Nutzen, zumal sie durch die Einbeziehung der gemeinsam erlebten Biographie und die Kenntnis der familiären, beruflichen und sozialen Situation die für den Patienten wichtige existentielle Ebene und damit die notwendige Tiefe erreichen.

Entscheidend ist allerdings, daß die Problematik in der Dimension erkannt und angegangen wird, in der sie entstand. Reduktion auf *eine* Erlebnisebene, z.B. die Beschränkung der Diagnostik und Therapie auf die somatische Dimension, verhindert eine ursächliche Behandlung; sie fördert sogar die somatische Fixierung.

Genau hier liegt die wichtigste Aufgabe des Hausarztes: Er kann die Reduktion eines menschlichen Problems auf die körperliche Ebene im Ansatz verhindern, um einer somatischen Fixierung oder sogar neurotischen Fehlverarbeitung vorzubeugen. Durch seine Kenntnisse der Familie und Umwelt hat er die beste Chance, ein Problem der richtigen Dimension zuzuordnen und eine ätiologische Therapie einzuleiten.[12]

Glücklicherweise ist der Hausarzt mit seinen therapeutischen Hilfsmöglichkeiten nicht auf das Gespräch beschränkt, er kann – und darum beneiden ihn alle Pastoren, Psychotherapeuten und Sozialarbeiter – konkrete Hilfe leisten, z.B. in vitalen Notsituationen, durch schnelle Erlösung von Schmerzen und durch erste Maßnahmen bei Lebensbedrohung.

Das Erscheinen des Hausarztes in Notsituationen wirkt Wunder, und sein Beistand ist durch keine unpersönliche Institution zu ersetzen.

Der Hausarzt hat noch viele andere Möglichkeiten, dem Patienten durch humane Therapieformen zu helfen:

- bei beruflicher Überforderung durch Bescheinigung von Arbeitsunfähigkeit,
- bei Pflegebedürftigkeit durch Motivierung von Familie und Nachbarn zur Hilfe,

– bei sozialem Notstand durch Veranlassung entsprechender Maßnahmen und finanzieller Unterstützung.

Schließlich darf die wichtigste humane Therapieform des Hausarztes nicht vergessen werden: der Hausbesuch.

Es gibt wohl kaum eine andere ärztliche Leistung, die die ärztliche Hilfsbereitschaft und das Angebot menschlichen Beistandes so überzeugend demonstriert und vom Patienten so empfunden wird, wie der Hausbesuch des Hausarztes.

Es ist eine schwere Selbstverstümmelung, daß die moderne Medizin auf dieses wichtigste humane Therapeutikum zu verzichten beginnt.

Weitreichende Konsequenzen

Wenn der in allen Disziplinen der Medizin ausgebildete Hausarzt ein ganzes Berufsleben lang in der menschlichen Dimension denkt und arbeitet, dann hat das in mehrfacher Hinsicht Konsequenzen:

Begriffswelt: menschliche Probleme

Die Ausdrucks- und Sprechweise des Hausarztes paßt sich der seiner Patienten an, und er entwickelt eine eigene Begriffswelt, in der er denkt und handelt. Jeder Hausarzt benutzt eigene, selbstgeprägte Begriffe, da es ja keine gemeinsame „Schule" gibt, in der sie hätten entwickelt werden können; aber es sind in der Regel Begriffe aus der menschlichen Dimension.

Vielleicht wird mancher Leser einen Widerspruch darin sehen, daß die Allgemeinmedizin einerseits Anspruch auf Wissenschaftlichkeit erhebt, andererseits weiterhin Begriffe aus dem menschlichen Alltag verwenden will, die sich doch ganz offenbar einer wissenschaftlichen Bearbeitung entziehen, zumal sie nicht auf Maß und Zahl zu reduzieren sind.

An dieser Stelle wird deutlich, daß die Allgemeinmedizin an der Grenze zwischen Naturwissenschaft und Geisteswissenschaft anzusiedeln ist und daß dementsprechend Methoden aus beiden Bereichen nötig sind, um sie zu erforschen.

Zielsetzungen und Werte

Indem sich der Hausarzt auf die menschliche Problematik seiner Patienten einläßt – und es bleibt ihm keine andere Wahl – gelangt er unversehens über das Somatische und Psychologische hinaus in den Bereich der Zielsetzungen und Werte, der offenbar viel enger mit Gesundheit und Krankheit verflochten ist, als bisher angenommen wurde.

Individuelles Lebensschicksal und Charakter.

Vom Kindesalter an entwickelt jeder Mensch ein Lebensprogramm (Skript), das er im Laufe seines Lebens nach entsprechenden Vorbildern korrigiert und ergänzt. Der Mensch lebt nach diesem Programm, auch wenn es ihm nicht bewußt ist. Das Programm entfaltet enorme Triebkräfte und drängt auf Verwirklichung. Für die Krankheitsentstehung scheint es eine wichtige Rolle zu spielen, ob durch übergroße Frustration die Verwirklichung des Lebensprogramms vereitelt wird. Dieses Programm sieht natürlich bei jedem Menschen völlig anders aus, und nur selten ist er sich selbst bis in alle Einzelheiten darüber im klaren.

Der Hausarzt, der einen Patienten lange beobachtet, hat es da leichter: Aus dem Lebensschicksal dieses Menschen kann er oft die wesentlichen Elemente der ererbten und durch Vorbild geprägten Programmierung ablesen. Er erlebt, wie die Charakterstruktur den Verlauf des individuellen Lebensschicksals einschließlich Krankheiten mitbestimmt. Bisher fehlen dem Hausarzt die wissenschaftlichen Grundlagen, diese diagnostisch und prognostisch verwertbaren Beziehungen zwischen Charakterstruktur, Lebensschicksal und Krankheitsentstehung in seinen Entscheidungsprozeß rational begründbar einzubringen. Intuitiv tut es jedoch jeder gute Hausarzt bereits jetzt.

Integration in das Leben

Wenn man sich dazu entschließt, Gesundheit nicht als Selbstzweck, sondern nur als eine – die wichtigste – Voraussetzung für eine befriedigende inhaltliche Gestaltung des Lebens zu betrachten, dann ist besser zu verstehen, warum Menschen krank werden, deren Lebenswille durch tiefgehende Enttäuschungen gebrochen wurde. Täglich erlebt der Hausarzt Beispiele dafür, wie schwer Menschen zu helfen ist, die nicht mehr gebraucht werden und keinen Sinn mehr in ihrem Dasein sehen. Dagegen werden andere, die mitten im Leben stehen und gefordert werden, mit gesundheitlichen Störungen sehr viel besser fertig. Seit Jores seine aufsehenerregenden Feststellungen über den Pensionierungstod veröffentlicht hat, wurden den Hausärzten die Gründe bewußt, warum sie schon immer darum bemüht waren, daß alte Menschen weiterhin ins Leben integriert blieben, und zwar möglichst in das Leben, das sie bisher geführt hatten, und warum das Bewußtsein, gebraucht zu werden, die beste Prophylaxe gegen Krankheit und frühen Tod darstellt.

Deshalb waren Hausärzte stets gegen die falsch verstandene soziale Hilfe, die alte Menschen in das Ghetto eines Altersheimes verbannt.

Sinngebung

Aufgrund vielfältiger Erfahrungen fragen Hausärzte vor allen anderen therapeutischen Bemühungen danach, ob der Wille zum Leben vorhanden ist und wie er gestärkt werden kann. Jeder Mensch möchte in seinem Leben einen Sinn sehen, der über die eigene bloße Existenz hinausweist. Frankl (1979) hat sehr überzeugend nachgewiesen, warum Psychotherapie sehr viel erfolgreicher verläuft, wenn sie den Kranken über seine engen egozentrischen Gedanken und Triebe hinaus zur „Transzendenz" gelangen läßt. Wenn der Patient sich wieder für seine Umwelt interessiert, daran Anteil nimmt, am Leben teilnehmen möchte und darin einen Sinn sieht, entwickelt er meist von selbst die notwendigen Kräfte. So gesehen ist die Logotherapie (Sinntherapie)[13] Frankls nicht nur für die Psychotherapie relevant, sondern sie bietet dem Hausarzt den wesentlichen Ansatz zur humanen Therapie. Im Grunde hat der gute Hausarzt intuitiv schon immer die Prinzipien der Logotherapie angewendet.

Im Bereich der „Zielsetzung" und „Sinnfindung" kann der Hausarzt nämlich durchaus Hilfe anbieten und leisten. Frankl ist einer der wenigen, der das klar erkannt hat und in seiner „Logotherapie" Wege und Methoden aufzeigt, wie der Arzt seinen Patienten bei der Suche nach dem Sinn des Lebens und bei der Zielsetzung und Sinngebung der eigenen Existenz helfen kann. Frankl fordert „Humanisierung statt Psychologisierung der Medizin“ (1980).

Isolation oder Integration der Medizin?

Wenn sich die krankheitsorientierte Medizin zunehmend vom Alltagsleben absondert und sich in Krankenhäusern, Spezialambulanzen und „Isolierstationen“ eine Welt aufbaut, die eigenen Gesetzen gehorcht, dann droht ihr der Verlust des Bezugs zur Lebenswirklichkeit und zu den relevanten Problemen der Menschen. Je mehr sie in festen Formen erstarrt, die durch abstraktes Wissen und objektivierende Technik zementiert werden, um so mehr läuft sie Gefahr, daß sie den sich wandelnden Gesundheitsbedürfnissen der Menschen nicht mehr gerecht wird.

Noch wird die Medizin durch ihren Vorposten „Hausarzt“ mit der menschlichen Dimension verbunden. Wenn diese Brücke eines Tages ganz eingestürzt ist, was sich in einigen Ländern schon ankündigt, dann ist die sich abzeichnende Entwicklung der Medizin unaufhaltsam: Isolation in Ghettos, Erstarrung in Orthodoxie und Ritualen. Daß dies keine Schwarzmalerei ist, dafür sprechen zahlreiche Beispiele aus der Kulturgeschichte der Menschheit.

Nur wenn die Medizin mit dem Alltagsleben der Menschen auf das engste verbunden bleibt und sich mit den (krankmachenden) Problemen der Individuen identifiziert, wird sie fruchtbar bleiben. Hoffentlich erkennt sie die Chance und versucht, die Brücke zur menschlichen Dimension auszubauen, zu verbreitern und zu verstärken, solange noch eine große Zahl von Hausärzten „den Brückenkopf halten“, wenn dieses unangemessene, aber anschauliche Bild aus dem Militärwesen erlaubt ist.

Der wirkliche Gesundheitsbedarf einer Bevölkerung kann nicht an den hospitalisierten Endzuständen irreversibler Krankheiten abgelesen werden, sondern nur durch Frühwarnsysteme und Peilstationen[14] im ökologischen und sozialen Lebensraum. Je stärker die Medizin mit Hilfe ihrer Hausärzte in die erste Linie integriert ist, um so fruchtbarer wird sie bleiben; der Rückzug in die zweite Linie ist noch keiner Disziplin gut bekommen.

Wo bleibt die wissenschaftliche Humanmedizin?

Wenn man die Medizin aus dieser Perspektive kritisch betrachtet, dann ist offensichtlich, daß ihr ein eigentliches humanmedizinisches Konzept fehlt. Sie ist bisher reine „Somatomedizin“ unter Berücksichtigung psychologischer und sozialer Faktoren.

Es ist jedoch ein Anachronismus, daß der Hausarzt nur im somatischen und psychischen Bereich auf wissenschaftliche Grundlagen zurückgreifen kann, während er in der eigentlichen menschlichen Dimension noch immer auf gesunden Menschenverstand und Intuition angewiesen ist. Eine der wichtigsten Aufgaben des Faches Allgemeinmedizin ist es, darauf hinzuwirken, daß der ganze Mensch mit seiner gesamten Lebensproblematik in Familie und Umwelt zum Gegenstand medizinischer Forschung und Lehre gemacht wird.

Es genügt nicht, daß der Hausarzt weiterhin in einer vorwissenschaftlichen Weise auf die menschlichen Probleme seiner Patienten reagiert. Erst wenn die menschliche Dimension in Forschung und Lehre gegenüber den nicht weniger wichtigen somatischen und psychischen Bereichen ein entsprechendes Gewicht erhält, erst dann können wir von Humanmedizin sprechen, erst dann wird die Medizin dem berechtigten Anspruch unserer Patienten gerecht, als Ganzheit, als individuelle Persönlichkeit, als Mensch behandelt zu werden.

Kapitel 8

Eigenregulation und Selbsthilfe

Die selbstbestimmte Änderung des eigenen Verhaltens und der eigenen Lebenssituation bei optimaler Information durch den Experten wird die Heilmethode der Zukunft werden müssen.

Moeller (1981)

Zusammenfassung

Zahlreiche Gesundheitsstörungen heilen ohne ärztliche Hilfe. Vielerlei Beschwerden bessern sich ohne Behandlung, ehe sie das Stadium einer objektiv nachweisbaren Krankheit erreicht haben. Patienten kurieren ihren Infekt oft mit Hausmitteln allein aus. Nur mit einem kleinen Teil aller Gesundheitsstörungen kommen sie zum Arzt.

Die Medizin nimmt kaum Notiz von der Selbstmedikation und Selbstbehandlung der Patienten, viele Ärzte halten sie für bedenklich und gefährlich. Der Hausarzt steht auf der Grenze zwischen Selbsthilfe und professioneller Hilfe und muß den Übergang abhängig vom individuellen Bedarf steuern. Er orientiert sich auch hier am Patienten, indem er alle Möglichkeiten des Menschen zur Eigenregulation und Selbstheilung unterstützt und seine Selbstverantwortung und Selbsthilfe fördert.

Als Voraussetzung für verbindliche Handlungsanweisungen entwickelt die patientorientierte Allgemeinmedizin ein Selbsthilfekonzept für Hausärzte, damit sie dem Menschen in gesunden Tagen wissenschaftlich begründeten Rat geben können, sich selbst besser zu helfen. Darüber hinaus soll dieses Konzept den Patienten stimulieren, auch während der medizinischen Behandlung ein Maximum an Eigenaktivität zu entfalten. Das Ziel ist eine zunehmende Autonomie des Menschen in gesundheitlichen Fragen.

Mensch und Krankheit

Krankheit wird vom Menschen in der Regel als etwas Störendes empfunden. Schwäche und Fieber behindern seine Bewegungsfähigkeit und körperliche Aktivität, Beschwerden und Schmerzen nehmen seine Aufmerksamkeit voll in Anspruch, so daß alle anderen Gedanken weitgehend ausgeschaltet werden. Die Krankheit hindert den Menschen, so zu leben, wie er es gewohnt ist.

Von jeher hat deshalb der Mensch die Krankheit als etwas Fremdes, von außen Kommendes, als etwas Bedrohliches empfunden. Ein Geisteskranker galt als von der Krankheit „besessen", und mystische Vorstellungen, daß es sich hier um etwas Dämonisches handele, das ausgetrieben werden müsse, haben sich bis in die Gegenwart erhalten.[1]

Gestützt wurden diese Anschauungen durch die menschliche, allzu menschliche Grundeinstellung, daß die Ursache für gesundheitliche Störungen bei anderen, also auf jeden Fall außerhalb des Betroffenen zu suchen sei. Daran hat sich auch nach der „Säkularisierung" der Dämonen nichts geändert. Auch heute noch beschuldigt der Mensch meist äußere Ursachen für seine Krankheit; entweder sind von außen eindringende Infektionserreger, von außen wirkender Streß oder die Umweltverschmutzung daran schuld. Daß er selbst an der Krankheitsentstehung beteiligt sein könnte, gibt er nicht zu, dieser Gedanke wird beiseite geschoben.

Aus dieser Einstellung folgt die Überzeugung, daß „die anderen" für den unverschuldet Kranken zu sorgen hätten. Diese grundsätzlich zu bejahende Haltung, die christlichem Glauben entstammt und in sozialen Weltanschauungen ihre moderne Entsprechung findet, hat einen wesentlichen Nachteil: karitativer und sozialer Übereifer haben die Eigenverantwortlichkeit und Selbsthilfefähigkeit des Kranken zunehmend gelähmt und allmählich ein kaum noch begründbares Anspruchsdenken erzeugt. So wird Krankheit schließlich dazu mißbraucht, von anderen Hilfe und Zuwendung zu erzwingen.

Demgegenüber hatte die gegenteilige Einsicht, daß der Mensch für viele seiner Krankheiten mitverantwortlich sei und selbst sehr viel beitragen könne, sie zu verhüten und zu bekämpfen, niemals große Popularität. Seit Hippokrates darauf hingewiesen hat, daß Krankheit auch etwas mit der eigenen Lebensführung zu tun habe, daß sie auch durch innere Störungen entstehen und durch ungesunde Lebensweise hervorgerufen werden könnte, bekennt sich nur eine Minderheit zu dieser Ansicht.

Je mehr es jedoch dem heutigen Menschen gelingt, sich aus kollektivem Massendenken zu emanzipieren, und je stärker er sich für sein eigenes Leben selbst verantwortlich fühlt, um so weniger findet er sich mit einer schicksalhaft über ihn hereinbrechenden Krankheit fatalistisch ab, um so mehr versucht er, nicht nur in blinder Auflehnung, sondern in bewußter Nutzung der gegebenen Möglichkeiten, alles in seiner Kraft Stehende zur Krankheitsbekämpfung beizutragen.[2]

Überleben und Krankheitsbewältigung

Die Bedingungen für menschliches Leben waren auf unserem Planeten Erde zunächst sehr hart und rauh. Der Mensch konnte nur überleben, weil er im Laufe der Evolution Funktionssysteme entwickelte, die ihm ermöglichten, sein biologisches Dasein zu sichern (Existenzsicherung), innere und äußere Störungen der biologischen Funktionen in gewissem Umfang selbst zu überwinden und zu kompensieren (Eigenregulation und Selbstheilung), und wenn dies nicht gelang, mit Hilfe seiner geistigen Fähigkeiten Möglichkeiten gegenseitiger Hilfe in gesundheitlichen Notsituationen zu erproben, Bewährtes anzuwenden und schließlich ein System fachmännischer Hilfe auf wissenschaftlicher Grundlage zu entwickeln (Laienhilfe, professionelle medizinische Hilfe).

Die dem Tier eigenen Organsysteme zur Existenzsicherung, Gesunderhaltung und Heilung, die auf Instinkten und Reflexen beruhten, wurden während der Evolution zum Homo sapiens schrittweise durch rationale Steuerungsmöglichkeiten ergänzt. Zunächst wurden innerhalb kultureller Lebensgemeinschaften kollektive Lebensregeln und Riten entwickelt, die anstelle der Instinkte vikariierend eintraten. Daß diese durch kulturellen Umbruch weitgehend wieder über Bord geworfen wurden, war insofern berechtigt, als sie neuen Gegebenheiten nicht mehr gerecht wurden. Inzwischen ist der Mensch auf dem Wege, sich von kollektiver Bevormundung zu befreien und versucht, wie in allen Lebensbereichen, auch auf gesundheitlichem Gebiet Autonomie zu erlangen.

Biologische Existenzsicherung

Die Sicherung der biologischen Existenz des Menschen und seine Gesunderhaltung erfolgte zunächst durch Triebe, die im Laufe der von den Eltern gesteuerten kindlichen Entwicklung schrittweise durch familienspezifische Ernährungs- und Lebensgewohnheiten abgelöst wurden. Nur langsam setzen sich bei der individuellen Lebensführung und Ernährung rationale Einsichten auf der Grundlage wissenschaftlicher Erkenntnis durch.

Es ist aber zu beobachten, daß rationale Einsicht noch keineswegs die Verwirklichung nach sich zieht. Dem heutigen Menschen fehlen, um sein individuelles Überleben und seine Gesunderhaltung autonom auf intellektueller Basis zu steuern, sowohl die kognitiven als auch die emotionalen Voraussetzungen. Unsere Zivilisation hat offensichtlich den großen Fehler, den Menschen gegen existentielle Bedrohungen so abzuschirmen, daß er seine ständige Gefährdung nicht genügend wahrnimmt und rational nur unzureichende Sicherungsmechanismen entwickelt.

Im letzten Jahrzehnt hat sich zwar besonders in intellektuellen Schichten ein ganz ausgeprägtes Gesundheitsbewußtsein entwickelt, und viele streben eine gesündere Lebensweise an. Leider werden sie dabei jedoch in vielen Bereichen von der medizinischen Wissenschaft im Stich gelassen, die es entweder für unter ihrer Würde hält, sich damit zu befassen, oder ihre Erkenntnisse so kompliziert formuliert, daß sie gar nicht oder falsch verstanden und in ihrer Bedeutung verkannt werden.

Da die wissenschaftliche Medizin kein Konzept anbietet, fallen große Bevölkerungsgruppen den Heilslehren fanatischer Scharlatane und cleverer Heilpraktiker anheim. Angesichts der bevorstehenden Massenarbeitslosigkeit junger Ärzte besteht die Gefahr, daß diese die Zahl solcher Außenseiter erheblich vermehren werden.

Eigenregulation und Selbstheilung

In begrenztem Umfang kann sich jeder Mensch darauf verlassen, daß sein Organismus und seine Organe störungsfrei funktionieren und mit traumatischen Einwirkungen und sonstigen äußeren Noxen bis zu einem gewissen Grade selbst fertig werden. Auch systemimmanente Störungen oder Überlastungen werden in der Regel spontan kompensiert, wenn sie ein bestimmtes Maß nicht überschreiten. Diese Selbsterhaltung und Selbstheilung läuft primär unbewußt ab und bedient sich reflektorischer Mechanismen oder automatisch funktionierender Regelkreise.[3]

Folgende Beispiele sollen die Problematik verdeutlichen:

Wundheilung. Jeder Chirurg und Hausarzt weiß, daß eine Wunde von selbst heilt, wenn man optimale Bedingungen schafft, sie ruhig stellt und Sekundärinfektion und Sekretstau verhindert. Nun beobachtet jeder Arzt, daß Wunden trotz gleich guter Heilungsbedingungen verschieden schnell heilen. Offenbar sind dafür nicht nur Unterschiede der Durchblutung verantwortlich (alter und junger Mensch; Wunde am Kopf oder am Fuß), sondern es gibt noch andere, körpereigene Gründe für eine gute oder schlechte Heilungstendenz. Wie lassen sie sich feststellen, wie behandeln? Über diese körpereigenen, krankheitsunabhängigen Faktoren wissen wir zu wenig.

Banaler Virusinfekt. Bekanntlich heilt der banale Virusinfekt aufgrund der Immunkörperproduktion ohne ärztliches Zutun spontan aus. Nun werden Patienten in ganz unterschiedlichem Schweregrad von der gleichen Infektion betroffen; einige erkranken schwer, andere leicht und wieder andere nie.

Wir wissen zwar, daß die Unterschiede in der Ausstattung mit Antikörpern dafür verantwortlich sind und daß wir diese durch spezifische Impfungen stimulieren können. Warum die Immunabwehr jedoch bei einer seelischen Krise zusammenbricht und was wir außer Impfung zur allgemeinen Stärkung der Resistenz gegen Infektionskrankheiten tun können, darüber wissen wir nicht genug.

Die beiden Beispiele sollen verdeutlichen, daß der Hausarzt nach Mitteln und Wegen sucht, wie er die Abwehrkräfte und Selbstheilungsvorgänge des Menschen fördern kann. Leider fehlt es dafür in vielen Bereichen an wissenschaftlich gesicherten Fakten.

Schicksal oder Selbstverantwortung

Im Verlauf der kulturellen Evolution hat die Menschheit Sitten und Gebräuche entwickelt, die geeignet waren, Eigenregulation und Selbstheilung zu unterstützen. Diese Ansätze wurden von der auf Krankheitsbekämpfung ausgerichteten wissenschaftlichen Medizin nur mangelhaft aufgegriffen und fortentwickelt. Gerade die Infektionskrankheiten, die dem krankheitsorientierten Konzept den Beweis für die exogene Entstehung von Krankheiten lieferten, sind ein Modell dafür, wie sich der Mensch durch *Hygiene* im weitesten Sinne vor pathogenen Einwirkungen schützen kann und wie er gegen unvermeidliche äußere Erreger und Noxen *Immunität* entwickelt. Ist es nicht an der Zeit, diese beiden Prinzipien auf alle Gebiete der Gesundheitsgefährdung auszudehnen? Dadurch müßte es eigentlich gelingen, Methoden zu erarbeiten und Verhaltensweisen zu lehren, die die Abwehrkraft des einzelnen gegen Krankheiten stärken und seine Möglichkeiten zur Eigenregulation und Selbsthilfe verbessern.

Aufgrund seines Intellekts und seiner technischen Ressourcen könnte der heutige Mensch sehr viel sinnvoller an der Vorbeugung und Bewältigung von Krankheiten mitwirken. Solange er gesund ist, sieht er in der Regel keine Notwendigkeit, die für seinen individuellen Bedarf erforderlichen Strategien zur Gesunderhaltung und Krankheitsbewältigung zu entwickeln. Sobald er krank wird, versucht er, die Symptome zu verdrängen, oder er steht der Krankheit hilflos und verängstigt gegenüber. Er besitzt kein geistiges Konzept zur Bewältigung gesundheitlicher Bedrohung.

In Erinnerung daran, daß er als Kind in die mütterliche Umsorgtheit regredieren konnte, flüchtet manch einer vor der Krankheit ins Krankenhaus und verfällt nach Ablieferung der letzten Reste gesundheitlicher Verantwortung an die behandelnden Ärzte in die geforderte Passivität und Lethargie. So verständlich und nachfühlbar dies auch sein mag – in depressiven Phasen sei diese Regression jedem zugestanden – und so genehm dieser artige Patient dem ärztlichen und Pflegepersonal ist, dies kann doch nicht zum Konzept erhoben werden! Es ist doch auch sonst im Leben so, daß man zunächst erst einmal versucht, Probleme mit eigener Kraft und Intelligenz zu lösen und nur dann auf die Hilfe der Familie, Nachbarn oder der Gesellschaft zurückgreift, wenn man es allein nicht schafft.

Auch dies ist eine typische menschliche Leistung, daß ein Kranker seine Situation erkennt und sie nicht nur in Schicksalsergebenheit hinnimmt, sondern das beste daraus zu machen versucht.

Selbsthilfe und Transzendenz

Der Hausarzt macht immer wieder die Erfahrung, daß die Therapieformen erfolgreicher sind, die den Genesungswillen des Patienten stimulieren und bei denen dieser aktiv beteiligt wird. Er erlebt, daß sich Krankheit verhindern läßt, wenn der

Mensch gefordert ist. Es ist höchst selten, daß ein Mensch beim Bau des langersehnten Eigenheims erkrankt oder einen Unfall erleidet (Häussler 1966). Die Großmutter erkrankt und stirbt nicht, solange sie noch gebraucht wird.

Am besten überwindet der Mensch eine Krankheit, wenn er „sich selbst transzendierend über sich selbst hinauslangt, sich selbst vergißt im Schaffen, Erleben oder in der tapferen Einstellung auf Schuld, Leid und Tod." (Frankl 1975b).

Der Mensch besitzt sehr umfangreiche Selbstheilungs- und Selbsthilfemöglichkeiten. Es wäre sehr bedauerlich, wenn die moderne wissenschaftliche Medizin auf die Nutzung und den Einsatz dieser wichtigen therapeutischen Möglichkeiten verzichten würde. Patientorientierte Hausärzte setzen sie ganz bewußt und gezielt ein.

Die prämedizinische Phase

Wenn ein Mensch Krankheitssymptome spürt, dann geht er in der Regel nicht sofort zum Arzt, sondern wartet zunächst, ob sie spontan verschwinden. Wenn dies nicht geschieht, unternimmt er selbst etwas dagegen. Falls seine eigenen Maßnahmen keinen Erfolg haben, spricht er mit seinen Familienangehörigen, Freunden oder Nachbarn darüber und läßt sich von ihnen raten und helfen. Erst wenn dies alles keine Besserung bringt, entschließt er sich zur Arztkonsultation. Bis ein erkrankter Mensch einen Arzt in Anspruch nimmt, durchläuft er also einen Zeitabschnitt, in dem er versucht, ohne professionelle medizinische Hilfe auszukommen, es ist die sog. „prämedizinische Phase."[4]

Hausärzte (Horder und Horder 1954) und Medizinsoziologen haben nun herausgefunden, daß nur ein relativ kleiner Teil der Gesundheitsstörungen den Ärzten zur Kenntnis gelangt, nämlich weniger als 25%. Die überwiegende Mehrzahl krankhafter Episoden (rund 75%) versucht der Patient ohne fachmännische Beratung und Behandlung allein zu bewältigen.[5]

Diese alarmierende Feststellung sollte eigentlich Anlaß sein, sich mit den Aktivitäten des Kranken in der prämedizinischen Phase ausführlicher und grundsätzlicher zu befassen. Leider ist dies bisher kaum erfolgt. Lediglich einige Hausärzte und Medizinsoziologen haben aufgehorcht und sich gefragt: „Was unternimmt der Patient in dieser prämedizinischen Phase? Wie erfolgt Selbsthilfe und gegenseitige Hilfe durch Laien? Wann und warum gehen Patienten schließlich doch zum Arzt?"[6]

Fakten darüber sind für den patientorientierten Arzt von größter Bedeutung. Der Hausarzt erfährt viel über diese Periode; denn die Patienten berichten ihm als erster professioneller Instanz noch unverfälscht darüber. Manchmal erlebt der Hausarzt diese Periode sogar selbst mit, z. B. bei Familienangehörigen, die wegen der Schwere der Erkrankung eines anderen Familienmitgliedes, das von ihm besucht wird, ihre eigenen Beschwerden zurückstellen.[7]

Auf eine ausführliche Darstellung von Einzelheiten aus der mehr und mehr angewachsenen Literatur über die prämedizinische Phase muß hier verzichtet werden, sie ist im geplanten Band *Selbsthilfe und Familienhilfe* vorgesehen. Für das patientorientierte Konzept ist jedoch eine grundsätzliche Analyse dieses Zeitabschnitts von großer Bedeutung.

In dieser prämedizinischen Phase lassen sich drei Stufen der Krankheitsbewältigung beobachten:

1. Stufe: Unbewußt ablaufende *Regulations- und Kompensationsvorgänge,* mit deren Hilfe der menschliche Organismus leichtere Gesundheitsstörungen wieder normalisiert.
2. Stufe: Der Mensch nimmt Krankheitssymptome wahr und reagiert bewußt darauf; er versucht, durch eigene Kraft mit der Krankheit fertig zu werden *(Selbsthilfe).*
3. Stufe: Durch Krankheit ist der Mensch nicht mehr in der Lage, sich selbst zu helfen, sondern ist auf die Hilfe seiner Familienangehörigen, Freunde und Nachbarn angewiesen *(Familien- und Laienhilfe).*

Dann folgt als 4. Stufe die *medizinische Phase,* wenn aus den verschiedensten Gründen professionelle Hilfe durch den Arzt in Anspruch genommen wird.

Die Art und Weise, wie der Mensch Krankheit bewältigt, unterscheidet sich nicht grundsätzlich davon, wie er im Leben Probleme löst. Auch bei anderen Problemen geht er stufenweise vor: Wenn sich Probleme nicht von selbst lösen (Stufe 1), versucht er aktiv einzugreifen (Stufe 2). Wenn er nicht allein zurechtkommt, bittet er Familienangehörige, Freunde oder Nachbarn um Hilfe (Stufe 3). Erst wenn dies alles nicht zum Ziele führt, nimmt der Mensch professionelle Hilfe in Anspruch (Stufe 4).

Nicht nur unter Medizinern entwickelt sich leicht eine etwas abschätzige und hochmütige Einstellung gegenüber allen laienhaften Versuchen, Probleme im Alleingang ohne fachmännische Hilfe zu bewältigen. Abgesehen davon, daß Selbsthilfe und Laienhilfe für jeden Berufsstand eine bedrohliche Konkurrenz darstellen, findet sich der Professionelle in seiner abwertenden Einschätzung immer wieder bestätigt, wenn er schließlich doch in Anspruch genommen wird, nachdem Selbsthilfe und Laienhilfe vergeblich oder vielleicht sogar schädlich oder gefährlich waren. Daß der Laie viele Probleme ohne professionelle Hilfe erfolgreich gelöst hat, davon erfährt der Fachmann nichts, davon will er vielleicht gar nichts wissen.

Der Hausarzt befindet sich in einer Zwitterstellung. Einerseits steht er auf der Seite der Professionellen, andererseits erkennt er, daß Eigenregulation, Selbsthilfe und Laienhilfe von großer Bedeutung sind. Außerdem erscheint „das hohe Ausmaß der Selbsthilfe und der Hilfe im Familien- und Bekanntenkreis deshalb als Vorteil, weil auch ein noch so gut und breit ausgebautes Medizinsystem *nicht* in der Lage wäre, diesen Problemumfang zu bewältigen." (Breitkopf u. Grunow 1980).

Aber nicht nur aus der Erfahrung, daß die krankheitsorientierte wissenschaftliche Medizin für die Stadien der „nichtorganisierten Krankheit" (Balint 1964) kaum Behandlungsmöglichkeiten anzubieten hat, sondern v. a. aus einem anderen Grund ist der Hausarzt geneigt, die professionelle Geringschätzung gegenüber der Selbst- und Familienhilfe aufzugeben und den Patienten in der prämedizinischen Phase zu unterstützen. Er weiß, daß er die Selbsthilfe des Patienten nicht lähmen darf, denn er ist darauf angewiesen, daß der Patient bei der Wiedererlangung der Gesundheit aktiv mitwirkt. Der Hausarzt macht nicht den Fehler mancher Mediziner, die in hochmütiger Überschätzung ihrer Omnipotenz alle eigenen Bemühungen des Patienten um Genesung grundsätzlich verdammen, sondern er wird taugliche Eigenaktivitäten fördern und untaugliche Maßnahmen zu korrigieren versuchen. Er tut dies ganz selbstverständlich, denn dies entspricht seiner patientorientierten Denkweise.

Anders als der Klinikarzt, der den Kranken meist erst im dekompensierten Zustand erlebt, wenn alle körpereigenen Reserven und Selbsthilfemöglichkeiten erschöpft sind, ist es das Ziel des Hausarztes, alle noch vorhandenen Kräfte zur Krankheitsbewältigung zu mobilisieren. Aufgrund ihrer unterschiedlichen Sichtweise befürworten patientorientierte Hausärzte jedoch Eigenaktivität des Patienten. Sie finden sich nicht resignativ mit einer prämedizinischen Phase ab, sondern bemühen sich, ihren Patienten die zur Selbstbewältigung von Krankheit erforderlichen Hilfen zu vermitteln.

Leider stehen die Hausärzte mit diesen Bemühungen ziemlich allein. Weder in der Schule noch später werden den Menschen die notwendigen und systematischen Kenntnisse vermittelt, um sich und anderen sinnvoll helfen zu können, bevor sie den Arzt in Anspruch nehmen.

Außer der Regenbogenpresse, einigen karitativen Organisationen und in jüngster Zeit der Alternativbewegung kümmert sich niemand darum. Der Hausarzt hat es mit seinen Bemühungen um Aufklärung nicht leicht, denn seine Ratschläge und Empfehlungen werden bezweifelt, weil ihnen oft die wissenschaftliche Begründung fehlt; meist werden sie überhört oder hinweggeschwemmt vom Strom der Hektik und des Konsums.

Die klassische Medizin hat die Problematik der prämedizinischen Phase bisher kaum zur Kenntnis genommen. Forschungsergebnisse über Eigenregulation und Möglichkeiten der Selbst- und Familienhilfe sind dünn gesät. Der Hausarzt neuen Stils braucht sie aber dringend. Denn er erkennt hier eines der wichtigsten Grundprinzipien menschlicher Existenz. Der Mensch strebt nach Freiheit und Selbstbestimmung. Auf keinem anderen Gebiet seines Lebens wird aber der Zusammenhang so deutlich und einleuchtend wie auf dem Gebiete der Gesunderhaltung. Gesundheit macht ihn frei, jede Krankheit schränkt seine Freiheit ein. Durch selbstverantwortliche Bemühungen um Gesunderhaltung kann er entscheidend zum Gewinn an Freiheit beitragen.

Zugleich kann der Mensch auf dem Gebiet der Gesunderhaltung am besten lernen, mit seiner Autonomie umzugehen. Fast alle sinnvollen Maßnahmen, die er für seine Gesundheit durchführt, kommen ihm selbst zugute, während er die Folgen von ungesunder Lebensweise oder von Unvorsichtigkeit meist am eigenen Leib durch Schmerz oder Krankheit zu spüren bekommt.

Wenn der patientorientierte Hausarzt seine Patienten bei der Erlangung gesundheitlicher Autonomie unterstützen will, dann genügen keine gelegentlichen Hilfeleistungen und Ratschläge, die der persönlichen Erfahrung entspringen. Um in so grundsätzlichen Fragen dem Kranken eine klare Richtung weisen zu können, benötigt der Hausarzt ein verbindliches Konzept.

Das Selbsthilfekonzept

Die patientorientierte Allgemeinmedizin muß hier einsetzen und ein Konzept entwickeln, das von professionellen Interessen absieht, an den oben skizzierten Beobachtungen menschlicher Krankheitsbewältigung in der prämedizinischen Phase anknüpft und die Möglichkeiten menschlicher Entwicklung sowie die Wertvorstellungen unserer Kultur einschließt. Dieses Konzept muß – der Realität der

Selbstbehandlung entsprechend – dem Hausarzt neuen Stils Handlungsgrundlagen liefern, damit er in die Lage versetzt wird, die Selbst- und Familienhilfe der Patienten wirkungsvoll zu unterstützen, sie wenn nötig zu korrigieren und mit medizinischen Mitteln fortzusetzen. Darüber hinaus ist das Konzept für alle Menschen gedacht. Es soll die neue Einstellung verbreiten helfen, daß jeder für seine Gesunderhaltung und Heilung verantwortlich und daran aktiv zu beteiligen ist.

Das Selbsthilfekonzept der patientorientierten Allgemeinmedizin besagt:

- Jeder Mensch trägt die persönliche Verantwortung für seine eigene Gesundheit. Er muß sich die notwendigen Kenntnisse und Fähigkeiten aneignen, um Gesundheitsstörungen bei sich selbst rechtzeitig wahrzunehmen und zu entscheiden, ob ärztliche Behandlung nötig ist. Er soll lernen, auf bestimmte Störungen mit adäquatem Verhalten zu reagieren. Es ist das Ziel, daß jeder Mensch eine sehr weitgehende Autonomie in allen gesundheitlichen Fragen erwirbt.
- Jeder Mensch soll durch Lebensführung, Verhaltensweisen und aktive Maßnahmen zu seiner Gesunderhaltung und zur Krankheitsvorbeugung kontinuierlich beitragen.
- Bei leichteren Gesundheitsstörungen kann er in der Regel abwarten, ob es seinem Organismus gelingt, die Gesundheit mit eigenen Mitteln wiederherzustellen. Dafür soll er die körpereigenen Möglichkeiten zur Kompensation, Eigenregulation und Krankheitsabwehr unterstützen und ausschöpfen.
- Wenn die Eigenregulation versagt, dann muß der Mensch in der Lage sein, durch Selbsthilfemaßnahmen, Änderungen des Verhaltens, der Lebensweise und der Einstellung das gesundheitliche Gleichgewicht wieder herzustellen. Zur Vermeidung der Chronifizierung von Krankheitszuständen sind in der Regel ein erhebliches Engagement, umfangreiche eigene Anstrengungen und anhaltende Motivation erforderlich.
- Wenn die Selbsthilfe des einzelnen nicht ausreicht oder versagt, dann tritt die Hilfe der mit ihm zusammenlebenden Menschen (Familienangehörige, Freunde, Nachbarn) ein. Dies gilt nicht nur für akute Notsituationen oder leichtere Gesundheitsstörungen, sondern fortdauernd für die ganze Zeit der Hilfsbedürftigkeit, auch wenn ambulante oder stationäre professionelle Hilfe einsetzt. Von dieser Verpflichtung sollte sich keiner mit Geld freikaufen können, denn es hat sich gezeigt, daß diese persönliche Hilfe unbezahlbar ist.

Wenn die einzelnen Stufen vorprofessioneller Krankheitsbewältigung: Eigenregulation, Selbsthilfe und Familienhilfe nicht ausreichen, um die Gesundheit wiederherzustellen, wird professionelle medizinische Hilfe in Anspruch genommen. Die bisherigen Eigenaktivitäten dürfen dadurch jedoch keinesfalls vollständig ersetzt werden, sondern müssen begleitend und unterstützend weiter wirken.

Dafür ist jedoch von besonderer Bedeutung, daß die professionelle Hilfe nicht schlagartig mit maximalem Aufwand einsetzt,[8] sondern daß medizinische Maßnahmen stufenweise und nach dem individuellen Bedarf dosiert werden.

Hierbei spielt der Hausarzt eine ganz entscheidende Rolle, denn er allein überblickt sowohl die Erfordernisse der Krankheit als auch die Möglichkeiten des Individuums und der Familie zur Selbsthilfe als auch die regionalen Möglichkeiten professioneller Hilfe.

Ihm kommt eine ganz wichtige Funktion zu, den Einsatz des professionellen Systems zu steuern und zu dosieren und das Zusammenwirken zwischen Selbsthilfe, Familienhilfe und professioneller Hilfe zu optimieren.

Weiterentwicklung der Selbsthilfe

Damit sich der Mensch bei Gesundheitsstörungen oder Krankheit selbst helfen oder zu seiner Heilung sinnvoll aktiv beitragen kann, benötigt er nicht nur guten Willen, sondern Kenntnisse und Fähigkeiten. Leider fehlen vielen Menschen die erforderlichen Voraussetzungen. Sie werden bis heute nur sporadisch und unsystematisch vermittelt. So werden Grundkenntnisse über gesunde Lebensweise und Verhalten bei gesundheitlichen Störungen an Schulen kaum gelehrt. Es ist ein Paradebeispiel für die Weltfremdheit unseres Bildungssystems und seine Abkehr von der Lebenswirklichkeit, daß z. B. das Funktionieren des Automotors bis in alle Einzelheiten unterrichtet wird, während man den heranwachsenden Menschen über das Funktionieren des eigenen Körpers nicht nur mangelhaft informiert, sondern ihn auch nicht trainiert, mit sich und seiner Gesundheit richtig umzugehen. Das ist um so bedenklicher, als überkommene Verhaltensregeln auf gesundheitlichem Gebiete weitgehend vergessen worden sind. Hier und da werden zwar einige obsolete Methoden in nostalgischer Manier wieder aufgewärmt. Aber gerade dabei zeigt sich, daß viele Hausmittel der Großmütter oder Verhaltensregeln aus Großvaters Zeit heute wirklich überholt sind und den gegenwärtigen Gegebenheiten nicht gerecht werden, obwohl durchaus manches auf seinen heutigen Wert geprüft werden sollte.

Das Bedürfnis nach Hausmitteln und Volksmedizin zeigt jedoch, daß hier eine große Lücke besteht. Es ist ein unerklärliches Phänomen, daß in unserer hochentwickelten Zivilisation mit einem erheblich angestiegenen durchschnittlichen Bildungsstand das Wissen und die Fertigkeiten im Bereich der Gesundheit hoffnungslos zurückgeblieben sind.

Hier fehlen sowohl solides Grundlagenwissen als auch konkrete Kenntnisse über sinnvolle Selbst- oder Laienhilfe in Notfällen, bei Unfällen, aber auch bei den zahlreichen leichteren Gesundheitsstörungen. Die Unkenntnis über ganz selbstverständliche Fakten und Zusammenhänge ist ebenso erschreckend wie die daraus resultierende Hilflosigkeit, und zwar auch bei Menschen höherer Bildungsschichten, die dadurch besonders gefährdet sind, daß der Arzt bei ihnen einen solchen Grad an Nichtwissen und Unbeholfenheit nicht vermutet.

Die Verwirklichung des Selbsthilfekonzepts hängt also davon ab, daß das Bedürfnis der Menschen nach Aufklärung in sinnvoller Weise befriedigt wird. Die Medien hätten hier eine wichtige Aufgabe zu erfüllen, die sie z. Z. völlig falsch sehen. Statt bei den Menschen mit Sensationen aus der hochtechnisierten krankheitsorientierten Medizin Gänsehaut und tiefsitzende Ängste zu erzeugen, sollten sie sich mit Basisaufklärung befassen. Gerade das Fernsehen könnte hier vieles nachholen. Wo sonst kann Unterricht in erster Hilfe und in häuslicher Krankenpflege so anschaulich und eindringlich erteilt werden? Der Bedarf ist enorm.

Die Verbreitung von unverdaulichem Halbwissen, das nicht auf einer soliden Grundlage aufbaut, ist aber auch gefährlich; denn der Arzt glaubt dann, Wissen voraussetzen zu können, das gar nicht vorhanden ist. Viele Hausärzte haben mit unsachgemäßer Selbsthilfe so schlechte Erfahrungen gemacht, daß sie sie grundsätzlich ablehnen. Zum gegenwärtigen Zeitpunkt muß man ihnen recht geben; das darf aber nicht für die Zukunft gelten.

Es ist also dringend erforderlich, daß für die Selbsthilfe der Patienten bessere Voraussetzungen auf wissenschaftlicher Basis geschaffen werden, die den heutigen Ansprüchen genügen und vermittelbare Allgemeingültigkeit besitzen. Auf der Grundlage des oben entwickelten Selbsthilfekonzepts muß die wissenschaftliche Medizin jenes Wissen erforschen, bereitstellen und vermitteln, das der einzelne zur Selbstbewältigung von Krankheit und zur Förderung der Eigenregulationen benötigt.

Dies allein genügt jedoch nicht; denn erfahrungsgemäß kann weder die Menschheit noch der Einzelmensch aus abstrakten Fakten Konsequenzen ziehen. Die Wissenschaft muß sich schon die Mühe machen, Methoden zu entwickeln, die jeden Menschen erreichen und die es ermöglichen, sinnvolle Selbsthilfemethoden einzuüben und ihn im Krankheitsfall zu sinnvollen und selbstverständlichen Verhaltensweisen zu veranlassen.

Am wichtigsten ist aber, einen vollständigen Wandel der Grundeinstellung herbeizuführen. Es wird nicht leicht sein, die weitgehend erstickte Motivation zur Eigenaktivität und Selbsthilfe wieder neu zu beleben, nachdem sie jahrzehntelang von allen Seiten lahmgelegt wurde. Eine krankheitsorientierte Maximalmedizin hatte die Überzeugung zur Folge, man brauche nur eine Pille zu schlucken, um mit gesundheitlichen Problemen fertig zu werden. Tatsächlich ist es in den letzten Jahrzehnten auch gelungen, jahrtausendalte gesundheitliche Probleme durch Einnahme einer Pille zu lösen, z. B. die Kontrazeption, den Altersdiabetes, die Gicht, die Malaria usw.

Die Medizin muß jetzt selbst daran interessiert sein, daß der Aberglaube an ihre Omnipotenz wieder abgebaut wird und der Überschätzung eine heilsame, aber realistische Einschätzung und ein Rückverweis auf die notwendige Eigenaktivität folgt.

Zu dieser Änderung muß auch die Sozialpolitik beitragen, indem sie die Kompensation gesundheitlicher Schäden in den Vordergrund stellt und Eigenaktivität belohnt.[9]

Das Gebiet der Gesundheit bietet – im Vergleich zur Begrenzung menschlicher Entfaltungsmöglichkeiten in anderen Bereichen – die Chance zur Selbstbestimmung. Dies wird die meisten Menschen für das Selbsthilfekonzept gewinnen können.

Der Hausarzt als Katalysator der Selbsthilfe

Auch wenn es gelingt, den Menschen die notwendigen Kenntnisse, das Wissen, die Methoden und Verhaltensweisen zu vermitteln, damit sie in gesundheitlichen Fragen zu sinnvoller Selbsthilfe gelangen, so ist es doch erforderlich, daß für alle Zweifelsfälle und offenen Fragen ein individueller und familiärer Berater zur Verfügung steht. Da der Hausarzt die Funktion des Beraters in gesunden Tagen schon immer erfüllt hat, sollte er sie auch im Rahmen des patientorientierten Konzepts der Allgemeinmedizin voll übernehmen, allerdings jetzt zunehmend auf wissenschaftlicher

Grundlage. Da er den Patienten in der Regel schon kennt und dieser Vertrauen zu ihm hat, besteht die Aussicht, daß er auch zu Rate gezogen wird. Im Gegensatz zu den vielen in den letzten Jahrzehnten gegründeten Beratungsstellen für bestimmte Notsituationen (Suchtberatung, Ehe- und Familienberatung usw.) hat der Hausarzt eine kontinuierliche Begleitfunktion, die sich nicht an einer ausgegrenzten Problemstellung orientiert, sondern an der Individualität des Patienten im Hinblick auf seine Lebensbewältigung und Gesunderhaltung.

Wer käme aus dem Medizinsystem sonst in Frage? Alle anderen ärztlichen Berufsgruppen sind mit medizinischen Teilproblemen befaßt. Der Hausarzt dagegen hat einerseits die Übersicht über das breite Spektrum aller Krankheiten, andererseits kennt er seine Dauerpatienten relativ lange. Schon jetzt sagt er vielen Patienten: „Zum Auskurieren dieses Infekts (oder Traumas) brauchen Sie nur einige Tage Schonung; ärztliche oder andere medizinische Hilfe ist nicht nötig."

Der Hausarzt ist also der einzige Arzt, der den Patienten in der prämedizinischen Phase begleitet und berät oder der dafür sorgen kann, daß diese Phase nach Inanspruchnahme medizinischer Hilfe bald wieder erreicht wird. Das Entscheidende dabei ist, daß er durch seine Kenntnis des Patienten und der Familie als einziger objektiv einschätzen kann, ob und in welchem Umfang Bedarf an medizinischer Hilfe vorhanden ist und wieviel persönliche Eigenaktivität und Selbsthilfe noch möglich und erwünscht sind. Hier bestehen nämlich erhebliche individuelle Unterschiede. Der in den letzten Jahren mißverstandene Gleichheitsgrundsatz, daß jeder auf die gleiche Gesundheitsleistung Anspruch habe, hat u. a. zu der unnötigen Verteuerung des Gesundheitswesens geführt. Gute Hausärzte haben immer gewußt, daß sie ihren Patienten nicht damit helfen, indem sie jedem das gleiche und jedem so viel wie möglich verschreiben, sondern daß sie ihm nur dann nutzen, wenn sie von ihm so viel Eigenleistung wie möglich verlangen.

Motivierung zu gesundheitsbewußtem Verhalten

Bekanntlich wird ein Brunnen erst dann zugedeckt, wenn jemand hineingefallen ist. Dies trifft für gesundheitliche Probleme in verstärktem Maße zu; der Mensch beginnt erst dann, sich um seinen Gesundheitszustand zu sorgen, wenn er die ersten Beschwerden hat. Vorher wird die Anwesenheit von Gesundheit nicht wahrgenommen. Der Wert der Gesundheit wird – ebenso wie der der Freiheit – in der Regel erst dann erkannt, wenn sie teilweise oder sogar ganz und manchmal auch unwiederbringlich verloren gegangen ist.

Eigentlich ist es normal, wenn sich Menschen nicht wie Hypochonder ständig um ihre Gesundheit kümmern, sondern sie lediglich als Voraussetzung zur Erfüllung ihrer Lebensziele betrachten. Daß Gesundheit kein Selbstzweck ist und keinen Eigenwert verkörpert, sollte uns Ärzten immer bewußt sein. Andererseits ist Gesundheit – ebenso wie Freiheit – nicht selbstverständlich; und wer nicht regelmäßig zu ihrer Erhaltung beiträgt, den trifft Mitschuld an ihrem Verlust.

Viele allgemein gehaltene Appelle an ein besseres Gesundheitsbewußtsein und für eine gesündere Lebensweise verhallen ungehört. Der Mensch wird erst aus aktuellem Anlaß hellhörig. Erst wenn er selbst erkrankt und die dann auftretenden Beschwerden und Einschränkungen seiner Lebensführung an sich selbst erlebt, ist er bereit, auch prophylaktisch etwas zur Krankheitsverhütung zu tun.

Der Hausarzt hat am häufigsten Gelegenheit, den Patienten anläßlich einer banalen Gesundheitsstörung darüber aufzuklären, daß und was er zur Erhaltung seiner Gesundheit tun müsse.

Konkreten Anlaß dazu gibt entweder die Art der Gesundheitsstörung selbst; denn der Patient ist durchaus daran interessiert, nicht nur über die Strategien zur Beseitigung der gegenwärtigen Störung, sondern auch darüber informiert zu werden, wie er einen Rückfall verhüten kann. Oder aber der Arzt nimmt die gegenwärtige Störung zum Anlaß, den Gesamtzustand zu überprüfen und aufgrund von Nebenbefunden auf erforderliche Präventivmaßnahmen hinzuweisen.

Mehr als jeder andere Arzt ist der Hausarzt prädestiniert und in der Lage, die Motivation des Patienten zu sinnvoller Prävention und Selbsthilfe zu stärken:

- Er sieht ihn am häufigsten.
- Er kennt seine Gesundheitsgefährdung am besten.
- Er kennt seinen Umgang mit der Gesundheit und seinen unterentwickelten oder übersteigerten Selbsterhaltungstrieb.
- Er weiß, wie man ihn am besten motivieren kann.

Die rationale Information über allgemeine Zusammenhänge und ihre individuellen Belange ist meist nicht ausreichend. Drohungen oder Angstmachen durch den Arzt haben sich noch nie bewährt, sondern stets als Bumerang erwiesen, weil die vom Arzt gesetzte Angst von ihm nie wieder beseitigt werden kann.[10]

Da also rationale Argumente in der Regel nicht ausreichen, muß der Hausarzt nach anderen Wegen suchen, den Patienten zur Verhaltensänderung zu motivieren. Manchmal gelingt es, über die signalisierte Empathie oder demonstrativ verstärktes Engagement ärztlicherseits zu erreichen, daß der Patient die meist in den Wind geschlagenen Empfehlungen befolgt. Viele andere müssen erst durch Schaden klug werden; sie ändern ihr Fehlverhalten erst dann dauerhaft, wenn Beschwerden und Schmerzen sie kontinuierlich daran erinnern.

Es gibt aber doch noch einen anderen Weg, Menschen zu einem eigenen Beitrag zur Gesunderhaltung oder zu bleibender Verhaltensänderung zu motivieren, und zwar durch positive oder negative Beispiele. So sind die meisten Konsultationen wegen allgemeiner oder spezieller Krankheitsfurcht durch Krankheitsfälle in der Familie oder Bekanntschaft ausgelöst. Glücklicherweise kann der Haus- und Familienarzt durch seine Kenntnis dieser Beispielpatienten am besten aufklärend wirken und Mißverständnisse und unberechtigte Ängste ausräumen. Er kann gleichzeitig versuchen, die bei dieser Gelegenheit zum Ausdruck kommende Motivation zu nutzen, um sie in die für diesen Patienten richtigen Bahnen zu lenken. Bedauerlich ist bloß, daß seine Möglichkeiten zu sachlicher Aufklärung rein zeitlich gesehen viel geringer sind als die angstmachenden Einflüsse durch entstellte und mißverstandene Informationen der Mitmenschen und Massenmedien. Allerdings bekommen die Aussagen des Hausarztes viel größeres Gewicht, wenn er sie durch Untersuchungen untermauern kann. Anregungen des Hausarztes zur primären Prävention und Selbsthilfe werden deshalb vom Patienten eher akzeptiert und befolgt, weil sie nicht allgemein gehalten sind, sondern für ihn sehr genau zutreffen. Im Hinblick auf die Motivierung des Patienten verschafft die Kenntnis seiner Individualität jedem Arzt, ganz besonders dem Hausarzt, erhebliche Vorteile.

Kapitel 9

Die Individualität des Patienten

Eaque, quae appellatur aequabilitas, iniquissima est.[1]
Cicero

Zusammenfassung
Erfahrungsgemäß unterliegen Ärzte, die ausschließlich mit der Diagnostik von Krankheitsbildern befaßt sind, durch das damit verbundene abstrahierende Denken der Gefahr schematischen Handelns. Um dies zu vermeiden, muß die Individualität des Patienten sehr weitgehend berücksichtigt werden. Je besser der Arzt einen Patienten kennt, um so besser kann er ihm helfen. Es genügt nicht, die Beschwerden zu analysieren und eine Krankheitsdiagnose zu stellen, sondern zahlreiche krankheitsunabhängige individuelle Besonderheiten der Patientenpersönlichkeit und seiner speziellen Situation müssen in die ärztlichen Entscheidungen eingehen. Dies geschieht bisher ausschließlich intuitiv und ist deshalb kaum lehrbar.

Damit der ärztliche Entscheidungsprozeß vollständig durchschaubar und nachvollziehbar wird, muß die Medizin in den nächsten Jahrzehnten Methoden zur systematischen Erfassung aller krankheitsrelevanten Informationen über die Individualität des Kranken erarbeiten.

Die bisherige Krankheitsdiagnostik muß also ergänzt werden durch eine Diagnostik der individuellen Patientenpersönlichkeit. Sie erlangt besondere Bedeutung im Rahmen des Selbsthilfekonzepts und in der menschlichen Dimension.

Was ist das für ein Mensch?

Wenn ein neuer Patient das Sprechzimmer betritt, dann interessiert den Arzt zunächst die Krankheit. Aber schon die zweite Frage lautet: „Was ist das für ein Mensch?“

Insbesondere der Hausarzt möchte nicht nur die aktuelle Gesundheitsstörung aufklären, sondern auch erfahren, wie dieser Patient mit Krankheiten umgeht, wie er sie bewältigt und überwindet. Er möchte wissen, welche Bedeutung die gegenwärtige Erkrankung für diesen Patienten hat, ob sie ihn ängstigt, inwieweit sie seine Pläne durchkreuzt und warum er damit ausgerechnet zu ihm gekommen ist.

Unabhängig von diesen auf die Krankheit bezogenen Fragen möchte der Hausarzt Einzelheiten über das Leben dieses neuen Patienten wissen, über seine Familie, seine Wohnung, seinen Beruf, aber auch über seinen Charakter und seine Fähigkeit, Probleme zu lösen.

Warum interessiert den Hausarzt das Privatleben seines Patienten? Es genügt doch, wenn er seine Krankheit behandelt. Warum mit Fragen nach den Lebensumständen Zeit verschwenden? Das ist entweder Nostalgie oder die neue psychologische „Masche“, so werden manche der jüngeren rein krankheitsorientiert ausgebildeten Kollegen urteilen. Daß der Hausarzt die Individualität jedes seiner Patienten *aus sachlichen Gründen* kennenlernen möchte, werden sie erst mit zunehmender Erfahrung begreifen.

Bei jeder Konsultation tritt dem Arzt ein anderer Mensch gegenüber. „Ein Krankheitszustand läßt die Individualität eines Menschen besonders deutlich hervortreten" (Hamm 1978). Dem Arzt bleibt nicht erspart, sich mit den individuellen Besonderheiten jedes einzelnen auseinanderzusetzen.

Jeder Arzt tut dies auf eine andere Weise: Der jüngere Kollege hält sich an die erlernten Krankheitsbilder und sucht nach den objektiven, beweisenden Symptomen, indem er von allen individuellen Abweichungen abstrahiert. Er verdrängt dabei mehr oder weniger alles, was nicht in das erlernte Raster paßt. Das führt oft zu schematisch getroffenen Entscheidungen, die den wirklichen Bedürfnissen der Patienten nicht immer entsprechen.[2]

Erst aufgrund von Fehlschlägen und Mißerfolgen bemerkt der Kollege, daß er bessere Erfolge hat, wenn er auf die individuellen Besonderheiten seiner Patienten eingeht und sie bei seinen Empfehlungen berücksichtigt. Für den erfahrenen Hausarzt ist dies ganz selbstverständlich; er handelt täglich danach, ohne darüber nachzudenken.

Daß der Hausarzt bei langjährig bekannten Patienten viel sicherer entscheidet und daß seine Ratschläge durch die Kenntnis vieler persönlicher Details größere Erfolgsaussichten und Relevanz besitzen, wird ihm selbst nur dadurch bewußt, daß er sich bei neuen Patienten längst nicht so sicher fühlt. Er versucht natürlich, diese Unsicherheit bei der Einschätzung der Individualität eines neuen Patienten durch umfangreichere Befragungen und Untersuchungen zu kompensieren. Es gibt aber wichtige Informationen über individuelle Verhaltensmuster und Reaktionsweisen, die sich auf diesem Wege nicht gewinnen lassen; dazu ist langfristige Begleitung und Beobachtung erforderlich.

Der Hausarzt käme wahrscheinlich noch schneller, leichter und sicherer zu relevanten und erfolgreichen Entscheidungen, wenn er im Rahmen seiner Aus- und Weiterbildung gelernt hätte, die Individualität seiner Patienten systematisch und gezielt zu erfassen und bei seinen Entscheidungen zu berücksichtigen. Die gegenwärtige Praxis, dies dem Zufall oder der angeborenen Begabung und Menschenkenntnis zu überlassen, hat zu dem oft kritisierten Ergebnis geführt, daß jeder Hausarzt die individuellen Probleme seiner Patienten auf seine Weise zu lösen versucht, ohne sein Handeln begründen zu können. Dadurch erscheint hausärztliches Handeln bis heute als willkürlich und undurchschaubar, und ist damit nicht lehrbar.

Gefahren des krankheitsorientierten Schematismus

Langjährige Unterrichtserfahrung mit Studenten der letzten klinischen Semester und mit Weiterbildungsassistenten haben dem Verfasser gezeigt, daß die einseitige Vermittlung von Krankheitswissen zu Fehlentscheidungen verführt. Da die Individualität des Patienten bisher keine wissenschaftlich zu berücksichtigende Größe darstellt, sind Studenten und junge Ärzte immer wieder geneigt, das erlernte abstrakte Wissen schematisch anzuwenden. Die Gefahr des Schematismus wird verstärkt, weil es an den Universitäten üblich ist, möglichst typische Krankheitsbilder – sog. Lehrbuchfälle – zu demonstrieren. Schematisches Handeln wird auch dadurch gefördert, daß sich jeder Student zahlreiche Handlungsanweisungen und Regeln zur Diagnostik und Therapie seltener Krankheiten systematisch einpauken muß, wenn er sie im Gedächtnis behalten will.

Allzu leicht wird dann dieses schematisch erlernte Wissen und Denken auf die therapeutische Praxis übertragen in der Annahme, daß man den wissenschaftlichen Erkenntnissen und Forderungen damit am besten entspreche. In der Praxis ist aber die schematische Anwendung von Regeln und Handlungsanweisungen sehr bedenklich. Schematisches Handeln hat im harmlosesten Fall die Konsequenz der Wirkungslosigkeit. In der Diagnostik führt Schematismus zu Fehldiagnosen, in der Therapie zu Nebenwirkungen und sogar zu Intoxikationen. Ist dies zu verantworten?

Zahlreiche wertvolle Therapieformen sind durch schematische Anwendung in Mißkredit geraten. Als Folge der Nebenwirkungen und Zwischenfälle, die durch Schematismus verursacht waren, wurden sie dann aus dem ärztlichen Handlungsrepertoire und aus den Lehrbüchern gestrichen.

Folgende Beispiele aus der Kardiologie beweisen, wie schnell bewährte Therapieformen in Mißkredit geraten, weil sie nicht individuell dosiert, sondern schematisch eingesetzt wurden.

Früher war es selbstverständlich, daß bei der Digitalistherapie die individuelle Erhaltungsdosis für jeden Patienten ausgetestet wurde, indem die für die Senkung der Pulsfrequenz auf 60 benötigte Sättigungsdosis ermittelt wurde. Seit man gereinigtes Digoxin in einer Standarddosierung von „2mal eine" verwendet, ist die Zahl der Digitalisintoxikationen von früher durchschnittlich 5% auf 20% erschreckend angestiegen (Kümmell 1980).

Auch das Dauerlauftraining als ausgezeichnete Methode zur Prophylaxe und Rezidivprophylaxe des Herzinfarkts unterliegt der Gefahr schematischer Anwendung, allerdings aus anderen Gründen. Um die Patienten besser zu motivieren, wird Dauerlauf in Gruppen organisiert. Selbst wenn diese Gruppen nach getesteten Leistungsstufen zusammengestellt werden, so ist es aufgrund der somatischen und psychischen Besonderheiten unwahrscheinlich, daß Menschen in einer Gruppe zusammentreffen, die sich in Bezug auf Lauftempo, Laufstil, Durchhaltevermögen und optimaler Trainingsanforderung auch nur annähernd ähneln.

Beim Gruppenlauf wird es immer einige geben, die mithalten wollen und die dabei, wenn nicht gleich Zwischenfälle, so doch hypoxämische Herzmuskelschäden erleiden. Auch Einzelläufer sind gefährdet, wenn man ihnen schematische Anweisungen gibt; denn es sind ja gerade die rigiden Typen (die an sich schon durch ihre Rigidität infarktgefährdet sind), die ärztliche Empfehlungen besonders exakt ausführen und Vorzeichen der Überlastung kaum wahrhaben oder verdrängen.

Die Liste der Schäden oder Nebenwirkungen, die durch schematischen Einsatz wertvoller Therapien hervorgerufen werden, ließe sich beliebig verlängern. Die wissenschaftliche Medizin darf sich deshalb nicht weiterhin der Verantwortung entziehen mit dem Hinweis, Individualtherapie könne nicht gelehrt werden, sondern sei eine Frage der persönlichen Berufserfahrung, die jeder Arzt selbst im Laufe von Jahren machen müsse. Es ist an der Zeit, daß die wissenschaftlichen Grundlagen der Individualtherapie erarbeitet werden, damit sie gelehrt werden können.

Vor Schematismus in der Krankenbehandlung kann nicht genug gewarnt werden. Schematische Anwendung von theoretisch erlernten Handlungsanweisungen ist schon in Notsituationen kaum zu rechtfertigen.[3] Bei allen anderen ärztlichen Handlungen muß Schematismus unbedingt vermieden werden; denn er bringt den Arzt um die verdienten Früchte seiner Bemühungen, nicht zu reden von den Risiken für den Patienten.

Es darf aber nicht nur negativ dargestellt werden, warum Individualisieren unumgänglich notwendig ist, sondern es soll nachfolgend auch positiv begründet werden.

Patientorientierung berühmter Kliniker

Die Gefahren schematischen Handelns waren den Klinikern der 40er und 50er Jahre wahrscheinlich deutlicher bewußt als der jetzigen Generation. Der Verfasser erinnert sich noch sehr genau an die wiederholten Hinweise seiner klinischen Lehrer während des Studiums und seiner Chefärzte während der Weiterbildung am Krankenhaus. Sie ermahnten immer wieder, die Anamnese ausführlich genug zu erheben, ggf. Angehörige zu befragen und alle früheren Krankenblätter so vollständig wie möglich herbeizuschaffen, damit keine Besonderheit unberücksichtigt blieb. Und sie beschränkten sich nicht auf Ermahnungen, wenn aus mangelhafter Patientenkenntnis eine Fehlentscheidung getroffen worden war.

Damals war es üblich, daß Hausärzte ihre Patienten im Krankenhaus besuchten und daß sich die sonst sehr beschäftigten Chefärzte dann stets rufen und über gemeinsame Patienten berichten ließen. Als Stationsarzt wurde man nicht immer zu diesen Gesprächen beigezogen, und man war dann ziemlich überrascht, wenn der Chefarzt aufgrund der vom Hausarzt übermittelten Informationen über den betreffenden Patienten sehr viel mehr wußte und neue Entscheidungen traf oder sogar eingeleitete Therapieformen änderte.

In der Fähigkeit, die Individualität des Patienten sehr weitgehend zu berücksichtigen, lag wohl auch die Größe jener von uns damals so bewunderten und verehrten klinischen Lehrer, die – im Gegensatz zu heute – stets mit Respekt von der Patientenpersönlichkeit und auch von ihren Eigenheiten gesprochen haben. Ganz unmerklich haben sie in der damaligen Studentengeneration eine selbstverständliche Achtung vor dem kranken Menschen geweckt, die zu Toleranz gegenüber seinen individuellen Besonderheiten und zur Respektierung seiner Persönlichkeit erzog.

Diese Kliniker vermittelten gleichzeitig ihre Achtung vor den damaligen praktischen Ärzten. Ihre Wertschätzung bezog sich sicherlich nicht so sehr auf das wissenschaftliche Niveau, das auch damals nachhinkte, als vielmehr auf die seinerzeit unausgesprochen sehr hoch im Kurs stehende umfassende Information der Hausärzte über die Individualität ihrer Patienten.

Der Therapieautomat

Als Beleg für diese historischen Reminiszenzen soll ein berühmter Internist der 40er Jahre zu Wort kommen, von dem auch der Verfasser ausgebildet wurde: Katsch (1958) hat schon damals die einseitige Beschränkung des klinischen Unterrichts auf Krankheitsdiagnostik mit dem scharfen Wort „Therapieautomat" gegeißelt. Er schreibt in seinem Buch *Der therapeutische Imperativ des Arztes:*

> ... wenn der Kranke, dem das Brustwasser abgenommen wurde, sich eine falsche Atmung angewöhnt (was natürlich zuerst erkannt werden muß), die zunächst durch einen kleinen Schmerz ausgelöst ist, im Grunde aber mit einer Lebensangst zusammenhängt, mit inneren Konflikten, denen er nicht von selbst gewachsen ist, die er, der Schwierigkeit unbewußt ausweichend und seine Krankheit als Mittel zum Ausweichen unbewußt benutzend, sich selbst nicht klar vorstellt. Dann kommt man mit dem Therapieautomaten nicht aus, bei dem nach Einwurf eines diagnostischen Groschens die Therapie von selbst herausfällt.

Katsch betont, daß der Arzt niemals schematisch handeln darf.

Er hat mit lebendigen Organismen zu tun, die einander nicht gleich sind, deren Reaktion sowohl gegen einen schädigenden Angriff wie auf eine ärztlich angebotene Hilfe, eine Arznei, nicht gleichmäßig ist. Es bestehen quantitative Unterschiede im Reagieren, oft sogar qualitative. Im Verhältnis zu dem aus Durchschnittserfahrungen gekannten und gelehrten Reaktionstypus kann ein Organismus sich reaktiv anders verhalten, kann, wie man sagt, allergisch oder pathergisch sein, oft ohne daß man ihm das ansieht. Ja, es kann ein Mensch oder eines seiner Organe auf eine Arznei morgen anders reagieren als gestern, weil die Organismen nicht nur anlagemäßig verschieden und Individualitäten sind, sondern weil Erlebtes und Erlittenes ihre Bereitschaften ändern.

Ein jeder Mensch hat seine Gesundheitsgeschichte oder Krankheitsgeschichte, die an ihm geformt hat, deren Wirklichkeit nicht weggedacht werden kann und deren formende Kräfte nicht immer aus auffälligen Krankheitserlebnissen abzulesen sind. So gehört gerade für die Wegwahl in der Therapie und für ihre elastische, von Tag zu Tag und von Schritt zu Schritt durch kritische Beobachtung gelenkte Steuerung ein intuitives Erfassen.

Die Notwendigkeit der Individualtherapie kann nicht besser begründet werden als durch diese Beschreibung. Doch die Zeit der Intuition sollte auf diesem Gebiet vorbei sein.

Katsch war Diabetologe; vielleicht daher seine Einsicht, denn die Therapie bei Diabetes ist ein Musterbeispiel für Individualtherapie, bei der jeder Patient ganz individuell eingestellt werden muß. Dabei werden berücksichtigt: das Körpergewicht (Ist und Soll), die Größe und die daraus errechenbare Körperoberfläche, die täglich geforderte körperliche Leistung, der Stoffwechsel und die Ernährungsgewohnheiten. Bei diesen die Individualtherapie mitbestimmenden Faktoren handelt es sich um Charakteristika des Patienten, die bereits vor Beginn der Krankheit bestanden, also um „krankheitsunabhängige“ Daten.

Bei der optimalen Einstellung eines Diabetikers müssen nicht nur alle relevanten Persönlichkeitsmerkmale, sondern auch die Ernährungsgewohnheiten der Familie, die beruflichen Belastungen und sonstige Lebensgewohnheiten berücksichtigt werden. Dies verdeutlicht noch einmal den engen Zusammenhang zwischen Individualität, Familie und Umwelt.

Am Beispiel des Diabetes wird klar,
- daß jede schematische Therapie nicht nur unwirksam, sondern gefährlich wäre,
- daß eine genaue Kenntnis der Individualität des Patienten und die Berücksichtigung individueller, familiärer und sonstiger Lebensumstände die Voraussetzung für eine wirksame Therapie sind,
- daß Individualtherapie zu erlernen nicht jedem selbst überlassen bleiben kann, sondern daß es auch hierfür wissenschaftliche Grundlagen gibt, die erforscht und gelehrt werden können.

Berücksichtigung der individuellen Ausgangssituation

An einigen Beispielen aus der Pathophysiologie soll demonstriert werden, wie notwendig es ist, vor Beginn jeder Therapie nicht nur die Individualität des Patienten insgesamt, sondern die jeweilige individuelle Ausgangslage zu berücksichtigen.

Das klassische krankheitsorientierte Denken geht von der Vorstellung aus, daß eine Krankheit dann vorliegt, wenn bestimmte Parameter bestimmte Abweichungen vom Normalwert anzeigen, und es wird das Vorliegen eines behandlungsbedürftigen Krankheitszustandes bezweifelt, wenn Normalwerte festgestellt werden. Es gibt jedoch viele Beispiele für normale Serumparameter bei eindeutigem Krankheitsbefund: z. B. normale Serumharnsäure bei eindeutiger Gicht, normaler Serumkaliumwert bei Kaliummangel im Gewebe oder Eisenmangel bei normalem Hämoglobinwert.[4]

Bei der Bewertung dieser Parameter wird oft vergessen, daß Normalwerte bereits das Ergebnis eines Regulationsvorganges sein können. Meist handelt es sich dabei um Gleichgewichtszustände, deren Konstanz für die Aufrechterhaltung des Lebens bzw. bestimmter Teilfunktionen erforderlich sind.

Auch wenn der Arzt einen Normalwert registriert, besagt dies noch nicht, daß sich das getestete Funktionssystem im Gleichgewicht befindet. Nicht selten sind aufwendige Kompensationsvorgänge abgelaufen oder noch im Gange, um diesen Parameter in der Normallage zu halten. In Wirklichkeit besteht also kein Normalzustand, sondern ein mühsam aufrechterhaltenes Gleichgewicht. Wenn nun der Arzt durch eine unbedachte therapeutische Maßnahme in dieses labile Gleichgewicht eingreift, dann kann es leicht geschehen, daß es „umkippt".

Bestes Beispiel ist eine durch die intravenöse Injektion eines nicht ganz indifferenten Mittels ausgelöste akute Gerinnungsstörung bei einem Patienten mit mühsam aufrechterhaltenen, labilem Gerinnungssystem. Glücklicherweise hat jeder Arzt stets Heparin zur Hand, um einen solchen „unerklärlichen Injektionszwischenfall" aufzufangen.

Wenn man davon ausgeht, daß Krankheit zu einem beachtlichen Anteil durch Störungen des inneren Gleichgewichts verursacht wird, dann ist die genauere Kenntnis der Kräfte, die dieses Gleichgewicht aufrechterhalten oder wiederherstellen, eine unabdingbare Voraussetzung für alle therapeutischen Ansätze.

Jeder verantwortungsvolle Therapeut muß also die gegenwärtige Situation seines Patienten so genau und so detailliert kennen, wie es für seine Vorhaben vonnöten ist.[5] Er muß v. a. berücksichtigen, ob eine Medikation oder therapeutische Maßnahme, die in einem gestörten Regelkreis sinnvoll ist und hilfreich wirkt, möglicherweise einen anderen Regelkreis so belastet, daß er zusammenbricht.

Jeder kennt das Dilemma des Therapeuten beim akuten Herzinfarkt, wo er abschätzen muß, ob die zur Aufrechterhaltung der Mikrozirkulation dringend erwünschte Infusion eines Plasmaexpanders nicht eine bedrohliche Belastung für die stark geschädigte Pumpleistung darstellt und zum Lungenödem führen kann.

Es wurden absichtlich Beispiele aus der Pathophysiologie gewählt. Genauso gut ließen sich Beispiele für mühsam aufrechterhaltene Gleichgewichte im psychischen, geistigen und menschlichen Bereich zitieren, für die dasselbe zutrifft. Nicht selten tragen ärztliche Eingriffe dazu bei, daß ein solcher labiler Kompensationszustand dekompensiert. Mancher Arzt steht dann fassungslos daneben, weil er nicht begreift, warum ein Zusammenbruch erfolgte, geschweige denn, daß er ihn hätte voraussehen können oder sogar verursacht hat.

All dies soll die Forderung bekräftigen, daß *jeder* Arzt *vor* jeder eingreifenden therapeutischen Handlung sehr viel mehr über die Individualität des Patienten in Erfahrung bringen muß, z. B.

- über seine ererbte Konstitution,
- über seine erworbene Disposition,

- über seine Reaktionsweise, die möglicherweise durch vorangegangene Sensibilisierungen gesteigert ist,
- über seine Reservekräfte und Belastbarkeit,
- über sein Verhalten bei Krankheit.

Je besser der Arzt informiert ist, je relevanter und detaillierter seine Informationen sind und je genauer er sie beim Entscheidungsprozeß verwertet, um so besser wird er dem Patienten helfen können. Seine Therapie ist dann nämlich keine Reflexhandlung auf irgendein vordergründiges Symptom, sondern sie kann an einem wichtigen Punkt im Netz der individuellen Ursachen ansetzen.

Individualfaktoren

Wie sich die Medizin bisher mit dem auch für sie in doppeltem Sinne unübersehbaren Phänomen Individualität auseinandergesetzt hat, soll am Beispiel einiger wichtiger Individualfaktoren demonstriert werden. Während sich der einzelne Arzt bei seinen praktischen Entscheidungen um eine Integration bemüht, geht die Wissenschaft analytisch vor und schafft neue Spezialitäten. Der Arzt macht die Erfahrung, daß sich die komplexe Individualität des Menschen sehr wohl in zahlreiche Individualfaktoren aufgliedern läßt; einige davon bestimmen die Ausprägung der Persönlichkeit, andere sind für ärztliche Entscheidungen relevant. Wachsende Erfahrung befähigt den Arzt, die für Gesundheit und Krankheit bedeutungsvollen Faktoren aus der großen Zahl zu selektieren. Obgleich dieser Vorgang sehr schnell und unreflektiert abläuft, so daß der Eindruck der Intuition entsteht, werden vom Arzt sehr wohl einzelne Faktoren rational erfaßt und verarbeitet.

Lebensalter

Jeder Arzt stellt sich reflektorisch auf das Erscheinungsbild des Patienten ein und behandelt ihn zunächst aufgrund seiner Einschätzung. Schließlich erfragt er das genaue Alter und korrigiert seine Schätzung.

Obgleich es sich bei der Zahl der Lebensjahre um eine abstrakte Größe handelt, assoziiert der Arzt weniger den numerischen Wert als vielmehr einen ganzen Komplex von Veränderungen, die mit dem Alter zusammenhängen. Dabei leuchten in seinem Bewußtsein alle gespeicherten Kenntnisse über die für dieses Alter typischen Morbiditätsrisiken, Krankheitsverläufe und Heilungschancen blitzartig auf.

Während der krankheitsorientierte Arzt an die für jedes Lebensalter typischen Krankheiten denkt, zieht der patientorientierte Arzt aus der Kenntnis des Alters Rückschlüsse auf den Reifezustand und auf die Kraftreserven des individuellen Organismus in Bezug auf die Auseinandersetzung mit pathogenen Verhaltensweisen und Umwelteinflüssen.

Der Individualfaktor Lebensalter hat in der Medizin eine unbestrittene Bedeutung; so wird von Kinderkrankheiten und Alterskrankheiten gesprochen, wodurch zum Ausdruck gebracht werden soll, wie sehr das Erscheinungsbild einer Krankheit vom Lebensalter geprägt wird.

Die Medizin hat das Spezialfach Pädiatrie geschaffen aus der Einsicht, daß das Kindesalter nicht nur einen Individualfaktor darstellt, sondern daß dieser Zeitabschnitt in jeder Hinsicht ganz besondere ärztliche Methoden und Entscheidungen erfordert. Die Pädiatrie ist damit die erste patientorientierte akademische Disziplin. Eigentlich paßt sie nicht in das krankheitsorientierte Konzept. Wenn sie nicht bereits existierte, würde der Versuch einer Neugründung bei den Vertretern der krankheitsorientierten Lehre auf die gleichen prinzipiellen Bedenken stoßen wie sie gegen die Geriatrie und Allgemeinmedizin geäußert werden. Aus ihrer Sicht fehlt diesen auf die Patientindividualität bezogenen Fächern der für akademische Disziplinen geforderte Abstraktionsgrad, der mit der Einführung allgemeingültiger Krankheitsbilder erreicht werden konnte.

Geschlecht

Es ist ganz selbstverständlich, daß jeder Arzt bei seinen Entscheidungen das Geschlecht des Kranken berücksichtigt. Bei den Krankheiten der Geschlechtsorgane sind die Unterschiede bereits anatomisch vorgegeben und sogar in entsprechenden Fachdisziplinen fixiert. Dabei ist es nicht nur ein kulturgeschichtlich, sondern sicherlich auch ein tiefenpsychologisch interessantes Faktum, daß sich das Fach „Andrologie" erst sehr spät entwickelt hat und im Vergleich zur Gynäkologie kaum praktische Bedeutung besitzt.

Obgleich es z. Z. unpopulär ist, den sog. „kleinen Unterschied" der Geschlechter zu betonen, würden sogar emanzipierte Frauen erstaunt sein, wenn dieser individuelle Faktor vom Arzt ebenso negiert würde, wie es Modeschöpfer vorübergehend getan haben.

Geschlechtsspezifische Unterschiede wurden in der Medizin zeitweise fast ausschließlich auf die physiologischen und pathophysiologischen Einflüsse der Geschlechtshormone reduziert, weil sich hier Zusammenhänge wissenschaftlich objektivierbar beweisen ließen. Demgegenüber werden die aus Schwangerschaft und Geburt sowie aus den immer stärker nivellierten Rollenunterschieden in Familie und Gesellschaft folgenden Konsequenzen für unterschiedliche Krankheitsverläufe und Krankheitserlebnisse noch immer wissenschaftlich unterbewertet. So ist der Individualfaktor Geschlecht ein gutes Beispiel dafür, daß sich Individualität nicht auf eine Fachdisziplin reduzieren und dadurch ausklammern läßt, sondern daß sie in den ärztlichen Entscheidungen aller Fächer und in der wissenschaftlichen Forschung aller Disziplinen ihren Niederschlag finden muß.

Körpergröße und -gewicht

Bei Größe und Gewicht handelt es sich um Individualfaktoren, die sich sowohl intuitiv als auch objektiv und numerisch erfassen lassen und die bei der Arzneimitteldosierung vom Arzt sehr genau berücksichtigt werden müssen. Dabei wird die genaue Umrechnung in das Integral „Körperoberfläche" höchst selten vorgenommen, obgleich die wissenschaftlich nachweisbare Beziehung zur Dosierung dies eigentlich erfordert.

Darüber hinaus gelten die Individualfaktoren Größe und Gewicht lediglich als unbedeutende Variationen. Nur extreme Ausprägungen werden von der Medizin zur Kenntnis genommen; dann allerdings werden sie mit diagnostischem Etikett versehen als Adipositas, Magersucht und Zwergwuchs zu abstrakten Krankheitseinheiten verselbständigt.

Die Körpergröße illustriert noch einmal die Bedeutung der Blickrichtung. Die

Medizin könnte den Zwergwuchs niemals wirksam behandeln, wenn sich Forschung und Therapie auf die Betrachtung des Endzustandes beschränkt hätten.

Wie die drei Beispiele zeigen, ist es der klassischen Medizin nicht geglückt, das komplexe Phänomen der Individualität in wirklichkeitsgerechter Weise in ihr wissenschaftliches Abstraktionskonzept einzubeziehen. Offenbar ist der kausalanalytische Denkansatz dafür ungeeignet.

Der Hausarzt – Spezialist für die Individualität des Patienten

Wie kein anderer Arzt hat der Hausarzt die einmalige Chance, ein Maximum an Informationen über eine bestimmte Zahl von Patienten zu sammeln und zu speichern. Dabei wird er dadurch begünstigt, daß seine Tätigkeit in das alltägliche Leben seiner Patienten integriert ist:

- Der Hausarzt arbeitet und lebt im Wohnbereich seiner Patienten, kennt also die alltägliche Umwelt seiner Patienten sehr genau aus eigener Anschauung.
- er betreut die Mehrzahl seiner Patienten über lange Jahre.
- Er ist oft Hausarzt für alle Mitglieder einer Familie.

Daß dies auch heute noch zutrifft, hat Kloepper (1982) nachgewiesen. In seiner 1980 durchgeführten Untersuchung an 2689 Patienten aus 2 städtischen und 2 ländlichen Allgemeinpraxen hat er festgestellt, daß diese Hausärzte zwischen 40 und 69% ihrer Patienten länger als 10 Jahre kennen. Die Hausärzte betreuen in 76–83% der Fälle *alle* Mitglieder eines Haushalts. Obgleich diese Untersuchung bei 4 Hausärzten keinesfalls eine Verallgemeinerung zuläßt, zeigt sie doch, daß der Allgemeinarzt auch heute noch die große Mehrheit seiner Patienten über lange Jahre versorgt und für sie die Funktion des Familienarztes erfüllt. Er hat also wie kein anderer Arzt optimale Voraussetzungen, um die Individualität des Patienten einschließlich der ihn prägenden Familie und Umwelt kennenzulernen.

Hohe Zahl informativer Kontakte

Jede Begegnung zwischen Patient und Arzt bietet eine Gelegenheit zur Übermittlung von Informationen. Selbst wenn dem Hausarzt für die Beratung eines Patienten jeweils nur eine relativ kurze Zeit zur Verfügung steht, so summiert sich doch im Laufe der Jahre die Zahl der „informativen Kontakte“.[6]

In der Verdenstudie wurden im Durchschnitt für jeden Patienten pro Vierteljahr 4,5 Kontakte gezählt. Eine Hochrechnung ergibt also eine durchschnittliche Häufigkeit von jährlich 18 Begegnungen zwischen Arzt und Patient, das sind

- in 5 Jahren 90,
- in 10 Jahren 180,
- in 20 Jahren 360 Termine.

In Wirklichkeit ist es natürlich so, daß ein kleiner Teil der Patienten eine große Zahl von Terminen in Anspruch nimmt: in der Verdenstudie nehmen z. B. 5% der Patienten 21% aller Termine wahr,[7] während 22% der Patienten nur einen Termin hatten. Als Extrem: eine jetzt 80jährige Patientin hat den Verfasser in 20 Jahren 1800mal in Anspruch genommen.

Es gibt wohl kaum einen Arzt, der so viel Zeit für einen einzelnen Patienten aufbringt, wie der Hausarzt. Die zeitlichen Voraussetzungen dafür, daß der Hausarzt besonders umfangreiche und detaillierte Informationen über den Patienten sammeln kann, sind also optimal.

Qualität der patientbezogenen Informationen
Anläßlich dieser umfangreichen Kommunikationsmöglichkeiten speichert der Hausarzt eine große Zahl von Informationen unterschiedlichster Qualität. Sie beziehen sich sowohl auf aktuelle Krankheitssituationen, aber auch auf krankheitsunabhängige Daten. Ganz ungewollt erlebt der Hausarzt im Verlauf von Jahren kontinuierlicher Behandlung den Lebensweg eines Patienten mit, denn im Bereich der Allgemeinpraxis sind ständig alle gesundheitlichen Probleme mit denen des Alltags und der Lebensführung verquickt. Es ist ganz normal, daß der Hausarzt über wichtige biographische Ereignisse, familiäre Krisen, berufliche Belastungen, Probleme mit der sozialen Umwelt, v. a. aber über Schicksalsschläge informiert ist. In der Regel wird er ja bei solchen Gelegenheiten in Anspruch genommen, so daß sich ihm Zusammenhänge zwischen biographischen Ereignissen und Krankheitsentwicklung förmlich aufdrängen.

Sammlung und Speicherung krankheitsunabhängiger Patientendaten
Wie steht es nun de facto mit den Informationen eines Hausarztes über seine Patienten? Um sich über die Realität ein konkretes Bild zu verschaffen, hat der Verfasser 1978 mit 7 Hausärzten jeweils ein mehrstündiges Interview durchgeführt mit dem Ziel, den Umfang, die Qualität und die Dokumentation der von ihnen gespeicherten krankheitsunabhängigen Daten festzustellen. Es handelte sich um 5 Ärzte und 2 Ärztinnen im Alter zwischen 38 und 66 Jahren, die seit 5–25 Jahren in ihrer Allgemeinpraxis niedergelassen waren. (Unveröffentlichte Pilotstudie)

Der Verfasser konnte sich bei den Interviews davon überzeugen, daß jeder von ihnen sehr umfangreiche und bis in Einzelheiten gehende Informationen über die Biographie und Lebensumstände seiner Patienten gesammelt hatte, ohne sich dessen voll bewußt zu sein. Leider hatten die Kollegen die meisten dieser krankheitsunabhängigen Informationen nur im Gedächtnis gespeichert. Wenn einige davon auf der Karteikarte vermerkt waren, dann mit eigenen, selbstgeprägten Begriffen und unzusammenhängend, verstreut zwischen anderen Eintragungen, so daß die Dokumentation kein abgerundetes Bild eines Patienten ergab.

Wenn man die Hausärzte nach einem bestimmten Patienten befragte, dann waren sie unter Zuhilfenahme der Karteikarte stets in der Lage, diesen Menschen sehr ausführlich zu charakterisieren. Bei Patienten, die sie länger als 1–2 Jahre kannten, wußten sie nicht nur über durchgemachte Krankheiten zu berichten, sondern konnten ein abgerundetes Bild ihrer Persönlichkeit mit entsprechender ärztlicher Beurteilung geben, wobei in der Regel menschliche Aspekte im Vordergrund der Schilderung standen.

Die von den Hausärzten gespeicherten krankheitsunabhängigen Patienteninformationen waren erstaunlich umfangreich. Dem Verfasser und auch einigen der befragten Kollegen wurde erst im Verlauf der Interviews bewußt, welche enorme Menge an Informationen über die Individualität eines Patienten im Gedächtnis und in der Kartei eines jeden Hausarztes stecken.

Die Menge der gespeicherten Daten ist so groß, daß damit offenbar Grenzen der Kapazität erreicht werden. Es ist deshalb kaum verwunderlich, daß hier und dort Lücken bestanden. Sie sind m. E. darauf zurückzuführen, daß es bisher keine Lehre gibt, wie der Arzt Informationen über die Individualität des Patienten systematisch sammeln und speichern soll. Bei den Interviews mit Ärzten aller Altersgruppen wurde zugleich deutlich, daß das menschliche Gedächtnis kein sicherer Datenspeicher ist, weil es mit zunehmendem Alter nachläßt und nicht mehr zuverlässig arbeitet.

Das hier geschilderte unsystematische Vorgehen des Hausarztes, seine Patientinformationen intuitiv zu sammeln, zu speichern und zu verwerten, war gerechtfertigt, solange er seine Patienten überwiegend allein behandelte. Seit in zunehmendem Umfang Spezialisten beteiligt sind, ist es im Interesse einer effektiven Patientenversorgung notwendig, daß vom Hausarzt die erforderlichen krankheitsunabhängigen Patienteninformationen in systematisch gesammelter Form zur Verfügung gestellt werden. Dazu sind die Hausärzte aber nur in der Lage, wenn sie dafür ausgebildet werden.

Damit ist die Hypothese bestätigt, daß der Hausarzt im Rahmen eines gegliederten Systems ärztlicher Versorgung der Fachmann für die Information über die Individualität des Patienten ist. Es ist aber ein Anachronismus, daß er diese umfangreichen Informationen nach wie vor unsystematisch sammelt, unbewußt verarbeitet, in völlig unzureichender Form speichert und ausschließlich intuitiv anwendet.

Die erste und wichtigste Aufgabe der Allgemeinmedizin muß es sein, eine systematische Diagnostik der Individualität des Patienten zu entwickeln, die mit allgemeinverständlichen Begriffen arbeitet und eine auswertbare Dokumentation ergibt; denn das ist die Grundvoraussetzung für die wissenschaftliche Erforschung der Spezifika der patientorientierten Allgemeinmedizin.

Umrisse einer zukünftigen Individualdiagnostik

Um eine Vorstellung vom Inhalt einer zukünftigen Individualdiagnostik der Patientenpersönlichkeit zu vermitteln, werden die wichtigsten Bereiche in Tabelle 11 auf-

Tabelle 11. Bereiche der Individualdiagnostik

Personaldaten
Herkunft, Biographie
Krankheitsgeschichte
Ausbildung, Beruf
Familie, Wohnung
Körperliche Konstitution
Seelische Charakteristik
Geistige Fähigkeiten
Sozialverhalten
Daseinsbewältigung
Einstellung und Werte
Verhalten bei Krankheit
Verhältnis zum Arzt

gezählt. – Eine ausführliche Liste krankheitsunabhängiger Individualdaten, die für den Arzt Relevanz haben können, findet der Leser im Anhang, S. 247–249.

Diese Charakteristiken der Patientenpersönlichkeit erscheinen – aus dem Zusammenhang gerissen – zunächst nichtssagend. Ihre Bedeutung erlangen sie erst im Rahmen der Biographie und Krankheitsgeschichte eines Menschen.
Ebenso wie bei der Krankheitsdiagnostik wird der Arzt auch bei der Individualdiagnostik mit einer begrenzten Anzahl von Informationen auskommen müssen. Er muß dann versuchen, das gesamte Bild eines Menschen aus wenigen, aber bezeichnenden Mosaiksteinchen zu erschließen. Denn nur aus einem einigermaßen vollständigen Bild der individuellen Persönlichkeit und ihrer Umweltbeziehungen lassen sich ätiologische Zusammenhänge und therapeutische Möglichkeiten erkennen.

Bis eine systematische Persönlichkeits- und Individualdiagnostik entwickelt und die wissenschaftlichen Grundlagen dafür erforscht sind, muß der patientorientierte Hausarzt weiterhin improvisieren. Er ist dabei auf seine Menschenkenntnis angewiesen. Allerdings sollte er sich ganz bewußt und nicht nur intuitiv um eine gezielte Erfassung von krankheitsunabhängigen Individualmerkmalen bemühen. Eine solche vorwissenschaftliche Persönlichkeits- und Individualdiagnostik umfaßt Informationen über

- den Gesamtzustand des Patienten,
- körperliche, seelische und geistige Teilaspekte,
- alle wichtigen Organ- und Funktionssysteme,
- die familiäre, berufliche und sonstige Umwelt.

Angefangen mit Basisdaten[8] muß sich der Hausarzt v. a. über solche Persönlichkeitsmerkmale informieren, die für die Krankheitsdiagnostik und -therapie von Bedeutung sind, z. B. allergische Reaktionsweisen, seelische Überempfindlichkeiten, soziale Spannungen und lebensbestimmende Probleme.

Bei der Erhebung krankheitsunabhängiger Basisbefunde sind selbstverständlich die Krankheitsdaten aus der Krankheitsgeschichte von Interesse, etwa erworbene Organschäden, Leistungseinschränkungen und Defektzustände von Funktionssystemen, auch wenn sie mit der gegenwärtigen Krankheit nicht direkt zusammenhängen. Auch Informationen über komplexere Zusammenhänge sind von Belang, z. B.

- das stabile Gleichgewicht der Vitalfunktionen,
- das durch Impfung und Enzyminduktion auf optimalem Stand gehaltene Immunsystem,
- das erworbene und erlernte Repertoire von Bewältigungs- (Coping-) Strategien bei Traumen und Krankheit.

Der Hausarzt wird seine Denkvorgänge und Handlungsstrategien nur dann lehrbar machen können, wenn er die unterschiedliche Funktionstüchtigkeit dieser individuellen Reaktions- und Verhaltensmuster bei jedem Patienten reproduzierbar diagnostizieren kann.

Es genügt nicht, sich mit der Feststellung zu begnügen, daß alle erhobenen Befunde normal seien. Was heißt denn „normal"? Aus der Sicht des Patienten geht es doch darum, daß sein gesundheitlicher Zustand ihm ermöglicht, sein Leben so zu führen, wie er es wünscht. Dazu erwartet er vom Hausarzt Hinweise über seine Belastbarkeit in verschiedener Hinsicht.

Daraus folgt, daß für jeden Menschen eine andere Norm gilt. Als Konsequenz individualmedizinischer Einstellung müssen kollektive Normen überwunden werden, und der Arzt muß tolerieren lernen, daß jeder Mensch seine eigene, individuelle Norm besitzt, an der sich therapeutische Entscheidungen auszurichten haben. Dies ist einer der wichtigsten Aspekte hausärztlicher Orientierung am Patienten.

Methoden der Individualdiagnostik

Wie gewinnt der Arzt Informationen über die Individualität eines Patienten? Es bieten sich dafür zwei verschiedene Wege: die Querschnittsuntersuchung und die Verlaufsbeobachtung (Längsschnitt). Beide Methoden ergänzen einander.

Querschnittsuntersuchung. Sie umfaßt anamnestische Befragung und körperliche sowie sonstige Untersuchung. Sie wird überwiegend in der krankheitsorientierten Medizin angewandt. Ihr Umfang ist variabel und abhängig von der diagnostischen Problematik der betreffenden Krankheit im aktuellen Fall. Untersuchungen und Erhebungen beziehen sich jedoch nicht ausschließlich und gezielt auf Befunde, die mit einer Krankheit in Zusammenhang stehen, sondern fast regelmäßig werden daneben krankheitsunabhängige Daten erhoben. Diese Gesamtuntersuchung – oft Status genannt – dient der Orientierung über den Allgemeinzustand des Patienten oder über sog. Nebenbefunde; im Grunde wird damit versucht, Informationen über die Individualität des Patienten zu gewinnen.

Die durch die Querschnittsuntersuchung gewonnenen Informationen sind überwiegend statischer Natur, d.h. sie ergeben die Momentaufnahme eines Zustandes, der sich ständig ändert. So läßt sich z.B. aus einem einzelnen Blutzuckerwert die Stoffwechsellage eines Diabetikers nur in grober Annäherung entnehmen.

Auch anamnestische Befragungen sagen über die Vergangenheit nur das aus, woran sich der Patient erinnert, und seine gegenwärtige Einstellung zu früheren Ereignissen beeinflußt seine Aussagen ebenso, wie es auch immer wieder zu erstaunlichen Verdrängungen wichtiger biographischer Ereignisse kommt. Nun hat die Querschnittsuntersuchung trotz der eben angedeuteten Mängel in den letzten Jahrzehnten durch die enorme Vermehrung der möglichen Untersuchungsmethoden eine erhebliche Aufwertung erfahren. Laborparameter werden von Automaten in langen Reihen zu billigsten Preisen erstellt, neben Endoskopie, Biopsie und Arteriographie haben weniger belastende Methoden wie Sonographie und Computertomographie die diagnostischen Möglichkeiten enorm erweitert. Die Faszination durch diesen Boom an Querschnittsdaten hatte leider zwei Nachteile:

Sie hat das integrierende Denken nicht gefördert, sondern im Gegenteil zu einer symptomorientierten Behandlungsweise, z.B. zu einer „Laborkosmetik" geführt. Es wurde üblich, für jeden pathologischen Laborwert eine Diagnose zu erfinden und ein Medikament zu verordnen. Statt nach einer zugrundeliegenden gemeinsamen Ursache zu suchen und dort therapeutisch anzusetzen, wird bei häufig anzutreffenden Symptomkombinationen, z.B. Übergewicht plus Diabetes plus Hyperlipidämie oder Hypertonie plus Herzinsuffizienz plus Hyperurikämie, jede Befundabweichung einzeln behandelt.

Die Dateninflation im Bereich der Querschnittsuntersuchung hatte einen weiteren Nachteil: Sie hat zu einer Vernachlässigung von Verlaufs- und Langzeitbeobachtung einschließlich Belastungs- und Bilanzuntersuchungen beigetragen.

Für unser Problem bleibt jedoch festzuhalten: Die Querschnittsuntersuchung kann wichtige Informationen über die Individualität eines Patienten erbringen.

Verlaufs- und Langzeitbeobachtung. Sie gestattet gegenüber der Querschnittsuntersuchung Einblick in Funktionsabläufe. Dadurch ist diese Untersuchungsform besonders geeignet, kompensierte Funktionsstörungen aufzudecken, die klinisch nicht in Erscheinung treten und deshalb auch als subklinische, larvierte oder latente Krankheitsbilder oder Syndrome bezeichnet werden.

Diese Form der Untersuchung, die sich in der Regel über einen kürzeren oder auch längeren Zeitraum erstreckt, kann noch ergiebiger gestaltet werden durch Belastungstests oder Bilanzuntersuchungen, die in gewissem Sinne einer komprimierten Verlaufsbeobachtung entsprechen.

Durch Verlaufsbeobachtung werden besonders wichtige Informationen zur Individualität gewonnen, v.a. wenn sich die Beobachtungsperiode nicht nur auf eine einzelne Krankheitsperiode, sondern auf längere Zeiten erstreckt.

Wie oben schon erwähnt, ist die Langzeitbeobachtung die spezifische Beobachtungssituation des Hausarztes. Er kann bei ein und demselben Patienten über Jahre hinweg mitverfolgen, wie dieser mit verschiedenen Krankheitszuständen konfrontiert wird und wie er sie bewältigt. Der Hausarzt erlebt das sowohl aus eigener direkter Anschauung bei den Krankheitsepisoden, die er in der Allgemeinpraxis selbst behandelt, er erfährt aber auch indirekt etwas über die Individualität seines Patienten aus den Berichten der verschiedenen niedergelassenen Spezialisten und Ärzte der Krankenhausabteilungen sowie aus den Nachbeobachtungen nach einer Spezialbehandlung.

So lernt der Hausarzt in gesunden und kranken Zeitabschnitten seine Patienten sehr genau kennen. Nicht selten weiß er über viele Besonderheiten eines Kranken besser Bescheid als dieser über sich selbst; denn er hat zum einen die Vergleichsmöglichkeiten, um beurteilen zu können, wie Patienten auf Krankheit und Medikamente reagieren, wie sie zu Hause gepflegt werden und wie schnell sie wieder gesund werden; zum anderen ist seine Dokumentation verläßlicher als das Gedächtnis des Patienten.

Auch Spezialisten sehen den Patienten immer wieder und können persönliche Krankheitsverläufe über Jahre beobachten; ihre Verlaufsbeobachtungen sind aber in der Regel fachbezogen, und ihre Beobachtungen zur Individualität des Patienten bleiben deshalb in der Regel einseitig.

Instrumente der Individualdiagnostik

Wie jede Diagnostik besitzt auch die Individualdiagnostik spezifische Instrumente:

- informativer Kontakt,
- ärztliches Gespräch,
- Hausbesuch,
- Fremdanamnese.

Diese und andere Instrumente müssen im Rahmen der Individualdiagnostik entwickelt werden und jeder Arzt muß lernen, diese Instrumente einzusetzen.

Dokumentation krankheitsunabhängiger Daten
Jeder Hausarzt benötigt möglichst bald eine Anleitung für eine praktikable Dokumentation der relevanten krankheitsunabhängigen Individualdaten seiner Patienten. Es ist sicherlich sinnvoll, wenn dazu nicht erst wissenschaftliche Empfehlungen abgewartet werden, sondern wenn pragmatische Ansätze versucht werden. In der Praxis zeigt sich, was sich bewährt.

Nachfolgend ein Vorschlag für einen ersten Versuch. Für bessere Vorschläge wäre der Verfasser dankbar.

Es wird ein Einlageblatt für die Karteikarte empfohlen, auf dem alle krankheitsunabhängigen Daten zusammengefaßt sind. Dieses Blatt ermöglicht dem Geübten (z. B. dem Praxisvertreter), sich mit wenigen Blicken über die Patientenpersönlichkeit zu informieren. Es sollte so konzipiert sein, daß eine Seite die Informationen enthält, die für jeden mitbehandelnden Arzt von Bedeutung sind und die ihm per Kopie übersandt werden können. Auf der Rückseite des Einlageblatts können die Informationen und Beurteilungen eingetragen werden, die der Arzt nur nach vorheriger Sichtung weitergibt. Zur Erleichterung könnte der erste Teil dieses Einlageblatts als Anamnesefragebogen vom Patienten selbst ausgefüllt werden.

Nur Individualtherapie ist effektiv

Die genaue Kenntnis der Patientenpersönlichkeit und ihrer individuellen Reaktionsweisen ist für den Arzt kein Selbstzweck, sondern dient der Optimierung der Therapie. Jeder Arzt erlebt im Laufe seines Berufslebens, daß seine therapeutischen Entscheidungen immer dann Erfolg hatten, wenn sie auf die Individualität des Patienten so genau wie möglich zugeschnitten waren. Deshalb ist jeder Arzt bemüht, diese Fähigkeit zum Individualisieren autodidaktisch einzuüben und zu perfektionieren. Je nach Begabung und Einsicht erfolgt jedoch diese Eigenkonditionierung meist unbewußt ohne kritische Reflexion und deshalb mit sehr unterschiedlichem Erfolg.

Soll dies so bleiben? Kann es auch in Zukunft der angeborenen Begabung und dem Zufall überlassen bleiben, ob und wieweit ein Arzt die Fähigkeit zu guter Individualtherapie entwickelt? Sollte es nicht möglich sein, diesen Lernprozeß abzukürzen und die Bedingungen und Regeln individualmedizinischen Denkens und Handelns zu erforschen und zu lehren, damit auch die zweite Säule, auf die sich jede ärztliche Entscheidung stützt, eine wissenschaftliche Grundlage erhält?

Die wissenschaftliche Medizin wird nicht umhin können, die Individualität des Patienten in ihr Forschungs- und Lehrprogramm aufzunehmen, wenn sie den Gefahren des Schematismus entgehen will und wenn die Anwendung der von ihr erarbeiteten Therapieformen in der Praxis effektiv sein soll. Unter den gegenwärtigen Ausbildungs- und Weiterbildungsbedingungen hat der zukünftige Arzt kaum noch eine Chance, praktische Individualmedizin zu erlernen. Damit entfernt er sich immer weiter vom Patienten. Wenn aber eine in allen Bereichen am Patienten orientierte ärztliche Versorgung angestrebt und erreicht werden soll, dann ist es sehr bald notwendig, das Gebiet der Individualität des Patienten in Familie und Umwelt einer wissenschaftlichen Bearbeitung zuzuführen (s. Kap. 17).

Nachdem das gegenwärtige Wissen über Krankheiten einen relativ hohen Abstraktionsgrad erreicht hat und nachdem der Entscheidungs- und Handlungsspielraum des Arztes durch Objektivierung sehr weitgehend festgelegt und eingeschränkt worden ist, muß die Medizin nun auch die Grenzen festlegen, innerhalb derer jeder Arzt individuelle Besonderheiten zu berücksichtigen hat. Auch aus forensischen Gründen ist der gegenwärtige Zustand unzumutbar. Der gute Individualarzt darf nicht immer wieder in Konflikte gestürzt werden, weil er von den Handlungsanweisungen der wissenschaftlichen Medizin abweichen muß, wenn er den Besonderheiten des Patienten und seiner Situation gerecht werden will. Wie leicht könnte ihm eine individualmedizinische Entscheidung als Kunstfehler angekreidet werden, nur weil er dafür keine wissenschaftliche Begründung liefern kann?

Hausärzten ist es schon immer bewußt gewesen, welch großen Vorteil sie durch die genaue Kenntnis der individuellen Persönlichkeit und der familiären Situation ihrer Patienten gegenüber jedem anderen Arzt haben, der sich diese Informationen durch Erheben der Anamnese erst mühsam und allenfalls in kleinen Bruchstücken verschaffen muß. Und sie haben diesen Vorteil stets genutzt. Auch wenn mancher Spezialist dem Hausarzt an Krankheitswissen überlegen ist, bei den meisten ärztlichen Entscheidungen begünstigt die genaue Patientenkenntnis den Hausarzt; sie verschafft ihm immer wieder Ansatzpunkte für relevante Diagnostik oder wirksame Therapie, ganz besonders in der menschlichen Dimension.

Die positiven Rückmeldungen der Patienten über die unausbleiblichen Erfolge dieser Individualbehandlung haben die Hausärzte bestärkt, sie zu intensivieren und weiterzuentwickeln. Wahrscheinlich ist es diese Möglichkeit und Fähigkeit zur Individualbehandlung, die ihnen bei ihren Patienten nicht nur Vertrauen, sondern einen bis heute unangefochtenen Ruf als gute Ärzte eingebracht hat.

Der Hausarzt verwendet seine Informationen über die individuellen Besonderheiten seiner Patienten jedoch nicht nur bei seinen eigenen ärztlichen Entscheidungen, sondern er gibt sie im Bedarfsfall an mitbehandelnde Kollegen weiter. Denn er weiß ja, daß das Konsilium mit Spezialisten und deren Mitbehandlung nur dann ergiebig sind, wenn auch sie die Individualität des Patienten kennen und berücksichtigen.

Da z. B. weder die Neigung zu Thrombose noch eine Herzmuskelinsuffizienz im kompensierten Zustand feststellbar sind, muß ein Chirurg vor einer Operation über die gesamte Verfassung des Patienten, über alle Risiken und über die Belastbarkeit der Organsysteme genau informiert sein.

Für den patientorientierten Hausarzt gibt es aber einen ganz besonderen Grund, sich mit der Individualität und Persönlichkeit seiner Patienten zu befassen: Es geht um den wichtigen Bereich der Selbstregulation und Selbsthilfe. Der Hausarzt kann den einzelnen Patienten nur dann bei seinen Bemühungen um gesundheitsbewußte Lebensführung und um Selbsthilfe bei Krankheit wirksam unterstützen, wenn er ihn und seine Lebensumstände sehr genau kennt.

Es gibt sehr unterschiedliche Möglichkeiten, das Leben zu gestalten, Probleme zu lösen und Krisen und Krankheiten zu bewältigen. Der Hausarzt muß erkennen können, auf welche Weise dies jeder einzelne Mensch tut, warum es dem einen besser gelingt, während der andere immer wieder Schwierigkeiten hat. Mit Hilfe einer zu entwickelnden Persönlichkeits- und Individualitätsdiagnostik kann der Hausarzt feststellen, welche Möglichkeiten der einzelne Mensch zur Kompensation und Selbstregulation besitzt. Nur eine sehr genaue Detailkenntnis der Belastbarkeit von

Organen und Funktionssystemen gibt dem Hausarzt Hinweise, ob und wie der einzelne Patient mit Störungen selbst fertig wird oder ob er Fremdhilfe benötigt. Insofern schafft die Individualdiagnostik die Voraussetzungen dafür,

- daß alle persönlichkeitsimmanenten Möglichkeiten der Kompensation, Eigenregulation und Selbsthilfe aktiviert werden können,
- daß sowohl die Hilfe der Familie und anderer Laien als auch professionelle Leistungen des Gesundheitssystems in gezielter und dosierter Form eingesetzt werden können.

Nur eine maßgeschneiderte Therapie, die alle relevanten Besonderheiten der einzelnen Persönlichkeit einbezieht, wird vom Patienten mitgetragen. Sie muß passen wie der Schlüssel zum Schloß; denn nur wenn sie eine Tür öffnet, gewinnt der Patient neue Ausblicke und Einsichten.

Die Psychotherapie hat dies längst erkannt und handelt danach. Jeder Psychotherapeut weiß, daß die bestgemeinten Ratschläge nichts nützen, weil sie allenfalls für den Therapeuten zutreffen. Sie werden deshalb in der Regel vom Patienten nicht befolgt; denn seine Situation ist mit Sicherheit eine andere; ebenso verschieden ist seine persönliche Art und Weise, Probleme zu lösen.[9]

Therapeutische Empfehlungen werden vom Patienten nur in dem Umfang angenommen und wirklich befolgt, in dem er an ihrer Erarbeitung aktiv mitbeteiligt wird. Bleibende Änderungen des Verhaltens vollzieht er nur dann, wenn er aus eigener Kraft und Einsicht – natürlich unter Anleitung des Arztes – zu einer für ihn allein gültigen Entscheidung gelangt. Alle relevanten individuellen Belange werden am besten von ihm selbst wahrgenommen und berücksichtigt. Die Rolle des Arztes reduziert sich dabei allmählich auf die eines Katalysators und Vermittlers von Fachwissen.[10]

Kapitel 10

Familienhilfe und Familienarzt

Die Familie besitzt reiche Hilfsquellen, die nutzbar gemacht werden sollten zur Förderung der Gesundheit.
Huygen (1979 a)

Zusammenfassung

„Die Familie hat wichtige Funktionen bei der Bewältigung und Bewahrung menschlichen Lebens; sie setzt wichtige Standards im körperlichen, psychologischen und sozialen Bereich" (Huygen 1979). Wann immer der Mensch schwach und krank ist, findet er Zuflucht und Hilfe in der Familie. Daran hat sich auch heute noch nichts geändert, obwohl der Bestand der Familie bedroht ist wie zu keiner anderen Zeit. Aber seit Sparta müssen alle Versuche, die Familie und ihre lebenserhaltenden Funktionen zu ersetzen, als gescheitert betrachtet werden.

Der patientorientierte Hausarzt erlebt täglich, daß die Familie für die Krankheitsbewältigung des Individuums unverzichtbar ist. Er ist mit den meisten Familien seiner Patienten eng verbunden und erfährt im Gespräch und bei Hausbesuchen viel über ihr Zusammenleben und über den Gesundheitszustand ihrer Mitglieder.

Wenn immer möglich versucht er, kranke Familienmitglieder zu Hause zu lassen und die Familie bei der Hauskrankenpflege weitgehend zu unterstützen. Er erkennt aber auch familiäre Spannungen als pathogenen Faktor.

Der mit den Grundkenntnissen des neuen Faches Familienmedizin ausgestattete Familienarzt kann die Besonderheiten jeder Familie in seinem Praxisbereich so gut einschätzen, daß er bei der Krankheitsbewältigung und Hauskrankenpflege wirksam helfen kann.

Sich anderen ausliefern?

Häufig gerät der Mensch durch Krankheit oder Unfall in einen Zustand, in dem er sich nicht mehr selbst helfen kann. Körpereigene Krankheitsabwehr und Selbstheilungskräfte haben versagt. Fieber, Schmerzen, Lähmungen oder Bewußtseinstrübung machen den Menschen hilfs- und pflegebedürftig. Manchmal ist er nicht einmal zu den vitalen Verrichtungen wie Trinken, Essen und Notdurft in der Lage. Selbsthilfe ist unmöglich. Um die Krankheit zu überstehen, ist er auf die Hilfe anderer angewiesen, in erster Linie auf die hilfreiche Zuwendung von Familienmitgliedern, Freunden oder Nachbarn, und wenn diese nicht genügt, müssen Ärzte oder andere Fachkräfte helfen.

Daß der Mensch bei Krankheit in seinen vitalen Bedürfnissen von anderen abhängig und ihnen ausgeliefert ist, dieses Erlebnis kann bestimmend werden für die Art, wie der einzelne Krankheit bewältigt und mit ihr umgeht. Während es manche Kranke als sehr angenehm empfinden, wenn sie umsorgt werden und mehr Zuwendung erfahren, wobei sie gedanklich in selige Kindertage regredieren, empfinden andere jede fremde Hilfe als Beeinträchtigung ihrer Selbstbestimmung und lehnen jede Handreichung ab. Sie lassen sich allenfalls durch Familienangehörige helfen, manchmal nicht einmal das.

Vielleicht ist es weniger Mißtrauen als ein uralter Instinkt, der den Menschen hindert, sich anderen bedingungslos anzuvertrauen. Hinzu kommt, daß fremde Hilfe bei Krankheit nicht selten Schmerzen erzeugt, manchmal unbeabsichtigt, oft aber unvermeidlich (z. B. der Zahnarzt).

Es ist also keinesfalls selbstverständlich, wenn ein Mensch im Krankheitsfall seine Autonomie aufgibt und fremde Hilfe akzeptiert. Einerseits muß der Leidensdruck sehr groß sein, andererseits ist Vertrauen die Voraussetzung dafür, daß sich ein Kranker den Hilfs- und Pflegemaßnahmen fremder Menschen sehr weitgehend ausliefert, auch wenn es sich um fachlich ausgebildetes Personal handelt.

Die Skepsis eines Patienten gegenüber der medizinischen Hilfe eines Fremden darf aber nicht nur negativ, sondern kann als verbliebener Wille zur Selbstbestimmung auch positiv bewertet werden.

Hausärzte erleben die Weigerung eines Kranken, professionelle Hilfe zu akzeptieren, viel öfter als andere Ärzte, da diese Kranken sonst niemals oder allenfalls in Endzuständen in medizinische Behandlung kommen. Der Hausarzt wird aber von der Familie gerufen, und es hängt ganz wesentlich von seinem Ruf, seiner Vertrauenswürdigkeit und seiner persönlichen Überzeugungskraft ab, ob sich der Kranke schließlich doch zur Annahme professioneller Hilfe entschließt. Lehnt er sie konstant ab, dann ist der Hausarzt als Arzt der Familie damit nicht entlastet, sondern wird in der Regel versuchen, auf dem Wege über Familienangehörige durch seinen indirekten Rat zu einer sinnvollen Selbst- und Familienhilfe beizutragen.

Die emotionale Wurzel der Fremdhilfe

Jede Hilfe durch Angehörige oder Fremde beginnt damit, daß ein Kranker mit ihnen über seine Beschwerden spricht und Ratschläge entgegennimmt. Diese Hilfe nimmt konkretere Formen an bei den alltäglichen Verletzungen und kleinen Unfällen. Aber mit Handreichungen allein ist es nicht getan. Wie das Kind, wenn es hingefallen ist, mit seinen Schmerzen und seinem Kummer bei der Mutter nicht nur Hilfe, sondern auch Trost sucht, so rechnet jeder Mensch in gesundheitlichen Notsituationen mit der emotionalen Zuwendung und seelischen Unterstützung der ihm nahestehenden Menschen. In erster Linie sind es die Eltern, Partner oder Kinder, die durch ihre Liebe jeden Schmerz mitempfinden und mit dem Kranken mitleiden. Diese bei Familienangehörigen besonders starken emotionalen Beweggründe sind es ja, die die mitmenschliche Hilfe überhaupt erst in Gang setzen.

Innerhalb der Familie ist es selbstverständlich, daß der Kranke nicht nur durch einige auf das sachlich Notwendige beschränkte Handreichungen unterstützt wird, sondern daß er eine ganz besondere emotionale Zuwendung erfährt. Dies ist wichtig, denn in der Krankheitssituation braucht der Mensch die liebende Zuwendung der ihm nahestehenden Personen mehr als irgendwann sonst. Er braucht diese Liebe, um Schmerz und Leiden besser zu ertragen, v. a. aber benötigt er sie zur Gesundung.

Diese wichtige Grundtatsache der Krankenhilfe war bis vor wenigen Jahrzehnten selbstverständlicher Bestandteil christlicher Kultur, und Hilfe für notleidende Kranke war die häufigste Gelegenheit, über den familiären Bereich hinaus christliche Nächstenliebe zu praktizieren.[1]

Diese selbstverständliche Koppelung sachlich-fachlicher Krankenpflege mit emotionaler Zuwendung droht im Rahmen der wissenschaftlichen Säkularisierung der Medizin verloren zu gehen.

Daß Familienangehörige (aber auch Professionelle) mit ihren Bemühungen, dem Kranken zu helfen, gelegentlich auch das Gegenteil bewirken können, hat das Beispiel des Alkoholikers gelehrt, der fremde Hilfe meist zur Perpetuierung seiner Sucht mißbraucht. Nicht nur hierbei, sondern in jedem Einzelfall gilt die alte medizinische Regel: Auch bei Fremdhilfe für den Kranken kommt es auf die richtige Dosierung an. Naiver guter Wille reicht also nicht immer aus, wenn Nebenwirkungen durch unangemessene Fremdhilfe vermieden werden sollen.

Subjektivität als Feinkorrektur

Schmerzen und Beschwerden zwingen den Kranken, sich adäquat zu verhalten. Bei Fieber und Schwäche legt er sich meist freiwillig ins Bett; ein verletztes Glied schont er, um unnötige Schmerzen zu vermeiden. Mit Hilfe subjektiver Wahrnehmungen korrigiert er sein Verhalten und seine Hilfsmaßnahmen. Die Subjektivität hat also bei Krankheit eine wichtige Funktion.

Fremdhilfe unterscheidet sich von Selbsthilfe grundsätzlich dadurch, daß die Steuerung durch Selbstwahrnehmung der Befindlichkeit fehlt. Wenn der fremde Helfer vermeiden will, daß der Kranke durch seine Maßnahmen zusätzliche Schmerzen oder eine Verschlechterung erleidet, dann genügt es nicht, wenn er den objektiven Befund berücksichtigt, sondern er muß sich zusätzlich an den subjektiven Wahrnehmungen des Kranken orientieren.

Deshalb spielt die Subjektivität des Kranken im patientorientierten Konzept eine so große und für die Heilung wichtige Rolle. Die klassische Medizin hat sie völlig vernachlässigt; sie hat im Gegenteil bei ihren Bemühungen um Objektivierung das Subjektive sogar weitgehend verdrängt. „Subjektiv“ galt unter den klassischen Klinikern beinahe als Schimpfwort, auf jeden Fall wurde es meist abwertend oder abfällig gebraucht. Noch immer fällt es der Medizin schwer zu begreifen, daß sie ohne die Subjektivität nicht auskommt, weil die Steuerung der Behandlung und Pflege eines Kranken durch objektive Befunde allein viel zu grob ist.

Aus all diesen Gründen benötigt die Medizin ein wissenschaftsfähiges Konzept für jegliche Form der Fremdhilfe, sei es durch Laien, sei es durch Fachkräfte.

Grundsätze für Fremdhilfe

Wenn ein Mensch einem Patienten helfen will, dann genügt es nicht, daß er gelernt hat, welche Maßnahmen aufgrund des objektiven Krankheitszustandes erforderlich sind, sondern er muß auch wissen, wie man mit kranken Menschen umgeht, und zwar ganz allgemein und in jedem individuellen Fall.

Für jede Form von Fremdhilfe gilt der Grundsatz: „Nur der Kranke selbst weiß genau, wie ihm zumute ist“. Sein subjektives Befinden ist zugleich Anlaß und Ausgangspunkt jeder medizinischen oder pflegerischen Maßnahme; es liefert aber auch die Rückmeldung und Quittung für den Erfolg jeder Fremdhilfe.

Daraus folgt der zweite Grundsatz für fremde Hilfe: Hilfsmaßnahmen müssen so lange korrigiert und fortgesetzt werden, bis der Kranke Beschwerdefreiheit oder Wohlbefinden signalisiert. Daß es möglicherweise keinen anderen Weg gibt, um helfen zu können, als die Wahrnehmung der Schmerzen auszuschalten, liegt in der Natur der Sache und ist die Ausnahme, die die Regel bestätigt.

Die subjektiven Empfindungen des Kranken dienen also zur Feinkorrektur aller Maßnahmen durch Fremde, die aufgrund objektiver Befunde für notwendig erachtet werden. Da jeder Helfer selbst ein Mensch ist, stehen ihm drei Wege offen, sich über die Subjektivität des Kranken zu informieren:

- Sein *Einfühlungsvermögen* (Empathie) befähigt ihn vorauszusehen, was für den Kranken im gegenwärtigen Augenblick hilfreich sein könnte.
- Die verbale und averbale *Verständigung* (Kommunikation) mit dem Kranken verschafft ihm sofortige und wiederholte Rückkoppelung über den Nutzen und Schaden seiner Hilfsmaßnahmen.
- Die teilnehmende *Zuwendung* schafft die Voraussetzung für Einfühlung und Verständigung und vermittelt dem Kranken das Gefühl, mit seiner Krankheit nicht allein zu sein.

Einfühlungsvermögen, Verständigung und Zuwendung sind die drei wichtigsten Bedingungen für patientorientierte Fremdhilfe.

Einfühlung

Die Natur hat den Menschen mit der wichtigsten Voraussetzung für karitatives und soziales Verhalten ausgestattet, mit der Fähigkeit nachzufühlen, was ein Mensch empfindet. Allerdings muß das Einfühlungsvermögen eines Menschen gefördert und trainiert werden, wenn es nicht unterentwickelt bleiben, verkümmern oder sogar abstumpfen soll.

Es gibt ein hartes Wort: „Ein Gesunder kann einen Kranken nicht verstehen". Darin kommt die Enttäuschung eines Kranken zum Ausdruck, der offenbar niemals im rechten Sinne verstanden wurde. Die Konsequenz wäre, daß jeder, der berufsmäßig mit Kranken zu tun hat, bereits selbst einmal oder mehrere Male krank gewesen sein müßte; erst dann könnte er die subjektiven Empfindungen eines anderen nachempfinden.

Die Erfahrung einer Krankheit am eigenen Leib ist tatsächlich für jeden Menschen, ganz besonders aber für jeden, der mit anderen Kranken zu tun hat, von unschätzbarem Wert. Allerdings darf diese Erfahrung nicht unreflektiert bleiben. Da junge Menschen aufgrund mangelnder und unreflektierter Selbsterfahrung die größten Schwierigkeiten haben, Empathie zu entwickeln, ist zu erwägen, ob sich durch Erfahrungsaustausch über durchgemachte Krankheiten eine bessere Sensibilisierung erreichen läßt.[2]

Das Einfühlungsvermögen des Arztes kann auch dadurch trainiert werden, daß er bestimmte therapeutische Maßnahmen an sich selbst ausprobiert, ehe er sie seinen Patienten empfiehlt. Ob man so weit gehen kann zu fordern, daß der Arzt die meisten der von ihm verordneten Therapieformen oder Medikamente an sich selbst erst einmal testet, wie dies der Verfasser tut, ist fraglich. Aber für alle physikalischen Maßnahmen und für einen Teil der häufig verordneten Medikamente scheint diese Empfehlung nicht abwegig zu sein.

Verständigung
Fremdhilfe erreicht nur dann eine der Selbsthilfe angenäherte optimale Wirkung, wenn die Feinkorrektur objektiv notwendiger Maßnahmen nicht nur aufgrund einfühlender Vorausschau erfolgt, sondern wenn der Helfer vom Kranken über die lindernden und heilenden Wirkungen oder über das Ausbleiben des Erfolgs immer wieder Rückmeldung erhält. Je genauer dies geschieht, um so besser kann der Fremdhelfer seine Maßnahmen auf den Bedarf des Patienten einstellen und dosieren.

Das beste Beispiel für die rückkoppelnde Bedeutung einer guten Kommunikation ist die Umlagerung eines Patienten mit gebrochenem Bein vor der Fixation. Die Pflegenden orientieren sich dabei nicht nur am objektiven Röntgenbild (Grobkorrektur), sondern verständigen sich bei jeder Lageänderung kontinuierlich durch Wort und Blick mit dem Verletzten (Feinkorrektur), denn nur so gelingt die Umlagerung schmerzarm.

Häufige verbale und averable Rückkoppelung ist also die Voraussetzung für optimale Fremdhilfe. Sie wirkt aber nur dann als Korrektur, wenn der Helfer versteht, was der Kranke ausdrücken möchte.[3]

Zuwendung
Persönliche Zuwendung ist eine wichtige Voraussetzung dafür, daß sich ein Helfer einfühlen und verständigen kann und daß seine Hilfe vom Kranken angenommen wird. Zuwendung kann wahrscheinlich nicht gelehrt werden; jedenfalls spürt der Kranke sehr genau, wenn sie nicht von Herzen kommt, sondern vom Verstand; dann wirkt sie künstlich und verfehlt gerade dadurch ihren wirklichen Zweck. Trotzdem sollten nicht nur Ärzte, sondern alle, die beruflich mit anderen Menschen Umgang haben, besonders natürlich Krankenpfleger und -schwestern, durch Teilnahme in Balint-Gruppen erfahren, wie sie auf andere wirken, und dabei lernen, ihre Zuwendung richtig zu dosieren.

Fremdhilfe wird vom Patienten nur dann angenommen und als wirklich hilfreich empfunden, wenn sie sich sehr genau auf die Individualität des Patienten einstellt und sich am gegenwärtigen Hilfebedarf orientiert. Jede aufgedrängte, übertriebene oder unnötige Hilfeleistung wird vom Kranken ebenso empfunden wie ein unerwünschtes Geschenk, über das man sich in doppeltem Sinne ärgert, weil man es nicht braucht und weil man trotzdem dafür dankbar sein muß. Ob solche Hilfe zur Genesung beiträgt, ist zweifelhaft.

Optimale Hilfe durch liebende Angehörige

Fremdhilfe ist für den Kranken nur dann hilfreich und akzeptabel, wenn sie auf die dargestellte Weise „feinkorrigiert" wird, wenn sie sich sehr genau an den individuellen Bedürfnissen und Wünschen des Patienten orientiert. Diese Einsicht hat eine wichtige Konsequenz: Sie prädestiniert diejenigen Menschen zur Hilfe, die die optimalen Voraussetzungen für Empathie, Kommunikation und Zuwendung besitzen, die liebenden Partner, Eltern oder Kinder. Sowohl durch ihre langjährige Kenntnis des Kranken als auch durch ihre emotionale Verbundenheit sind sie am besten in der Lage, sich in sein Befinden einzufühlen, ihn zu verstehen und ihm ein Maximum persönlicher Zuwendung zu geben.[4] Es entspricht also nicht nur praktischer Erfahrung, sondern läßt sich logisch und konzeptionell begründen, warum Familienhilfe auch in Zukunft die größte Rolle in der Krankenhilfe spielen wird und daß in dieser Hinsicht keine andere Fremdhilfe die Wirkung der Familienhilfe ersetzen kann.

Für die patientorientierte Allgemeinmedizin spielt die Krankenhilfe durch Angehörige deshalb eine so wesentliche Rolle, weil sie für den Patienten durch nichts ersetzbare Heilungsbedingungen schafft. Was Haus- und Familienärzte schon immer praktizieren, haben Medizinsoziologen inzwischen bestätigt.

> Die sozialen Bindungen eines Individuums an seine Mitmenschen scheinen die wichtigste Determinante seiner Lebenserwartung, seiner psychischen und physischen Gesundheit und seines allgemeinen psychologischen Wohlbefindens zu sein (Badura 1981).

Krankheitsbewältigung durch die Familie

Die Familienhilfe bei Krankheit ist kein Wunschtraum, sondern Realität. Beschwerden und Krankheit sind ein fester Bestandteil des familiären Lebens; jede Familie wird damit ständig konfrontiert, und sie bewältigt Gesundheitsprobleme ohne Inanspruchnahme des Arztes innerhalb der Familie bei über 75% aller Gesundheitsstörungen.[5] Diese hohe Zahl sollte dazu auffordern, sich ausgiebig mit diesem Phänomen zu beschäftigen.

Möglicherweise könnte die Medizin sogar von dieser großen Zahl erfolgreich bewältigter Krankheitsfälle lernen, nämlich wie Kranke in der Familie mit geringerem Aufwand wieder gesund werden, welche Rolle die gewohnte Umgebung spielt und welche Bedeutung die emotionale Zuwendung hat.

Die Familie verfügt über Ressourcen, um die sie jede künstlich gestaltete Pflegesituation beneiden muß. Da der Kranke in seiner gewohnten Umgebung bleibt, entfällt jeder zusätzliche Streß für Anpassungsleistungen in fremder Umwelt. Auch wenn sich der Hauskranke schonen und evtl. im Bett liegen muß, so wird er doch vom gewohnten Leben nicht völlig ausgeschlossen. Er kann am Familienleben weiterhin beschränkt teilnehmen, und die Familie vermittelt die Aufrechterhaltung von Umweltkontakten.

Die Familienangehörigen helfen nicht nur durch Handreichungen und Pflege oder durch Erfüllung besonderer Wünsche, sondern der Kranke erfährt teilnehmende Zuwendung und liebevolle Zuneigung. Was die Familie sowohl zur Betreuung und Pflege als auch zur Krankheitsbewältigung des einzelnen Patienten beiträgt, erscheint so selbstverständlich, daß es in seiner qualitativen und quantitativen Bedeutung bisher weder von der Wissenschaft erfaßt noch vom Versorgungssystem auch nur annähernd in Rechnung gestellt worden ist.[6]

Die Bedeutung der Familienhilfe wird eigentlich erst dann erkennbar, wenn sie ausfällt. So liefert die größere Krankheitshäufigkeit von Unverheirateten und die krankheitsträchtige Biographie von Heimkindern den negativen Beweis für den stabilisierenden Einfluß der Familie auf die Gesundheit.[7]

Dekadenz der Familie?

Leider ist die Familie neuerdings immer weniger in der Lage, Familienhilfe zu leisten. Die soziale Umschichtung der letzten Jahrzehnte, die Säkularisierung, die Emanzipation der Frauen und nicht zuletzt die Aufhebung sexueller Tabus unter dem Einfluß der Pille gefährden den Bestand der einzelnen Familie in ihrer bisherigen Form.[8] Die Familien sind zu Kleinstfamilien geschrumpft. Durch die Erwerbstätigkeit aller Erwachsenen sind die Voraussetzungen für eine häusliche Krankenversorgung nur noch selten gegeben; es fehlt meist an Pflegepersonen, fast immer an Sachverstand und in Ausnahmefällen sogar an gutem Willen und Liebe.[9]

Während es vor 20–30 Jahren in den Familien noch selbstverständliche Regeln gab, die bei Krankheit beachtet wurden, hat man bei der Korrektur überholter und obsoleter Verhaltensweisen das Kind mit dem Bade ausgeschüttet und durchaus Bewährtes mit über Bord geworfen.

Noch vor 25 Jahren war es in unserer ländlichen Gegend Brauch, daß ein Kranker im verdunkelten Zimmer liegen mußte und nicht lesen durfte. Diese bei Masernkonjunktivitis berechtigte Maßnahme war auf alle Krankheitsfälle ausgedehnt worden, vielleicht mit dem bestrafenden Hintergrund, daß ein Kranker, der ja bei der Arbeit ausfällt, sich nun auch nicht allzu wohl fühlen dürfe, weil er sonst vielleicht nicht so sehr daran interessiert wäre, wieder schnell gesund zu werden. Es hat einige Jahre gedauert, bis der Verfasser in seinem Praxisbereich Licht und Luft in die Krankenzimmer gebracht hat. Jetzt aber erlebt er das Gegenteil: Fieberkranke im qualmigen Wohnzimmer bei lautem Fernseher.

Bis vor 25 Jahren galt die strenge Regel, daß Wöchnerinnen 6 Wochen nach der Geburt die Straße nicht überqueren durften. Die Aufhebung dieses Gebots, an der der Verfasser beteiligt war, hatte dazu geführt, daß sich viele Wöchnerinnen kaum noch schonten. Neben fehlender Entlastung der jungen Mütter durch Angehörige (s. das zur Familienhilfe Gesagte) war wohl ein weiterer Grund die Einstellung „Kinderkriegen ist keine Krankheit", die zur Verkennung der Notwendigkeit, sich zu schonen, geführt hat.

Die Familienhilfe bei Krankheit scheitert aber nicht nur an fehlendem Wissen und Fertigkeiten, sondern auch daran, daß Frauen und Mütter, die sich in Krankheitsfragen innerhalb der Familie am stärksten engagiert haben, zunehmend selbst berufstätig sind und bei Erkrankung eines Familienmitglieds nicht mehr auf Abruf zur Verfügung stehen.[10]

Leider haben die äußeren Bedingungen dazu beigetragen, daß sich der gegenseitige Einsatz von Familienangehörigen im Krankheitsfall immer weniger von selbst versteht. Gegen den Aberglauben, daß „die Gesellschaft" diese Funktionen übernehmen werde, setzt sich nunmehr die Einsicht durch, daß dies weder in quantitativer noch in qualitativer Hinsicht möglich ist, selbst wenn guter Wille und finanzielle Mittel unbegrenzt wären.

Konzept der Familienhilfe

Damit die Familie auch in Zukunft ihre unverzichtbare, existentiell wichtige und durch niemand ersetzbare Aufgabe der Krankenhilfe besser als bisher erfüllen kann, genügt es nicht, mit symptomatischen Maßnahmen hier und da ein Loch zu stopfen (z. B. Oma auf Krankenschein). Die Ergebnisse der familienmedizinischen Forschung und die Rückmeldungen der Hausärzte über die vorgefundene Realität einer relativ insuffizienten Familienhilfe für Kranke sollten als Grundlagen dienen für ein umfassenderes Konzept der Krankenversorgung und Gesunderhaltung, das sich nicht auf den Ausbau von Krankenhäusern oder professioneller Hilfe beschränkt.

Im Rahmen eines Gesamtkonzepts „Krankheitsbewältigung" sollte der Familienhilfe ein sehr wichtiger Platz eingeräumt werden. Die Familie kann aber nur dann zu einer Verbesserung der Krankenversorgung beitragen, wenn einige Voraussetzungen erfüllt werden.

Zunächst ist eine kontinuierliche und zunehmend detailliertere sachgerechte Information der gesamten Bevölkerung erforderlich. Sie sollte sich auf folgende Gebiete beziehen:

- Notwendigkeit der Familienhilfe,
- ihre Indikationen und Grenzen,
- ihre Inhalte und Techniken,
- die positiven und negativen Seiten jeder Fremdhilfe.

Diese Informationen müssen durch praktische Anleitungen ergänzt werden, z.B. Demonstrationen in den Medien, Intensivierung der Übungen und Kurse der karitativen und Laienhilfeverbände und durch Erfahrungsaustausch in Selbsthilfegruppen.

Die Familienhilfe wird unter den gegenwärtigen Verhältnissen nur dann ihre Bedeutung behalten, wenn jede einzelne Familie bei der Durchführung praktisch unterstützt und gefördert wird:

- personell durch Nachbarn, Laienhelfer und Dorfhelfer,
- fachmännisch durch Gemeindeschwestern, Sozialarbeiter und Hausärzte.

Alle Beteiligten benötigen dazu gesichertes Grundlagenwissen.[11]

Hausarzt und Familie

Der Hausarzt ist der Arzt der Familie; wie nachgewiesen werden konnte, betreut er auch heute noch zu einem hohen Prozentsatz alle, in vielen Fällen die meisten Familienangehörigen.[12] Durch langjährige kontinuierliche Betreuung ist er über die Familie sehr genau informiert. Er kennt nicht nur die Herkunft und die genetischen Aspekte, er hat ihre Entwicklung und den Strukturwandel verfolgen können und miterlebt, wie Krankheit und familiäre Krisen bewältigt wurden. Er hat den großen Einfluß der Familie auf die Entwicklung ihrer Mitglieder und auf ihr Krankheitsverhalten beobachten können und es stets als seine Aufgabe betrachtet, bei der Organisation und Durchführung der Familienhilfe für den Kranken beratend und steuernd mitzuwirken.

Hausärzte haben die Bedeutung der Familie für die Erhaltung der Gesundheit und Bewältigung von Krankheit schon immer richtig eingeschätzt. Die meisten haben aber auch klar erkannt, daß naiver guter Wille nicht ausreicht, und daß es nicht genügt, sich in die familienärztliche Tätigkeit aufgrund subjektiver Erfahrung autodidaktisch einzuarbeiten. Dieser Weg ist zu lang und mit zu vielen Fallgruben und Fehlschlägen gepflastert.

Jeder Hausarzt hat als Anfänger auf diesem Gebiet zahlreiche Mißerfolge erlebt. So wurde fast jeder schon einmal auf geschickte Weise durch ein Familienmitglied – wissentlich oder unwissentlich – als Kronzeuge verwendet, um innerhalb der Familie Vorteile zu erlangen oder Forderungen durchzusetzen. Wie leicht stellt sich der unerfahrene Hausarzt bei familiären Spannungen auf die Seite des scheinbar schwächsten Familienmitgliedes und gefährdet damit ungewollt das familiäre Gleichgewicht.

Mancher hat in verständlicher Solidarität mit den Eltern die Loslösung und Individuation der Kinder einer symbiotischen Familie verzögert; ein anderer hat sie unberechtigt beschleunigt.

Manchmal wird dem zur Aktivität neigenden Hausarzt erst nachträglich bewußt, daß er sowohl seine Kompetenz überschritten als auch versäumt hat, der Familie wirklich zu helfen.

Zur kompetenten Beratung von Einzelpersonen und Familien benötigt jeder Hausarzt wichtige Voraussetzungen:

- *allgemeingültige Grundkenntnisse* über das Leben und die Krankheitsbewältigung des Individuums in einer Familie oder Gruppe,
- *reflektierte Erfahrungen* über die ganz unterschiedlichen Formen und Möglichkeiten, zusammenzuleben und Krankheit in der Familie zu bewältigen,
- *fortentwickelte Fähigkeiten,* die positiven und negativen Einflüsse der Familie auf den Kranken im Einzelfall zu erfassen *(Familiendiagnostik)* und daraus entsprechende Konsequenzen zu ziehen für die weitere Behandlung der ganzen Familie *(Familientherapie)* und für die Weiterbehandlung des einzelnen Kranken in der Familie *(Hauskrankenpflege).*

Der wissenschaftlich vorgebildete Familienarzt

Einige Hausärzte haben in den letzten Jahren gemeinsam mit Familiensoziologen die Zusammenhänge zwischen Familie, Gesundheit und Krankheit zu erforschen begonnen und wichtige Ergebnisse erarbeitet. Über die Details dieser Forschungen informieren die Lehrbücher der Familienmedizin.[13] In diesem Teilbereich der Allgemeinmedizin ist es bereits gelungen, wissenschaftliche Grundlagen zu erarbeiten, die für die Familienhilfe von allgemeiner wie auch für jeden Arzt, v. a. für Hausärzte von ganz besonderer Bedeutung sind.

Obgleich die Familienmedizin noch ganz am Anfang steht, ist daran für jedermann erkennbar,

- daß es möglich ist, über einen so komplexen Gegenstand wie die Familie allgemeingültige Aussagen zu machen, die für praktisch tätige Ärzte wichtige Entscheidungshilfen darstellen,
- daß es Möglichkeiten und Methoden gibt, die individuelle Besonderheit jeder einzelnen Familie im Hinblick auf therapeutische Maßnahmen zu erfassen,
- daß die Erforschung der Lebensbedingungen eines Patienten für die Tätigkeit des Hausarztes große Relevanz hat.

Die Familienmedizin liefert dem Hausarzt zwei wichtige Voraussetzungen für seine Tätigkeit:

Allgemeingültiges Grundlagenwissen über das Zusammenleben von Individuen in Familien und über die vielfältigen Wechselwirkungen Gesundheit–Krankheit–Familie–Arzt. Das Wissen reicht von den einfachen Grundtatsachen der Familiensoziologie über familiäre Struktur, Entwicklungsstadien und Krisen bis zu pathogenen Familienprozessen und zur „Mittäterschaft“ des Arztes.

Den Hausarzt interessieren dabei ganz besonders die bisher noch viel zu wenig erforschten Ressourcen der Familie zur Gesunderhaltung und Krankheitsbewältigung.

Diagnostische Methoden und Fähigkeiten zur Erkennung der einmaligen Besonderheit jeder einzelnen Familie. Denn die allgemeinen Erkenntnisse genügen natürlich nicht; der Hausarzt kann sie nur dann in praktisches Handeln umsetzen, wenn er in der Lage ist, den spezifischen Bedingungen und Erfordernissen jeder von ihm betreuten Familie gerecht zu werden. Ehe er therapeutische Hilfen der Familie für den einzelnen mobilisieren kann, muß er erkennen, wo und warum diese Familie Schwachstellen aufweist, die die Gesundheit des einzelnen gefährden, und wie sie zu kompensieren sind. Erst wenn der Hausarzt das von der Familienforschung erarbeitete Grundlagenwissen erworben und sich in die Methoden der Familiendiagnostik, Familientherapie und Hauskrankenpflege praktisch eingearbeitet hat, kann er als Familienarzt tätig sein.[14]

Wie die Forschungen der Familienmedizin gezeigt haben (Huygen 1979), muß der als Familienarzt tätige Hausarzt einen ganz anderen Weg gehen als der Individualarzt: Er sieht und behandelt nicht nur die Krankheit des einzelnen, sondern er erkennt ihre Auswirkungen auf andere Familienmitglieder und auf die ganze Familie. Da er weiß, daß nicht nur die Krankheit, sondern auch sein aktives Eingreifen das familiäre Gleichgewicht verändert, wird er sich zurückhalten. Seine Aktivität könnte den Ablauf von heilsamen Familienprozessen verhindern, und er könnte die Familie von sich abhängig machen.

Der Familienarzt wird im Gegenteil die Familie ermutigen, eigene Lösungen zu suchen und zu finden. Er wird sich bemühen, die verborgenen Heilkräfte der Familie zu erkennen und zu mobilisieren, ihre Aktivitäten zu verstärken und in die richtigen Bahnen zu lenken. Gesundheit wird dadurch gefördert, daß Menschen und Familien so früh wie möglich, so viel wie möglich und so lange wie möglich für sich selbst verantwortlich sind.

Huygen (1979) empfiehlt dem Familienarzt im Hinblick auf die gestiegene Morbidität, die durch das gewachsene Angebot medizinischer Leistungen provoziert sei, sehr zurückhaltend zu sein. Es sei seine Aufgabe „seine Patienten vor jeder medizinischen Intervention und den damit verbundenen Gefahren zu beschützen.“

Durch die richtig dosierte Unterstützung des Familienarztes, der fachliches Wissen und Können vermittelt und der seinerseits für einen gezielten und dosierten Einsatz professioneller Hilfe Sorge trägt, kann die Hilfe der Familien für den Kranken das notwendige fachmännische Niveau und damit die Bedeutung zurückgewinnen, die sie aufgrund ihrer unersetzbaren Ressourcen für die Genesung jedes Menschen seit jeher hatte.

Kapitel 11

Umwelt – Herausforderung und Hilfe

Der Mensch muß sich aktiv mit der Umwelt auseinandersetzen, damit er darin leben kann.

Zusammenfassung

Wir haben uns daran gewöhnt, die Umwelt vor allem als Gefahrenquelle für unsere Gesundheit zu betrachten. Dies gilt nicht nur für die dingliche Umwelt, deren Verschmutzung wir beklagen, sondern v. a. für die menschliche, von der es heißt, sie mache uns krank.[1]

Kehren wir doch die Blickrichtung einmal um!

Bietet die Umwelt nicht auch eine Chance zur Bewährung? Könnten wir ohne die Hilfe der Menschen aus unserer Umwelt überhaupt existieren? Der patientorientierte Hausarzt sieht die Umwelt nicht nur als Noxe, sondern als wichtigste Existenzbedingung, ohne deren Herausforderung der Mensch an Inaktivität sterben würde. Deshalb versucht er die vielfältigen Umweltfaktoren, die zur Gesunderhaltung beitragen und die bei der Überwindung der Krankheit mithelfen, für seine Patienten zu mobilisieren und verfügbar zu machen.

Allerdings muß er dabei differenzieren und individuelle Unterschiede berücksichtigen: Was dem einen hilft, ist für den anderen bereits schädlich. Um erkennen zu können, welche Elemente für den einzelnen nützlich und welche nachteilig wirken, benötigt er Kenntnisse und Fertigkeiten in Umweltdiagnostik und Umwelttherapie. Darüber hinaus sollte er bewährte Strukturen und Erfahrungen, die sich in den Bereichen der Laienhilfe, Nachbarschaftshilfe und Selbsthilfegruppen bieten, für seine Patienten nutzen.

Bedrohung oder Herausforderung?

Die Umwelt wird von jedem Menschen so erfahren, wie er in sie hineinschaut. Für den gesunden Menschen voller Kraft ist sie eine Herausforderung; für den Kranken und Schwachen eine Bedrohung, er fühlt sich ihr schutzlos ausgeliefert und braucht Hilfe und Abschirmung, bis er sie mit eigener Kraft meistern kann.

Die Umwelt wird in der gegenwärtigen Zeit meist als Quelle von Schadstoffen und anderen lebensbedrohenden Gefahren gesehen. Es ist natürlich ganz wichtig, daß der Arzt die Umweltnoxen seiner Region kennt und seinen Patienten raten kann, wie sie sich dagegen schützen sollen. Und die Medizin muß sehr daran interessiert sein, daß unsere Umwelt vor Zerstörung und Verseuchung geschützt wird und unser Lebensraum bewohnbar bleibt.

Aus hausärztlicher Sicht hat die Umwelt aber eine viel weitgehendere Bedeutung, sie besitzt eine elementar lebenswichtige Funktion: Umwelt ist für den Menschen Existenzbedingung, aber auch Möglichkeit zur Bewährung. Der Mensch bleibt durch die kontinuierliche Auseinandersetzung mit der Umwelt vital und lebensfähig. Sie gibt ihm Gelegenheit, seine körperlichen und geistigen Fähigkeiten und Kräfte zu entwickeln und sich im besten Trainingszustand zu halten. Ohne diese herausfordernde Umwelt würde der Mensch sehr früh an Inaktivitätsatrophie sterben.

Der Mensch muß erkennen, daß ihn die Umwelt nicht nur krank macht, indem sie ihn mit Gefahren bedroht und durch Streß überfordert, sondern daß sie für ihn in zweierlei Hinsicht lebenswichtig ist:

- durch Anregung und Herausforderung zu persönlicher Entfaltung in Gesundheit und Lebensfreude,
- durch Hilfe und Unterstützung in Notsituationen, bei Schwäche und Depression.

Nicht für jeden Menschen ist die Wegwahl so einfach wie für Herakles am Scheideweg, und nur für wenige ist der dornenreiche, felsige Weg gangbar. Manche erkennen sehr genau die Grenzen ihrer Möglichkeiten und beschränken sich von vornherein auf das, was sie leisten können. Sie sind wahrscheinlich am wenigsten krankheitsgefährdet.

Was geschieht mit all den anderen, die sich nicht anpassen? Sollen wir sie verurteilen, weil sie

- die Chancen der Umwelt nicht erkennen,
- die eigenen begrenzten Möglichkeiten ignorieren,
- sich nicht anpassen wollen?

Sollen wir sie bedauern oder ihnen die Schuld geben, wenn sie durch ihre Unangepaßtheit in Krankheit, Unfall oder Sucht scheitern?

Das Umweltkonzept der Hausärzte

Der Hausarzt neuen Stils sieht seine Aufgabe nicht in der einmaligen Hilfeleistung oder Wegweisung, sondern in der langjährigen Begleitung seiner Patienten bei ihrer Auseinandersetzung mit der Umwelt. Dabei versucht er – nach dem Konzept der früheren Hausärzte –, den Lernprozeß des Patienten in gesundheitlicher Hinsicht zu fördern. Nur selten kommt der Patient allein zur Erkenntnis, daß er Ziele und Wünsche auf die eigenen, begrenzten Möglichkeiten reduzieren muß. Meist müssen ihm andere – und im gesundheitlichen Bereich der Arzt – zu einer realistischeren Einschätzung des Erreichbaren verhelfen. Umgekehrt ist mancher blind für die Chancen, die die Umwelt trotz oder gerade wegen einer gesundheitlichen Einschränkung bietet. In einer unaufdringlichen Hilfestellung oder auch nur in der Förderung einer bewußteren Daseinsbewältigung besteht die „humane Therapie" des Hausarztes. Aus seiner distanzierteren Beurteilung der individuellen Patientenpersönlichkeit im Vergleich zur gegebenen Umwelt kann der Hausarzt den Einsatz streßreicher und gesundheitsgefährdender Bewältigungsstrategien zu verhindern suchen und den Patienten zu einem Verhalten veranlassen, das seinen Fähigkeiten und seinem Gesundheitszustand besser entspricht.

Immer wieder wird der Hausarzt Patienten begegnen, die mehr von sich fordern, als sie leisten können, weil sie es wollen oder müssen, und die das auch deutlich erkennen, ohne es zu ändern. Auch diesen Menschen muß der Hausarzt helfen durch Hilfen zur Steigerung der Leistungsfähigkeit und durch Hinweis auf vermeidbare Gesundheitsgefährdung.

Der hausärztliche Beistand bei diesem Lernprozeß, den neuen und gewachsenen Forderungen der Umwelt ohne schwerwiegende Folgen für die Gesundheit gerecht zu werden, wird nicht von jedem akzeptiert. Insbesondere die angewachsene jüngere Generation der Oberschulabsolventen, denen zwar Anreize, aber nicht ausreichende Fähigkeiten zur intellektuellen Daseinsbewältigung vermittelt wurden, lehnt jede nicht rational begründbare Beratung ab. Der Hausarzt neuen Stils benötigt also dringend und in naher Zukunft gesichertes Faktenwissen über Daseinsbewältigung in einer dem Menschen mehr und mehr entfremdeten Umwelt.

In einem wesentlichen Punkte muß der patientorientierte Hausarzt über die Einstellung früherer Hausärzte hinausgehen, die die Umwelt als unabänderlich gegeben hinnahmen. Er wird sich niemals damit abfinden, im Interesse des Patienten lediglich Anpassung zu empfehlen, sondern er wird versuchen, einen Beitrag dafür zu leisten, daß die Umwelt bewohnbar und menschlich bleibt. Nicht in passiver Larmoyanz über Umweltverschmutzung verharrend, sondern durch wachen Blick und rechtzeitiges Signalisieren der Gefahren kann er viel dazu beitragen. Bei der Kurzsichtigkeit, mit der oft geplant wird, könnte er schon im Planungsstadium manche gesundheitsgefährdende Maßnahme verhindern.[2]

Der Hausarzt kann dazu beitragen, durch Umweltbelastungen ausgelöste Krankheitsfolgen zu erkennen, abzubauen oder zu verhindern, indem er sie rechtzeitig signalisiert. Er bemerkt z. B. als einer der ersten an der Zunahme von Gastritis und Ulkuserkrankungen bei Kindern(!), daß zu große, unpersönliche Schulen zu einem Streßfaktor geworden sind. Leider hat der Hausarzt bisher kaum die Möglichkeit, auf seine Beobachtungen öffentlich aufmerksam zu machen und sich Gehör zu verschaffen, denn angeblich ist er dafür nicht zuständig.

Das Umweltkonzept der patientorientierten Allgemeinmedizin liefert den Hausärzten neuen Stils nicht nur negativ defensive Strategien – negativ, indem sie die Bedrohung der Gesundheit sehen und bekämpfen, und defensiv, indem sie den Patienten bei der Entwicklung von Widerstandsfähigkeit gegen Noxen und Abwehr von Gefahren unterstützen können –, sondern es vermittelt vor allem positiv aktivierende Denk- und Handlungsweisen – positiv, damit die Hausärzte die Umwelt als Chance und Herausforderung des Menschen begreifen, und aktivierend, damit sie die zahlreichen Hilfen der Umwelt für den Kranken erkennen und dosiert einsetzen können, um dort Hilfsmöglichkeiten zu entwickeln, wo sie fehlen.

Gerade der letzte Punkt, die Aktivierung, muß in unserer Zeit hervorgehoben und betont werden, denn die gegenwärtigen Menschen neigen dazu, sie zu übersehen, zu unterschätzen und zu verleugnen. In einer verständlichen Ambivalenz zwischen Selbstüberschätzung und einer durch Overprotection anerzogenen, aber nicht eingestandenen Hilflosigkeit neigen v. a. junge Menschen dazu, die Annahme notwendiger persönlicher Fremdhilfe zu verweigern und unnötige anonyme Hilfsmaßnahmen zu fordern.

Es ist eigenartig, daß der Mensch in der Annahme anonymer Unterstützung maßlos ist, während er sich ziert, persönliche Hilfe entgegenzunehmen. Man will sich auf keinen Fall persönlich verpflichten. Aber genau das ist unvermeidlich und der einzig gangbare Weg, um wenigstens auf dem Gebiet der Gesundheit vom anonymisierten Anspruchsdenken zu einer sinnvollen Selbstbeteiligung zu gelangen.

Es ist deshalb sehr wichtig, daß die Hausärzte die Fremdhilfe der Umwelt personalisieren und dazu jene Menschen auswählen und als geeignet erkennen, die dem Patienten aufgrund individueller Gegebenheiten wirksam helfen können. Wenn die Zufälligkeiten der Improvisation – abhängig vom Talent des Hausarztes –

durch lehrbare Strategien ersetzt werden sollen, damit dem Kranken ein Mindestmaß sinnvoller Fremdhilfe geleistet wird, dann muß die Allgemeinmedizin in einigen wichtigen Bereichen Entwicklungsarbeit leisten oder veranlassen. Dazu nachfolgend einige Erläuterungen.

Umweltdiagnostik

Auf der Basis systematischer Kenntnisse über die Strukturen, den Einfluß und die Wechselwirkung der Umwelt mit dem Menschen benötigt der zukünftige Hausarzt brauchbare Methoden, um die für den Patienten relevanten negativen und positiven Faktoren zu erkennen. Dies läßt sich niemals isoliert in einem Fach „Ökologie" erreichen. Für den Arzt gibt es keine objektive Umwelt, sondern sie ist stets Kontrapunkt zur individuellen Persönlichkeit. Also gibt es so viele individuelle Umwelten, wie es Patienten gibt. Die für den Einzelnen relevante Umwelt erfährt der Arzt nie unabhängig von ihm, sondern nur indem er ihn über seine Umwelt berichten hört oder ihn in seiner Umwelt agierend beobachtet. Dabei erlebt er, wie verschieden jeder mit seiner Umwelt umgeht und auskommt und wie unterschiedlich der einzelne auf die Umwelt und ihre „Schicksalsschläge" reagiert. Für viele Entscheidungen des Hausarztes ist es wichtig, daß er auch die Struktur, Funktionstüchtigkeit und Belastbarkeit des „Umweltorgans"[3] seiner Patienten genau kennt.

Zur Umweltdiagnostik des Hausarztes gehört also nicht nur eine differenzierte Erfassung der individuell relevanten Faktoren oder Faktorenkomplexe, sondern auch der nachweisbaren oder vermuteten Antworten des Menschen. Wichtige Instrumente dieser Umweltdiagnostik sind:

- das ärztliche Gespräch mit dem Patienten, aber auch mit seinen Familienangehörigen, Arbeitskollegen und Freunden;
- der sog. diagnostische Hausbesuch zur Einschätzung der familiären, aber auch der nachbarschaftlichen Umwelt;
- Betriebsbesichtigungen wichtiger Betriebe, in denen Patienten arbeiten;
- Besuch am Arbeitsplatz;
- Informationen über andere soziale, gesellschaftliche und kulturelle Lebensbereiche des Patienten einschließlich Hobbies.

Ziel der Umweltdiagnostik des Hausarztes ist einerseits eine genauere Erfassung der Umweltbelastungen (hierzu gehören seine familiären, beruflichen und sonstigen Verpflichtungen) und andererseits eine Analyse der effektiven und potentiellen Unterstützungsleistungen, die der einzelne empfängt oder im Krankheitsfalle erwarten kann.[4] Dies muß der Hausarzt zum Gesundheitszustand des Patienten in Beziehung setzen.

Realitätsdiagnostik

Aus gegebener Veranlassung erscheint es wichtig, zum Problem der Einschätzung der Realität durch den Hausarzt eine Anmerkung zu machen. Bis der Hausarzt zu einer realistischen Beurteilung der Wirklichkeit gelangt, gerät er unversehens in zahlreiche Fallgruben oder Sackgassen, und es sind nicht die schlechtesten Ärzte, die immer wieder auf utopische Ideologien hereinfallen oder in der klösterlichen Abgeschiedenheit der Krankenhäuser weltfremde Vorstellungen entwickeln. Zu einer wirklichkeitsgerechten Realitätsdiagnostik[5] genügt nicht nur sachliche Begabung, sondern auch ausreichende Konfrontation mit der alltäglichen Wirklichkeit von Kranken aller sozialen Schichten und – was heute ohne weiteres realisierbar wäre – auch einmal der Blick in weniger vom Glück begünstigte Länder der Welt.

Diagnostik der individuellen Wirklichkeit

Für den Patienten ist jedoch die subjektive Sicht die Realität. Deshalb ist es wichtig, daß der Hausarzt vom Patienten erfährt, wie dieser seine Umwelt erlebt. Fühlt er sich ihrer Herausforderung gewachsen oder von ihr bedroht? Der patientorientierte Hausarzt weiß, daß die individuelle Wirklichkeit jedes Menschen auch bei identischer objektiver Umwelt völlig verschieden sein kann.[6] Um die individuelle Wirklichkeit eines Menschen und damit seine Sorgen, Ängste, Hoffnungen und Wünsche auch nur annähernd zu erfassen und zu verstehen, genügt nicht nur Einfühlungsvermögen, sondern dazu sind umfassende Informationen über Biographie, Familie und Umwelt unabdingbar.

Bedeutung der Biographie

Da sich in dem sehr komplexen Beziehungsgeflecht Patient – Umwelt lineare Abhängigkeiten nicht ohne weiteres feststellen lassen, braucht der Hausarzt in jedem Einzelfall Orientierungshilfen. Die wichtigste Hilfe ist die Umweltvorgeschichte. Für den Arzt ergeben sich oft wichtige Hinweise, wenn er weiß, wie die Umwelt die Individualität des Patienten beeinflußt und geprägt hat. Deshalb sind Fragen nach der krankheitsunabhängigen Biographie für den Hausarzt von großer Bedeutung: Wurde der Patient bisher „in Watte gewickelt" oder wurde er „vom Schicksal gebeutelt"? Welche Spuren, Narben oder Sensibilitäten hat die Auseinandersetzung mit der Umwelt hinterlassen? Wo und wie hat dieser Mensch Selbstbestätigung erfahren? Hat er eine ausreichende Frustrationstoleranz entwickelt?

Aus der Beantwortung dieser und ähnlicher Fragen ergeben sich nicht nur Rückschlüsse, wie der Patient Krankheit bewältigt, sondern die Biographie macht natürlich auch die besondere Gesundheitsgefährdung deutlich. Sie gibt dem Hausarzt Hinweise auf Problemlösungsmöglichkeiten in Konflikt- und Krankheitssituationen, sie ermöglicht eine Risikoprävention und liefert die Ansätze für eine Individualprognostik.

Für den Hausarzt hat die Biographie eine besondere Bedeutung, weil er sie nicht nur in entstellter, subjektiv verzerrter Form aus den Schilderungen des Patienten selbst erfährt, sondern weil er sie miterlebt. Die Möglichkeit, die Darstellung des Patienten mit der ihm auf anderen Wegen zugänglichen Realität zu vergleichen, verschafft dem Hausarzt wie niemand anderem Zugang zur sog. individuellen Wirklichkeit. Durch den Vergleich mit der ihm bekannten Umwelt hat er die einmalige Chance, die so bedeutsamen Träume, Wunschvorstellungen und Ziele wie auch die Befürchtungen, Schuldgefühle und Ängste seiner Patienten zu erfahren. Dies ist deshalb so wichtig, weil es zu den Aufgaben des Hausarztes gehört, jedem seiner

Patienten zu einer realistischen Einschätzung seines Gesundheitszustandes zu verhelfen.

Der Hausarzt erlebt täglich, daß die meisten seiner Patienten auf diesem Gebiete Schwierigkeiten haben. Die meisten sind zu leichtsinnig, viele sind überängstlich, nur sehr wenige haben ein normales, realitätsbezogenes Verhältnis zu ihrer Gesundheit. Eine Beurteilung der Einstellung des Patienten und eine entsprechende, oft über Jahre gehende Hilfeleistung im Sinne einer Hinführung zu realistischer Einschätzung der eigenen gesundheitlichen Voraussetzungen in Beziehung zu den Zielvorstellungen und Wünschen an das Leben ist nur dann unabhängig von der Subjektivität des Hausarztes reproduzierbar und lehrbar, wenn der Hausarzt einerseits die reale Umwelt des Patienten, andererseits seine individuellen Vorstellungen aufgrund objektivierender Kriterien erfassen und vergleichen kann. Die dazu notwendigen Methoden und Denkmuster müssen ihm von einer „Wissenschaft der realen Umwelt und der individuellen Wirklichkeit" geliefert werden.

Humane Umwelttherapie

Der Hausarzt muß die Umweltdiagnostik in der menschlichen Dimension souverän beherrschen, denn nur bei richtiger Einschätzung der Wechselwirkungen zwischen Patient und Umwelt wird er richtige Entscheidungen treffen. Ehe er eine Krankenhauseinweisung veranlaßt, muß er wissen, ob die Umwelt, in der der Patient zur Zeit lebt, pathogen wirkt, so daß die Einweisung nötig ist, oder ob gerade die gewohnte Umwelt lebenserhaltend und heilungsfördernd wirkt, weil dieser Mensch die Ansprache und die Reize dieser Umwelt zum Leben braucht.[7]

Für den Kranken ist die Steuerung der Umwelteinwirkung durch den Hausarzt wichtig. Abgesehen davon, daß die Umwelt sehr häufig als ätiologischer Faktor zu betrachten ist, sind kranke Menschen gegen Umwelteinflüsse besonders sensibel. Der Hausarzt weiß zu beurteilen, ob und in welchem Umfang ein Patient von der Umwelt abgeschirmt werden muß, bis er ihr wieder gewachsen ist. Ein anderer braucht dagegen in depressiver Vereinsamung mehr Zuwendung und menschlichen Beistand gegen die wirkliche oder erlebte Bedrohung.[8]

Humane Umwelttherapie bedeutet Aktivierung aller nur denkbaren Hilfsquellen, die geeignet sind, dem Kranken bei der Wiedererlangung seiner gesundheitlichen Stabilität zu helfen. Dazu benötigt der Arzt drei Voraussetzungen, von denen zwei eigentlich nur beim Hausarzt gegeben sind:

1. Die wichtigste Voraussetzung ist eine sehr genaue und detaillierte Kenntnis der Individualität des Patienten. Nur wenn der Arzt die wichtigsten strukturellen Komponenten der Persönlichkeit in ihrer Bedeutung für diesen Menschen einigermaßen erfaßt hat, kann er ihm die notwendigen Umwelthilfen in personeller und sachlicher Hinsicht vermitteln.
2. Umwelttherapie fordert vom Arzt sehr viel Phantasie; denn nur mit einer ausgeprägten Vorstellungskraft kann er so komplexe Wechselwirkungen, wie sie bei der Umwelttherapie in der menschlichen Dimension zu erwarten sind, einigermaßen zutreffend prognostizieren. Hier muß der Arzt jeglichen Schematismus hinter sich lassen, hier wird Kreativität verlangt, durch die sich die Medizin der Kunst nähert.

3. Wenn ein Arzt die Umwelt bei seinen therapeutischen Entscheidungen erfolgreich und mit Relevanz für den Patienten einsetzen will, dann müssen seine wissenschaftlichen Kenntnisse über die Wechselwirkungen Mensch – Umwelt und seine Fähigkeit zur Umweltdiagnostik ergänzt werden durch eine ganz bestimmte Erfahrung: Er muß jahrelang in derselben räumlichen und geistigen Welt leben wie seine Patienten; denn nur wenn er diese Welt selbst bis ins Detail kennt und erlebt, kann er die diesbezüglichen Äußerungen und Reaktionen seiner Patienten richtig bewerten und daraus therapeutischen Nutzen ziehen. Die Umwelt wirkt in der Zeit. Langfristiges gemeinsames Erleben der gleichen Umwelt schafft die Voraussetzungen für gleichgerichtete Denkweisen. Zugleich verleiht der Überblick über längere Zeiträume die notwendige Distanz für weitsichtige Entscheidungen.

In letzter Konsequenz zielt die humane Umwelttherapie der Hausärzte neuen Stils in die von Jaspers gewiesene Richtung:

Die tiefste Polarität innerhalb der Therapie ist also, ob sich der Arzt an das naturwissenschaftlich erforschbare biologische Geschehen oder an die Freiheit des Menschen wendet.

Motivierung zur Laienhilfe

Für jeden Kranken ist die Hilfe durch Menschen, die sich ihm persönlich zuwenden, um ein Vielfaches wichtiger als jede Sachleistung. Krankenhilfe darf deshalb niemals auf Hilfe durch Personal der Heilberufe beschränkt bleiben, sondern sollte alle Menschen auf Gegenseitigkeit miteinander verbinden.

Im Menschen schlummert viel mehr altruistische Hilfsbereitschaft, als es scheint. Es ist ein ganz tief verwurzelter Trieb, notleidender Kreatur zu helfen. Er äußert sich ungehemmt gegenüber hilflosen Tieren; dem Menschen gegenüber wird er durch Konventionen und künstlich errichtete Hemmschwellen gebremst oder sogar abgeblockt.

In der Regel genügt es, wenn der Hausarzt die dünne Schale der konventionellen Hemmungen beseitigt; sehr schnell bricht darunter ein lange gestautes Bedürfnis zu helfen hervor, das dann nur in die richtigen Bahnen gelenkt werden muß. Diese Erfahrung wird dem Landarzt auch von Großstadtärzten bestätigt. Es gibt allerdings auch natürliche Hemmschwellen, die der Helfer überwinden muß, wenn in ihm beim Anblick eines Kranken oder Verletzten Angst, Selbstmitleid oder Ekel aufsteigen und zur emotionalen Abkehr beitragen. Der Verfasser ist jedoch davon überzeugt, daß es sich hierbei nicht um natürliche Hemmschwellen handelt, sondern daß sie anerzogen wurden. Wie vielfältige eigene Erfahrung beweist, lassen sich diese emotionalen Hemmschwellen bei Laien- und professionellen Helfern fast immer vollständig abbauen. Der Hausarzt kann dazu sowohl durch sein Vorbild als auch durch seine Fähigkeit, den Zusammenhang zu erklären, sehr viel beitragen. Es ist erstaunlich, was der Mensch in dieser Hinsicht lernen kann, wenn ihm die vitale Notwendigkeit einleuchtet. Jedenfalls ist die Flucht in die Anonymität des Unbeteiligten und die Delegierung an Professionelle, „die ja dafür bezahlt werden“, als ein mißglückter Versuch moderner kollektiver Verdrängung zu betrachten.

Als einzige Sorge des Laien bleibt meist nur die Frage an den Arzt: „Mache ich es auch richtig?“ In der Regel kann man den Helfer oder die Helferin beruhigen; denn meistens kommt es viel mehr auf die persönliche Zuwendung an als auf fachmännische Hilfe. Andererseits ist der Bedarf der Laien an fachlichem Wissen und Können sehr groß und wird nicht annähernd gedeckt. Das Engagement der in den karitativen Organisationen tätigen Ausbilder kann deshalb nicht hoch genug veranschlagt werden. Aber es reicht bei weitem nicht aus. Von der Schule über Medien bis zur Erwachsenenbildung ist hier noch sehr viel nachzuholen. Im übrigen würde sich eine umfangreichere Aufklärung über Laienhilfe und Krankenpflege sicherlich ebenso positiv auf das Gesundheitsbewußtsein auswirken, wie die Erste-Hilfe-Kurse, deren Absolventen sich wegen ihrer besseren Kenntnis der Unfallmöglichkeiten vorsichtiger im Straßenverkehr bewegen und eine nachweisbar geringere Unfallquote haben.

Es ist also in mehrfacher Hinsicht notwendig und sinnvoll, die Bereitschaft zur Laienhilfe zu fördern wie auch das dazu erforderliche Minimalwissen allmählich und systematisch an eine wachsende Zahl von Menschen zu vermitteln. Das sollte nicht weiter konzeptionslos dem Zufall und den Illustrierten überlassen bleiben. Schule, Medien und Hausärzte haben dabei eine wichtige gemeinsame Aufgabe zu erfüllen.

Ist Nachbarschaftshilfe überholt?

In ländlichen Bereichen Norddeutschlands, wo der Verfasser seit 25 Jahren eine Allgemeinpraxis betreibt, gelten glücklicherweise noch immer die althergebrachten Regeln der Nachbarschaftshilfe.

Jeweils 5–6 Höfe gehören zu einer Nachbarschaft, die sich immer, wenn eine Arbeitskraft ausfällt, gegenseitig hilft. Das beginnt mit der Geburt eines Kindes, wo die Frauen der Nachbarschaft reihum der Wöchnerin die Hauswirtschaft und das Melken abnehmen, und es endet, wenn einer stirbt. Bei einem Trauerfall kommen alle Nachbarn und übernehmen bis zur Beerdigung alle anfallenden Funktionen, angefangen vom Waschen und Einsargen des Toten bis zur Ausrichtung des Leichenschmauses. Die Betroffenen können sich in diesen Tagen ganz der Trauer hingeben. Gerade in dieser Verlustsituation vermittelt die Nachbarschaftshilfe ein positives Gefühl des „Nicht Alleinseins“ und der Geborgenheit.

Diese Nachbarschaftshilfe verpflichtet natürlich zur Gegenleistung. Nachbarschaft geht vor Verwandtschaft. Bei einer Geburtstagseinladung einen Verwandten zu vergessen ist weniger gravierend, als einen Nachbarn zu übergehen. Ein wichtiger Nebeneffekt dieses Brauchs ist das ungeschriebene Gesetz, daß es mit dem Nachbarn keinesfalls Streit geben darf. Vieles wird in Kauf genommen, um des nachbarschaftlichen Friedens willen.

Nachbarschaftshilfe gilt natürlich auch im Krankheitsfall, und der Verfasser hat stets gern die Aufgabe übernommen, mit Einwilligung der Betroffenen die nächsten Nachbarn zu benachrichtigen. Sie besorgen dann Medikamente aus der Apotheke, helfen im Bedarfsfall bei der Krankenpflege und übernehmen die Arbeit des ausgefallenen Familienmitglieds.

Als es vor Jahren im Praxisbereich des Verfassers noch keine funktionstüchtige Sozialstation gab, hat er in allen größeren Orten gemeinsam mit dem Deutschen Roten Kreuz Abendkurse für häusliche Krankenpflege durchgeführt, an denen fast aus jeder Nachbarschaft Frauen teilgenommen haben, so daß damals wenigstens einige Pflegekräfte mit Minimalkenntnissen zur Verfügung standen. Oft wurde die Hauskrankenpflege nur dadurch möglich, daß diese Nachbarn selbstlos eingesprungen sind.

Es wäre bedauerlich, wenn jedes nachbarschaftliche Engagement durch die kommunalen Sozialstationen abgelöst würde. Wie sehr der Mensch von nichtprofessioneller mitmenschlicher Zuwendung lebt und dabei wieder auflebt, beweisen die Alleinstehenden, die gerade im Krankheitsfall für jedes persönliche Wort und für jede kleine Hilfeleistung besonders dankbar sind.

Selbsthilfegruppen

Eine wichtige Form der gegenseitigen Laienhilfe hat sich seit den 60er Jahren in zahlreichen Industrieländern entwickelt: die Selbsthilfegruppen. Sie „haben sich gerade dort gebildet, wo die medizinische Versorgung (zum Beispiel nach Entlassung aus stationärer Behandlung und bei chronischen Erkrankungen) ... Lücken hinterläßt" (Moeller 1981).

Als „eine Gegenbewegung zu Vereinzelung, Isolation und Unpersönlichkeit" sind sie eine Antwort auf „unzureichenden Umfang und unzulängliche Form der professionellen Hilfe. ... In Eigenaktivität und Selbstverantwortung überwinden Betroffene ihre passive und vereinzelte Patientposition. ... Inzwischen sind über 450 Selbsthilfeorganisationen für nahezu jede psychosoziale Belastung entstanden; Behinderte; chronisch Leidende; Eltern mit kranken oder verhaltensauffälligen Kindern; Familien, die ein schweres Schicksal zu bewältigen haben; Übergewichtige, Menschen, die den Verlust eines nahen Angehörigen tragen müssen; Genesende und Todkranke". (a. a. O., S. 15).

Während Selbsthilfeorganisationen durch „äußere Selbsthilfe" die psychosoziale Situation des Kranken verbessern wollen, konzentrieren sich die Gesprächsselbsthilfegruppen auf „innere Selbsthilfe" mit dem Ziel der Selbstveränderung: sie „sind für jeden eine Chance geworden, sich selbst zu entdecken, neu zu verstehen und sinnvolle Perspektiven für die eigene Entwicklung zu finden". (a. a. O., S. 18)

Die Entwicklung der Selbsthilfegruppen ist als eine gewisse Kritik an unzureichender ärztlicher, insbesondere hausärztlicher Versorgung und Betreuung aufzufassen. Während dies bei einigen Selbsthilfeorganisationen, die die Hilfe engagierter Experten in Anspruch nehmen, nur unterschwellig zum Ausdruck kommt, lehnen andere Gruppen ärztliche Hilfe ganz entschieden ab und sprechen ganz unverblümt von ihren enttäuschenden Erfahrungen mit Ärzten.

Das enorme Anwachsen der Selbsthilfegruppen in den letzten Jahren darf nicht ignoriert werden.[9] Man muß im Gegenteil zugeben, daß diese Gruppen für viele Menschen in Krankheits- und Krisensituationen eine wertvolle Hilfe sind.

Die beiden Berufszweige Pädagogik und Medizin haben diesen Bedarf weder erkannt noch sinnvoll beantwortet. Sie sollten durch die wachsende Popularität der Selbsthilfegruppen veranlaßt werden, darüber nachzudenken, warum die Menschen damit unzufrieden sind, daß die Experten ihr Wissen sorgsam hüten und teuer verkaufen. Sie sollten auch den Trend erkennen, daß sich die von Experten enttäuschten Menschen selbst Zugang zum vorenthaltenen Wissen verschaffen wollen, daß sie ihre Wünsche und Ansprüche auf anderen Wegen durchsetzen und daß sie sich lieber selbst helfen wollen. Dies entspricht einer allgemeinen Entwicklung in Richtung auf Abbau von Autoritäten und Expertentum.

In den Selbsthilfegruppen fehlen natürlich fachliche Fähigkeiten; sie werden erfolgreich ersetzt durch Dynamik, Empathie, Kommunikation und Zuwendung. Dies bestätigt die Bedeutung dieser emotionalen Elemente.

Die patientorientierte Allgemeinmedizin akzeptiert die in den Selbsthilfegruppen zum Ausdruck kommende Kritik und bejaht diese Gruppen, denn sie entsprechen dem neuen Konzept.

Während die krankheitsbezogenen Selbsthilfegruppen, z. B. die Rheumaliga, den Spezialisten als Experten hinzuziehen, ist der Hausarzt eher für allgemeine Problem- und Gesprächsgruppen zuständig; er sollte sie in jeder Weise unterstützen und sie bei Bedarf sogar initiieren.

Inzwischen gab es wie bei jeder Neuentwicklung Schwierigkeiten und Auswüchse. Schmidbauer (1977) spricht vom „Helfersyndrom", Essbach-Kreuzer (1982) kann Moellers überhöhte Einschätzung der Selbsthilfegruppen nicht teilen. Auf die differenzierte Darstellung der Problematik der Selbsthilfegruppen kann jedoch hier nicht eingegangen werden.

Das Helfersyndrom

Helfen nützt nicht nur dem Kranken, sondern ist „eine kreative, befriedigende an Anregungen und Wachstumsmöglichkeiten reiche Tätigkeit" (Schmidbauer 1977). Vielen Menschen vermittelt die hingebungsvolle Pflege anderer ein ganz besonderes Gefühl der Selbstbestätigung und des Selbstwerts. Dies veranlaßt nicht selten beziehungsgestörte Personen, in Helferberufen tätig zu werden, obgleich sie dafür nicht geeignet sind. Schmidbauer hat in seinem Buch *Die hilflosen Helfer* sehr eindrucksvolle Fälle neurotischer Helfer beschrieben, die ihre eigene Schwäche und Hilfsbedürftigkeit verleugnen und jede Gegenseitigkeit und Intimität von Beziehungen vermeiden. Sie sind nicht in der Lage, auf die Gefühle und Bedürfnisse eines Patienten einzugehen.[10]

Das Buch wird deshalb hier zitiert und jedem professionellen Helfer zur Lektüre empfohlen, weil in Helferberufen jeder gefährdet ist, sein Menschsein zu vergessen und sich mit erlernten Regeln oder Vorschriften zu identifizieren.

> Charakteristisch ist für diese Identifizierung, daß Einfühlung durch starre Regeln ersetzt wird. An die Stelle der offenen Beobachtung einer Situation, der Bereitschaft zu neuen Einsichten beim Helfer tritt das Festhalten an einem vorgegebenen „richtigen" Handlungsmodell. (a. a. O., S. 138)

Patientorientierung der Helfer

Nicht nur der Arzt, auch der Helfer muß sich kontinuierlich am Patienten orientieren; er braucht nicht nur Fachwissen als Grundlage für seine Tätigkeit, sondern er muß auch Grundkenntnisse über die Persönlichkeit und Individualität kranker Menschen besitzen und Fähigkeiten im Umgang mit ihm erworben haben.

Der Einsatz von Helfern muß so organisiert werden, daß bei jeder langfristigen Hilfsbedürftigkeit häufiger Personalwechsel vermieden wird, so daß sich auch auf dieser Ebene eine persönliche Beziehung entwickeln kann.

Kapitel 12

Bedarf und Versorgungssystem

The medical channel is often the only way to social security when dysfunctioning in body or mind or work or environment is involved.

Cromme (1976)

Zusammenfassung

Forschung und Entwicklung der Medizin entsprechen immer weniger dem Gesundheitsbedarf der Bevölkerung, sondern besitzen eine Eigendynamik, die inzwischen auf die Struktur der ambulanten Versorgung voll durchgeschlagen hat. Das Unterrichtsangebot der Universitäten entspricht dem Standard hochspezialisierter Kliniken. Dort ausgebildete Ärzte übertragen diagnostische und therapeutische Methoden und Strategien, die für den Bedarf von Spezialkliniken entwickelt wurden, auf die Praxis, obgleich der Gesundheitsbedarf der Bevölkerung ein ganz anderer ist.

Ein System der Gesundheitsversorgung, für das der Bürger einen relativ hohen Beitrag aufbringt, ist verpflichtet, dem gesundheitlichen Bedarf seiner Bevölkerung sehr genau zu entsprechen.

Diese Verpflichtung haben in erster Linie die Universitäten, die auf der Basis von Forschungen über die Curriculumgestaltung sowohl kurzfristig (über die Fortbildung) als auch langfristig (über die Ausbildung) auf ein bedarfsentsprechendes Leistungsangebot der Ärzteschaft hinwirken könnten. In ein patientorientiertes Versorgungssystem müssen kontinuierliche Rückkoppelungen eingebaut werden, bei denen der Hausarzt als „Fühler" entscheidend mitwirkt.

Nachfrage und Bedarf des Patienten

In der Regel wird der Patient durch Schmerzen oder Beschwerden darauf aufmerksam, daß eine Gesundheitsstörung vorliegt. Meist wartet er ab, ob sie durch Eigenregulation spontan verschwindet, oder versucht, sie durch entsprechende eigene Maßnahmen oder durch Rat und Hilfe der Familie zu bessern. Erst dann nimmt er einen Arzt in Anspruch.

Die Nachfrage des Patienten nach ärztlichen Leistungen entspringt in der Regel seinen subjektiven Bedürfnissen. Die Bedürfnisse liegen aber meist weit entfernt von seinem objektiven Bedarf (Tutsch 1976).[1] Gibt es überhaupt einen objektiven Bedarf? Wie läßt er sich erfassen?

Das läßt sich am besten über eine Hilfsvorstellung erklären: Stellen wir uns vor, in welchem Zustand wir z. B. unseren 70. Geburtstag erleben wollen. Wir möchten uns in einem biologisch ausgeglichenen, tragfähigen Allgemeinzustand befinden, mit genügend Widerstandskräften versehen, um etwa eine Grippe oder eine Lungenentzündung zu überleben, wir möchten ohne Atemnot die Treppe hinaufsteigen können, wir möchten spazierengehen können, soziale Kontakte halten und eine dem Alter entsprechende Rolle in der Gesellschaft spielen.

Aber sicher möchten wir nicht bettlägerig sein, nicht im Rollstuhl sitzen müssen, kein Wasser in den Beinen haben, keine kaputten Gelenke, keine Gicht, keinen Diabetes, keine Hypertonie und keine Zerebralsklerose.

Jede medizinische Maßnahme, die dazu beiträgt, diesen Zustand zu erreichen und Schaden zu verhindern, kann wohl als objektiver *Bedarf* bezeichnet werden. Was darüber hinausgeht, wäre dann *Bedürfnis,* Bedürfnis nach Wohlbefinden, nach mehr subjektiver Lebensqualität durch Anwendung medizinischer Methoden.

Die Erfüllung dieses objektivierbaren Bedarfs wäre qualitativ und quantitativ sowie finanziell und ökonomisch auch bei der heutigen Struktur der Medizin jederzeit möglich. Die über diesen Bedarf hinausgehenden Wünsche und Bedürfnisse im Bereich der Gesundheit sind jedoch nahezu unbegrenzt groß. Auf keinen Fall und niemals, auch in der Zukunft, können diese Wünsche und Bedürfnisse voll befriedigt werden.

Nicht so selten ist es umgekehrt. Viele Patienten haben einen objektiven Bedarf an gesundheitlichen Leistungen, aber sie sind sich dessen nicht bewußt, verdrängen ihn und nehmen notwendige Leistungen nicht in Anspruch. Ein eindrucksvolles Beispiel ist die mangelhafte Inanspruchnahme von Vorsorge- und Früherkennungsuntersuchungen.

Bedarfsfeststellung durch den Hausarzt

Der Patient kann zwischen seinen gesundheitlichen Bedürfnissen und seinem objektiven Bedarf an professionellen Leistungen oft nur schwer unterscheiden. Ihm fehlt das Fachwissen und als betroffenes Subjekt natürlich auch die erforderliche Distanz, um feststellen zu können, ob er bei einer Gesundheitsstörung abwarten kann, ob Selbst- und Familienhilfe ausreichen oder ob er professionelle Hilfe benötigt.

In der Regel ist es der Patient selbst, der aufgrund von Schmerzen oder Beschwerden feststellt, daß ärztliche Behandlung oder medizinische Versorgung erforderlich ist. Nur in einem Teil der Fälle kann der Patient selbst entscheiden, zu welchem Spezialisten er mit einer bestimmten Krankheit gehen muß: bei Sehstörungen oder Beschwerden am Auge zum Augenarzt, bei Verletzungen zum Unfallarzt oder Chirurgen, bei Unterleibsbeschwerden von Frauen zum Frauenarzt usw. Bei zahlreichen anderen Erkrankungen ist die Zuordnung von Beschwerden nicht so leicht. So schreibt Balint (1964), daß für Beschwerden im rechten Unterbauch fünf verschiedene Spezialisten verantwortlich sein könnten: für Blinddarmentzündung der Chirurg, für Eierstocksentzündung der Gynäkologe, für Harnleiterstein der Urologe, für Ileitis terminalis der Internist und für vertebragene Beschwerden der Orthopäde. Kann der Patient allein entscheiden, welcher Arzt zuständig ist?

Sobald Gesundheitsstörungen ein bestimmtes Ausmaß überschreiten, ist der Patient überfordert, eine sinnvolle Entscheidung über die jetzt notwendigen professionellen Maßnahmen zu treffen. Er braucht dazu den Rat eines Arztes, der die dafür notwendige Kompetenz besitzt.

In allen Zweifelsfällen bietet sich als fachmännischer Berater der Hausarzt an, der den gesundheitlichen Bedarf der von ihm langjährig betreuten Patienten besonders gut beurteilen kann.

Nun ist die Ermittlung des gesundheitlichen Bedarfs eines Patienten kein einmaliger, sondern ein kontinuierlicher Vorgang, der immer wieder auf Vorergebnissen aufbauen muß und deshalb nach Möglichkeit stets in der Hand des gleichen

Arztes liegen sollte. Eine Bedarfsermittlung durch wechselnde Ärzte wäre nicht nur sehr aufwendig, sondern es fehlte der integrierende Bezug auf den Patienten, den der Hausarzt durch seine genaue Kenntnis des Patienten immer wieder herstellen kann.

Der Hausarzt beobachtet, wie seine Patienten in jeder Entwicklungs- und Entfaltungsstufe ihres Lebens einen anderen Gesundheitsbedarf haben, variiert durch die individuelle Konstitution und Reaktionsweise einerseits und die familiären und sozialen Bedingungen andererseits. Der begleitende Hausarzt kann deshalb nicht nur im Krankheitsfall besonders adäquat beraten und Leistungen des Gesundheitssystems besonders gezielt einsetzen, sondern er kann Krisen und Gefährdungen frühzeitig erkennen oder sogar voraussehen und ihren Eintritt evtl. verhindern.

Inkongruenz von Bedarf und Angebot

In einem idealen Gesundheitssystem entspricht das Leistungsangebot der Ärzte und medizinischen Institutionen dem Bedarf aller Patienten. In Wirklichkeit zeigen sich jedoch in vielen Ländern deutliche Inkongruenzen.[2] Dies liegt nun aber nicht daran, daß die Anwendung und Verbreitung wissenschaftlicher und technischer Neuerungen in der Praxis verständlicherweise zeitlich stets etwas nachhinkt. Im Gegenteil muß gesagt werden, daß alle wichtigen medizinischen Innovationen in der Bundesrepublik Deutschland relativ schnell allen Patienten auch in der ambulanten Versorgung zur Verfügung standen, und es muß sogar betont werden, daß aufgrund der vorbildlichen Sozialgesetze die Ärzte in kaum einer anderen Zeit, anderen Disziplin oder anderen Land in der Lage waren, *jede* zur Krankheitsbekämpfung notwendige medizinische Leistung – soweit entwickelt – für *jeden* Menschen einzusetzen.

Die Kritik an einer unzureichenden Bedarfsorientierung des gegenwärtigen Versorgungssystems richtet sich vielmehr gegen das Konzept. Bei oberflächlicher Betrachtung scheint sogar jegliches Konzept einer Orientierung am Bedarf des Patienten zu fehlen.[3] In Wirklichkeit existiert natürlich ein Konzept und es gibt durchaus Vorstellungen, in welcher Richtung das Leistungsangebot erweitert werden soll. Das Ziel ist jedoch nicht eine Anpassung an den Bedarf der Patienten. Man nutzt vielmehr die Fortschritte der Wissenschaft und Technik, um die medizinische Versorgung einer relativ kleinen Zahl von Krankenhauspatienten zu perfektionieren.[4] Obgleich diese Innovationen im Hinblick auf Patientenbelastung, Personal und Kosten oft sehr aufwendig sind, werden sie schließlich auch auf die ambulante Patientenversorgung übertragen.

Der eigentliche Gesundheitsbedarf der breiten Bevölkerung wird von den Forschungs- und Entwicklungszentren der Medizin nicht wahrgenommen; sie haben dafür weder Instrumente zur Bedarfserhebung entwickelt noch orientieren sie sich auf irgendeine andere Weise über den objektiven Bedarf.[5] Selbstverständlich gibt es wichtige Impulse, unheilbare und invalidisierende Krankheiten zu erforschen, für deren Aufklärung ein dringlicher Bedarf besteht.[6] Der Forschungsansatz ist aber rein krankheitsorientiert; es wird nicht berücksichtigt, daß der Patient lange vor dem Auftreten einer Krankheit einen Gesundheitsbedarf hat, und daß es wahrscheinlich mehr Erfolg verspricht, bereits hier anzusetzen.

Lediglich die Epidemiologen haben sich mit dem Problem auf wissenschaftlicher Ebene befaßt und Methoden zur Erfassung von Nachfrage und Bedarf entwickelt. Als Indikatoren verwenden sie z. B. Zahlen über Arztkonsultationen, Krankenhausaufnahmen, ärztliche Leistungen und Arzneimittelverbrauch (Blohmke 1976). Bei allen Bedarfsermittlungen, die sich am Leistungsprofil der Ärzteschaft orientieren, muß man jedoch berücksichtigen, daß lediglich die erste Inanspruchnahme eines Arztes vom Patienten ausgeht, während alle anderen Leistungen von Ärzten veranlaßt werden.

Auf die Entwicklung eines wirksamen Instruments zur Bedarfsermittlung, Rückkoppelung und Steuerung des Angebots wurde deshalb verzichtet, weil man geglaubt hat, auch im Gesundheitswesen würden das Angebot vom Bedarf und die Nachfrage von den begrenzten finanziellen Möglichkeiten geregelt. Obgleich die Sozialmediziner seit über 15 Jahren darauf hingewiesen haben, daß dies für gesundheitliche Leistungen nicht zutrifft (Blohmke 1976), wurde keine sinnvolle und wirksame Steuerung eingeführt. So wurde das Gesundheitswesen zwar immer teurer, aber nicht nachweisbar effektiver.[7]

Die quantitativen und qualitativen Inkongruenzen zwischen medizinischem Leistungsangebot und Bedarf sind schwer zu objektivieren. Ihre Ursachen sind sehr komplex. Der wichtigste Faktor ist die ärztliche Ausbildung, denn der Arzt entscheidet darüber, mit welchen Leistungen das Versorgungssystem auf die vom Patienten präsentierten Beschwerden antwortet.

Hier will das patientorientierte Konzept ansetzen und zukünftige Ärztegenerationen für die Wahrnehmung und Beantwortung des objektiven Bedarfs ihrer Patienten sensibilisieren. Dafür genügt es nicht, die Ausbildungsordnung alle 10 Jahre zu ändern und an den Bedarf anzupassen; denn dies wirkt sich in der Praxis erst nach weiteren 10–20 Jahren aus. Eine patientorientierte Medizin muß Instrumente und Methoden entwickeln, damit ihre Ärzte den objektiven Bedarf ihrer Patienten sehr genau ermitteln und beantworten können.

Der Fühler in einem geregelten System

Jeder langjährige Hausarzt erwirbt durch die Rückmeldungen der Patienten, die er zu anderen Ärzten oder medizinischen Einrichtungen überwiesen hat, sehr genaue Informationen über das Leistungsspektrum und die Qualität der in seiner Region tätigen Ärzte und sonstigen Angehörigen von Heilberufen. Als Mittler zwischen den lösbaren und unlösbaren Problemen seiner Patienten einerseits und den medizinischen Hilfsmöglichkeiten der Region andererseits ist er leider oft gezwungen, seine Patienten zu vertrösten, weil die Medizin noch keine Hilfe bietet oder er muß ungerechtfertigte Ansprüche zurückweisen, weil Notwendigeres Vorrang hat.

Dabei gewinnt er einen sehr genauen Überblick über Inkongruenzen zwischen dem Gesundheitsbedarf seiner Patienten und dem medizinischen Leistungsangebot der Region. Wie kein anderer ist der Hausarzt geeignet, in einem zukünftigen Regel- und Steuerungssystem, das seine Leistungen am Bedarf der Patienten ausrichtet, die Aufgabe des „Fühlers" zu übernehmen. Inkongruenzen und Lücken im Leistungsangebot der Region frühzeitig zu erkennen und zu melden. Wenn er als „Peilstation"[8] tätig wird, dann sollte dies nicht nur auf die kontinuierliche Registrierung der Morbidität beschränkt bleiben, sondern auch auf den krankheitsunabhängigen Gesundheitsbedarf ausgedehnt werden.

Verpflichtung gegenüber der Gemeinschaft

Die bisherige Darstellung des patientorientierten Konzepts könnte den Eindruck erwecken, der Hausarzt sei nur dem individuellen Patienten verpflichtet. Dies trifft im Grundsatz zu. Es gibt jedoch eine wesentliche Einschränkung. In dem Maße, in dem Patient und Hausarzt Glieder einer Gemeinschaft sind, die ihrerseits die Mittel zur Wiedererlangung der individuellen Gesundheit zur Verfügung stellt, sind sie beide auch dieser Gemeinschaft verpflichtet.

Die Verpflichtung des Patienten besteht darin, daß er für seine Gesunderhaltung alles in seiner Kraft Stehende tut, um zu vermeiden, daß der Versichertengemeinschaft durch Krankheit oder Unfall unnötige Kosten entstehen. In der stillschweigenden, aber offenbar nicht zutreffenden Annahme, dies verstehe sich von selbst, hat unsere Gesellschaft in den letzten Jahrzehnten versäumt, die Einhaltung dieser Verpflichtung zur Voraussetzung für unbeschränkte Leistungsgewährung zu machen.

Die Gesellschaft hat diese selbstverständliche Verpflichtung auch dadurch unterminiert, daß sie mit den von jedem einzelnen als Sicherheit gegen Krankheit und Invalidität aufgebrachten hohen Summen sehr großzügig umgegangen ist, statt sie krisenfest anzulegen. Das mußte zwangsläufig zum Leichtsinn verführen.[9]

Im übrigen sollte niemand erwarten, daß er die eigenen Versichungsbeiträge in Form von – womöglich überflüssigen – Leistungen des Gesundheitssystems zurückerhält. Dies widerspräche dem Sinn der Solidargemeinschaft.

Es kann nicht den Krankenkassen allein überlassen bleiben, ihre Mitglieder an ihre Verpflichtung zur Gesunderhaltung und zum sparsamen Umgang mit den Mitteln der Versichertengemeinschaft zu erinnern. Wünschenswert wäre, „wenn eine ‚Hygiene des Lebens', in der Schule beginnend, den Menschen und damit der Gesellschaft eine neue Zielsetzung und Verantwortung im Bereich der Gesunderhaltung als Selbstverständlichkeit vermitteln könnte" (Tutsch 1976). Gerade von den Massenmedien kann und muß auf diesem Gebiet sehr viel mehr getan werden. Aber auch der Hausarzt hat hier eine Verpflichtung. Er ist zwar stets in erster Linie dem Individuum verpflichtet; als gesundheitlicher Anwalt des Patienten, „der selbst frei ist von staatlichen und kollektiven Bedingungen … (muß) er die gesundheitlichen Interessen des Individuums notfalls auch gegen ungesunde Forderungen der Kollektive verteidigen" (Sturm 1969a). Er muß aber auch – wenn nötig – den Patienten an seine Verpflichtungen gegenüber der Gemeinschaft erinnern.

Der Hausarzt hat es nicht nötig, sich durch Erfüllung der zahlreichen nicht dringlichen Bedürfnisse das Wohlwollen und die Anhänglichkeit seiner Patienten zu erkaufen und sie dadurch an sich zu binden.[10] Es wäre bedauerlich, wenn Hausärzte in den Ruf von „Wunscherfüllern" und freigiebigen Verteilern von Sozialversicherungsleistungen gelangten. Sie haben dem Patienten nämlich mehr und besseres zu bieten als diese mißverstandene Hilfe. Indem der Hausarzt bei seinen Patienten den objektiven Gesundheitsbedarf feststellt und sie von der Dringlichkeit überzeugt, diesen sowohl durch Selbsthilfe als auch durch gezielt und richtig dosiert eingesetzte professionelle Hilfe zu decken, hat er das Optimum für ihn getan. Es wird nur sehr wenige geben, die von ihrem Hausarzt verlangen, daß er andere Interessen verfolgt als die Hilfe zur Gesundheit, und von ihm erwarten, daß er zum Komplizen des Mißbrauchs von Gesundheitsleistungen[11] oder der Perpetuierung ihrer Krankheit wird.

Sparsamkeit und Selbstbeteiligung

Der Ausbau des Gesundheitssystems und seine Ausweitung auf über 90% der Bevölkerung hatte einige unerwünschte Nebenwirkungen zur Folge, die die Wirksamkeit des Systems in einigen Punkten beeinträchtigt und eine schwer zu bremsende Kostensteigerung gefördert haben:

- Nur die niedergelassenen Ärzte werden immer wieder an ihre Verpflichtung zur wirtschaftlichen Handlungsweise erinnert, Krankenhausärzte sind weder dazu verpflichtet noch werden sie dazu ermahnt.[12]
- Es fehlen Anreize, die den Patienten dazu motivieren, professionelle Hilfe nur bei objektivem Bedarf in Anspruch zu nehmen.
- Die einheitlichen Bestimmungen der Sozialversicherung bieten zu wenig Raum für individuelle Eigenleistung.
- Das System fördert Anspruchsdenken, statt zur Selbsthilfe zu motivieren.

Mancher wird fragen, was diese allgemeine Problematik der Kosten des Gesundheitswesens mit dem patientorientierten Konzept zur Allgemeinmedizin zu tun habe. Immerhin so viel, daß das Verhalten der Patienten dadurch in unerwünschter Weise beeinflußt wird. Abgesehen davon, daß der soziale Charakter des Systems gefährdet ist, wird eine Einstellung gefördert, die dem patientorientierten Denken und Handeln des Hausarztes zuwiderläuft. Die Konsequenzen des patientorientierten Konzepts gelten auch für die Versichertengemeinschaft; wie der Arzt muß auch die Sozialversicherung

- die allgemeinen Denk- und Verhaltensweisen von Menschen im Versicherungsfall berücksichtigen,
- den sehr unterschiedlichen Möglichkeiten und Wünschen nach Eigenleistung und Selbstbeteiligung entgegenkommen.

Das Problem kann hier nur angedeutet werden. Nachfolgend einige Fragen, um zu verdeutlichen, was der Verfasser meint:

- Warum gibt es eine Beitragsbemessungsobergrenze anstelle einer dem Einkommen entsprechenden linearen Beitragserhebung? Zur Zeit werden die weniger Verdienenden mit einem höheren Prozentsatz ihres Einkommens am Risiko beteiligt. Ist das sozial?
- Warum wird denen, die es sich leisten können, keine Möglichkeit zur finanziellen Selbstbeteiligung geboten? Zum Beispiel: Prämienermäßigung bei Leistungsverzicht in den ersten 3 oder 8 Krankheitstagen.
- Warum erfährt der Versicherte nicht, welche Kosten seine Behandlung verursacht hat?
- Warum müssen Versicherte mit der Wiederaufnahme ihrer Berufstätigkeit so lan-

ge warten, bis sie wieder 100%ig arbeitsfähig sind? Warum gibt es keine Möglichkeit, nach überstandener Krankheit schon früher mit 4 oder 6 Stunden Arbeit zu beginnen?
- Warum gibt es keinen Anreiz für Versicherte, sich gesundheitsbewußt zu verhalten?

Der Verfasser weiß sehr wohl, daß dies sehr schwer zu realisieren ist. Dies darf aber nicht dazu führen, das Problem einfach beiseite zu schieben.

Ich bin überzeugt, daß sich im Rahmen des patientorientierten Konzepts nur dann verstärkte Aktivitäten in Selbsthilfe und Familienhilfe verwirklichen lassen, wenn sie durch entsprechende, im Modellversuch zu testende flankierende Maßnahmen der Sozialversicherung unterstützt werden.

Ein bedarfsentsprechendes Versorgungssystem

Aus all diesen Überlegungen folgt, daß es nicht genügt, patientorientierte Hausärzte auszubilden; sie allein können eine Patientenversorgung nach dem neuen Konzept nicht verwirklichen. Alle im Gesundheitswesen tätigen Personen müssen engagiert mitwirken, und es müssen die Voraussetzungen dafür geschaffen werden, daß das Leistungsangebot durch die Gesundheitsberufe dem Bedarf der Patienten entspricht.

Damit sich das Versorgungssystem mit seinen Leistungen möglichst weitgehend und kontinuierlich an den sich wandelnden Gesundheitsbedarf der Bevölkerung anpassen kann, muß in allen Bereichen nach Regelungs- und Steuerungsmöglichkeiten gesucht werden. Dafür sind sowohl kurzfristig rückkoppelnde Methoden als auch langfristig wirkende zu entwickeln. Der wichtigste Schritt ist, daß sich *jeder* professionelle Helfer dem Patienten einfühlend zuwendet und ihn zu verstehen und seine Individualität zu akzeptieren versucht. Es muß auch für jeden Fachmann zur Selbstverständlichkeit werden, daß er die Groborientierung an objektiven Befunden durch eine Feinkorrektur am subjektiven Befinden des Patienten ergänzt und sich in jedem Fall entscheidungsrelevante Daten über den Patienten vom Hausarzt mitteilen läßt. Als Voraussetzung dafür müssen Studienabschnitte über das patientorientierte Denken und Handeln in die Ausbildungspläne aller an der Versorgung beteiligten Helfer eingefügt werden.[13]

Daraus folgt als eine zweite wichtige Konsequenz: Die Ausbildung muß die professionellen Helfer dazu befähigen, den Gesundheitsbedarf besser wahrzunehmen, und ihnen statt starrer Handlungsanweisungen ein flexibles therapeutisches Repertoire vermitteln, mit dessen Hilfe sie dem individuellen Bedarf besser entsprechen können.

Schließlich sollte jeder professionelle Helfer die Möglichkeit haben, unbeantworteten Gesundheitsbedarf von Patienten einer Steuerungszentrale zu melden.

Universität – geistige Zentrale für Bedarfsregelung

Im optimalen Fall muß die Universität über einen engen Informationsaustausch mit den Helfern der ersten Linie und über eigene Versorgungsforschung ein möglichst zutreffendes Bild über den Gesundheitsbedarf ihrer Region erarbeiten.

Vordringliche Aufgabe der Universität ist es dann, die festgestellten Versorgungslücken zu erforschen und entsprechende Ausbildungs- und Fortbildungscurricula zu entwickeln, damit die Ärzte möglichst bald einem neu festgestellten Bedarf nachkommen können. Die strukturellen Lücken sind sowohl kurzfristig als auch langfristig durch enge Zusammenarbeit zwischen Universität, Ärztekammer und Kassenärztlicher Vereinigung zu decken. Voraussetzung dafür ist eine entsprechende Bevollmächtigung durch die Versichertengemeinschaft und den Gesetzgeber.[14]

Zusammenarbeit in der versorgten Region

Bis diese Ziele verwirklicht werden und ein optimales Regelungs- und Steuerungssystem entwickelt ist, kann ein annähernder Effekt dadurch erreicht werden, daß Ärzte, Schwestern und andere Heilberufe während ihrer Ausbildung nicht nur Krankenhauspatienten zu sehen bekommen, sondern in viel größerem Umfang mit Patienten der ambulanten Versorgung konfrontiert werden, insbesondere mit Patienten der Allgemeinpraxis, deren Beschwerde- und Problemspektrum den alltäglichen Gesundheitsbedarf am ehesten widerspiegelt.

Die Orientierung am Bedarf kann auch dadurch verbessert werden, daß Ausbildungs- und Fortbildungsveranstaltungen nicht mehr getrennt nach Berufsgruppen, sondern bei patientorientierten Themen interdisziplinär durchgeführt werden. Die in der Primärversorgung tätigen (auch nichtärztlichen) Personen können schon jetzt durch guten Informationsaustausch zu einem bedarfsentsprechenden Leistungsangebot beitragen.

Die Verwirklichung des patientorientierten Konzepts

Kapitel 13

Aufgaben und Kompetenzen des Hausarztes neuen Stils

Für eine optimale Versorgung der Bevölkerung hat die Allgemeinmedizin nach wie vor die Hauptlast zu tragen.
Braun (1982)

Zusammenfassung

In einem arbeitsteilig gegliederten System ärztlicher Versorgung fallen dem Hausarzt wichtige Aufgaben zu. Wenn es ihn nicht schon gäbe, müßte er erfunden werden; denn er macht das Versorgungssystem für den Patienten zugänglich und benutzbar und sorgt dafür, daß der Bedarf der Patienten an gesundheitlichen Leistungen optimal gedeckt wird.

Der Hausarzt neuen Stils unterscheidet sich von früheren Hausärzten, die für alles zuständig waren, durch eine klare Begrenzung seiner Kompetenz und eindeutig definierte Aufgaben. Immer wenn die Mittel seiner Praxis zur Diagnostik und Behandlung eines Patienten nicht ausreichen, überweist er zum Facharzt. Seine Tätigkeit ist charakterisiert durch enge Kooperation mit allen regional ansässigen Spezialisten und medizinischen und sozialen Dienstleistungsberufen. Dabei versucht der Hausarzt in einem mehrspurig verlaufenden Denkprozeß, alle für die Problemlösung relevanten Ebenen und Bereiche zu integrieren und alle beteiligten Kollegen und Helfer wie auch den Patienten für die Übernahme und Verwirklichung des patientorientierten Denkens zu gewinnen.

Arbeitsteilung im Versorgungssystem

In einem hochentwickelten Gesundheitswesen kann der Gesundheitsbedarf der Patienten nicht mehr von einem einzelnen Arzt gedeckt werden. Der frühere praktische Arzt, der im Sinne eines Allroundarztes noch alles selbst diagnostizierte und behandelte, ist überholt.

Medizinischer Wissenszuwachs und technischer Fortschritt haben zu einer so erheblichen Ausweitung des ärztlichen Leistungsangebots geführt, daß ein Arzt nur noch in einem begrenzten Gebiet kompetentes Wissen erwerben, Methoden vorhalten und qualifizierte Leistungen anbieten kann. Aus diesem Grunde hat sich eine arbeitsteilige Aufgliederung der praktischen Medizin in einzelne Fachgebiete entwickelt.

Durch die Ausweitung und Spezialisierung des Leistungsangebots sind die vielfältigen Möglichkeiten ärztlicher Hilfe für den Kranken unüberschaubar geworden. Je mehr diese Entwicklung fortschreitet, um so dringender braucht jeder Patient einen Arzt, den er bei allen Gesundheitsstörungen schnell erreichen und befragen kann. Da der Kranke nur selten selbst feststellen und entscheiden kann, welchem Teilgebiet der Medizin seine Beschwerden zuzuordnen sind und welchen Spezialisten er aufsuchen soll, benötigt er dabei fachmännische Unterstützung.

Um ein arbeitsteilig gegliedertes, spezialisiertes Versorgungssystem für den Patienten zugänglich und benutzbar zu machen, ist deshalb ein Arzt erforderlich, der die patientorientierten Aufgaben übernimmt, die der frühere praktische Arzt stets miterfüllt hat und die bei der Ausgliederung der krankheitsorientierten Fächer übrig geblieben sind. Es ist also nur konsequent, wenn sich innerhalb eines nach Funktionen gegliederten Versorgungssystems ein Arzt für die patientorientierten Aufgaben spezialisiert.[1]

Bisher war es üblich, daß sich *jeder* Arzt die für seine Entscheidungen erforderlichen Informationen über den Patienten selbst verschaffte, indem er den Patienten befragte und sich anläßlich der notwendigen Untersuchungen und Beratungen ein Bild von seiner Persönlichkeit machte. Diese bisherige Methode der Erfassung von Persönlichkeitsdaten ist aus folgenden Gründen insuffizient und unrationell:

Die Angaben der Patienten über sich selbst sind unzureichend.[2] Außerdem ist kaum ein Patient in der Lage, über die Besonderheiten seiner eigenen Persönlichkeit im Hinblick auf die für den Arzt wichtigen Aspekte zu berichten. Eine anamnestische Befragung des Patienten ergibt im Hinblick auf viele den Arzt vordringlich interessierende Fragen fast immer einen sehr ungenauen und manchmal sogar falschen Eindruck. Zum Beispiel kann der Patient über seine individuelle Art der Wahrnehmung von Beschwerden und über die von ihm meist unbewußt entwickelten Strategien der Krankheitsbewältigung in der Regel nichts aussagen.

Da ein Patient heute kaum noch von einem einzigen Arzt behandelt wird, sondern in der Regel mehrere Ärzte in Anspruch nimmt (er konsultiert neben seinem Hausarzt auch niedergelassene Spezialisten und wird bei jedem Krankenhausaufenthalt von mehreren Ärzten behandelt), ist es sehr unrationell, wenn jeder Arzt stets von neuem beginnen muß, sich Informationen über die Individualität, Familie und Umwelt des Patienten zu verschaffen. Es bleibt dann oft bei einem oberflächlichen Gesamteindruck, der nicht selten täuscht und zu Fehlentscheidungen führen kann.

Nachdem sich eine dem angewachsenen Wissen entsprechende arbeitsteilige Gliederung der Krankenversorgung entwickelt hat, ist die folgerichtige Konsequenz, daß sich *ein* Arzt auf die Erhebung der individuellen Patientendaten spezialisiert. Dafür ist der Arzt am besten geeignet, der den leichtesten und umfassendsten Zugang dazu hat, nämlich der Hausarzt.

Bedingungen arbeitsteiliger Entscheidungsprozesse

Ein arbeitsteiliger gemeinsamer Entscheidungsprozeß führt nur dann zu einem Konsens, wenn jeder Arzt wesentliche Kriterien aller an der Entscheidung Beteiligten kennt und bewerten kann. Der Hausarzt kann erst mitreden, wenn ihm der Spezialist die für diesen Patienten relevanten allgemeingültigen Fakten aus seinem Fachgebiet mitteilt. Umgekehrt gelangt der Spezialist nur dann zu einer für den Patienten relevanten und erfolgversprechenden Entscheidung, wenn er vom Hausarzt alle Individualdaten über diesen Patienten erfahren hat, soweit sie für die anstehende Problematik von Bedeutung sind.

Dabei muß der Hausarzt, wenn er den Überlegungen des Spezialisten folgen will, über Grundlagenkenntnisse dieses Spezialfachs verfügen. Umgekehrt braucht auch der Spezialist Grundlagenwissen über den kranken Menschen und die gesundheitlichen Fragen von Persönlichkeit, Familie und Umwelt. In der praktischen Medizin darf es also niemals zu einer vollständigen Spezialisierung kommen. Jeder Arzt benötigt Basiswissen aus allen Spezialfächern, aber auch aus der Allgemeinmedizin.[3]

Die gegenseitige Kenntnis und die Akzeptanz der spezifischen Aufgaben sind wichtige Voraussetzungen dafür, daß gemeinsame Entscheidungen sowohl sachdienlich als auch patientengerecht sind. Eine bessere Information der Spezialisten über die Bedeutung des patientorientierten Denkens und Handelns der Hausärzte würde sehr zur Verbesserung der Situation beitragen.[4]

Zuständigkeit für die Behandlung von Krankheiten

Die ausführliche Darstellung des patientorientierten Denkens und Handelns könnte so verstanden werden, daß Hausärzte neuen Stils für die Behandlung von Krankheiten überhaupt nicht mehr zuständig sind. Dies ist richtig. Für die Behandlung von Krankheiten sind Spezialisten zuständig, sie besitzen das dazu notwendige Grundlagenwissen und verfügen über die spezifischen Methoden und Erfahrungen ihres Fachgebiets.

Kein Hausarzt sollte den Ehrgeiz haben, auf dem Gebiete der *Krankheitsbehandlung* mit Spezialisten konkurrieren zu wollen. Er hat das gar nicht nötig, denn er hat seinen eigenen spezifischen Aufgabenbereich. Deshalb muß hier noch einmal klar und eindeutig festgestellt werden: *Der Hausarzt ist nicht für Krankheiten, sondern für den kranken Menschen zuständig!*

Dieser scheinbar so unbedeutende Unterschied zwischen *Krankheits-* und *Krankenbehandlung* bestimmt zugleich die Spezifität hausärztlichen Denkens und Handelns und des Faches Allgemeinmedizin. Für den Hausarzt gibt es keine abstrakten Krankheitsbilder; für ihn ist Krankheit untrennbar mit dem Menschen verbunden als Zustandsänderung und Ausdrucksform seiner individuellen Lebens- und Existenzgefährdung.

Diese Aussage darf jedoch nicht so mißverstanden werden, als hätte der Hausarzt überhaupt nichts mit Krankheiten zu tun. Im Gegenteil! Alle Hausärzte würden mit Recht Einspruch erheben; denn sie werden in den weitaus meisten Fällen von ihren Patienten wegen Krankheiten in Anspruch genommen.

Was würde dem Kranken ein Hausarzt nützen, der zwar seine Individualität, Familie und Umwelt gut einschätzen kann, der aber von Krankheiten nichts versteht? Es ist die erste und wichtigste Aufgabe des Hausarztes, Gesundheitsstörungen bei seinen Patienten rechtzeitig zu erkennen und diese Kranken sachgemäß ärztlich zu behandeln oder einer kompetenten Behandlung durch andere Ärzte zuzuführen.

Die Krankenbehandlung ist der ureigene Bereich hausärztlicher Tätigkeit. Hierfür hat er im Studium und während einer mindestens 4jährigen, meist längeren Weiterbildung umfassende Kenntnisse und solide Erfahrungen erworben.

Jeder Hausarzt ist deshalb auch bemüht, bei der Behandlung seiner Patienten im Bereich seiner Zuständigkeit eine möglichst hohe Qualifikation zu erreichen.[5]

Die Aufgaben des Hausarztes

Die Arbeitsteilung im Versorgungssystem und die Tätigkeit des Hausarztes im unmittelbaren Lebensbereich des Patienten bestimmen seine Aufgaben und Funktionen. Dabei spielt die besondere soziologische Stellung des Hausarztes an mehreren Grenzbereichen eine Rolle; er arbeitet

- an der Grenze zwischen Medizin und Gesellschaft (Häussler, persönliche Mitteilung),
- an der Wasserlinie, die den Eisberg zwischen Selbsthilfe und Laienhilfe einerseits und professioneller Hilfe andererseits teilt,[6]
- an der Schnittlinie zwischen dem Bedarf der Patienten und dem Leistungsangebot der Medizin,
- im Niemandsland zwischen der fast unbegrenzten Nachfrage der Patienten nach gesundheitlichen Leistungen und den begrenzten ökonomischen Mitteln des Versicherungssystems,
- in der Grauzone zwischen den Wertvorstellungen der Patienten und dem Wertsystem der Medizin.

Primärärztliche Funktionen

Der Hausarzt ist als erste ärztliche Instanz des Versorgungssystems für die Wahrnehmung von Gesundheitsstörungen aller Art zuständig. Für alle nur denkbaren Möglichkeiten gesundheitlicher Störungen und die meist eng damit verflochtenen menschlichen Probleme muß der Hausarzt offen und vorurteilsfrei aufnahmefähig sein; dies erfordert konzentrierte Hinwendung zum Patienten und die Bereitschaft, ihn vorbehaltlos zu akzeptieren.

Der Hausarzt kann die Funktionen der Erstversorgung besser ausüben als andere Ärzte, weil er bereits Vorkenntnisse über den Patienten und seine Lebenssituation besitzt. Dadurch kann er den Stellenwert der Krankheit im Leben eines Menschen richtig beurteilen und eine entsprechende Erstentscheidung fällen. Außerdem ist der Hausarzt dadurch in der Lage, sich auf die Denkweise und die verbalen und averbalen Ausdrucksformen des Patienten einzustellen und zu erfassen, was der Patient wirklich meint.

Wenn der Hausarzt den Patienten aus Kompetenzgründen an Spezialisten zur Mit- oder Weiterbehandlung überweist oder ins Krankenhaus einweist, sollte er alle relevanten Informationen über den Patienten übermitteln. Er behält jedoch die Verantwortung für diesen Patienten, der ihn zuerst konsultiert hat. Bei allen wesentlichen Entscheidungen muß er mitwirken und die Seite des Patienten vertreten.

Krankenbehandlung

Die Patienten, deren Krankheitszustand mit den Mitteln der Allgemeinpraxis ausreichend aufgeklärt und aussichtsreich behandelt werden können, bleiben in der Betreuung des Hausarztes. Dieser prüft jedoch immer wieder, ob das Leistungsangebot seiner Praxis zur kompetenten Versorgung ausreicht. Im Bedarfsfall ergänzt er das eigene Leistungsspektrum durch Auftragsleistungen bei Spezialisten. Die Krankenbehandlung erstreckt sich auf Beratung von Patienten mit akuten Gesundheitsstörungen und auf die Langzeitversorgung chronisch Kranker.

Patienten mit akuten Gesundheitsstörungen

Die zahlreichen akuten Gesundheitsstörungen, die der Patient nicht allein bewältigt, die andererseits aber noch nicht den Großeinsatz technischer und klinischer Mittel erfordern, sind das Arbeitsgebiet des Hausarztes. Hierzu gehören die zahlreichen Infekte der oberen Luftwege, die akuten Störungen des Herz-Kreislauf-Systems, der Verdauungsorgane, Harnwegsinfekte, Hautaffektionen und Bagatellverletzungen.[7] Meist spricht man von „banalen Krankheiten". Schmücker (1964) nennt sie „Hausarztkrankheiten". Für den patientorientierten Hausarzt gibt es keine „banalen" Gesundheitsstörungen. Jede Beschwerde, jeder Infekt und jeder Unfall hat für den Hausarzt ebenso wie für den Patienten einen bestimmten Stellenwert im Verlauf der individuellen Biographie und in der gegenwärtigen Situation.

Wenn ein Patient mit einer Gesundheitsstörung zum Arzt geht, dann bedeutet das für ihn in der Regel mehr als eine lästige Bagatelle, es handelt sich um ein Problem, das er nicht allein lösen kann. Es wäre falsch, eine aus medizinischer Sicht geringfügige Gesundheitsstörung grundsätzlich mit einem ärztlichen Minimalaufwand zu beantworten und zwar nicht nur, weil sich mehr dahinter verbergen könnte, als auf den ersten Blick offensichtlich ist. Nicht selten sucht der Mensch Hilfe; der medizinische Anlaß ist nur das Präsentiersymptom.

Für den patientorientierten Hausarzt bietet jede akute Gesundheitsstörung die Möglichkeit, den Patienten besser kennenzulernen und seine körperlichen und sonstigen Muster der Krankheitsbewältigung zu registrieren. Gleichzeitig bezweckt das Hilfsangebot des Hausarztes, daß der Patient mit dieser speziellen Krankheit und mit Gesundheitsstörungen im allgemeinen besser umzugehen lernt. Darüber hinaus nutzt der Hausarzt die Gelegenheit, den Patienten zu Rezidivprophylaxe und gesundheitsbewußterer Lebensführung zu motivieren.

Langzeitversorgung chronisch Kranker

Die Führung der chronisch Kranken, der Schwerkranken und der Todkranken ist eine spezifische Aufgabe des Hausarztes. Sein guter Ruf gründet sich mehr auf die regelmäßige und verantwortungsvolle Betreuung dieser Patienten mit einem chronischen Leiden als auf einige Blitzdiagnosen oder Wunderheilungen.

> Überall wo schwere Krankheiten zur Aufgabe langgehegter Lebenswünsche zwingen und Hoffnungslosigkeit verbreiten, muß der Hausarzt die seelische Führung übernehmen, andere Lebenswege eröffnen und auf neue Zielsetzungen hinweisen (Sachse 1969).[8]

Durch regelmäßige „Dispensaire-Betreuung"[9] kann der Hausarzt vielen chronisch Kranken, wie z. B. Diabetikern, Hochdruckkranken, Herzinsuffizienten und Rheumatikern, das Leben wieder lebenswert machen und es sogar verlängern.[10]

Rehabilitation und Rezidivprophylaxe

Der Hausarzt bemüht sich nicht nur um die körperliche Wiederherstellung des Patienten, sondern auch um seine soziale Wiedereingliederung. Zur Verhütung oder Kompensation von Dauerschäden oder Defektzuständen setzt er die Möglichkeiten der sozialen Therapie ein.

Krankheitsfrüherkennung
Der Hausarzt ist stets darauf gefaßt, daß sich hinter uncharakteristischen Allgemeinsymptomen eine lebensbedrohliche Krankheit oder ein „abwendbar gefährlicher Verlauf“ verbirgt. In diesem Sinne ist seine Arbeit einem Schüttelsieb vergleichbar; sie ist eine ständige Suchaktion nach Frühsymptomen lebensbedrohlicher Erkrankungen (Malignom, Herzinfarkt) und nach latenten Krankheitsdispositionen (latenter Diabetes, latente Niereninsuffizienz). Der Hausarzt ist sozusagen Spezialist für Frühsymptome. Er führt die gesetzlichen Früherkennungsuntersuchungen bei Kindern, Jugendlichen und krebsgefährdeten Erwachsenen durch und versucht, die Abwehrkraft seiner Patienten gegen Krankheit durch Impfungen und mit anderen Methoden zu verbessern. Seine Kenntnisse der individuellen Gesundheitsgefährdung, Organschwächen und Krankheitsrisiken jedes einzelnen seiner Patienten geben ihm dabei wertvolle Hinweise, in welchen Einzelbereichen er die Suche intensivieren muß.

Individualprophylaxe
Die präventiven Kollektivmaßnahmen des Staates (Röntgenreihenuntersuchungen, Impfungen des Gesundheitsamts) ergänzt der Hausarzt in wirkungsvoller Weise durch individuelle Krankheitsvorbeugung. Vorsorgeuntersuchungen bekommen ihren besonderen Wert erst dadurch, daß sie vom Hausarzt durchgeführt werden, der die Anamnese kennt und Basis- und Vergleichsbefunde besitzt. Gezielte Maßnahmen zur Krankheitsverhütung müssen in den individuellen Lebenslauf sinnvoll eingebaut werden. Deshalb können zahlreiche Schutzimpfungen nur vom Hausarzt durchgeführt werden, der die augenblickliche Immunitätslage des Patienten genau kennt und zugleich die regionale epidemiologische Gesamtsituation berücksichtigt.

Langzeitbegleitung
Der Hausarzt ist auch außerhalb von Krankheitsepisoden für seine Patienten zuständig und ist bemüht, sie in gesunden Tagen oder nach überstandener Krankheit zu überwachen und zu beraten. Die Skala reicht von allgemeinen Ratschlägen zur Lebensführung und Ernährung bis zu differenzierten individuellen Maßnahmen. Das persönliche ärztliche Gespräch und die individuelle Lebensberatung muß jeder besonderen Problematik gerecht werden und dem Kranken Führung und Hilfe bieten in Lebenskonflikten, bei Schicksalsschlägen, in untragbaren äußeren Situationen und bei Erkrankungen, deren Feststellung einen Wendepunkt im Leben des Patienten darstellt. Der Hausarzt muß auch dann Rat wissen, wenn glaubhafte Klagen vorgebracht werden, obgleich keine oder keine ausreichende Erklärung durch objektive Befunde möglich ist.

Gesundheitsaufklärung
In Anbetracht der radikalen Änderung unserer Umweltbedingungen und angesichts der Vernachlässigung der Gesundheitserziehung im Schulunterricht ist es eine der wichtigsten Aufgaben des Hausarztes, seine Patienten aufzuklären über die normalen körperlichen und seelischen Vorgänge, soweit sie für gesunde Lebensführung und Krankheitsvorbeugung bedeutsam sind. Diese individuelle Gesundheitsaufklärung muß dem Intelligenzgrad angemessen sein und berücksichtigen, daß wir Menschen uns auf dem Gebiet der Gesundheit in der Regel nicht wie rationale Wesen zu verhalten pflegen.

Dafür muß der Hausarzt über die neuesten Ergebnisse der medizinischen Forschung regelmäßig unterrichtet sein; und zwar nicht nur, um sie im Krankheitsfall anzuwenden, sondern damit er sie seinen Patienten interpretieren kann. Sehr oft muß er mißverstandene Berichte der Massenmedien korrigieren und in den richtigen Zusammenhang bringen. Auch für die öffentliche Gesundheitserziehung und medizinische Aufklärung (z.B. im Rahmen des Deutschen Roten Kreuzes oder in örtlichen Jugend- und Eheseminaren) stellt sich der Hausarzt in der Regel in seinem Bereich zur Verfügung.

Verantwortung und Kompetenz

Die arbeitsteilige Gliederung der Krankenversorgung bestimmt nicht nur die Aufgaben und Funktionen des Hausarztes, sondern auch die Grenzen seines Tätigkeitsbereichs und damit seiner Kompetenz. Es ist ausgeschlossen, daß diese Abgrenzung des Pflichtenkreises allein von der persönlichen Einschätzung des einzelnen Arztes abhängen darf. Auch in diesem Punkt ist der Hausarzt patientorientiert; sein Arbeitsbereich und sein Leistungsangebot ist am Bedarf der von ihm versorgten Patienten ausgerichtet. Das Tätigkeitsfeld des Hausarztes ist primär abgesteckt durch den Behandlungsauftrag des Patienten an den Arzt seines Vertrauens: Ihn bittet er um Rat und Hilfe bei allen Gesundheitsstörungen und Krankheiten. Der Hausarzt darf seinerseits jeden Kranken behandeln, wenn er sich dies zutraut. Das Vertrauen seines Patienten verpflichtet ihn aber, seine Grenzen zu erkennen und immer dann den Rat anderer Fachdisziplinen einzuholen oder den Patienten zu überweisen, wenn seine diagnostischen und therapeutischen Möglichkeiten und Fähigkeiten überschritten werden. Diese Selbstbeschränkung erfordert ein hohes Maß an Selbsterkenntnis und Verantwortungsbewußtsein.

Wie sich an Abb.1 (s.S.32) gut ablesen läßt, ist der Hausarzt in horizontaler Richtung weitgehend unbegrenzt kompetent, Gesundheitsstörungen aller Art wahrzunehmen und zu klassifizieren, während seine Kompetenz in vertikaler Richtung (differenziertes Krankheitswissen) relativ begrenzt ist. An dieser Grenze müssen seine Aufgaben nahtlos von Spezialisten übernommen werden. Diese Grenzen zu einzelnen Fachgebieten sind bisher bei jedem Hausarzt verschieden (s. Abb.2) und abhängig vom Umfang und von der Qualität seiner Weiterbildung in diesem Gebiet.

Gegen vertiefte Kenntnisse des Hausarztes in einem Fachgebiet und deren Anwendung in der Allgemeinpraxis ist im Prinzip nichts einzuwenden. Dies darf aber keinesfalls zu der gelegentlich vorkommenden Subspezialisierung von Hausärzten führen mit der Konsequenz, daß sie dann aufgrund spezieller Tätigkeiten nicht in der Lage sind, die patientorientierten Aufgaben für alle ihre Patienten zuverlässig wahrzunehmen.

Grundsätzlich muß festgehalten werden, daß in Zukunft das Tätigkeits- und Kompetenzgebiet eines Hausarztes nicht mehr wie bisher von den sehr unterschiedlichen Fähigkeiten, die der einzelne in seiner Aus- und Weiterbildung erworben hat, bestimmt werden darf, sondern daß einzig und allein die Notwendigkeiten und Erfordernisse der Patientenversorgung dafür maßgebend sein dürfen.

Verwirklichung hausärztlicher Patientenversorgung

Der Hausarzt kann seine vielseitigen Aufgaben nur dann kompetent erfüllen, wenn folgende Voraussetzungen gegeben sind:

- Der Hausarzt muß im Rahmen der Ausbildung und Weiterbildung die für seine Tätigkeit notwendigen Kenntnisse, Fähigkeiten und Grundeinstellungen erworben haben (s. dazu Kap. 15).
- Er muß über eine reibungslose funktionierende Praxis mit entsprechenden personellen und apparativen Möglichkeiten verfügen.
- Der Hausarzt muß mit allgemeinärztlichen und fachärztlichen Kollegen sowie mit den in Heilberufen Tätigen und den sozialen Helfern seiner Region gut zusammenarbeiten.
- Er muß die gesundheitlich relevanten Informationen über Krankheiten, Individualität, Familie und Umwelt seiner Kranken dokumentieren und archivieren.

Praxisführung

Neben Krankheits- und Menschenkenntnis benötigt der Hausarzt Wissen und Fähigkeiten in der Planung und Organisation eines hausärztlichen Dienstleistungsbetriebs. Dafür gelten – von der Planung der Niederlassung bis zum rationellen Einsatz des Praxispersonals und der eigenen Kräfte – die Regeln der Wirtschaftlichkeit im Interesse der Versichertengemeinschaft und im eigenen Interesse.

Nun läßt sich bekanntlich die Patientenversorgung niemals optimal organisieren oder rationalisieren. Der Gesundheitsbedarf der Patienten läßt sich weder zeitlich noch sonst formal standardisieren. So wird der Alltag immer wieder Anforderungen stellen, die aus dem Rahmen fallen. Langjährige Erfahrung hat gezeigt, daß Mißbrauch und unnötige Hausbesuche sehr selten sind. Wenn Patienten einer Region hausärztlich gut versorgt sind und wissen, daß sie im Notfall stets in kurzer Zeit einen Arzt erreichen können, dann rufen sie den Arzt viel seltener, weil die durch Angst provozierten Hausbesuche wegfallen.

Dies nur als Beispiel dafür, daß sich nicht nur die Einstellung des Arztes und sein Wissen auf den Bedarf des Patienten ausrichten muß, sondern auch die Organisation der Praxis und die Einstellung der Mitarbeiter. Es ist gewiß nicht leicht, den ganz unterschiedlichen Wünschen vieler ganz verschiedener Menschen gerecht zu werden. Aber gerade das sollte das Ziel der gut organisierten patientorientierten Hausarztpraxis sein.

Einzel- oder Gemeinschaftspraxis?

Für die Verwirklichung des patientorientierten Konzepts ist, wie oben gesagt, eine langjährige Kontinuität der Patient-Hausarzt-Beziehung unabdingbare Voraussetzung. Bei der Gemeinschaftspraxis ist die Patientorientierung nicht primär gewährleistet; denn in ihrem Konzept bietet sie zunächst überwiegend Vorteile für den Arzt: neben gemeinsamer Nutzung von Räumlichkeiten und Personal Entlastung des Arztes von Dauerpräsenz durch gegenseitige Vertretung. Für den Patienten ist es aber ein Nachteil, wenn er nicht jedesmal seinen Arzt antrifft.

Andererseits kann heute kein Patient mehr erwarten, daß sein Hausarzt für ihn täglich 24 Stunden lang erreichbar ist. Gegenüber jeder anderen Form von Vertretung durch wechselnde Ärzte, ist die Gemeinschaftspraxis von 2 oder 3 Hausärzten der beste Kompromiß, wenn jeder Arzt für einen festen Teil der Patienten verantwortlich und über alle anderen ungefähr informiert ist und Zugang zur Kartei hat.

Zusammenarbeit in der Regionalversorgung

Als erste Instanz im Versorgungssystem hat der Hausarzt eine sehr verantwortungsvolle Aufgabe; denn von seiner richtigen Einschätzung der Art und des Schweregrads einer vorliegenden Krankheit wird das weitere Schicksal des Kranken wesentlich mitbestimmt. Mit seiner Vorfelddiagnostik übernimmt der Hausarzt eine wichtige Steuerungsfunktion.

Das medizinische und soziale Leistungsangebot der Region kann der Hausarzt nur dann für jeden Patienten und seinen Bedarf optimal einsetzen,

- wenn er allgemeine Kenntnisse über das System der Krankenversorgung, über die Kranken- und Rentenversicherung, über das Bundessozialhilfegesetz und andere Möglichkeiten, dem Kranken zu helfen, besitzt;
- wenn er speziell darüber informiert ist, auf welche medizinischen und sozialen Leistungen der Region er im Bedarfsfall zurückgreifen kann. Dabei genügt die grobe Kenntnis von Adressen nicht, sondern der Hausarzt muß das detaillierte Leistungsspektrum der Ärzte, Heilberufe, Krankenhausabteilungen und Institutionen und deren Vertreter möglichst sogar persönlich kennen.[11]

Im Laufe der Jahre erwirbt der Hausarzt sehr genaue Detailinformationen über die fachliche und ärztliche Qualifikation der zitierten Kollegen, und zwar aus den Fachbefunden und aus den Rückmeldungen der Patienten über die Art und den Erfolg der Behandlung. Mit einigen Kollegen wird der Hausarzt durch Konsilien am Krankenbett oder Telefon oder auch durch persönliche Kontakte zu einer engeren Zusammenarbeit gelangen, die von größtem Vorteil für die Versorgung seiner Patienten ist. Sie ist die Voraussetzung dafür, daß der Hausarzt seine patientorientierten Funktionen sinnvoll erfüllen kann,

- nämlich den Fachkollegen oder sonstigen Helfern relevante Informationen über den Patienten zu vermitteln,
- darauf zu achten, daß bei jeder Spezialbehandlung die wesentlichen Gesichtspunkte des Patienten gewahrt werden,
- dafür zu sorgen, daß die speziellen Maßnahmen sinnvoll in den Lebenslauf und in einen Gesamtbehandlungsplan eingeordnet werden.

Zusammenarbeit mit Heil- und Sozialberufen

Soweit der Patient die regional sehr unterschiedlich ausgebauten Dienstleistungen der nichtärztlichen Heilberufe und sozialen Einrichtungen nicht von sich aus in Anspruch nimmt, ist es Aufgabe des Hausarztes sie ihm bei Bedarf gezielt zu vermitteln. Dazu sind regelmäßige Besprechungen notwendig. Dabei darf der Informationsfluß keinesfalls nur einseitig vom Arzt zum Helfer gehen, sondern der Hausarzt kann von jedem der nachfolgend aufgezählten fachlich vorgebildeten Helfer wichtige Rückmeldungen über das Krankheitsverhalten der Patienten und über familiäre Probleme erhalten. Insofern ist es berechtigt, von gleichberechtigten Kooperationspartnern des Hausarztes zu sprechen.[12]

Medizinische Heilberufe. Gemeindeschwester, Krankenpflegehelferin, Krankengymnastin, Masseur, Bademeister, Logopäde, orthopädischer Schuhmacher, Psychologe u. a.

Sozialhelfer. Sozialarbeiter, Fürsorgerin, spezielle Sozialhelfer im Bereich der Jugendfürsorge, Familien- und Altenfürsorge, Diakon, Referenten in den Sozialdienststellen der Gemeinden und sonstigen kommunalen Verwaltungen.

Interdisziplinäre regionale Zusammenarbeit

Durch die enge Verflechtung des Hausarztes mit allen Problemen seiner Patienten in der menschlichen Dimension ergeben sich ständig Kontakte zu anderen in der Region tätigen Dienstleistungsberufen und Verwaltungsstellen. In erster Linie natürlich zu Apothekern, aber auch zu Pastoren, Richtern, Lehrern, insbesondere zu Sonderschullehrern.

Während früher, v. a. auf dem Land, oft der Stammtisch die Möglichkeit zum informellen Informationsaustausch bot, müssen heute überall, auch in der Großstadt, andere Formen des persönlichen kollegialen und interdisziplinären Gedankenaustausches entwickelt werden, wenn vermieden werden soll, daß unser Dienstleistungsnetz aufgrund dieser fehlenden Querverbindungen Löcher bekommt und seine Funktionen nicht mehr erfüllen kann. Wie innerhalb der Medizin, so muß auch der gesamte Dienst am Menschen wieder „personalisiert" werden, d. h., er muß interdisziplinär integriert geleistet werden.

Laien- und Selbsthilfeorganisation

Wie schon oben gesagt, arbeitet der Hausarzt mit allen Organisationen der Laienhilfe und mit Selbsthilfegruppen eng zusammen. Seine Adressenliste enthält also auch die Telefonnummern der Kontaktpersonen, z. B. des Deutschen Roten Kreuzes, des Malteserhilfsdienstes oder des Arbeitersamariterbundes, der Anonymen Alkoholiker und anderer Selbsthilfegruppen. Es versteht sich von selbst, daß der Hausarzt alle diese Organisationen auf jede nur mögliche Weise unterstützt und bei Indikation seine Patienten zur Teilnahme veranlaßt.

Diagnostische Strategien und Methoden

Die nachfolgende Darstellung der vom Hausarzt vorzugsweise verwendeten diagnostischen und therapeutischen Methoden soll eine ungefähre Vorstellung vom Arbeitsfeld und von den Schwerpunkten hausärztlicher Tätigkeit vermitteln. Dabei wird verdeutlicht, wie der Hausarzt das patientorientierte Konzept, soweit es nicht bereits integraler Bestandteil seiner Tätigkeit ist, durch bewußte Akzentuierung noch besser verwirklichen kann. Die Krankenbehandlung des Hausarztes weicht von der Krankheitsbehandlung der Spezialisten nicht nur durch die weitgehende Einbeziehung des Patienten in den ärztlichen Entscheidungsprozeß ab, sondern unterscheidet sich auch in einigen anderen wesentlichen Punkten der Diagnostik und Therapie. Diese Unterschiede hängen ebenfalls mit der Orientierung am Patienten zusammen.

Braun (1957, 1961) hat das diagnostische Vorgehen des Hausarztes als einer der ersten analysiert und dabei nachweisen können, daß sich der Hausarzt ebenso verhält wie der normale Patient. Der Hausarzt betreibt eine gezielte Diagnostik, die er dann abbricht, wenn er alle für die Problemlösung oder Krankheitsbehandlung relevanten Daten erhoben hat und handlungsfähig geworden ist. In vielen Krankheitssituationen wartet er ab[13] und beobachtet, ob es dem Patienten im weiteren Verlauf gelingt, die Gesundheitsstörung mit Hilfe von Eigenregulationen zu bewältigen, oder ob sich eine behandlungsbedürftige Krankheit entwickelt. Braun konnte beweisen, daß es legitim ist, in der Diagnostik gezielt zu arbeiten, und daß diagnostischer Maximaleinsatz nur beim „abwendbar gefährlichen Verlauf" angezeigt ist.[14]

Der Hausarzt behandelt zu 98% bekannte Patienten; er weiß über ihre Krankheitsrisiken ebenso gut Bescheid, wie über ihre Möglichkeiten der Krankheitsbewältigung. Er wird deshalb schneller entscheidungs- und handlungsfähig. Dadurch spart die patientorientierte Diagnostik des Hausarztes nicht nur Kosten, sondern ist auch effektiver.

Krankheitsbezogene Diagnostik
Zur Erkennung pathogener Faktoren setzt der Hausarzt bei seinen Patienten u.a. folgende Methoden und Strategien ein:

- Das *ärztliche Gespräch* zur Aufdeckung von Störungen der Körperfunktion, der Psyche, der Kommunikation und des Verhaltens sowie von psychischen und sozialen Konfliktsituationen.
- Die gezielte, orientierende oder systematische *Untersuchung* von Körperregionen und Organbereichen. Feststellung der Belastbarkeit von Funktionssystemen.
- Untersuchungsgänge bei *Leitsymptomen*, die bei Patienten häufig vorkommen.
- *Differentialdiagnostik* häufiger Gesundheitsstörungen unter Berücksichtigung der individuellen Möglichkeiten zur Eigenregulation.
- *Diagnostik in der menschlichen Dimension:* Feststellung von biographischen Krisen, beruflichen Frustrationen und Ängsten.
- *Familiendiagnostik* zur Erkennung von Partnerbeziehungsstörungen, familiären Krisen und Konflikten.
- *Umweltdiagnostik* zur Beurteilung von pathogenen Arbeits- oder Lebenssituationen oder endemischen Noxen.
- *Frühdiagnostik* bei Patienten mit Risikofaktoren.
- *Langzeitbeobachtung* und Verlaufsbeurteilung sowie fortlaufender diagnostischer Dialog (Aeffner, persönliche Mitteilung) mit dem Patienten.
- *Weiterführende Diagnostik:* gezielter Einsatz von *Labormethoden* und *technischen Untersuchungen* (EKG, Sonographie) als eigene Leistung oder als Auftragsleistung durch Spezialisten (z.B. Endoskopie, Röntgen).

Persönlichkeitsdiagnostik
Während der Hausarzt durch die Krankheitsdiagnostik pathologische oder pathogene Faktoren und Zusammenhänge erfassen und in ihren Ursprüngen erkennen möchte, um dann möglichst ursächlich behandeln zu können, will er mit Hilfe der Persönlichkeits-, Familien- und Umweltdiagnostik einen Überblick gewinnen, wel-

che Reservekräfte und Hilfsquellen dem Patienten zur Wiedererlangung der Gesundheit zur Verfügung stehen. Die Persönlichkeitsdiagnostik ist also niemals Selbstzweck, der Hausarzt betreibt sie auch nicht aus akademischem Interesse, sondern sie hat engen Bezug zur Therapie.

Zur systematischen Erhebung krankheitsunabhängiger Patientendaten mit dem Ziel einer Persönlichkeitsdiagnostik verwendet der Hausarzt folgende Methoden und Strategien:

- Befragungen des Patienten und der Familienangehörigen über *genetische Belastungen* und *erworbene Krankheitsdispositionen.*
- Erhebungen zur *Biographie* und Vorgeschichte von *Krankheiten* und *Unfällen.*
- *Basisuntersuchung* zur Festlegung von Basisdaten und zur Feststellung der *individuellen Konstitution* in körperlicher, seelischer, geistiger und menschlicher Hinsicht.
- *Verlaufsbeobachtung* zur Erfassung der körperlichen und seelischen Reaktionsweise des Patienten bei Gesundheitsstörungen, des Verhaltens bei Krankheiten und der Einstellung zum Arzt; allergische und anergische Reaktionsformen; Abwehrlage hinsichtlich infektiöser, toxischer, psychischer und sozialer Noxen; Dissimulation, hypochondrisches Verhalten.
- *Fortschreibung* der vom Hausarzt *miterlebten Anamnese* bei neuen Krankheitsepisoden oder anderen Gelegenheiten.

Diese Diagnostik der individuellen Persönlichkeit wird ergänzt durch:

- *Familiendiagnostik* zur Feststellung der Pflege- und Hilfsmöglichkeiten und der Einflüsse, die gesundheitsstabilisierend wirken.
- *Umweltdiagnostik* zur Erkennung gesundheitsfördernder Faktoren in Wohnwelt, Beruf und sozialem Umfeld der Patienten.

Wichtige Hilfsmittel dazu sind der *diagnostische Hausbesuch* zum Kennenlernen der Familie und des Wohn- und Lebensbereichs und der diagnostische Besuch am *Arbeitsplatz* zur Information über Arbeitsbedingungen, Kollegen und Betriebsklima.

Gesamtdiagnose

Der ganze Mensch ist krank! Der Hausarzt kann und darf die Gesamtproblematik des kranken Menschen mit seinem familiären und existentiellen Hintergrund nicht auf das Etikett einer pathologisch-anatomischen Diagnose reduzieren.[15] Selbstverständlich weiß heute jeder Arzt, daß mit der Bezeichnung „Ulcus duodeni" zugleich eine ganze Problempersönlichkeit beschrieben wird. Warum verwendet er dann nicht eine umfassendere Diagnose, die die Zusammenhänge zwischen den verschiedenen künstlich geschaffenen Betrachtungsebenen menschlicher Existenz zum Ausdruck bringt? Da der Hausarzt umfangreiche Informationen über den Patienten mit seinen Problemen besitzt, sollte er sich angewöhnen, diese Zusammenhänge in eine Gesamtdiagnose einzubringen.

Dieser Zwang zur Ausformulierung der Gesamtproblematik hat wesentliche Konsequenzen. Durch den Blick auf die Gesamtdiagnose wird der Arzt immer wieder auf das komplexe Ursachengefüge einer Gesundheitsstörung hingewiesen und er wird gewarnt, in einspuriges Denken zurückzufallen.

Die umfassende Persönlichkeits- und Problemdiagnose liefert dem Hausarzt v.a. sehr vielfältige Ansatzpunkte für Prophylaxe, Frühdiagnostik, ätiologische Therapie und kann Chronifizierung oder Rezidive verhindern. Dadurch werden ärztliche Intervention oder Selbsthilfe früher möglich und verlaufen erfolgreicher. Viele Patienten können im nicht organisierten und dann meist noch reversiblen Frühstadium einer Krankheit leichter und aussichtsreicher behandelt werden als später.[16]

Patientzentrierte Individualtherapie

Anders als im Krankenhaus, wo eine Therapie angeordnet und durchgeführt wird, muß der Patient in der Allgemeinpraxis die vom Arzt empfohlene Therapie oder Verhaltensänderung selbst durchführen. Einfache Beratung genügt in der Regel nicht, um den Patienten zu motivieren, auch wenn die Empfehlung nicht autoritär, sondern auf fachmännischer oder partnerschaftlicher Basis gegeben wird. Die notwendige Motivation kann beim Patienten nur dadurch entstehen, daß er von Anfang an sehr weitgehend am Entscheidungsprozeß beteiligt wird und auf diesem Weg selbst zur richtigen Einsicht über die Notwendigkeit therapeutischer Maßnahmen gelangt. Der Verfasser geht sogar so weit zu empfehlen, daß der Hausarzt Therapieformen oder Problemlösungen nur vorschlagen sollte und dann weiterhin die Rolle eines Katalysators übernimmt. Erfahrungsgemäß führt ein Patient nur *die* Therapie oder Verhaltensänderung mit einiger Konsequenz durch, für die er sich selbst entschieden hat; die „selbstgewählten" Therapieformen sind deshalb die wirksamsten.

Da der Hausarzt über die Lebensumstände seiner Patienten sehr genau informiert ist, wird er Therapieformen anbieten, deren Ansatzpunkte im alltäglichen Leben des Patienten liegen oder damit vereinbar sind und die deshalb für ihn akzeptabel und durchführbar sind. Die genaue Kenntnis des Individuums, seiner Krankheitsdisposition und Reaktionslage ermöglicht dem Hausarzt, eine sehr differenzierte und für jeden Patienten ganz spezifische Therapie einzusetzen, die an den individuellen Lebenslauf oder die gegenwärtige Lebenssituation anknüpft. Diese maßgeschneiderte Therapie, die sich nicht auf die Verordnung von einigen Tabletten beschränkt, sondern an verschiedenen Punkten ansetzt und durch Korrektur der Lebensführung, Ernährung und durch zusätzliche Maßnahmen eine Umstimmung der Gesamtpersönlichkeit anstrebt, hat größte Erfolgsaussichten, weil sie von einem motivierten Patienten mit der notwendigen Einsicht engagiert getragen wird.

Das Spektrum der vom Hausarzt eingesetzten Therapiemaßnahmen ist nahezu unbegrenzt, es entspricht der Vielfalt des menschlichen Lebens. Der Hausarzt entwickelt dabei ein Maximum an Phantasie, um gemeinsam mit dem einzelnen Patienten die Mittel einzusetzen, die seine Gesundheit bessern können. Daß es dabei darauf ankommt, die Therapie ganz gezielt dem Bedarf des Patienten anzupassen, wurde bereits wiederholt betont. Alle Bemühungen des patientorientiert arbeitenden Hausarztes gehen in diese Richtung und haben eigentlich nur dieses Ziel.

Droge Arzt

Die wichtigste therapeutische Maßnahme des Hausarztes ist die Zusicherung, daß er dem Kranken helfen werde. Kaum ein anderes Mittel beruhigt den Patienten und nimmt ihm seine Angst so wirksam wie das Bewußtsein, daß er nun mit seiner Krankheit nicht mehr allein fertig werden muß, sondern sowohl fachmännisch als auch individuell beraten wird. Wenn ein Kranker Schmerzen oder Angst hat, dann läßt sich das nicht versachlichen; er ist dann für rationale Argumente weitgehend unzugänglich.

Hausbesuch

Kaum eine andere Leistung bringt die engagierte Zuwendung des Hausarztes besser zum Ausdruck als der Besuch des Arztes zu Hause. Dadurch wird es überhaupt erst möglich, daß Kranke zu Hause gepflegt werden können.

Welche Leistungen v.a. in menschlicher Hinsicht vom Hausarzt gefordert werden, wenn er Schwerkranken mit infauster Prognose über Wochen oder Monate allabendlich eine Morphiumspritze gibt und ihnen und ihren Familien beim Sterben Beistand leistet, weiß nur der, von dem dies immer wieder erwartet wird.

Für den Hausarzt ist es selbstverständlich, daß er anstelle des anonymen Todes im Krankenhaus, den bereits Rilke als unangemessen und nicht menschenwürdig schildert,[17] jedem seiner Patienten zu einem persönlichen Sterben verhelfen will (Spreeuwenberg 1981).

Arzneiverordnung

Der Hausarzt beherrscht eine umfangreiche Palette von ätiologisch und symptomatisch wirkenden Spezialitäten und Rezepturen, die er enteral, parenteral und extern anwendet. Da er sehr genau weiß oder registriert hat, wie jeder einzelne Patient auf Medikamente ganz allgemein reagiert und ob spezielle Unverträglichkeiten oder Allergien vorliegen, kann er eine sehr effektive und nebenwirkungsarme Arzneitherapie betreiben.

Unter der fast unübersehbaren Zahl von Spezialitäten hat der Hausarzt eine begrenzte Zahl ausgewählt, die er genau kennt und souverän einsetzen kann. Er bevorzugt Medikamente, die aufgrund ihres Wirkprinzips die Eigenregulationen des Körpers unterstützen und stimulieren und dabei den Stoffwechsel möglichst wenig belasten.

Selbstverständlich wird der Hausarzt auch die Methoden der klassischen Medizin zur Krankheitsbekämpfung einsetzen, wenn ein Kranker beim Kampf gegen Erreger zu unterliegen droht oder sich eine Krankheit verselbständigt hat. Dies geschieht aber nur so lange, bis der Mensch wieder aus eigener Kraft mit der Krankheit fertig wird.

Alternativen und Adjuvantien zur Arzneitherapie

Wann immer das Ziel ohne Gabe von Medikamenten erreicht werden kann, versucht der Hausarzt andere Therapieformen einzusetzen. Allerdings fordern sie vom Patienten und vom Arzt in der Regel einen größeren Aufwand als das bequeme „3mal 1 Tablette“. Oft kann die Arzneiwirkung durch zusätzliche, meist physikalische Therapieverfahren wirksam unterstützt werden. Der Hausarzt bevorzugt dabei die Methoden, die den Patienten aktiv beteiligen, gegenüber solchen, bei denen er passiv bleibt.

Physikalische Therapie
Zahlreiche physikalische Verfahren sind geeignet, Medikamentwirkungen zu ergänzen oder zu ersetzen. Bei den häufigen und oft sehr schmerzhaften Störungen des Bewegungsapparats werden Wärmeanwendungen, Kurzwellen- und Reizstrombehandlung und Massage nicht nur subjektiv als lindernd empfunden, sondern zeigen dem Patienten den Weg zu aktiver Selbstentspannung.

Aktivierende Therapie
Als Beispiele für Therapieformen, die deshalb besonders wirksam sind, weil sie der Patient selbst aktiv durchführen muß, seien hier genannt:

- Dauerlauf zum Training des Sauerstofftransportsystems,
- Gymnastik, Spaziergang oder Musizieren zur aktiven Entspannung,
- Hydrotherapie nach Kneipp als Kreislauftraining.

Gezielt verordnete Krankengymnastik bezweckt ebenfalls die Aktivierung des Patienten unter fachmännischer Anleitung. Es ist erstaunlich, was selbst bei Gelähmten, wenn sie sich engagieren, noch nach Jahren zu erreichen ist.

Giessler (persönliche Mitteilung) berichtete von einer Klavierlehrerin mit zentraler Halbseitenlähmung, die es wieder geschafft hat, Klavier zu spielen. Dies als Beispiel für viele, daß diejenigen Therapieformen am wirksamsten sind, die in der menschlichen Dimension ansetzen und bei denen der ganze Mensch mit seinem bewußten Willen und seinem unbewußten Wollen dahintersteht.

Schonung und Arbeitsruhe
Die Beurteilung eines Menschen im Hinblick auf seine körperliche und geistige Leistungs- und Arbeitsfähigkeit ist eine Spezialität des Hausarztes; er hat von allen im Gesundheitswesen tätigen Ärzten den besten Zugang zu den dafür notwendigen Voraussetzungen: einerseits kennt er die Belastbarkeit des Patienten in jeder Hinsicht, andererseits hat er realistische Vorstellungen von den Belastungen des Patienten insgesamt und in Bezug auf einzelne Bereiche wie Beruf, Familie und Hobbys.

Aufgrund jahrelanger Verlaufsbeobachtung kann er auch am besten beurteilen, wann ein Patient berentet werden sollte. Wie wenig die mit dem Lebensalter gekoppelte Berentung dem gesundheitlichen Bedarf des einzelnen entspricht, erlebt der Hausarzt an denen, die sich mühsam über die letzten Arbeitsjahre quälen, während die Pensionierung für andere eine Lebensbedrohung darstellt.

Psychotherapie
Balint (1964) hat die Hausärzte darauf aufmerksam gemacht, wieviel sie dazu beitragen können, daß es bei ihren Patienten nicht zu einer schematischen Fixierung von Beschwerden oder zu einer angstbesetzten neurotischen Fehlhaltung kommt. Indem der Hausarzt die verschiedenen Ebenen anspricht, in denen eine Gesundheitsstörung entstehen kann, öffnet er dem Kranken sinnvolle Möglichkeiten zur Krankheitsbewältigung. Insofern ist das hausärztliche Gespräch mit nichtdirektiver Gesprächstechnik (Rogers 1951) oder in supportiver Absicht (Argelander 1970) gerade zum Zeitpunkt der noch nicht organisierten Krankheit von entscheidender Bedeutung.

Soziale Therapie
Das große Spektrum der sozialen Therapie des Hausarztes umfaßt in erster Linie die Anwendung der umfangreichen sozialen Hilfsmöglichkeiten für Kranke und Gebrechliche. Voraussetzung ist eine detaillierte Kenntnis der geltenden Sozialgesetze. Die meisten davon sind in einem vorbildlichen Gesetzeswerk, dem Bundessozialhilfegesetz zusammengefaßt. Über diese finanziellen Hilfen hinaus versucht der Hausarzt, durch Vermittlung personeller Hilfen (Sozialstation, Nachbarschaftshilfe), krankheitsbedingte soziale Notlagen zu kompensieren. Hierher gehören auch Beratungen zum Berufswechsel und Einweisungen in Pflege- und Altersheime.

Familientherapie
Der Hausarzt neuen Stils hat im Verlauf seiner Aus- und Weiterbildung die Voraussetzungen erworben, um eine psychotherapeutisch ausgerichtete Familientherapie im engeren Sinne betreiben zu können, wie sie zur Beilegung krankheitsträchtiger Partnerschafts- und Familienkonflikte indiziert ist. Darüber hinaus besitzt er als Familienarzt Kenntnisse zur Beratung bei Erziehungsproblemen, sexuellen Störungen und Familienplanung. Er leistet Beistand beim indizierten Schwangerschaftsabbruch. Zur Wiederherstellung des familiären Gleichgewichts und zur Unterstützung hilfsbedürftiger Familienmitglieder aktiviert er die Kräfte der Familie.

Umwelttherapie
Der Hausarzt mobilisiert alle gesundheitsfördernden Umwelteinflüsse. Dies bezieht sich nicht nur auf Klimatherapie im Rahmen der Urlaubsberatung, sondern auch auf die Möglichkeiten des Biotops, die im Alltag und am Wochenende sinnvoll und den Neigungen entsprechend genutzt werden können. Hierzu gehört auch, Anstöße zu geben für eine bessere Nutzung der sozialen Umwelt.

Gruppentherapie
Die Möglichkeiten zur Verhaltensänderung in der Gruppe setzt der Hausarzt bei Infarkt-, Hochdruck-, Alkoholkranken, Diabetikern und Übergewichtigen ganz gezielt ein. Er fördert diese Gruppen durch Initialzündung, Organisationshilfe und fachliche Beiträge.

Integration heterogener Systeme

Um zu wirklichkeitsgerechten, patientorientierten Entscheidungen zu gelangen, muß der Hausarzt aus ganz heterogenen Bereichen (Systemen) Entscheidungshilfen heranziehen. Dies kann er aber nur dann kompetent, wenn er über jedes dieser Systeme allgemeingültiges Grundlagenwissen erworben und gelernt hat, aus den verschiedenen Systemen relevante Informationen zu gewinnen, zu bewerten und zu verknüpfen.

Zur kompetenten Handlungsfähigkeit benötigt der patientorientierte Hausarzt Kenntnisse, Fähigkeiten und Erfahrungen in den folgenden Bereichen:

System A: Krankheiten,
System B: individuelle Patientenpersönlichkeit,
System C: Familie,
System D: Umwelt und Laienhilfe,
System E: nichtärztliche Heilberufe,
System F: ärztliche Versorgung,
System G: Krankenversicherung und Sozialgesetze.

Die bei jedem Entscheidungsschritt notwendige Mobilisierung von Wissen sowie die vielfachen Verknüpfungen zwischen den herangezogenen Systemen, sollen nachfolgend an einem vereinfachten Beispiel einmal andeutungsweise demonstriert werden. Es geht dabei um einen Diabetiker.

Bereitstellung von Wissen über Krankheiten (System A)

Der Patient X in der Familie Y, wohnhaft in der Region Z hat seit Jahren Diabetes und ruft seinen Hausarzt, weil er mit Fieber im Bett liegt. Der Hausarzt untersucht den Kranken unter Anwendung bestimmter diagnostischer Methoden, stellt die Diagnose Thrombophlebitis und empfiehlt eine Therapie, die sich bei diesem Krankheitsbild bewährt hat. Sie umfaßt Hauskrankenpflege, Diät und Medikamente. Zur Kontrolle des Therapieerfolgs sind Verlaufskontrollen erforderlich.

Berücksichtigung der Patientenpersönlichkeit (System B)

Der 50jährige übergewichtige Patient X, von Beruf Maurer, im Nebenerwerb Landwirt, ist dem Hausarzt seit 20 Jahren bekannt. Er leidet an einem insulinpflichtigen Diabetes, an einer Allergie gegen Penicillin und Salizylate. Sein Zuckerstoffwechsel ist auf seine Körpergröße, sein Gewicht und auf seine körperliche Leistung eingestellt, bisher hat er die verordnete Insulindosis selbst gespritzt und kommt regelmäßig zu Kontrollen. Der Hausarzt muß wegen der Salizylatallergie auf andere Medikamente ausweichen, kann sich aber auf deren zuverlässige Einnahme durch den Patienten verlassen. Wegen der verordneten Bettruhe muß er die Einstellung des Diabetes sowohl hinsichtlich Insulindosis als auch Diät korrigieren.

Mobilisierung der Familienhilfe (System C)

Der Hausarzt kennt die Zuverlässigkeit der Ehefrau und erklärt ihr die Änderung der Diät. Sie übernimmt auch die Urinkontrollen mit Teststreifen.

Der Sohn besorgt die Medikamente in der Apotheke und bringt den Sammelurin in die Arztpraxis.

Aktivierung der Laienhilfe (System D)

Da die Ehefrau wegen eines Bandscheibenschadens den fest im Bett liegenden Patienten nicht allein pflegen kann, hilft eine Nachbarin beim Betten.

Ein anderer Nachbar übernimmt das Füttern des Viehs und das Ausmisten.

Einsatz von Heilberufen (System E)

Die Gemeindeschwester der Sozialstation verleiht eine Bettschüssel und gibt fachkundige Anweisungen für die Durchführung der Pflege und Umschläge.

Konsultation und Kooperation mit Fachärzten (System F)

Im weiteren Verlauf sendet der Hausarzt Blut an einen Laborarzt und konsultiert den Augenarzt, der kürzlich den Augenhintergrund untersucht hat, ob eine Behandlung mit Antikoagulantien kontraindiziert ist.

Aufgrund einer kleinen Lungenembolie muß der Patient dann doch ins Krankenhaus eingewiesen werden. Der Hausarzt wählt ein Haus, dessen Chef über besonders große Erfahrungen bei der Behandlung von Diabetikern verfügt, obgleich es für die Angehörigen etwas schwerer zu erreichen ist.

Während der telefonischen Anmeldung des Patienten beim zuständigen Arzt übermittelt der Hausarzt bereits einige wichtige Informationen; ein ausführlicher schriftlicher Bericht über den bisherigen Krankheitsverlauf und die relevanten Besonderheiten dieses Patienten wird mitgegeben oder nachgeschickt.

Soziale Sicherstellung (System G)
Der Hausarzt schreibt eine Arbeitsunfähigkeits-Bescheinigung aus, die die Familie dem Arbeitgeber und der Krankenkasse zuleitet.

Wie dieses Beispiel zeigt, genügt es nicht, daß der Hausarzt allgemeine Kenntnisse und Detailinformationen im Bereich des Krankheitswissens und der Individualität und Familie des Patienten sachgemäß einsetzen kann, sondern er kann nur dann zu sachdienlichen Entscheidungen gelangen, wenn er auch alle anderen mitwirkenden Systeme der sozialen Umwelt kennt und relevante Informationen aus diesen verschiedenen Bereichen zu integrieren in der Lage ist.

Diese integrierenden Denkschritte vollzieht eigentlich jeder Arzt. Es besteht aber ein Unterschied zwischen Spezialist und Hausarzt.

Die Denkvorgänge eines Spezialisten vollziehen sich innerhalb des von ihm überschauten Fachgebietes; die von ihm benutzten entscheidungsrelevanten Parameter sind ihm deshalb vertraut und stammen aus relativ homogenen Bereichen: die des Internisten aus der körperlichen, die des Psychiaters aus der seelischen Sphäre, die des Augenarztes aus dem visuellen und die des Ohrenarztes aus dem statoakustischen Gebiet. Demgegenüber muß der Hausarzt in sehr verschiedenen Bereichen und in unterschiedlichen Denkebenen Befunde sammeln und diese ganz heterogenen Parameter integrieren. Durch dieses Überspringen der Grenzen ist es besonders schwierig, hausärztliche Entscheidungsprozesse wissenschaftsfähig, d. h. nachvollziehbar zu machen.

Indem der Hausarzt ganz unterschiedliche Denksysteme und Betrachtungsebenen integriert, entspricht er der Tatsache, daß gesundheitliche Belange mit allen Lebensäußerungen und Lebenseinflüssen eng verquickt sind. In jedem wichtigen Lebensbereich seiner Patienten muß sich der Hausarzt auskennen.

Dies ist nur deshalb möglich, weil der Hausarzt als Mensch eigene Erfahrungen macht und weil er im gleichen Biotop lebt. Das allein genügt aber nicht. Der Hausarzt benötigt Grundkenntnisse über den Einfluß jedes dieser Lebensbereiche auf die Gesundheit, und er muß die Fähigkeit erworben haben, sich in jedem Lebensbereich im Einzelfall diagnostisch zu orientieren. Das heißt, er muß Kenntnisse und Methoden beherrschen, die eine Situationsanalyse des jeweiligen Bereichs ermöglichen. Wenn er über dieses Wissen und die Methoden nicht verfügt, muß er die Situationsanalyse bestimmter Bereiche (Systeme) durch entsprechende Fachleute ausführen und sich beraten lassen. Dies kann andere medizinische Disziplinen, aber auch ganz fremde Lebensbereiche betreffen.

Eine Funktion kann er jedoch niemals delegieren; nur *er* besitzt alle informativen Voraussetzungen, um nach analytischer Abklärung der Situation in den verschiedenen Lebensbereichen des Kranken zu Schlußfolgerungen zu gelangen, die auf die Belange dieser individuellen Patientenpersönlichkeit bezogen sind.

Er hat also die wichtige Aufgabe, nicht nur alle entscheidungsrelevanten Informationen zusammenzutragen, sondern er muß ihre ganz unterschiedliche Bedeutung für den Patienten richtig bewerten und sie entsprechend ihrer Relevanz bei jedem Denkschritt berücksichtigen. Es muß noch einmal betont werden, daß es nicht um die bloße Sammlung von Befunden aus verschiedenen Bereichen geht, sondern um eine echte Integrationsleistung, die noch dadurch erschwert ist, daß der Hausarzt dem Patienten wesentliche und für ihn nicht ohne weiteres nachvollziehbare Gedankengänge erläutern muß, um ihn möglichst weitgehend in den Entscheidungsprozeß einzubeziehen.

Eigentlich gilt das Gesagte für jede ärztliche Entscheidung, nicht nur für die von Hausärzten. Jeder praktisch tätige Arzt muß die für den Patienten wichtigen Lebensbereiche wie Familie, Beruf und vieles andere berücksichtigen. In der Regel ist dies auch der Fall. Zum Beispiel ist jeder gute Chirurg bemüht, bevor er eine risikoreiche Operation unternimmt, bei dieser wichtigen Entscheidung den Wünschen und Erwartungen des Patienten an das Leben sehr weitgehend gerecht zu werden. Er kann das aber nur in dem Umfang, in dem ihm der Patient Einblick in sein Leben verschafft hat. Deshalb muß dem Hausarzt, der von allen Ärzten den weitestgehenden und tiefsten Einblick gewonnen hat, bei allen wichtigen ärztlichen Entscheidungen nicht nur das Mitspracherecht, sondern die gewichtigste Stimme zuerkannt werden.

Es muß noch einmal wiederholt werden, daß es in einer solchen Entscheidungssituation, an der mehrere Ärzte beteiligt sind, natürlich nicht genügt, daß der Hausarzt komplexe Zusammenhänge intuitiv erfaßt und sich selbst ein Bild macht. Er kann seine mitentscheidenden Kollegen nur dann überzeugen, wenn er selbst die Situation soweit analysiert hat, daß er seine Argumente anderen Ärzten einsichtig vermitteln und sie von der Richtigkeit seiner evtl. abweichenden Entscheidung überzeugen kann.

Kapitel 14

Entwicklung und Erforschung des Faches Allgemeinmedizin

Der wissenschaftliche Ansatz der Allgemeinmedizin richtet sich auf die praktische Anwendung.

Touw-Otten (1982)

Zusammenfassung

Wenn der langwierige und frustrierende Weg autodidaktischer Erfahrung für zukünftige Hausärzte abgekürzt werden soll, dann muß das zur Ausübung hausärztlicher Tätigkeit notwendige Grundlagen- und Methodenwissen im Rahmen eines eigenen Faches gesammelt, gesichtet und so dargestellt werden, daß es erlernbar ist. Soweit es sich dabei um bereits erforschtes Wissen handelt, geht es zunächst um die Selektion und Aufbereitung der für den Hausarzt relevanten Fakten, Zusammenhänge und Methoden.

Darüber hinaus bleibt es aber den Hausärzten nicht erspart, die spezifischen Probleme ihrer Tätigkeit, soweit sie nicht von anderen Disziplinen erforscht wurden, so zu bearbeiten, daß das Allgemeingültige erkennbar wird und weitergegeben werden kann.

Nachdem nachgewiesen werden konnte, daß auch die größte Berufsgruppe der Ärzte ganz spezifische Funktionen erfüllt, braucht sie ein eigenes Lehr- und Forschungsfach, in dem die wissenschaftlichen Grundlagen und die für hausärztliche Tätigkeit benötigten Methoden bearbeitet und zusammengefaßt dargestellt werden. Dieses Fach hat auch die Aufgabe, das Grundlagen- und Methodenwissen von Hausärzten in Curricula umzusetzen, die dem unterschiedlichen Bildungsbedarf von Studenten, Assistenten und erfahrenen Hausärzten entsprechen.

Das Wesen der Allgemeinmedizin

Wenn von Allgemeinmedizin gesprochen wird, können zwei unterschiedliche Dinge gemeint sein: einmal das spezifische Wesen, welches das hausärztliche Denken und Handeln charakterisiert; zum anderen das Lehr- und Forschungsfach Allgemeinmedizin, in dem das Wesen der Allgemeinmedizin als Grundgedanke kondensiert und formuliert ist und in dem alle wissenschaftlichen Aktivitäten zusammenfließen.

Die Grundgedanken der Allgemeinmedizin („philosophy") lassen sich unter starker inhaltlicher Reduktion[1] etwa folgendermaßen zusammenfassen: Allgemeinmedizin umfaßt die Kenntnisse und Methoden, die erforderlich sind, um die Individualität des Patienten unter Berücksichtigung der Gesamtpersönlichkeit und der unterschiedlichen biographischen, familiären, sozialen und existentiellen Situation zu erfassen und in einen – evtl. von mehreren Ärzten gemeinsam vollzogenen – Entscheidungsprozeß einzubringen. Dabei liegt der Akzent auf der Suche nach Ansatzpunkten zur Problemlösung und Krankheitsbewältigung unter dosiertem Einsatz von Eigenregulation, Selbsthilfe, Familienhilfe, Laienhilfe und bedarfsentsprechender Hilfe durch das professionelle medizinische Versorgungssystem.

Die Denk- und Handlungsebene der Allgemeinmedizin ist die menschliche Dimension unter Integration aller relevanten körperlichen, seelischen, sozialen und geistigen Aspekte; der Hausarzt findet in der menschlichen Dimension Zugang zum ganzen Menschen und damit zur Therapie typisch menschlicher Gesundheitsstörungen.

Patientorientierte Allgemeinmedizin impliziert Kooperation und Informationsaustausch mit allen beteiligten ärztlichen und nichtärztlichen Helfern.

Wenn dieses Konzept als wissenschaftliche Grundlage für den Aufbau des Faches Allgemeinmedizin dient, dann ist sicherzustellen, daß diese Grundgedanken nie erstarren, sondern sich ebenso wandeln und anpassen wie das Wesen der Allgemeinmedizin, das ständig dem veränderten Gesundheitsbedarf unserer Patienten in einer sich wandelnden Gesellschaft und den wachsenden Möglichkeiten ärztlicher Hilfe gefolgt ist.

Warum ein Fach Allgemeinmedizin?

Heute ist es üblich, daß die Mitglieder jeder Berufsgruppe über ihre Tätigkeit Erfahrungen austauschen, und man würde sich wundern, wenn dies nicht geschähe. In der Allgemeinmedizin ist ein solcher Erfahrungsaustausch wenig üblich.[2] Es gibt aber kleine, elitäre Gruppen, in denen Hausärzte seit über 20 Jahren versucht haben, ihre Probleme zu artikulieren und bewährte Lösungen zu diskutieren.[3] Damit dieser Erfahrungsaustausch aber nicht auf einer unverbindlichen Stufe stehen bleibt, sondern das herausdestilliert wird, was allgemeingültig und schließlich auch allgemeinverbindlich ist, müssen die unverbindlichen Vorarbeiten dieser Arbeitskreise und wissenschaftlichen Gesellschaften in die systematische Erarbeitung der spezifischen Aufgaben, Methoden und Grundlagen der Allgemeinmedizin im Rahmen eines Lehr- und Forschungsfaches münden.

Es ist unzweckmäßig und unzumutbar, daß man es jedem einzelnen Hausarzt selbst überläßt, sich das erforderliche Wissen aus dem unüberschaubaren Angebot von über 30 Disziplinen auszuwählen. Diese Selektion des Wissensstoffes kann nur von erfahrenen Hausärzten im Rahmen eines akademischen Faches gemeinsam mit allen anderen Disziplinen geleistet werden.

Aber nicht nur zur Selektion und Aufbereitung des für den Hausarzt notwendigen Wissens ist ein eigenständiges akademisches Fach erforderlich, sondern v. a. zur wissenschaftlichen Erforschung solcher Bereiche, in denen der Hausarzt ganz spezifische Funktionen erfüllen muß, für die er in anderen Disziplinen keine Hilfe findet. Diese spezifisch hausärztlichen Tätigkeitsbereiche können nur von Hausärzten erarbeitet werden, denn nur sie haben Zugang zu den Patientendaten und die Erfahrung, ihre Relevanz zu erkennen.

Nachdem inzwischen in fast allen Ländern die Notwendigkeit erkannt wurde, Allgemeinmedizin an der Universität zu lehren, ist die Entwicklung und der Ausbau dieser Disziplin als akademisches Lehr- und Forschungsfach vordringlich. Es widerspricht nämlich akademischer Tradition, daß die mit Lehraufgaben betrauten Hausärzte ihren Unterricht aus ihrer eigenen, zwangsläufig begrenzten Sicht gestalten. Sie müssen vielmehr die Möglichkeit haben, ihre persönlichen Erfahrungen vor dem Hintergrund eines allgemeingültigen und allgemeinverbindlichen Fachwissens darzustellen. Subjektive Eindrücke und persönliche Erlebnisse können keine dauerhafte Grundlage des Unterrichts für die größte ärztliche Berufsgruppe sein. Die

Glaubwürdigkeit exemplarischer Darstellungen muß immer wieder durch Hinweise auf gesicherte Fakten belegt werden können. Es bleibt der Allgemeinmedizin also nicht erspart, den Weg zu gehen, den alle Disziplinen mit spezifischen Aufgaben gegangen sind, auch sie muß ihr Berufsfeld erforschen, damit sie die unverzichtbaren allgemeingültigen Erfahrungswerte tradieren kann.

Ist Allgemeinmedizin eine wissenschaftliche Disziplin?

In vielen Ländern, auch in der Bundesrepublik Deutschland, gibt es noch immer einflußreiche Wissenschaftler und Gesundheitspolitiker, die aufgrund des krankheitsorientierten Denkens nicht erkennen und anerkennen, daß die Allgemeinmedizin ein eigenständiges Lehr- und Forschungsfach ist.[4] Leider wird dadurch die von den Fakultäten versäumte Entwicklung von Aus-, Weiter- und Fortbildungscurricula und die Erforschung wichtiger Probleme der Allgemeinmedizin um ein weiteres Jahrzehnt verzögert.[5] Im Interesse einer Verbesserung der Patientenversorgung ist überall, wo dies noch nicht erfolgt ist, die baldige Anerkennung und Etablierung der Allgemeinmedizin als gleichberechtigte universitäre Lehr- und Forschungsrichtung erforderlich,[6] zumal die Allgemeinmedizin alle Kriterien einer akademischen Disziplin erfüllt.

Nach Richardson (1975) gibt es vier Kriterien für die Anerkennung einer eigenständigen akademischen Disziplin der Medizin:

1. Die Zahl von Patienten mit spezifischer und definierbarer Morbidität muß ausreichend groß sein.
2. Bei der Definition und Lösung von Problemen müssen Methoden und Fähigkeiten eingesetzt werden, die von denen anderer Disziplinen abweichen.
3. Es müssen ein eigenes Konzept („philosophy") und eigene Gesichtspunkte erkennbar sein.
4. Das Fach muß eigenständige Forschung inspirieren und in Gang setzen.

Obgleich die Kriterien von Richardson krankheitsorientiertem Denken entspringen, soll nachfolgend bewiesen werden, daß die Allgemeinmedizin diesen Anforderungen an eine akademische Disziplin entspricht.

Definiertes Morbiditätsspektrum. Im Sinne der krankheitsorientierten Medizin ist das Morbiditätsspektrum der Allgemeinpraxis nicht durch Krankheitsgruppen definierbar, die von Organsystemen oder Methoden bestimmt werden. Das Spektrum umfaßt alle Krankheiten und alle gesundheitlichen Probleme des Menschen in der Präsentierphase und im Rahmen der Primär- und Langzeitversorgung. Diese unselektierte Morbidität stellt etwas durchaus Spezifisches und Definierbares dar.

Problemlösung durch spezifische Methoden und Fähigkeiten. Ein Hausarzt kann die ihm gestellten Aufgaben nur erfüllen, wenn er ganz spezifische Methoden und Fähigkeiten beherrscht und einsetzt, die er im Verlauf einer darauf abgestellten Weiterbildung erwirbt.

Eigenes Konzept und eigene Grundgedanken. Die Allgemeinmedizin besitzt in der *Orientierung am Patienten* ein eigenes Konzept, das an die Denk- und Handlungsweise früherer Hausärzte anknüpft. Bei der Formulierung des Inhalts der Allgemeinmedizin ist man weltweit zu weitgehend übereinstimmenden Ergebnissen gekommen. Die Patientorientierung ist nicht bloße emotionale Hinwendung, sondern erfordert wissenschaftliche Strukturierung der Kenntnisse über die Persönlichkeit und Individualität des Patienten in Familie und Umwelt (s. S. 218–222).

Allgemeinmedizin erfordert spezifische Forschung. Die Allgemeinmedizin eröffnet der Medizin ein umfangreiches unerforschtes Feld spezifischer Probleme. In vielen Ländern wurde bereits mit Forschungen begonnen, und es wurden überraschende Ergebnisse vorgelegt. Da zahlreiche wichtige Probleme im Interesse der Patienten dringend gelöst werden müssen, gehört die Allgemeinmedizin zu den aktuellsten Forschungsfächern der Medizin.

Allgemeinmedizin ist Schulmedizin (Sturm 1969 b)

Immer wieder gibt es Tendenzen, das Fach Allgemeinmedizin außerhalb der Universitäten als „außerklinische Medizin" anzusiedeln. Dem muß klar entgegnet werden: Die Hausärzte betreiben ihre Praxis aufgrund der an der Hochschule erlernten wissenschaftlich erforschten Tatsachen. Sie bemühen sich, objektivierbare und reproduzierbare Methoden anzuwenden, denn sie können es sich in Anbetracht ihrer verantwortungsvollen Aufgaben nicht leisten, ihre Patienten mit fragwürdigen Verfahren zu behandeln.

Es gibt im Grunde nur *eine* Medizin, die auf dem wissenschaftlich-rationalen Weltbild der Neuzeit aufbaut und alle relevanten Forschungsergebnisse der Humanwissenschaften einbezieht. Alle medizinischen Forschungsergebnisse, ob sie an einer Klinik oder an einem theoretischen Institut gewonnen wurden, sind Bestandteil dieser Medizin. Es gibt also keine besonderen pharmakologischen oder besonderen internistischen Forschungsergebnisse. Sie werden nur mit den besonderen Methoden und am besonderen Krankengut des betreffenden Faches gewonnen und sind dann Allgemeingut der „universitas medicinae".

Im Rahmen dieser einheitlichen Medizin ist die Allgemeinmedizin die Praxis, Lehre und Forschung von den besonderen Problemen und Methoden der Allgemeinpraxis. Die *Allgemeinpraxis* basiert auf den Forschungsergebnissen der naturwissenschaftlichen Medizin. Die allgemeinmedizinische *Lehre* vermittelt wissenschaftlich nachgeprüfte, reproduzierbare Methoden, die für die besonderen Aufgaben des Hausarztes geeignet sind. Die allgemeinmedizinische *Forschung* unterscheidet sich nicht grundsätzlich von der Forschung der klinischen Medizin. Sie bezieht sich zwar auf die besonderen Probleme der Allgemeinpraxis, aber ihre Ergebnisse sind für die gesamte Medizin relevant.

Entwicklung des Faches Allgemeinmedizin

Das Fach Allgemeinmedizin muß die wissenschaftlichen Grundlagen und das methodische Handwerkszeug für die Tätigkeit des Hausarztes entwickeln. Die Aufgaben des Faches lassen sich in folgende Bereiche gliedern:

- Entwicklung,
- Forschung,
- Lehre.

Nach einer Bestandsaufnahme wird in diesem Kapitel geschildert, was aus patientorientierter Sicht zur Entwicklung und Erforschung der Allgemeinmedizin in den nächsten Jahren geleistet werden muß. Der patientorientierten Lehre ist das nächste Kapitel gewidmet. Daß die Hausärzte das Fach Allgemeinmedizin nicht allein erforschen können, sondern dafür die Mithilfe der Vertreter anderer Disziplinen benötigen, wird in Kap. 16 und 17 dargestellt.

Bei der Entwicklung des Faches Allgemeinmedizin handelt es sich erst in zweiter Linie um den organisatorischen Auf- und Ausbau des Lehr- und Forschungsfaches, an erster Stelle geht es um die geistige Erarbeitung des Inhalts.

Sie umfaßt:

- die operationale Definition der Aufgaben des Hausarztes,
- die Erarbeitung eines einheitlichen Konzepts,
- die Bestimmung der zur Erfüllung dieser Aufgaben erforderlichen kognitiven Kenntnisse, psychomotorischen Fertigkeiten und ethischen Grundhaltung, die jeder einzelne Hausarzt erwerben muß,
- die Bereitstellung des Wissens durch Selektion aus dem Vorhandenen und durch Erforschung der Lücken,
- die Entwicklung der notwendigen Organisationsformen und Strukturen,
- die Ausarbeitung bedarfsentsprechender Curricula.

Angst vor Wissenschaft?

Viele Hausärzte lehnen eine Verwissenschaftlichung der Allgemeinmedizin ganz explizit und bewußt ab. Sie befürchten, daß dadurch eine weitere Spezialisierung und Zersplitterung der Patientenbetreuung heraufbeschworen wird. Aus krankheitsorientierter Sicht besteht diese Besorgnis zu Recht. Andere Hausärzte haben mit dem Wissenschaftsbetrieb an den Universitäten so schlechte Erfahrungen gemacht, daß sie bereits auf das Wort Wissenschaft allergisch reagieren.

Es wird schwer sein, diese Kollegen davon zu überzeugen, daß sich die patientorientierten Hausärzte nicht mehr länger in die Praxis flüchten und dort verstecken dürfen. Wenn sie wollen, daß auch noch in der nächsten Ärztegeneration die Individualität ihrer Patienten und deren Lebensumwelt berücksichtigt werden soll, dann müssen ihre bisher ausschließlich intuitiv angewendeten Handlungsprinzipien durchschaubar und nachvollziehbar gemacht werden, d.h., sie müssen einer wissenschaftlichen Strukturierung unterzogen werden.[7]

Natürlich darf dies nicht unter Reduktion des Inhalts erfolgen. Es muß alles getan werden, um zu verhindern, daß das geschieht, was viele Hausärzte befürchten: Wesen und Inhalt der patientorientierten Hausarztmedizin dürfen nicht verstümmelt oder verändert werden.

Da sich die Inhalte hausärztlichen Handelns nicht vollständig auf rationale Begriffe reduzieren lassen, wird man auch nach anderen Möglichkeiten der Erfassung und der Übermittlung an die nächste Generation suchen müssen. Wenn wir aber darin übereinstimmen, daß die Wissenschaft in unserer abendländischen Kultur das Ziel hat, die Lebenswirklichkeit möglichst echt zu erfassen, um Strategien zur Bewältigung vitaler Probleme zu entwickeln und zu tradieren, dann erwächst daraus das wesentliche Argument für die Notwendigkeit einer wissenschaftlichen Strukturierung der patientorientierten Allgemeinmedizin.

Die bisherige krankheitsorientierte Wissenschaft spiegelt nur die halbe Wirklichkeit, weil sie von der Individualität und Umwelt des Kranken abstrahiert. Gerade diese Einseitigkeit und ihre Folgen sollen durch die ergänzende wissenschaftliche Bearbeitung der Allgemeinmedizin aufgehoben werden. Dabei muß natürlich beachtet werden, daß die neue patientorientierte Wissenschaft nicht wiederum blinde Flecken behält. Um sicherzustellen, daß die Krankheitswirklichkeit vollständig abgebildet wird, ist ein allgemeinverbindliches Konzept, das die Grundgedanken der patientorientierten Allgemeinmedizin begrifflich fixiert, von unschätzbarem Wert.

Wenn das patientorientierte Handeln im Rahmen einer wissenschaftlich begründeten Medizin weitergegeben werden soll, dann bleibt in der gegenwärtigen Zeit gar keine andere Wahl als die Erforschung und wissenschaftliche Grundlegung der Allgemeinmedizin; denn auch die Patienten werden in Zukunft vom Hausarzt verlangen, daß er jede seiner Entscheidungen rational begründen kann. Und – verbunden mit Zweifeln an seiner Qualifikation – wird ihm ein Vorwurf daraus gemacht, wenn er dies nicht kann. Die Hausärzte werden also nicht darum herumkommen, eine theoretische Begründung ihrer Tätigkeit zu liefern. Rein pragmatisches Handeln wird nicht mehr akzeptiert.[8]

Patientorientierte Aufgabenbestimmung

Zur Definition des Faches Allgemeinmedizin wählten pragmatisch orientierte Hausärzte in der Vergangenheit zunächst die Tätigkeitsbeschreibung. Leider haben die verschiedenen operationalen Definitionen der Entwicklung der Allgemeinmedizin wenig genützt; denn sie beschreiben lediglich in Begriffen der Krankheitsmedizin, welche ärztlichen Leistungen der Hausarzt alten Stils anbieten kann, statt sich am Patienten und seinem Gesundheitsbedarf zu orientieren. Nach Härter (1981) ist „Auftrag wissenschaftlicher Erforschung für das Fach Allgemeinmedizin: einfache, sichere, ungefährliche und wirtschaftliche *Methoden* bei Diagnostik und Therapie in der Allgemeinpraxis aus dem Angebot der Grundlagenforschung und klinischen Forschung auf Praktikabilität zu prüfen oder selbst zu entwickeln."

Die patientorientierte Allgemeinmedizin muß gezielt vorgehen. Für sie beginnt die Aufgabenbestimmung mit einer Analyse des Gesundheitsbedarfs der Patienten und der Bevölkerung. Diesem Bedarf stellt sie die verschiedenen Möglichkeiten der Hilfe für den Kranken gegenüber: einerseits den großen Bereich der Selbst- und Laienhilfe, andererseits professionelle Hilfe. Erst nach Ausgrenzung der Funktionen, die einerseits vom Patienten selbst, seiner Familie und von Laien sowie von den Helfern der „nullten Linie", andererseits von Spezialisten, Krankenhäusern und anderen medizinischen Institutionen kompetenter geleistet werden können, lassen sich die Aufgabenkompetenzen des Hausarztes bestimmen.

Diese Negativbestimmung, die zunächst aus krankheitsorientierter Sicht als

Lückenbüßerfunktion erscheint, wird durch die Tatsache positiv gewendet, daß die Patienten für ihre gesundheitlichen Probleme eine fachmännische Bezugsperson benötigen. Dabei können die Kompetenzgrenzen der Hausärzte nie generell festgelegt werden, da sie mit den Unterschieden der professionellen Regionalversorgung, aber auch mit den ganz unterschiedlichen Gegebenheiten und Fähigkeiten der einzelnen Patienten zu Selbsthilfe und Laienhilfe variieren.

Mit einer einmaligen Definition seiner Aufgaben ist dem Hausarzt nicht gedient. Es genügt auch nicht, daß er spontan auf den veränderten Bedarf seiner Patienten reagiert. Da zu erwarten ist, daß sich der tiefgreifende „Panoramawandel“[9] der Krankheiten, wie er sich in den letzten 3 Jahrzehnten vollzogen hat, weiter fortsetzen wird, muß auch das Fach Allgemeinmedizin darauf vorbereitet sein. Es muß also sowohl eine kontinuierliche Bedarfsfeststellung aufbauen als auch dem Wandel des Bedarfs an hausärztlichen Leistungen durch Anpassung seiner Aufgabendefinition entsprechen.

Selektion und Bereitstellung des Wissens

Aus der Aufgabenbeschreibung des Hausarztes neuen Stils, wie sie in Kap. 13 gegeben wurde, folgen die zwei wichtigsten Aufgaben des Faches:

1. Die Allgemeinmedizin hat zu analysieren und zu bestimmen, welche Kenntnisse, technischen Fertigkeiten und ethischen Einstellungen ein Hausarzt zur Erfüllung seiner Funktionen mitbringen muß.
2. Die Allgemeinmedizin muß das erforderliche Wissen bereitstellen und die Voraussetzungen dafür schaffen, daß zukünftige Hausärzte dieses Wissen, die geforderten technischen Fertigkeiten und die ethische Haltung erwerben können.

Auch hierbei darf die patientorientierte Allgemeinmedizin nicht der klassischen Gewohnheit folgen, nur das anzubieten, was an Wissen vorhanden ist. Dies ist zwar ehrenwert, und nur ein Schelm gibt mehr als er besitzt. Warum aber darf Wissenschaft nicht eingestehen, daß sie noch an vielen Stellen Lücken aufweist und in welchen Bereichen sie den Hausarzt auf Intuition und Improvisation verweisen muß? Es ist viel besser, wenn sie diese Leerstellen bezeichnet und damit auch auf die Dringlichkeit ihrer Erforschung hinweist.

Der größte Teil des Wissens, das der Hausarzt als Begründung für sein Handeln benötigt, ist bereits erforscht. Die Hauptaufgabe des Faches Allgemeinmedizin besteht also darin, aus allen Disziplinen die Grundlagenkenntnisse und Methoden zu selektieren, die der Hausarzt benötigt. Diese Aufbereitung des Wissens wird auch von den Spezialdisziplinen laufend geleistet in Form von Übersichtsarbeiten, Lehr- und Handbüchern.[10]

Durch den Wissenszuwachs in den Spezialdisziplinen ist nämlich ein Problem immer deutlicher geworden, das früher nur latent vorhanden war: Während noch vor 50 Jahren das Krankheitswissen aller klinischen Spezialfächer von einem praktischen Arzt erlernt und angewandt werden konnte, ist es inzwischen so enorm gewachsen, daß Spezialisten das eigene Fach oft nicht mehr vollständig überblicken können. Vor dem daraus für die praktischen Ärzte und Hausärzte erwachsenden Dilemma haben aber fast alle Beteiligten bisher die Augen verschlossen oder kapituliert: Wie erfolgt die Auswahl des Wissensstoffs einer Disziplin für Ärzte anderer Disziplinen oder für Hausärzte?

Man hat in den vergangenen Jahrzehnten jedem Studenten und jedem Arzt die Auswahl aus dem immer umfangreicheren Angebot des Spezialwissens selbst überlassen. Es wurde nicht bedacht, daß weder ein Student in der Ausbildung noch ein Assistent in der Weiterbildung beurteilen kann, welches Wissen er in seiner späteren Berufstätigkeit tatsächlich benötigt.

Leider ist es seit der neuen Approbationsordnung und dem Wegfall der begrenzenden Klausel noch viel schlimmer geworden: Die Gegenstandskataloge für die Ausbildung enthalten in sämtlichen medizinischen Disziplinen, die Allgemeinmedizin nicht ausgenommen, Lernziele, die in den Weiterbildungskatalog dieses Faches und nicht in die Ausbildung gehören. Dieses bis ins kleinste Detail gehende Krankheitswissen aus allen Fächern wird natürlich auch geprüft; es muß deshalb von jedem Studenten erlernt werden, auch wenn der einzelne dieses Fach niemals ausüben will.

Die Allgemeinmedizin sollte daraus die richtigen Schlüsse ziehen und den eigenen Wissensstoff ganz klar gliedern: In die Ausbildung gehören nur solche Inhalte, die für jeden Studenten von Bedeutung sind, also das Grundlagenwissen der Allgemeinmedizin und das Orientierungswissen. Das ausführliche Kompetenzwissen sollte erst im Rahmen der Weiterbildung vermittelt werden.[11]

Andererseits braucht die Allgemeinmedizin für die Entwicklung von Curricula für die Weiterbildung zukünftiger Hausärzte das Basiswissen aller klinischen Disziplinen, das jeder haben muß, wenn er die Aufgaben der Primärversorgung erfüllen will, also Erstversorgung, Basisuntersuchungen, Frühdiagnostik, Indikationsstellung und Langzeitbehandlung.

Die Zusammenstellung dieses Basiswissens ist in der Allgemeinmedizin besonders vordringlich; sie kann vom einzelnen, praktisch tätigen Hausarzt kaum geleistet werden, weil er dazu Wissen aus vielen Disziplinen über den Fachbereich der Medizin hinaus zusammentragen muß[12] (s. S. 208).

Diese Selektion und Reduktion des Wissens auf seinen relevanten Kern (Informationskontrolle) widerspricht zwar der bisherigen Tradition des akademischen Denkens, ist aber bei weiterem Wissenszuwachs unumgänglich. Für die Allgemeinmedizin hat sich dieses Problem zuerst gestellt, und die Universitäten haben es bisher nicht gelöst, sondern durch immer weitere Spezialisierung beantwortet. Inzwischen betrifft dieses Problem auch andere Fächer, wie z. B. die innere Medizin. Nachdem inzwischen sowohl die Kenntnisse als auch die Methoden dieser Disziplin so angewachsen sind, daß sie nicht mehr von einer Person beherrscht werden können, wird es auch diesem Fach nicht erspart bleiben, sich mit dem Problem zu befassen: mit welchen begrenzten Kenntnissen und Fertigkeiten der inneren Medizin müssen in Zukunft Chefärzte von inneren Abteilungen[13] bzw. niedergelassene Internisten ausgerüstet werden, wenn sie ihre Aufgaben kompetent erfüllen wollen?

Das Krankheitswissen des Hausarztes darf auf keinen Fall auf ein Kompendiumswissen reduziert werden, sondern es bedarf gesonderter Darstellung unter den zwei wesentlichen Aspekten des patientorientierten Konzepts:

- Welche Möglichkeiten der Mobilisierung von Eigenregulation und Selbsthilfe gibt es bei dieser Krankheit im allgemeinen?

- Welche besonderen Kompensations- und Selbsthilfemöglichkeiten ergeben sich aus der Individualität des von dieser Krankheit betroffenen Patienten?

Daraus geht eindeutig hervor, daß das Krankheitswissen am besten von Hausärzten und nur im Ausnahmefall von patientorientiert denkenden Spezialisten selektiert werden kann.

Bestandsaufnahme bisheriger Forschung

Für zahlreiche Problem- und Krankheitssituationen findet der Hausarzt in der wissenschaftlichen Medizin keine Entscheidungshilfen. Hier muß das Fach Allgemeinmedizin mit eigenen Forschungen einsetzen. (Frazer 1982)

Das Defizit wurde von einigen engagierten Hausärzten erkannt; sie begannen damit, allgemeinmedizinische Probleme zu erforschen. Während diese Forschungen in England und den Niederlanden staatlich unterstützt und inzwischen bereits in großem Umfang professionell betrieben werden,[14] liegen sie in Mitteleuropa in den Händen einiger weniger Enthusiasten, die meist ohne Unterstützung nebenamtlich forschen. So ist es nicht verwunderlich, daß nicht das erreicht wurde, was man erhofft hatte.

Diese Aussage bezieht sich besonders auf den Forschungsinhalt. Die Kataloge der abgeschlossenen und laufenden Forschungen,[15] die in einzelnen Ländern erscheinen, und die Veröffentlichungen in den Zeitschriften für Allgemeinmedizin bieten eine sehr breite Palette von Themen, die der Vielfalt der Allgemeinpraxis entspricht. Wie Van Es (1981) schreibt, ist aber die Mehrheit der Forschungsarbeiten inventarisierend, oder sie beziehen sich auf diagnostische, therapeutische oder präventive Methoden. (S. 25)

In einer Übersicht über die bisher in der Allgemeinpraxis durchgeführten Forschungen registriert Van Es (1979) folgende Themenbereiche:

- Hilfeleistung des Allgemeinarztes, Praxismethoden, Einflußfaktoren, Kooperation,
- Morbidität der Allgemeinpraxis,
- Prävention, Frühdiagnostik, Überwachung von Risikogruppen,
- Krankheitsbehandlung in der Allgemeinpraxis,
- Brauchbarkeit diagnostischer Methoden,
- Wert bestimmter Therapien (oft von Pharmafirmen induziert),
- Patient-Arzt-Verhältnis.

Kuenssberg hat 1979 über 402 in England erschienene und als „ernsthafte Publikationen anerkannte" Arbeiten von Hausärzten berichtet und sie folgendermaßen klassifiziert:

Über Krankheiten und ihre Entstehung	67
Grundlagen der Allgemeinmedizin	66
Therapeutische Probleme	89
Organisation der Praxis	56
Vorbeugung, Screening, Gesundheitserziehung	34
Diagnose und diagnostische Strategien	30
Ausbildung, Patientverhalten, Rezepte, Dokumentation, Patient-Arzt-Verhältnis	60

Obgleich in den meisten dieser Arbeiten der patientorientierte Grundgedanke der Allgemeinmedizin mehr oder weniger angedeutet ist, liegt der Kern meist noch unter einer dicken Schale krankheitsorientierten Denkens versteckt. Die obige Bestandsaufnahme fordert aus patientorientierter Sicht eine Kritik der bisherigen Bemühungen heraus. Diese Kritik ist positiv; denn sie rückt die Spezifität der Allgemeinmedizin in den Vordergrund und unterstreicht die Forderung von Van Es, daß sich die Hausärzte angesichts ihres vorläufig noch recht geringen Forschungspotentials auf die Erforschung der spezifischen Probleme der Allgemeinmedizin konzentrieren müssen (1979).

Der Gegenstand allgemeinmedizinischer Forschung

Was aber ist der spezifische Gegenstand der Forschungen im Fach Allgemeinmedizin?

Wie bereits in Kap. 5 dargestellt, hat es sehr lange gedauert, bis es der Allgemeinmedizin gelungen ist, den spezifischen Gegenstand ihrer Forschung und Lehre zu bestimmen. Dies hat sowohl eine zielstrebige Entwicklung des Faches als auch die äußere Anerkennung verzögert.

Während man im angelsächsischen Bereich pragmatische Ansätze in der Epidemiologie (Fry 1979, Horder 1955) und in der Leistungsanalyse der Praxis (Crombie 1981) suchte, bemühten sich die Niederländer um das Patient-Arzt-Verhältnis.

Braun (1970) analysierte das problemorientierte patientgemäße Denken des Hausarztes. Diese und viele andere Ansätze tendierten alle in die gleiche, patientorientierte Richtung. Es ist schließlich Van Es (1981), der folgende drei Bereiche als Gegenstand allgemeinmedizinischer Forschung umreißt:

1. der ganze Mensch unter Integration der körperlichen, geistigen und sozialen Elemente,
2. die körperlichen und seelischen Reaktionen des Patienten in Zusammenhang mit seiner Biographie,
3. der Patient in seiner Familie.

Van Es spricht von *Integralmedizin, Lebenslaufmedizin* und *Familienmedizin* und hat damit drei wesentliche Bereiche des patientorientierten Konzepts im Blick. Auf der Suche nach einem gemeinsamen Nenner dieser drei zitierten Bereiche, stößt man auf einen sehr eindeutig definierbaren Gegenstand allgemeinmedizinischer Lehre und Forschung: es ist *der Patient als individuelle Gesamtpersönlichkeit in Familie und Umwelt unter den besonderen Aspekten seiner Gesundheitsgefährdung einerseits und den Möglichkeiten zur Krankheitsbewältigung durch Eigenregulation, Selbsthilfe und Fremdhilfe andererseits.*[16]

Diese Definition enthält sowohl die Gliederung des Gegenstandes in

- die Gesamtpersönlichkeit (der ganze Mensch),
- die Individualität,
- die Familie,
- die Umwelt

als auch den entscheidenden Bezug zur Krankheit und den Möglichkeiten ihrer Bewältigung.

Diese Gegenstandsdefinition ist bewußt sehr weit gefaßt, so daß sie unabhängig von den sozialen und kulturellen Strukturen auch für Länder mit ganz unterschiedlichen Gesundheitsversorgungssystemen gilt.

Kapitulation vor der Komplexität?

Der kritische Leser wird die berechtigte Frage stellen: Läßt sich ein so komplexer Gegenstand erforschen? Skeptiker – unter ihnen auch Hausärzte – werden daran zweifeln und die Meinung vertreten, daß Forschung stets nur Teilaspekte erfassen könne, und deshalb der komplexen Wirklichkeit des kranken Menschen niemals gerecht werde. Sie berufen sich dabei auf die schlechten Erfahrungen mit analytischen Spezialforschungen, die komplexe Sachverhalte auf lineare Kausalketten und eindimensionale Vorgänge zu reduzieren versucht haben.

Selbstverständlich hat es nichts mit Wissenschaft zu tun, wenn komplexe Problematik in naiver Vereinfachung, z. B. auf die körperliche Dimension, reduziert wird. Glücklicherweise ist der Aberglaube im Aussterben begriffen, daß man durch Reduktion der Wahrheit näher komme und daß dies etwas mit Wissenschaft zu tun habe.[17] Die Physik hat schon längst erkannt, daß die komplexe Wirklichkeit mit den begrenzten Mitteln der kausalanalytischen Forschung nicht zu erfassen ist, und hat deshalb neue Theorien und Methoden entwickelt (Relativitätstheorie, Quantenmechanik, Unschärferelationen). Warum sollte es der Medizin nicht gelingen, mit Hilfe geeigneter Modelle und Theorien die schwierigen Zusammenhänge zwischen Individuum, Umwelt und Krankheit immer besser zu erfassen und zu beschreiben? Nicht nur technische Möglichkeiten (Computer), sondern auch entsprechende Methoden aus anderen Forschungsbereichen liefern dafür wichtige Voraussetzungen; als Beispiele seien genannt: Verhaltensforschung, Thermodynamik, Systemtheorie und integrale Logik.

Wenn wir dem Menschen wirksam helfen wollen, dann kommen wir nicht darum herum, die komplexen Krankheits- und Heilungsvorgänge durchsichtig zu machen. Die Komplexität einer Wissenschaft entspricht der ihres Gegenstandes. So kann der Geologe – ausgehend von den relativ einfachen Strukturen der Gesteine – die geologischen Phänomene der Erdkruste verhältnismäßig leicht durchschauen, während Biologen aufgrund der komplexen Binnenstrukturen der Pflanzen und Tiere bei ihren Forschungen ganz anders vorgehen müssen. Der Mensch ist das komplexeste Wesen, das wir kennen; er ist dadurch der schwierigste Forschungsgegenstand, den es gibt, aber auch der interessanteste.[18]

Die Schwierigkeiten, die sich ergeben, wenn ein so komplexer Gegenstand erforscht werden soll, dürfen nicht unterschätzt werden. Jede begriffliche Fixierung wird erschwert, weil die Hausärzte – und oft auch die Untersucher – in krankheitsorientierten Kategorien zu denken und zu formulieren gelernt haben (während sie intuitiv patientorientiert handeln) und weil die hausärztliche Beziehung zum Patienten einerseits so sensibel ist, daß sie (ebenso wie atomare Strukturen) bereits durch den Eingriff der Untersuchung verändert werden kann, und andererseits durch ihre Komplexität einzelne Variablen der Beobachtung entgehen können.[19]

Spezifische Forschungsthemen der Allgemeinmedizin

Die Feststellung des gesundheitlichen Bedarfs der Bevölkerung muß am Anfang jeder Forschungsplanung stehen. Danach muß sich die Forschung nicht nur in der Allgemeinmedizin, sondern eigentlich auch in der gesamten Medizin richten, und danach müssen Entscheidungen über Präferenzen gefällt werden.

Es besteht natürlich die große Gefahr, daß die Bedarfsforschung aus krankheitsorientierter Sicht durchgeführt und die Forschungsförderung allein danach ausgerichtet wird, an welchen Krankheiten die meisten Menschen erkranken und sterben. Dieses Konzept wird augenblicklich in der Bundesrepublik verfolgt;[20] es ist aber zu bezweifeln, daß diese einseitige Ausrichtung der Forschung auf Krankheiten und auf die körperliche Dimension den gewünschten Erfolg bringen wird.

Bedarfsforschung muß beim Patienten beginnen. Aber hier liegen weitere Gefahren. So kann die augenblickliche Nachfrage nach ärztlichen Leistungen zur Grundlage des Bedarfs gemacht werden. Im gegenwärtigen Bewußtsein der meisten Ärzte *und* Patienten existiert ja kein glaubwürdiger Zusammenhang zwischen menschlicher Problematik und Krankheit. Für das allmähliche Erwachen dieses Bewußtseins gibt es erst ganz wenige Hinweise in der Literatur (Zorn 1977; Herhaus 1977). Eine erfolgversprechende Bedarfsforschung muß in der menschlichen Dimension ansetzen. Sie muß sich der Mitwirkung erfahrener Allgemeinärzte bedienen, deren tägliche Aufgabe es ist, zwischen der Nachfrage des Patienten und dem realen regionalen Leistungsangebot einen Kompromiß zu suchen, der dem objektiven Bedarf möglichst nahe kommt.[21] Die Spezifität patientorientierter hausärztlicher Forschung soll nachfolgend an einer Themenliste verdeutlicht werden; die Auflistung erhebt keinen Anspruch auf Vollständigkeit.

Grundlagen des patientorientierten Konzepts

- Was stabilisiert die Gesundheit des Menschen?
- Möglichkeiten des Individuums zur Eigenregulation und Selbsthilfe
- Umfang und Erfolge der Krankheitsbewältigung durch Familien- und Laienhilfe
- Hausarzt und Laiensystem
- Dosierter Einsatz professioneller Hilfe?
- Analyse hausärztlicher Entscheidungen

Forschungen zur Primärversorgung

- Wahrnehmung von gesundheitlichen Problemen (Voraussetzungen, Methoden, Ergebnisse)
- Epidemiologie gesundheitlicher Probleme in der menschlichen Dimension
- Frühdiagnostik als ständige Suchaktion des Hausarztes nach Krankheitsdispositionen und Risikofaktoren
- Struktur der Primärversorgung
- Zusammenarbeit mit Heilberufen und Spezialisten

Krankheitsbezogene Forschung

- Wandel des Morbiditätsspektrums der Allgemeinpraxis
- Systematik typischer pathogener Situationen im sozialen, ökologischen und existentiellen Bereich
- Basisdiagnostik der Organfunktionen und des menschlichen Verhaltens
- Diagnostische Strategien für den Hausarzt
- Diagnostik von familiären und sozialen Konfliktsituationen
- Verbesserung der Langzeitversorgung chronisch Kranker
- Krankheit und individuelle Integration

Forschungen zur Patientenbeurteilung
- Systematik der Patientenpersönlichkeit
- Diagnostik gesundheitsrelevanter Informationen über die Individualität des Patienten
- Menschliche Reaktionsweise und Verhalten in Extremsituationen und bei Krankheit
- Langzeitbeobachtung des Patienten
- Beziehung zwischen Biographie und Krankheit
- Der Zugang zum ganzen Menschen
- Krankheit - Werte - Lebensziel
- Familie und Krankheitsbewältigung
- Umwelt als Noxe und Hilfe

Prävention und Gesundheitsbildung
- Gesundheitsverhalten des Patienten und der Bevölkerung
- Gesundheitsbildung und -aufklärung
- Krankheitsverhütung und Lebensweise
- Worauf kommt es bei der Individualberatung zur Lebensführung an?
- Möglichkeiten der Leistungssteigerung im körperlichen und geistigen Bereich
- Motivierung zur gesundheitlichen Selbstverantwortung

Hausärztliche Dienstleistung und Patient-Arzt-Beziehung
- Strukturelle und organisatorische Voraussetzungen patientorientierter Dienstleistung
- Bedingungen einer tragfähigen hausärztlichen Patient-Arzt-Beziehung
- Positive und negative Aspekte der langjährigen Patient-Arzt-Beziehung
- Welche pädagogischen Fähigkeiten braucht der Hausarzt?

Forschungen zur Therapie
- Therapieformen zur Resistenzsteigerung
- Aktivierung von Selbst- und Laienhilfe
- Besonderheiten hausärztlicher Behandlungsweise
- Möglichkeiten humaner Therapie
- Langzeit- und Dauertherapie
- Alternativen und Adjuvantien zur Arzneitherapie
- Ganzheitlich wirkende Therapieformen
- Familien- und Umwelttherapie

Evaluation
- Analyse komplexer Situationen
- Hausärztliches Handeln unter Berücksichtigung aller relevanten Belange der Persönlichkeit und der Familie des Patienten
- Möglichkeiten der Effektivitätsbeurteilung hausärztlichen Handelns (Indikatoren, Bewertung)

Neue Wege allgemeinmedizinischer Forschung

Die patientorientierte Allgemeinmedizin, die zunächst die klassische, an abstrakten Krankheitsbildern orientierte Denkweise sinnvoll ergänzen will, wird möglicherweise eines Tages zu eigenen, neuen Wegen ärztlicher Hilfe gelangen. Schon jetzt unterscheiden sich die hausärztliche Diagnostik und damit auch die resultierenden Diagnosen von klassischen Diagnosen wesentlich:

Allgemeinärztliche Diagnosen sind oft pragmatischer Natur, weil sie Arbeits- und Handlungsanweisungen sind. Entscheidend ist also nicht, ob das pathologisch-anatomische Substrat auch wirklich der Bezeichnung entspricht, sondern vielmehr, ob die aus der Arbeitshypothese gezogenen Konsequenzen richtig, d. h. für den Kranken und seine Krankheit richtig sind (Haehn u. Schwartz 1980).

Dabei erscheint es fraglich, ob der Umweg über die objektivierende klinische Nosologie die richtige Entscheidung fördert.

Häufig sind klassische Diagnosen für den Allgemeinarzt nicht ausreichend, weil sie den sozialen Kontext nicht mit beinhalten, der aber zur weiteren Klärung und Heilung der Gesundheitsstörung nicht außer acht gelassen werden kann.[22]

Viel deutlicher werden diese neuen Wege des Denkens im Bereich der Therapie. Die Hausärzte haben als erste erkannt und zugegeben, daß sie oft handeln müssen, ohne eine komplexe Situation „bis zum Grunde durchschaut" (diagnostiziert) zu haben.[23]

In diesem Zwang zu therapeutischem Handeln (Hilfeleistung) haben zur Improvisation begabte Hausärzte hier und da erfolgreich Methoden angewandt, die sich ihnen auch in anderen, ähnlich gelagerten Situationen bewährt haben. Sollte die Allgemeinmedizin nicht ganz pragmatisch beginnen, sie zu sammeln und auf ihre Brauchbarkeit zu prüfen?

Patientorientierte Forschungsmethoden

Wie die Erfahrung gezeigt hat, sind die quantifizierenden und statistischen Methoden der klinischen Krankheitsforschung für die allgemeinmedizinische Forschung kaum geeignet. In der Allgemeinmedizin ist weder der Doppelblindversuch möglich, denn dann müßte auch der Hausarzt ausgeschaltet werden, noch lassen sich vergleichbare Situationen dadurch herstellen, daß man wie bei der experimentellen Forschung von Randbedingungen und von den subjektiven Besonderheiten absieht. Die Situation eines reproduzierbaren Experiments läßt sich in der Allgemeinmedizin nicht herstellen. Dazu ist die Zahl der variablen Randbedingungen viel zu groß. Jeder Krankheitsverlauf und jede Problemsituation wird durch die Besonderheiten der individuellen Patientenpersönlichkeit, durch die unterschiedlichen Einflüsse von Biographie, Familie und Umwelt in erheblichem Maße abgewandelt. Allgemeinmedizin besteht eigentlich überwiegend aus diesen variablen Randbedingungen. Wenn man davon abstrahiert, dann ist es keine Allgemeinmedizin mehr. Es ist die Aufgabe der allgemeinmedizinischen Forschung, den Umfang und das Ausmaß der zahlreichen variierenden Einflüsse festzustellen; sie will also gerade diese Randbedingungen erforschen.

Wenn man z. B. die Wechselwirkung zwischen chronischer Krankheit und Familie feststellen möchte, dann ist dies nur sehr schwer durch vergleichende Forschung zu erreichen. Denn es wird kaum zwei oder drei vergleichbare Familien geben, in denen entweder der Ernährer oder die Hausfrau im gleichen Alter an der gleichen Krankheit mit gleicher Symptomatik erkrankt sind und in der ein ähnlicher Hausarzt dann auch noch die gleiche Behandlung durchgeführt hat.

Die allgemeinmedizinische Forschung kann dem Hausarzt dadurch helfen, daß sie ihm in komplexen, schwer überschaubaren Problemsituationen praktikable und erfolgversprechende Lösungsmöglichkeiten anbietet. Dazu müssen diese exemplarischen Situationen zunächst beschrieben werden.[24] Es ist ein zweiter Schritt, durch statistische Häufigkeitsuntersuchungen nachzuweisen, wie häufig eine ähnliche Situation in der Allgemeinpraxis vorkommt. Jedoch ist nicht immer das Häufige relevant. Krebs z. B. ist relativ selten, pro Vierteljahr muß der Hausarzt unter 1000 Patienten im Durchschnitt 6 Krebskranke betreuen, 3 Patienten mit Appendizitis diagnostizieren und 6mal wird er zu einem Sterbenden oder Gestorbenen (Dreibholz et al. 1974) gerufen. Der Arzt muß jedoch trotz der relativen Seltenheit auf die ärztliche Hilfe in diesen Situationen besonders sorgfältig vorbereitet sein.[25]

Die wissenschaftliche Allgemeinmedizin kann nun nicht für jede einzelne Problem- oder Krankheitssituation eine Lösung erarbeiten und bereithalten. Aber sie kann die unübersehbare kasuistische Vielfalt dadurch zu ordnen versuchen, daß sie häufige Konstellationen („clusters") und die dabei bewährten Lösungsmöglichkeiten beschreibt und sie in ein überschaubares und lehrbares Raster („pattern") einreiht.

Auch die sozialmedizinischen Methoden der Fragebogenerhebung und des strukturierten Interviews sind wahrscheinlich für Forschungen in der Allgemeinpraxis nur bedingt geeignet. Spreeuwenberg (1981) beschreibt sehr eindrucksvoll, wie er bei seinen Erhebungen zum Thema „Sterbehilfe durch den Hausarzt" gescheitert ist, als er versuchte, Fragebögen zu verwenden.

Auf die Forschung mit Fragebögen und vorgefertigten Interviewfragen trifft der Satz Balints zu: „Wer fragt, erhält eine Antwort, sonst nichts." Ob die Antwort richtig ist, muß sehr bezweifelt werden.

Die ersten Schritte in das problemgeladene Neuland der Allgemeinmedizin müssen wahrscheinlich in Form unstrukturierter kollegialer Gespräche erfolgen. Aus den Protokollen eines Erfahrungsaustausches von Hausärzten (am besten im Dialog oder auch in kleinen Gruppen oder Arbeitskreisen) wird man wahrscheinlich am ehesten Details über die Spezifität allgemeinärztlicher Tätigkeit erfahren und Ansatzpunkte für eine Therapie im humanen Bereich finden.

Eine weitere Möglichkeit besteht darin, Tonbandaufzeichnungen von Gesprächen zwischen Patient und Hausarzt zu analysieren. Das ist aber nur erfolgversprechend, wenn das ganze Hintergrundwissen über diesen Patienten, den Hausarzt und ihre gegenseitige Beziehung ebenfalls eingebracht wird.

Nach einer Analyse von 23 Dissertationen aus der Allgemeinpraxis zählt Touw-Otten (1982) die *Forschungsmethoden* für den *Hausarzt* nach ihrer Häufigkeit auf:

> An erster Stelle stehen die Arbeitsmethoden der biologischen Disziplinen deskriptiver und interpretierender Art. Die Methodik ist derjenigen von Physik und Chemie verwandt, nämlich in Form des naturwissenschaftlichen Experiments.
>
> An zweiter Stelle finden wir die Arbeitsmethoden der klinischen Fächer, die Beobachtung und das Experiment, vor allem randomisierte kontrollierte klinische Beobachtungen und Versuche.
>
> An dritter Stelle sind zu nennen Prävalenz- und Inzidenzforschung, analytische Untersuchungen und die experimentelle Populationsforschung, an vierter die Methoden der Sozialwissenschaften. Hier gibt es verschiedene traditionelle Methoden. Die am häufigsten angewandte Arbeitsweise stützt sich auf das hypothetisch deduktive Modell und beruht auf einer Methode, die in der zeitgenössischen Wissenschaftsphilosophie als Standardmethode gilt.

An diesen Ausführungen wird deutlich, welch umfangreiche Forschungsarbeit auf die Allgemeinmedizin zukommt. Allein bei der Erarbeitung neuer Methoden wird es manche Irrwege oder vergebliche Ansätze geben.[26] Enttäuschungen und Frustrationen werden nicht ausbleiben. Aber sollte das ein Grund sein, diesen wichtigen humanmedizinischen Forschungsbereich weiterhin links liegen zu lassen?

Aufgabenteilung

Es ist ausgeschlossen, daß die Allgemeinmedizin die bevorstehenden umfangreichen Forschungsarbeiten allein bewältigen kann, dazu sind die Aufgaben viel zu umfassend. Es gibt eigentlich kein Problem, das die Hausärzte allein lösen könnten; fast immer sind spezielle Forschungsansätze und spezielle Methoden erforderlich. Wie in der Praxis, so ist die Allgemeinmedizin auch in der Forschung auf die Unterstützung und Mithilfe von Experten und Beratern aus anderen Fächern angewiesen. Es wird deshalb notwendig sein, daß die medizinischen und nichtmedizinischen Disziplinen einen Teil ihres Know-How für die Erforschung der Allgemeinmedizin zur Verfügung stellen. Diese Forschungen anderer Disziplinen können natürlich nicht ohne Hausärzte stattfinden. Patienten und Hausärzte müssen sich in gleicher Weise als Objekte und Subjekte an diesen Forschungen beteiligen. Damit regt die Allgemeinmedizin eine lebhafte interdisziplinäre Forschung an.

Aus der gegenwärtigen Sicht des Verfassers empfiehlt sich die Aufteilung der Forschung der Allgemeinmedizin in drei Bereiche:

1. Aufbereitung des Wissens über Krankheiten in Zusammenarbeit mit den klinischen Disziplinen (s. S. 208),
2. Erforschung und Aufbereitung des Wissens über den gesunden und kranken Menschen unter Mitwirkung der sog. theoretischen Disziplinen der Medizin sowie anderer Humanwissenschaften (s. S. 213),
3. Kooperation aller Bereiche (s. S. 225).

Der Aufbau einer Forschung, an der die Allgemeinmedizin maßgeblich beteiligt ist, muß in den einzelnen Bereichen schrittweise erfolgen. Die Verwirklichung wird im Einzelfall nicht nur von thematisch bedingten Konstellationen, sondern (wie auch im Patient-Arzt-Verhältnis) von persönlicher Kooperationsbereitschaft abhängen. In den Kap. 16–18 soll dargestellt werden, wie sich der Verfasser die nächsten Forschungsschritte in das Neuland Allgemeinmedizin und ihre menschliche Dimension vorstellt.

Patientorientierte Dokumentation als Voraussetzung für Forschung

Wichtigste Voraussetzung für jede Forschung in der Allgemeinmedizin ist eine möglichst genaue und detaillierte Dokumentation. Wenn diese Dokumentation die Grundlage für eine patientorientierte Forschung liefern soll, dann muß der Hausarzt beginnen, alle relevanten Informationen über den Patienten, seine Familie und die Umwelt zu dokumentieren, statt sie wie bisher unsystematisch zu speichern. Eine solche Dokumentation ist aber nur dann verwertbar, wenn von jedem Hausarzt vergleichbare Begriffe und Klassifikationen verwendet werden.

Eine der nächsten Aufgaben der Allgemeinmedizin ist es also, daß sich Hausärzte in wissenschaftlichen Arbeitskreisen um die vorläufige Bestimmung eines brauchbaren Spektrums von patientorientierten Begriffen und Problembezeichnungen bemühen. Diese Arbeit muß von Hausärzten geleistet werden. Für die Auswahl und Klassifizierung der Begriffe sind Experten der entsprechenden Disziplinen heranzuziehen. Zur Umsetzung in eine brauchbare Dokumentation wird die Mithilfe von Informatikern notwendig sein. Aber aufgrund einschlägiger Erfahrungen muß gewarnt werden: der dokumentierte Inhalt darf weder durch das Begriffssystem noch durch die Art der Dokumentation deformiert werden.[27]

Kapitel 15

Patientorientiertes Lehren und Lernen

Ausbildungsmethoden, die den Studenten in eine aktive Lebenssituation versetzen, haben größere Aussichten auf Erfolg als jene, die dies nicht tun.

Guilbert (1979)

Zusammenfassung

Bei der Ausbildung von Hausärzten spielt der Patient eine Hauptrolle. Das patientorientierte Konzept impliziert besondere Lehrstrategien, die den Patienten als individuelle Gesamtpersönlichkeit in Familie und Umwelt vom ersten Tag des Studiums an in den Mittelpunkt stellen und den Studenten täglich mit im Leben stehenden Menschen jeden Alters und Geschlechts konfrontieren. Die später geforderte Fähigkeit zur Synthese und Integration kann dadurch eingeübt werden, daß jeder Einzelaspekt und jeder theoretische Zusammenhang immer wieder zur Gesamtpersönlichkeit in Beziehung gesetzt wird.

Für die praktische Ausbildung kann die patientorientierte Allgemeinmedizin besondere Lernsituationen anbieten, in denen sie den Studenten aktiviert und allmählich in die Verantwortung für den Patienten einführt. Die Professionalisierung und Institutionalisierung von Forschung und Lehre der Allgemeinmedizin an den Universitäten ist dafür unumgängliche Voraussetzung.

In den nächsten Jahren muß die Allgemeinmedizin alle verfügbaren Kräfte für den Aufbau einer spezifischen Weiterbildung einsetzen, um dem drohenden Qualitätsabfall in der Primärversorgung vorzubeugen. Bei der Entwicklung der dafür erforderlichen Weiterbildungsprogramme muß der Schwerpunkt der Weiterbildung in die Allgemeinpraxis verlagert und das überwiegend praktisch ausgerichtete Curriculum durch theoretische Inhalte ergänzt werden. Dafür ist die Mithilfe der Hochschulen erforderlich.

Im Rahmen einer am Bildungsbedarf des Hausarztes orientierten modernen Form der Fortbildung mit Informationsaustausch auf Gegenseitigkeit könnte die Universität die Funktion der Informationszentrale übernehmen.

Das patientorientierte Lehrkonzept

Wie die Analyse des ärztlichen Entscheidungsvorgangs zeigt, sind es folgende sechs Bereiche, in denen der Hausarzt spezifisches Grundlagenwissen, Erfahrungswissen, Methoden, Fähigkeiten und Verhaltensweisen erlernen muß, um seinen Beruf kompetent ausüben zu können:

- Wissen über Krankheiten und die Methoden ihrer Erkennung und Behandlung,
- Kenntnisse über die Individualität von Patienten und die Methoden zur Erfassung der Patientpersönlichkeit,
- Fertigkeiten in der Durchführung diagnostischer und therapeutischer Maßnahmen,
- Fähigkeiten zur Problemlösung durch Training des ärztlichen Denk- und Entscheidungsvorgangs,
- Umgang mit Patienten und situationsgerechtes Verhalten,
- patientorientierte Einstellung.

Die patientorientierte Allgemeinmedizin betrachtet es als ihre Aufgabe, diese anspruchsvollen Lehrziele möglichst reibungslos zu erreichen, ohne sie auf bloße Wissensvermittlung zu reduzieren. Die Allgemeinmedizin versucht, die Ausbildung zum patientorientierten Arzt und Hausarzt im Rahmen der vorgegebenen Ausbildungsstrukturen durchzuführen. Es ist zu hoffen, daß es ihr gelingt, durch Einbringen ihres patientorientierten Gedankenguts sowohl den Sozialisationsprozeß der jungen Ärzte zu beschleunigen als auch Hausärzte qualifiziert auf ihre neuen Aufgaben vorzubereiten. Dazu muß die Allgemeinmedizin entsprechende Lehrpläne für folgende Bildungsabschnitte entwickeln:

- *Ausbildung* der Studenten an der Universität,
- *Weiterbildung* von Assistenten bis zur Niederlassung als Hausarzt,
- lebenslängliche *Fortbildung* niedergelassener Hausärzte.

Da das patientorientierte Konzept für alle Ärzte von größter Bedeutung ist, denn nur wenn alle im Versorgungssystem zusammenarbeitenden Ärzte danach handeln, wird der angestrebte Effekt für die Patienten erreicht, darf die Vermittlung dieses Konzepts nicht erst in der Weiterbildung der Hausärzte erfolgen, sondern patientorientiertes Lehren und Lernen muß integraler Bestandteil der gemeinsam universitären Ausbildung aller Ärzte werden.

Ausbildung

Studienbegleitende Allgemeinmedizin

Die Allgemeinmedizin ist als Lehr- und Prüfungsfach an den Universitäten bisher lediglich durch einen obligatorischen Kurs für Studenten des 8.–10. Semesters vertreten. Zur adäquaten Vermittlung des patientorientierten Konzepts kommt dieser Pflichtkurs am Ende des Studiums viel zu spät. Die Erfahrung hat gezeigt, daß dann der richtige Zeitpunkt versäumt worden ist, um dem Studenten eine patientorientierte Einstellung zu vermitteln. Die Einführung in patientorientiertes Denken muß zu einer Zeit erfolgen, in der der Student noch nicht durch Prüfungszwänge auf das Einpauken von Krankheitswissen fixiert ist, sondern noch frei ist für die Beschäftigung mit dem kranken Menschen, also sofort nach dem Physikum, noch besser jedoch vom ersten vorklinischen Semester an.

Allgemeinmedizin ist kein Fach wie jedes andere, sondern hat im Studium als Komplement zu den Spezialdisziplinen eine ganz besondere Funktion.[1] Dazu finden sich in den letzten Jahren wiederholt Hinweise in der internationalen Literatur: Simpson (1977), England, empfiehlt, daß die bisher fast ausschließliche Vermittlung kognitiver Inhalte ergänzt werden sollte durch Einübung von Problemlösungen, wie sie in der Primärversorgung an der Tagesordnung seien. Auch Reering (1977), Niederlande, fordert, daß hausärztliche Problemlösungstechniken nach Evaluation in die Curricula eingebracht werden müßten. Moore (1977), Kanada, sieht in der Verklammerung von Unterricht und allgemeinmedizinischer Praxis wichtige Elemente einer Einübung in Integration und Kooperation.

Pauli, Schweiz, fordert,[2] daß die Allgemeinmedizin nicht nur als zusätzliches Fach dem Studienplan hinzugefügt werden dürfe, sondern studienbegleitend einzusetzen sei, da „es dabei nicht um ein ‚Spezialgebiet', sondern um ein zentrales ärztliches Konzept geht." Aufgrund seiner Erfahrung verhilft die Allgemeinmedizin dem Studenten angesichts der Fülle des angebotenen Wissensstoffs zur sinnvollen Auswahl der Lerngegenstände.

Im Prinzip können die primärmedizinischen Elemente (anstelle der heute meistenorts üblichen Fächerstruktur) das Grundgerüst des gesamten Ausbildungsprogrammes bilden, von dem die notwendige Motivation für das Lernen von systematischen und fachspezifischen Inhalten ausgeht (Pauli 1977).

Auch die Deutsche Gesellschaft für Allgemeinmedizin (DEGAM 1981) setzt sich in ihren „Langener Beschlüssen" dafür ein, daß die Allgemeinmedizin „ein begleitendes praktisches Fach in allen Ausbildungsphasen sein" müßte, und macht dazu konkrete Vorschläge.

Das patientorientierte Konzept der Allgemeinmedizin erlangt für das Studium eine ganz besondere Bedeutung:

- Im Verlauf des gesamten Studiums vermittelt die Allgemeinmedizin schrittweise ein immer komplexeres Bild vom gesunden und kranken Menschen in Familie und Umwelt. Dieses Bild hilft dem Studenten, das immer umfangreichere Detailwissen der Einzelfächer zu integrieren (horizontale Integration).[3]
- Indem die Allgemeinmedizin den Studenten vom ersten Studientag an mit dem Patienten theoretisch und praktisch konfrontiert, werden das Verhalten des Studenten, seine Einstellung zum Studienziel (Berufsausübung, nicht Prüfung!) und sein Verantwortungsgefühl sinnvoll beeinflußt (vertikale Integration).
- Allgemeinmedizin fördert durch die Einbeziehung des Patienten das Problem- und Entscheidungsdenken, durch den Bezug auf den ganzen Menschen mit seiner Umwelt das Denken in Zusammenhängen und schließlich durch die Demonstration der kontinuierlichen und langjährigen Hausarztbeziehung das funktionelle Denken in Verläufen und Entwicklungen.

Im Mittelpunkt: der Patient

Um jeden Studenten in das patientorientierte Denken einzuführen, verfügt die Allgemeinmedizin über das beste und eindrucksvollste Mittel: den meist viele Jahre lang bekannten Patienten in seiner Familie und Umwelt. Er ist als Mittelpunkt jeder ärztlichen Handlung die Hauptperson bei jeder allgemeinmedizinsichen Lehrveranstaltung. Nur dadurch lassen sich die Einseitigkeiten des krankheitsorientierten Lernens und die Reduktion der Ausbildung auf Wissensvermittlung kompensieren. Die Gegenwart des Patienten ist der rote Faden, der den Studenten vom ersten Tag der Ausbildung an durch das Studium führt.

Diese Aufgabe könnte von Krankenhauspatienten nur sehr bedingt übernommen werden; denn sie sind eher geeignet, typische Krankheitsbilder zu demonstrieren. Im Krankenhaus sind Patienten vieler Attribute ihrer individuellen Persönlichkeit entkleidet, sie liegen nur kurze Zeit isoliert von ihrer Familie und persönlichen Umwelt in uniformen Krankenbetten und haben sich dem geforderten Krankenhausverhalten angepaßt. Aufgrund der äußeren Umstände kann der Student zu ihnen kaum mehr als eine flüchtige Beziehung entwickeln.

Anders der Patient, wie ihn der Hausarzt kennt und in den Unterricht einbringt. Er tritt dem Studenten als individuelle Persönlichkeit entgegen, und es ist nicht denkbar, bei ihm von Familie und Umwelt zu abstrahieren. Zu ihm kann der Student eine dauerhafte, persönliche Beziehung aufzubauen versuchen.

Die theoretische Wissensvermittlung aller Disziplinen erfährt eine Aufwertung, wenn der Student während seines Studiums kontinuierlich mit Patienten von Hausärzten in Kontakt kommt. Dadurch lernt er frühzeitig,

- theoretisches Wissen praktisch anzuwenden und auf den ganzen Menschen und seine gesundheitlichen Belange zu beziehen,
- das umfangreiche Stoffangebot des Studiums nach seiner praktischen Bedeutung für den gesunden und den kranken Menschen zu gliedern, zu bewerten und Schwerpunkte zu setzen,
- bereits sein Studium am Gesundheitsbedarf der Patienten auszurichten.

Der Patient hat für das Studium mehrere Funktionen: Für jeden Lernschritt und Lernabschnitt ist er die Bezugsperson, die eine sinnvolle Integration und Internalisierung des Wissens ermöglicht. Seine Gegenwart mobilisiert die emotionale Beteiligung des Studenten und gestattet eine Bewertung des angebotenen Wissens in bezug auf seine Person und seine Probleme. Der Patient zwingt den Studenten, den Absolutheitsanspruch des Krankheitswissens zu relativieren und andere Dimensionen und Wertsysteme gelten zu lassen.

Die Konfrontation des Studenten mit dem Patienten ist für ihn jedesmal ein Test, wie weit er schon auf dem Weg der Ausbildung und Sozialisation zum Arzt gelangt ist. Sowohl wiederholte Einzelkontakte mit Patienten als auch die kontinuierliche Beobachtung einer Familie in ihrer realen Umwelt bewirken eine bessere Rückkoppelung als Prüfungen.

Den Patienten aus der Praxis der Hausarztes gilt es nun in den Unterricht einzubringen und seine Denkweise, seine Empfindungen und seine Einstellung dem Studenten in möglichst unverfälschter Form nahezubringen. Dies gelingt am besten, wenn der Student den Patienten beim Hausbesuch in seiner Familie und häuslichen Umgebung erlebt. Noch besser ist es, wenn er dort mit dem Patienten allein zusammentrifft. Allerdings bedarf dies, wenn es fruchtbar sein und einen Lerneffekt erbringen soll, sowohl einer Vorbereitung des Studenten als auch einer kritischen Reflexion danach, die dem Studenten bei der Verarbeitung des Erlebten hilft. Die daraus folgende *formale Dreiteilung: Vorbereitung, Patientbegegnung und Nachbearbeitung* kennzeichnet die innere Gliederung des patientorientierten Unterrichtskonzepts.

Das wichtigste Anliegen des Lehrkonzepts der Allgemeinmedizin ist die Ergänzung der derzeitigen, auf Wissensvermittlung reduzierten Ausbildung durch Entwicklung von psychomotorischen Fähigkeiten, ärztlichem Verhalten und patientorientierter Einstellung. Die Zentrierung des Unterrichts auf den Patienten ermöglicht es, den Studenten schrittweise immer stärker in die Verantwortung für einzelne Patienten und Familien einzubeziehen und ihn damit noch stärker für den Erwerb der genannten Fähigkeiten und Haltung zu motivieren.

Hausärzte als Lehrer

Hausärzte sind täglich bemüht, ihren Patienten die Kenntnisse und Fähigkeiten zu vermitteln, mit denen sie Krankheit besser bewältigen. Dadurch entwickelt jeder Hausarzt nolens volens pädagogische Fähigkeiten.[4] In der Regel ist es nicht schwer für ihn, diese Fähigkeit auch im studentischen Unterricht einzusetzen. Zumindest im Individualunterricht kann er mithalten; hier liegt seine Stärke, denn er ist es gewöhnt, sich mit seinem Informationsangebot quantitativ und qualitativ auf die Kapazität des „Empfängers" einzustellen.

Die besondere Überzeugungskraft gewinnt der Hausarzt aber durch die Tatsache, daß er selbst Patienten behandelt und deshalb weiß, wovon er spricht. Das überträgt sich unbeabsichtigt. Deshalb sollten Hausärzte niemals berufsfremde Inhalte vermitteln, sondern aus dem weiten Feld ihrer täglichen Erfahrung mit langjährigen Patienten berichten. Noch überzeugender wirkt es, wenn der Hausarzt Studenten und Assistenten Gelegenheit gibt, ihn in der Praxis zu begleiten und sein diagnostisches Vorgehen und seine therapeutischen Entscheidungen am Beispiel von Patienten nachzuvollziehen. Dabei kommt es weniger auf die Wissensvermittlung an als auf die Einübung in den mehrspurigen hausärztlichen Entscheidungsprozeß. Ganz nebenbei und unbemerkt überträgt sich das Vorbild des Hausarztes.[5]

Ebenso wie die persönliche Patient-Arzt-Beziehung eine unabdingbare Voraussetzung für erfolgreiches hausärztliches Wirken darstellt, ist die individuelle und persönliche Atmosphäre zwischen einem Hausarzt und einem, der es werden will, die Voraussetzung für die Übertragung wichtiger Inhalte und Werte. Um dies zu verwirklichen, muß eine größere Zahl von Hausärzten in Lehrpraxen an der Ausbildung beteiligt werden.

Lernen durch Selbsterfahrung

Im Gegensatz zu fast allen anderen Fakultäten bietet die Medizin die Möglichkeit, in vielen Bereichen Selbsterfahrungen zu erwerben und für die Ausbildung zu verwerten. Damit aber nicht subjektive Einzelerfahrung in unkritischer Weise verallgemeinert wird, müssen Wege gefunden werden, diese Selbsterfahrung zu reflektieren.

Selbsterfahrung mit Krankheit

Mit geringem Aufwand können Studenten dafür sensibilisiert werden, eigene Erfahrungen mit Krankheiten und Unfällen im Sinne des patientorientierten Konzepts zu verwerten. Dies kann sich sowohl auf das subjektive Erleben der Krankheit und der Fremdhilfe beziehen als auch auf die Reflexion über eigene typische Muster des Erkrankens und der Krankheitsbewältigung.

Erfahrungen mit dem Medizinsystem

Sehr erzieherisch können Erfahrungen mit dem Medizinsystem wirken, die der einzelne selbst oder in seiner Familie gemacht hat. Neben positiven Leitbildern, deren Wirkung erst verblaßt, wenn man sie erreicht hat, können auch negative Erlebnisse positiv motivierend wirken.

In ähnlicher Weise kann die Selbsterfahrung bei praktischen Übungen als Ansporn zur Verbesserung der manuellen Technik dienen. Wie sehr ungeschickt verabreichte Spritzen weh tun können, und welche Aggressionen gegen den Verursacher dieses Schmerzes aufkommen, können Studenten erleben, wenn sie sich die ersten Spritzen gegenseitig verabfolgen.

Balint-Gruppen mit Studenten
Der zukünftige Arzt kann nicht früh genug lernen, wie er auf andere wirkt und wie er seine eigene Persönlichkeit einsetzen kann. Der Student kann diese Selbsterfahrung in jeder Gruppe machen. Da er auf eine Gruppe anders wirken kann als auf einen einzelnen Kranken, ist die supervisierte Balint-Gruppe auch für den Studenten von großer Bedeutung.

Selbstkontrolliertes Lernen
Die sehr personalaufwendige Supervision von Anfängern bei der Konsultation (durch Einwegscheiben oder durch nachträgliches gemeinsames Betrachten von Video-Aufnahmen) wurde in Kanada inzwischen durch Selbstkontrolle mit Hilfe von Videorecordern ersetzt. Dabei konnte beobachtet werden, daß bereits Anfänger ihre Fehler bei der Beratung in 90% der Fälle selbst sehen (deBuda 1982, persönliche Mitteilung). Selbstverständlich geht diesen Selbsterfahrungen eine Einführung in die Fehleranalyse voraus.

Konfrontation mit der Realität
20 lange Jahre werden unsere Kinder fern von der komplexen Lebenswirklichkeit in den künstlichen Lernsituationen von Schule und Hochschule erzogen. Das Resultat ist nicht nur eine erschreckende Weltfremdheit und Unbeholfenheit, sondern der Verlust einer der wichtigsten menschlichen Eigenschaften: des situationsgerechten Verhaltens. Leider erlebt der Verfasser immer wieder nicht nur harmlose Schnitzer, sondern eklatante Verstöße gegen Takt und gute Sitte. Sie wären niemals denkbar, wenn der Betreffende, statt sich jahrelang in einer Klassenherde zu langweilen, mit der realen Lebenswirklichkeit konfrontiert worden wäre. Selbst angeborenes Taktgefühl kann durch Inaktivitätsatrophie degenerieren. Dagegen gibt es nur ein Mittel: den Studenten mit selbst zu verantwortenden Pflichten den Anforderungen und Notwendigkeiten der alltäglichen Wirklichkeit auszusetzen. Es gibt kein besseres Korrektiv für das eigene Verhalten als Mißerfolgs- und Erfolgserlebnisse.

Die Konfrontation mit der Realität hat offenbar gerade unter den besonderen Bedingungen hausärztlicher Tätigkeit einen hohen erzieherischen Effekt, der durch kritische Reflexion und lockere Überwachung erheblich gesteigert werden kann.

Rückkoppelung
Die Erfahrung des langjährigen Hausarztes stammt eigentlich aus einer Fülle von Rückmeldungen seiner Patienten über erfolgreiche oder unwirksame Maßnahmen. Auch der Student sollte frühzeitig und kontinuierlich Rückkoppelung erhalten über den Eindruck seines Verhaltens und über die Wirksamkeit seiner Empfehlungen auf den Patienten.

Patientorientierte Lernsituationen

Die hausärztliche Praxis bietet für Studenten und Assistenten mehrere spezifische Lernsituationen zur Einarbeitung in das patientorientierte Denken und Handeln. Das Wesentliche dabei ist, daß der Student dem Patienten außerhalb des Krankenhauses in seiner normalen Lebenssituation begegnet.

Die meisten der nachfolgend dargestellten Lernsituationen haben den Nebeneffekt, den Studenten aus seiner passiven Rolle zu erwecken und ihn zu aktivieren. Dabei wird er schrittweise immer stärker in die ärztliche Verantwortung einbezogen – eine sehr viel sinnvollere Methode als der noch immer übliche späte Wurf ins kalte Wasser nach einem Trockenschwimmkurs.

Nur im Umgang mit Kranken kann die Rolle des Arztes realistisch geprobt werden, und nur aus solchen Proben gewinnt man das Bewußtsein der neuen ärztlichen Identität (Feest u. Kapuste 1970).

Begegnung in der Hausarztpraxis

Bei Hospitationen oder Famulaturen in der Allgemeinpraxis kann der Student mit dem Patienten in ganz unterschiedlichen Situationen zusammentreffen: in Gegenwart des Hausarztes oder allein, zum Gespräch oder anläßlich einer technischen Verrichtung (Blutdruckmessung, Blutabnahme, physikalische Therapie). Dabei kann der Student seine oft stark unterentwickelten Fähigkeiten der Kontaktaufnahme, Kontaktverstärkung, Gesprächsführung und Reaktionsweise trainieren.

Horizonterweiterung

Adäquate Einstellungen und Verhaltensweisen kann ein Student aber nur entwikkeln, wenn er mehr von einem Patienten erfährt, als in einer kurzen Begegnung möglich ist. Deshalb versucht der Verfasser, einem Famulus oder Hospitanten ein Teil der Hintergrundinformationen, die er selbst gesammelt hat, am Beispiel einzelner ausgewählter Patienten zu vermitteln. Der Student erhält Gelegenheit, sich mit einem Patienten zunächst in der Praxis sehr ausführlich allein zu unterhalten, danach soll er sich anhand der Karteikarte über die bisherige Behandlung informieren. Am Nachmittag erfolgt ein gemeinsamer Hausbesuch. Auf dem Weg dorthin berichtet der Verfasser, was er von diesem Patienten weiß. Beim Hausbesuch lernt der Famulus die Wohngegend, die Wohnung und die anderen Familienmitglieder kennen. Dabei werden auch Freizeitaktivitäten demonstriert, z. B. der Garten oder Hobbyräume besichtigt. Wenn möglich wird der Patient in den nächsten Tagen auch noch an seinem Arbeitsplatz besucht, um das Bild abzurunden.

Im Verlauf dieser den Horizont erweiternden Demonstration wird der Student auf die für hausärztliche Entscheidungen relevanten biographischen Daten und auf die therapeutischen Ansatzmöglichkeiten in der humanen Dimension hingewiesen.

Hausbesuch

Der Hausbesuch ist die beste Gelegenheit, den Studenten in die Welt des Kranken einzuführen.[6] Er kann nicht früh genug lernen, alle Möglichkeiten des Hausbesuchs optimal zu nutzen; deshalb schickt ihn der Verfasser nach einem einführenden gemeinsamen Besuch oft noch einmal mit kleinen Aufträgen allein zum Hausbesuch (Verlaufskontrolle, Blutdruckmessung oder Blutentnahme).

Anders als in der Sprechzimmeratmosphäre kann der Famulus nun mit dem ungehemmten Patienten in dessen Milieu sprechen, die Interaktion mit den Familienmitgliedern erleben und versuchen, Rückschlüsse von der Wohnungseinrichtung auf die Individualität des Patienten zu ziehen. Genau wie sonst der Hausarzt wird er dabei – unbemerkt und ungewollt – mit den menschlichen, existentiellen und gesundheitlichen Problemen dieser Familie konfrontiert und gezwungen, über Lösungswege mit nachzudenken.

Familienbegleitung
Damit Studenten sowohl in die Problematik der Familienmedizin als auch in die kontinuierliche Langzeitbetreuung eingeführt werden, wird ihnen die Möglichkeit geboten, schon vom ersten Semester an eine Familie über mehrere Jahre lang zu begleiten und zu beobachten.[7] Nachdem ein Student vom Hausarzt in einer geeigneten Familie mit Kindern und/oder mit einem chronisch Kranken eingeführt worden ist, soll er diese Familie in Abständen immer wieder besuchen. Er kann dabei miterleben, wie sie gesundheitliche Probleme ohne und mit ärztlicher Hilfe bewältigt. Er soll zugleich erfahren, was dazu gehört und wie lange es dauert, bis man sich das Vertrauen einzelner Mitglieder und schließlich der ganzen Familie erworben hat. Außerdem hat er Gelegenheit, Familienprozesse praktisch mitzuerleben. Seinen Lernfortschritten entsprechend wird der Student ganz allmählich in das Langzeitdenken des Hausarzts, mit dem er regelmäßig in Kontakt steht, eingeführt.

Die Individualität des Lernenden

Hausärzte kennen nicht nur die Individualität des Patienten, sondern wissen auch, daß jeder Mensch andere Lerntechniken entwickelt hat. Es gehört zu ihrem Lehrkonzept, diesen unterschiedlichen Lerntypen durch ein möglichst breit gefächertes Unterrichtsangebot gerecht zu werden. Sie setzen hierzu alle Möglichkeiten moderner Unterrichtsgestaltung ein, von der Tonbandaufzeichnung eines Patientgesprächs bis zum videokontrollierten Patienteninterview eines Studenten.

Sobald die Allgemeinmedizin die Voraussetzungen dazu hat, wird sie sich aller Medien bedienen, die geeignet sind, das patientorientierte Konzept ohne schädliche Reduktion optimal zu vermitteln, und dabei jedem Studenten freistellen, welchen Lernweg er wählt.

Sie will dazu nicht nur die klassischen kollektiven Möglichkeiten der Universität nutzen, wie

- große Vorlesung, kleine Vorlesung,
- Übungen in großen und kleinen Gruppen,
- Lehrbücher, Skripten und Kompendien,

sondern sie will v. a. die besonderen Möglichkeiten des Individualunterrichts eröffnen, die niedergelassene Hausärzte anbieten können, wie

- Einzelhospitationen in der Sprechstunde und beim Hausbesuch,
- Famulatur,
- Familienbegleitung.[8]

Wie im Patienten sehen die Hausärzte im Studenten den autonomen Partner bei der Lösung eines Problems, in diesem Fall bei der optimalen Einarbeitung in patientorientiertes Denken. Wie beim Patienten haben lehrbeauftragte Hausärzte auch bei dieser Aufgabe das Ziel, den Studenten so früh wie möglich zur Autonomie zu führen. Denn nur dadurch ist garantiert, daß der lebenslange Lernprozeß des Arztes in Gang gesetzt wird.

Drei Schwerpunkte universitärer Lehre

Die Studienbegleitung durch patientorientierte Hausärzte läßt sich im Rahmen des folgenden Unterrichtsangebotes mit drei Schwerpunkten verwirklichen:[9]

1. Familienbegleitung (Vorkliniker),
2. Famulatur (mittlere Semester),
3. Kurs (letzte Semester).

Bei der Gestaltung dieser Unterrichtsangebote hat sich die oben zitierte Dreiteilung bewährt:
- Vorbereitung,
- praktische Begegnung mit dem Patienten im häuslichen Milieu und in der Hausarztpraxis,
- Nachbearbeitung.

Zur Vorbereitung genügt aber nicht eine theoretische Vorlesung, sondern der Student muß auch durch praktische Übungen und Kommunikationstraining auf die Begegnung mit Patienten vorbereitet werden.

Familienbegleitung

Die Familienbegleitung wird eingeleitet durch eine einsemestrige Vorlesung für Vorkliniker ab dem 1. Semester.

Lernziel: Jeder Student soll befähigt werden, während seines Studiums eine Familie mit Kindern zu begleiten und bei allen gesundheitlichen und sozialen Problemen dieser Familie die Funktion des Vermittlers zu übernehmen.

In der Vorlesung werden die wichtigsten theoretischen und praktischen Voraussetzungen für den Umgang mit Patienten in der Familie vermittelt.

Das Familienbegleitprogramm umfaßt folgende Unterrichtseinheiten:

1. Erste Hilfe bei Notfällen in der Familie. Damit der Student bei Notfällen in der fremden (und eigenen) Familie nicht hilflos ist, werden ihm praktikable Maßnahmen der ersten Hilfe vermittelt und demonstriert. Die Themen lauten: Was machen Sie bei Nasenbluten, Schnupfen, Abszeß, Kind mit Fieber, Fremdkörper im Auge, Splitter in der Haut, Durchfall, Verbrennung, blutender Wunde, Kollaps?

2. Krankheitsbewältigung durch den Patienten und seine Familie mit und ohne Hilfe des Hausarztes. In diesem Hauptteil wird der Student auf die bevorstehende Familienbegleitung vorbereitet. Die theoretische Darstellung der nachfolgenden Themen wird durch die Vorstellung von Patienten veranschaulicht. Dabei werden nicht bestimmte Krankheiten, sondern die Probleme des Krankseins dargestellt. Die Themen lauten:
- Wie erlebt der Patient seine Krankheit?
- Begegnung mit dem Patienten

- Wahrnehmung von Gesundheitsstörungen
- Eigenregulation und Selbsthilfe des Patienten
- Der Kranke in der Familie
- Beobachtungen beim Hausbesuch
- Hauskrankenpflege
- Gesundheitserziehung und Prävention
- Gesundheit und Daseinsbewältigung

3. Erfahrungsberichte. In der Vorlesung berichten Studenten über eine bereits laufende Familienbegleitung; diese Kurzberichte erhöhen die Motivation zur freiwilligen Teilnahme an diesem Familienbegleitprogramm.

4. Übungen. Ergänzend werden praktische Übungen angeboten:

a) Umgang mit dem Kranken, Übung zur Schulung der Gesprächsfähigkeit durch verbesserte Fremd- und Selbstwahrnehmung.
In kleinen Gruppen von bis zu 8 Studenten berichtet jeweils einer anhand eines Gedächtnisprotokolls über ein Gespräch mit einem Patienten. Bei der Kommunikation aufgetretene Schwierigkeiten werden dabei aufgedeckt und besprochen.

b) In einem weiteren Seminar können die Studenten ihre Selbsterfahrungen bei Krankheiten austauschen.

5. Vermittlung. Die Studenten werden aufgefordert, am Ende des Semesters oder in den Ferien den Kontakt zum eigenen Hausarzt oder zu einem Hausarzt am Studienort herzustellen. Dabei hilft ein Brief des Lehrbeauftragten, den der Student überbringt. Bei einer Hausbesuchstour vermittelt dann der Hausarzt dem Studenten eine geeignete Familie und stellt den Studenten dort vor. Wenn möglich, soll dann der Student den Kontakt sowohl zu dieser Familie als auch zum Hausarzt während des gesamten Studiums aufrechterhalten und vertiefen.

6. Begleitendes Seminar. Allen Studenten, die eine Familie begleiten, wird die Möglichkeit geboten, über dabei auftretende Probleme in einem Seminar zu berichten. Dieser Erfahrungsaustausch erweitert und vertieft den Einblick in die Probleme und die Dynamik des Familienlebens, der Krankheitsbewältigung durch die Familie und der Beziehungen einer Familie zum Hausarzt.

Famulatur

Eine Famulatur ist die beste Gelegenheit, den Studenten in das patientorientierte Denken und Handeln des Hausarztes einzuführen.[10] Zugleich erhält er Einblick in die persönliche Beziehung des Hausarztes zu seinen Patienten. Er lernt den Patienten in seiner Familie und Umwelt kennen und erfährt die Rückwirkungen der Krankheit auf das persönliche und familiäre Schicksal. In einer individuellen Lernsituation *Von Person zu Person* (Byrne u. Long 1974) wird der Student mit der täglichen Realität konfrontiert.

Wenn ein Student die Vorgänge in der Allgemeinpraxis richtig verstehen soll, dann muß er durch eine vorbereitende Lehrveranstaltung in die für ihn völlig neue Denk- und Handlungsweise des Hausarztes eingeführt werden. Erfahrungsgemäß kann der Erfolg der Famulatur durch eine solche einführende Unterrichtsveranstaltung erheblich gesteigert werden.

Diese „Vorbereitung auf die Famulatur beim Hausarzt" wird Studenten der mittleren Semester (4.–6. Semester) als einsemestrige Vorlesung verbunden mit einem Praktikum angeboten.

Lernziele: Einführung in die Welt des Kranken sowie in die Aufgaben und Methoden des Hausarztes zur Primärversorgung von Patienten.

In dieser Vorlesung wird nicht nur das patientorientierte Denken und Handeln des Hausarztes am Beispiel vorgestellter Patienten erklärt, sondern es wird bereits auf Probleme der Krankenbehandlung durch den Hausarzt eingegangen.

Wichtige Untersuchungs- und Behandlungsmethoden des Hausarztes werden demonstriert (körperliche Untersuchung, Vorsorgeuntersuchung beim Kind, Jugendschutzuntersuchung, ärztliches Gespräch) und unter dem Thema „Vom Problem zur ärztlichen Hilfe" werden die ersten diagnostischen und therapeutischen Schritte des Hausarztes bei bestimmten Leitsymptomen verdeutlicht. Auch in dieser Vorlesung berichten Studenten über ihre Erfahrungen bei der Famulatur und antworten auf Fragen nach organisatorischen Problemen.

Diese einführende Vorlesung wird ebenfalls ergänzt durch ein Praktikum, in dem die Studenten Gelegenheit haben, in der Allgemeinpraxis häufig angewendete Untersuchungs- und Behandlungstechniken zu erlernen:

- Injektionen, Infusionen, Wundversorgung, Verbände;
- Gesprächs- und Kommunikationstraining.

Bisher ist es üblich, daß sich jeder Student selbst einen Hausarzt sucht, bei dem er famuliert. Das ist sehr gut und sollte so bleiben; die Eigenaktivität und Freizügigkeit der Studenten sollte sogar unterstützt und gefördert werden. Andererseits ist es im Interesse der patientorientierten Ausbildung des Studenten wichtig, daß er bei der Verarbeitung seiner Erfahrungen mit der Famulatur nicht ganz allein gelassen wird, sondern die Möglichkeit erhält, mit lehrbeauftragten Hausärzten und Kommilitonen über diese Erfahrungen zu sprechen. Nur dadurch können die patientorientierten positiven Erlebnisse reflektiert und besser verarbeitet werden sowie eventuelle negative Erfahrungen, die es gelegentlich auch einmal gibt, kompensiert werden.[11]

Neuerdings kann die Famulatur auch in sozialmedizinischen Einrichtungen und in Praxen von Spezialisten abgeleistet werden. Dadurch wird ihr Sinn verkehrt und es wird wieder nur krankheitsorientierte Praxis demonstriert, statt die Studenten in die patientorientierte Seite der Medizin einzuführen.

Kurs zur Einführung in die allgemeinmedizinische Praxis

Damit jeder Student, auch wenn er nicht Allgemeinarzt werden will, später im Rahmen des Versorgungssystems erfolgreich mit Hausärzten zusammenarbeiten kann, muß er über die Aufgaben, Denk- und Arbeitsweisen des Hausarztes gut informiert sein. Ein obligatorischer Kurs für Studenten des 8.–11. Semesters dient deshalb zur umfassenden und systematischen Orientierung über die Aufgaben und Besonderheiten des Fachgebiets Allgemeinmedizin und die Funktionen des Hausarztes. In diesem Kurs soll der Student lernen, die individuelle Patientpersönlichkeit in Familie und Umwelt zu erfassen und diese Informationen in Verbindung mit den erhobenen pathologischen Befunden in einen Entscheidungsprozeß einzubringen, an dem der Patient weitgehend zu beteiligen ist.

Das Studienangebot des Kurses folgt ebenfalls dem dreiteiligen Lehrkonzept und bietet

- eine große Vorlesung mit Patientvorstellung,
- eine Übung „Umgang mit dem Patienten" in kleinen Gruppen,
- für alle, die die Allgemeinpraxis nicht durch eine Famulatur bereits kennen, eine Hospitation bei einem Hausarzt.

Wie mehrjährige Unterrichtserfahrung gezeigt hat, ist es unmöglich, die menschlich-vertraute Atmosphäre einer Hausarztpraxis in den Hörsaal eines Klinikums zu transportieren. Ein Bericht des Hausarztes in der Vorlesung über die Individualität seiner Patienten, über ihre Familie und Umwelt bleibt meistens graue Theorie und hat kaum Überzeugungskraft.

Wirklich akzeptiert wird nur, was Patienten selbst sagen und was sie im Gespräch mit ihrem Hausarzt auch ungesagt zum Ausdruck bringen. Deshalb ist es unverzichtbar, daß Hausärzte in ihren Vorlesungen und Kursen Patienten vorstellen, und zwar nicht irgendwelche Patienten, sondern ihre eigenen, ganz besonders die, mit denen sie eine langjährige hausärztliche Beziehung verbindet.

Es kommt viel weniger darauf an, daß es sich um „interessante Fälle" handelt oder daß sie ein „typisches Krankheitsbild" bieten. Das kann in der Vorlesung des Hausarztes nur der Aufhänger oder die Begleitmusik sein. Für den Unterricht in typischen Krankheitsbildern sind andere Disziplinen zuständig.

In der Vorlesung für Allgemeinmedizin interessiert der Mensch als ganze Persönlichkeit; sie handelt von seinen individuellen Besonderheiten im Hinblick auf Krankheitsbewältigung unter Berücksichtigung seiner Biographie, seiner Familie, seiner Berufstätigkeit und seiner sozialen Beziehungen. Es gibt niemanden, der die relevanten Eigenheiten jedes Patienten besser demonstrieren kann als der Hausarzt.

Am Beispiel eines Patienten mit einem aktuellen gesundheitlichen Problem kann der Hausarzt alle wichtigen Bezüge herstellen:

- durch eine Rückblende auf gemeinsam erlebte Krankheiten, die vielleicht für die jetzige Situation von Bedeutung sind,[12]
- durch einen Bericht des Patienten über seine Überlegungen und seine Selbsthilfe, bis er den Arzt aufgesucht hat,
- durch Einschaltungen über die Familie und deren Hilfsmöglichkeiten,[13]
- durch Bemerkungen über die Belastungen durch den Beruf, aber auch durch Noxen wie z. B. Genußmittel,
- durch Darstellung der Hilfsmöglichkeiten der Sozialstation und der fachärztlichen und Krankenhausversorgung der Region.

Die Kooperation des Hausarztes mit Spezialisten läßt sich im Hörsaal gut demonstrieren, indem der Dozent des betreffenden Spezialfachs seinen Beitrag zur Problemlösung persönlich vorträgt.[14]

Wenn die Vorstellung des Patienten lebendig werden soll, muß sie gut vorbereitet sein. Das verursacht einen großen Aufwand, aber er lohnt sich, denn nur dadurch gelingt es, Studenten vom patientorientierten Konzept zu überzeugen und sie dafür bleibend zu begeistern.

In der den Kurs begleitenden Übung „Umgang mit dem Patienten" haben Studenten Gelegenheit, mit Patienten ein Gespräch zu führen. Dabei sollen alle Möglichkeiten eines Gesprächs von der Kontaktgestaltung über Patienten- und Selbstbeobachtung bis zur Explorationstechnik geübt werden. Darhüber hinaus soll der Student üben, problemorientiert vorzugehen und im Hinblick auf die gegenwärtigen Beschwerden des Patienten zu einer Entscheidung zu gelangen, die ihn handlungsfähig macht.

Die geforderte eintägige Hospitation in einer Hausarztpraxis ist natürlich ein Minimum; zur Zeit kann sie vom Studenten freiwillig wiederholt werden, später sollte dies die Regel sein.

Diese Hospitationen sind um so ergiebiger, je besser der Student auch praktisch darauf vorbereitet wurde, z. B. durch Teilnahme an der Sprechstunde in der Lehrpraxis der Universitätsabteilung für Allgemeinmedizin. Über ihre Eindrücke und Erfahrungen bei der Praxishospitation sollen die Studenten mündlich oder schriftlich berichten. Indem sie das patientorientierte Handeln des Hausarztes kritisch reflektieren, wächst auch die eigene Selbstkritik.

Solange die wissenschaftliche Bearbeitung der Allgemeinmedizin noch aussteht, ist die Durchführung dieses Kurses schwierig.[15] Im Bereich des Krankheitswissens kann der Hausarzt auf wissenschaftlich gesicherte Fakten zurückgreifen, die aber besser von einem Spezialisten der betreffenden Disziplin vermittelt werden sollten. Dagegen kann der Hausarzt das eigentliche Anliegen der Allgemeinmedizin nur aus subjektiver Sicht ohne wissenschaftliche Untermauerung darstellen. Die Erforschung des patientorientierten Konzepts der Allgemeinmedizin ist deshalb vordringlich.

Zusätzliche Lehrangebote

Regionale Zusammenarbeit. Die Zusammenarbeit innerhalb der Primärversorgung läßt sich am Beispiel der medizinischen und sozialen Versorgung einer ländlichen Region demonstrieren.[16] Anläßlich einer Exkursion werden Allgemeinpraxen und

Sozialstationen besichtigt. In einer Diskussionsrunde wird dann von Hausärzten, Gemeindeschwestern, Sozialarbeitern, von der Krankengymnastin und Logopädin, vom Sonderschullehrer, Apotheker, Pastor und Bürgermeister über die gemeinsamen Probleme der Patientenversorgung berichtet.

Einblick in die Arbeit von freiwilligen Hilfsorganisationen und Selbsthilfegruppen bringt die Teilnahme von Studenten an Katastrophenübungen des Deutschen Roten Kreuzes oder an Meetings der Anonymen Alkoholiker.

Dissertationen in der Allgemeinpraxis. Eine besondere Möglichkeit, sich intensiv mit den Problemen der patientorientierten Allgemeinpraxis vertraut zu machen, bieten Dissertationen in der Allgemeinpraxis. Sie erfüllen diesen Zweck v.a. dann, wenn es sich nicht um Fragebogenerhebungen handelt, sondern wenn der Student durch Interviews und Hausbesuche mit den Patienten in ihrer Wohnung in engen Kontakt kommt.

Teilnahme am Notdienst. Praktischen Einblick in die Primärversorgung durch Hausärzte bietet die Teilnahme am Notfallbereitschaftsdienst.

Hauptamtliche Lehrer?

Wie die praktische Erfahrung der letzten Jahre gezeigt hat, können die umfangreichen Aufgaben des universitären Unterrichts neben der Führung einer eigenen Praxis von nebenamtlichen Lehrbeauftragten schon jetzt nur mit großem persönlichen Einsatz bewältigt werden. Bei weiterem wissenschaftlichen Ausbau der patientorientierten Allgemeinmedizin und einem entsprechenden Unterrichtsangebot werden die Lehraufgaben an den medizinischen Fakultäten einen solchen Umfang annehmen, daß sie auch von mehreren Lehrbeauftragten nebenamtlich nicht mehr korrekt bewältigt werden können.

Wenn die Lehrbeauftragten für Allgemeinmedizin außerdem beim Aufbau und bei der Durchführung von Weiterbildungsprogrammen und in der Fortbildung mitwirken und auch noch Forschung betreiben sollen, dann sind pro Fakultät mindestens 1–2 hauptamtliche Hausärzte, unterstützt von mehreren nebenamtlichen lehrbeauftragten Hausärzten, mehrere wissenschaftliche Assistenten und Hilfspersonal erforderlich.

Es ist selbstverständlich, daß auch der hauptamtliche Hochschullehrer für Allgemeinmedizin – wie alle klinischen Dozenten – weiterhin in seiner Allgemeinpraxis Patienten behandelt. Denn gerade die patientorientierte Lehre der Allgemeinmedizin lebt von der Demonstration einer aktuellen Patient-Arzt-Beziehung. Andererseits müssen die hauptamtlichen Hochschullehrer von der vollen Verantwortung für ihre Praxis durch einen Sozius oder Dauerassistenten entlastet werden, damit sie sich dem Auf- und Ausbau der Lehre so weitgehend widmen können, wie es das neue Fach erfordert. Es muß jedenfalls alles getan werden, um den Hochschullehrer vor einem Interessenkonflikt zwischen guter Patientenversorgung und guter Lehre zu schützen; denn sie werden sich ganz abgesehen von den finanziellen Problemen als gute Hausärzte stets für ihre Patienten entscheiden.[17]

Weiterbildung

Primat der Weiterbildung

Bei der Lehre der Allgemeinmedizin steht die *Weiterbildung* absolut im Vordergrund. Ihr Katalog umfaßt den gesamten Inhalt des Wissens, der Fertigkeiten und des Verhaltens, den ein zukünftiger Hausarzt zur kompetenten Ausübung der Allgemeinpraxis benötigt. Im Verlauf einer 4jährigen Berufstätigkeit an Krankenhausabteilungen und in Allgemeinpraxen soll ein Assistenzarzt die Kompetenz erwerben, die er zur selbständigen Führung einer Allgemeinpraxis benötigt. Um dieses Ziel in der vorgesehenen Zeit zu erreichen, sind erhebliche Anstrengungen sowohl des Assistenten als auch der weiterbildenden Ärzte erforderlich.

Ungenügende Berufsvorbereitung für Hausärzte

Bis 1965 war es üblich, daß sich Allgemeinärzte durchschnittlich 5–8 Jahre weiterbildeten und bis zur Niederlassung eine den Spezialisten vergleichbare Qualifikation im Bereich der Krankheitsbehandlung erwarben. Durch eine verfehlte Gesundheitspolitik,[18] die auf einer krankheitsorientierten Fehleinschätzung der Bedeutung der Allgemeinmedizin und der Primärversorgung beruht, wurden die Vorschriften für die Zulassung zur selbständigen Tätigkeit in eigener Allgemeinpraxis inzwischen auf ein Minimum reduziert: seit 1.7. 1978 kann sich jeder Arzt bereits 6 Monate nach dem Staatsexamen in eigener Allgemeinpraxis niederlassen![27]

Obgleich davon in weiser Selbsterkenntnis bisher nur wenige Gebrauch gemacht haben, ist doch zu beobachten, daß die Weiterbildungszeiten der Hausärzte immer kürzer werden. Von den 1978 in der Allgemeinpraxis niedergelassenen Ärzten hatten sich nur 20% länger als 4 Jahre weitergebildet und die Anerkennung als Allgemeinarzt erworben. Die übrigen 80% hatten eine „Vorbereitungszeit"[19] von durchschnittlich 3,1 Jahren aufzuweisen. Auch diese Vorbereitungszeit wird von Jahr zu Jahr kürzer (s. Tabelle 4, S. 20).

Bei einer Befragung von 663 in der Allgemeinpraxis tätigen Ärzten[20] wurde von einigen als Begründung angegeben, daß sie in der Weiterbildung an Krankenhausspezialabteilungen keine sinnvolle Vorbereitung auf die spätere Tätigkeit in der Allgemeinpraxis sehen könnten. Die Durchführung einer rotierenden Weiterbildung an mehreren Krankenhausabteilungen scheitere oft an fehlenden Stellen. In den Augen vieler junger Ärzte sei eine Weiterbildung an Krankenhäusern Zeitverschwendung und bringe keine Vorteile.

Diese mehrfach geäußerte Kritik an der gegenwärtigen Form der Weiterbildung ist insofern berechtigt, als der zukünftige Hausarzt die erforderliche berufliche Kompetenz tatsächlich nur zu einem Teil an Spezialabteilungen der Krankenhäuser erwerben kann.

Zusammenfassend muß gesagt werden, daß die Qualität und Quantität der Weiterbildung im Bereich „Krankheitswissen" immer stärker absinkt und daß sie im Bereich „Wissenschaft vom ganzen Menschen in Familie und Umwelt" noch immer ungefähr bei Null liegt. In Anbetracht dieser Tatsache muß dem Aufbau einer berufsvorbereitenden und zur Kompetenz führenden Weiterbildung absoluter Vorrang eingeräumt werden. Alle personellen Kräfte der Allgemeinmedizin werden dazu benötigt. Denn eine sinkende Qualität der ärztlichen Primärversorgung zieht unweigerlich eine sinkende Effektivität und Effizienz der gesamten ärztlichen Versorgung nach sich.[21]

Im Interesse der Patienten ist es deshalb notwendig, daß die Weiterbildung reformiert und auf den patientorientierten Bildungsbedarf des Hausarztes ausgerichtet wird. Außerdem sind die Voraussetzungen dafür zu schaffen, daß alle zukünftigen Hausärzte diese spezifische Weiterbildung durchlaufen.

Gründe für eine obligatorische Weiterbildung

Nachfolgend soll kurz begründet werden, warum jeder zukünftige Hausarzt eine obligatorische, mindestens 4jährige Weiterbildung benötigt (s. Beske u. Boschke 1982).

- Die mit dem Staatsexamen (Approbation) abschließende Ausbildung an der Universität befähigt nicht zur selbständigen Führung einer Allgemeinpraxis.
  Die neue Approbationsordnung enthält nicht mehr das Berufsziel „praktischer Arzt“. Ihr Inhalt impliziert, daß jeder Arzt bis zur selbständigen Führung einer Praxis eine mehrjährige Weiterbildungszeit durchlaufen muß, auch der Arzt für Allgemeinmedizin.
- Das Berufsbild „Arzt“ gibt es eigentlich nicht mehr. Durch die Entwicklung der Medizin ist ärztliche Tätigkeit nur noch im Rahmen einer Spezialdisziplin oder in einem funktionsbezogenen Bereich (Werksarzt oder Amtsarzt) möglich; in jedem Fall ist nach der Approbation eine mehr oder weniger lange Einarbeitung in eine ärztliche Tätigkeit mit begrenzten Aufgaben erforderlich.
- Es wurde in dieser Abhandlung wiederholt bewiesen, daß sich die Allgemeinmedizin durch die Strukturänderung der ärztlichen Versorgung in den letzten Jahrzehnten zu einem eigenständigen Fach mit spezifischen Aufgaben und Methoden entwickelt hat. Die praktischen und theoretischen Inhalte dieses Faches sind lehr- und lernbar.
- Es kann keinem Arzt mit solider Basisausbildung zugemutet werden, verantwortungsvolle Tätigkeit in einem Fach auszuüben, für das er sich nicht kompetent fühlt. Daß sich ein in der Allgemeinpraxis tätiger Arzt weiter wie bisher erst allmählich autodidaktisch in seine Aufgaben einarbeitet, ist deshalb unzumutbar, weil das viele Jahre dauert, in denen Frustrationen und Mißerfolge unvermeidbar sind.
- Während es relativ leicht und in kürzerer Zeit möglich ist, mit der begrenzten Zahl von Krankheitsbildern und Methoden eines kleineren Spezialfachs vertraut zu werden, ist es in den Fächern Innere Medizin, Chirurgie und Allgemeinmedizin schon sehr viel schwerer. Chirurgie und Innere Medizin haben das Problem der Kompetenz durch Subspezialisierung gelöst. Dies ist in der Allgemeinmedizin nicht möglich; denn der Hausarzt muß immer den ganzen Menschen im Auge behalten. Aus dieser Perspektive ist die Allgemeinmedizin das Fach, das den umfassendsten Einblick in die Medizin, d.h. die bestmögliche Weiterbildung verlangt.

- Die Patienten und die Bevölkerung haben darauf Anspruch, daß das Niveau der ärztlichen Primärversorgung der in anderen medizinischen Versorgungsbereichen erreichten Qualität entspricht. Das Risiko einer Fehldiagnose, Fehlbehandlung oder der verspäteten Erkennung abwendbar gefährlicher Verläufe ist gerade in der Allgemeinpraxis besonders groß und durch nichts zu kompensieren.
- Spezifische Weiterbildung in Allgemeinmedizin überträgt das Wissen Erfahrener auf jüngere Kollegen und fördert sowohl die Effektivität im Einzelfall als auch die Effizienz im allgemeinen. Weitergebildete Allgemeinärzte arbeiten wirtschaftlicher (Schüttrumpf 1979).

Anforderungen an eine bedarfsentsprechende Weiterbildung

Eine spezifische Weiterbildung zum Allgemeinarzt muß folgenden Forderungen gerecht werden:

- Die Lernziele der Weiterbildung müssen mit den Tätigkeitsmerkmalen des Hausarztes übereinstimmen. Eine kontinuierliche Fortschreibung des Weiterbildungskatalogs ist erforderlich.
- Die Weiterbildung muß überwiegend dort erfolgen, wo der spätere Allgemeinarzt tätig sein wird, also zu mehr als 50% der Zeit in der Allgemeinpraxis.
- Ein Weiterbildungseffekt ist nur durch die Zusammenarbeit mit einem erfahrenen und zur Weiterbildung geeigneten Hausarzt gewährleistet. Praxisvertretung kann nur beschränkt und unter gewissen Voraussetzungen als Weiterbildung gewertet werden.
- Die krankheitsorientierte Weiterbildung an Spezialabteilungen von Krankenhäusern ist zeitlich zu begrenzen und sowohl durch begleitende Seminare als auch durch Hospitationen in Praxen niedergelassener Spezialisten zu ergänzen.
- Die bisherige rein praktische Weiterbildung genügt nicht, um in der relativ kurzen Zeit von 4 Jahren eine ausreichende Kompetenz zu erwerben; sie muß ergänzt werden durch Vermittlung theoretischer Inhalte (Grundlagen, Zusammenhänge) und spezieller Methoden (Wahrnehmungs- und Explorationstechnik, Gesprächsführung, Therapiemethoden) in Form von Weiterbildungsseminaren (s. Beske u. Boschke 1972).

Nachdem die Anforderungen der 4jährigen Weiterbildung bisher nur von einem Bruchteil des allgemeinpraktischen Nachwuchses freiwillig erfüllt wurden, ist kaum zu erwarten, daß die Motivation bei wachsenden Nachwuchszahlen steigt. Es muß deshalb möglichst bald die auch von der Europäischen Gemeinschaft geforderte obligatorische Weiterbildung für jeden Arzt, der in der hausärztlichen Primärversorgung mitarbeiten will, eingeführt werden. Für ihre Durchführung müssen aber bessere Voraussetzungen geschaffen werden, v. a. müssen eine große Zahl von Weiterbildungsstellen bei Hausärzten und sog. Rotationsstellen an Krankenhäusern sowie begleitende Seminare eingerichtet werden. Dies alles sollte möglichst in einem strukturierten Curriculum angeboten werden als sog. Weiterbildungsprogramm. Diese Weiterbildungsprogramme haben sich in anderen Ländern bereits bestens bewährt. So gibt es z. B. in den Niederlanden, Großbritannien und in den USA seit Jahren Weiterbildungsprogramme unterschiedlicher Länge und Inhalts.

Einarbeitung in hausärztliches Denken

Wenn man jahrelang mit jungen Kollegen zum Zwecke ihrer Weiterbildung in der Praxis zusammenarbeitet, lassen sich individuell sehr große Unterschiede bei der Einarbeitung in das hausärztliche Denken feststellen. Dabei scheinen folgende Faktoren eine Rolle zu spielen:[22]

Anpassungsfähigkeit. Einige junge Ärzte haben die Fähigkeit, den neuen und – durch die Patienten bedingt – häufig wechselnden Anforderungen ohne Schwierigkeiten gerecht zu werden, während andere aufgrund einer (angeborenen oder anerzogenen) Rigidität die nötige Flexibilität sehr langsam oder gar nicht entwickeln.

Einspurigkeit – Mehrspurigkeit. Auch die Fähigkeit zu mehrspurigem integrierenden Denken ist unterschiedlich entwickelt, und die Einarbeitung in das neue Denken dauert bei den einzelnen Assistenten unterschiedlich lange. Dabei ist interessant festzustellen, daß ein Assistent zur Einarbeitung in patientorientiertes Denken um so länger braucht, je länger er vorher im Krankenhaus tätig war.

Motivation. Die meisten jungen Ärzte haben den Ehrgeiz, bei den Patienten gut anzukommen. Er wird oft noch dadurch gesteigert, daß ihnen die Patienten erzählen, wie nett der vorige Assistent war. Diese Motivation ist natürlich für die Einarbeitung in patientorientiertes Denken förderlich.

Fehleinschätzung des Patienten. Trotz guten Willens haben viele junge Kollegen am Anfang Schwierigkeiten beim Umgang mit Patienten; einige Male unterliefen sogar grobe Fehler, verursacht durch intellektuelle oder charakterliche Fehleinschätzung des Patienten, mangelhafte Kenntnisse der Krankenpsychologie, durch autoritäre Handlungen und fehlende Toleranz. Ein wesentlicher Grund dafür ist die eigene Unsicherheit; es liegt aber auch daran, daß diese Assistenten während der Ausbildung nicht auf den Umgang mit Patienten vorbereitet worden waren und im Krankenhaus eine unangemessene Einstellung zum Kranken erworben hatten (Sturm 1971). Die unterlaufenen Fehler wurden von den meist sehr betroffen reagierenden Kollegen sofort eingesehen und das Verhalten wurde korrigiert.

Diese kurze Einblendung eigener Beobachtungen soll zugleich darauf hinweisen, daß durch die Reduktion der Ausbildung auf kognitives Lernen wichtige ärztliche Fähigkeiten im kommunikativen und ethischen Bereich verkümmern oder mangelhaft entwickelt werden. Hier kann die Allgemeinpraxis ergänzend einspringen und Defizite zu kompensieren versuchen.

Langzeitbeobachtung der Patienten

Damit ein Weiterbildungsassistent in die Kontinuität der Langzeitbeobachtung besser eingeführt wird, erhält er vom Verfasser eine zunehmende Zahl von chronisch Kranken zugeteilt, die er regelmäßig zu Hause besuchen soll. Für diese Patienten ist er primär zuständig. Er soll versuchen, zu ihnen eine hausärztliche Vertrauensbeziehung aufzubauen.

Dies ist allerdings nur möglich, wenn er mindestens ein Jahr in einer Praxis mitarbeitet. Jeder kürzere Abschnitt ist für den Assistenten verschwendete Zeit, denn in 3 oder 6 Monaten kann man allenfalls die Geographie der Praxis und das Personal kennenlernen, aber in keinem einzigen Fall eine hausärztliche Beziehung zu Patienten aufbauen, dazu ist ein ganzes Jahr schon reichlich kurz. Weiterbildung zum Hausarzt ist nur möglich, wenn die Bedingungen für die Entwicklung hausärztlichen Denkens und Handelns gegeben sind, wie sie in den vorangehenden Kapiteln beschrieben wurden. Die Entwicklung von Weiterbildungscurricula muß sich daran orientieren.

Fortbildung

Inflation unselektierter Fortbildungsangebote

Das Fortbildungsangebot für Hausärzte ist leider viel zu umfangreich, sowohl was Literatur als auch was Kongresse angeht. Bereits die richtige Auswahl nimmt sehr viel Zeit in Anspruch. Fortbildung unterbleibt deshalb nicht selten.

Darüber hinaus ist die Fortbildung leider überwiegend krankheitsorientiert und geht am Bedarf der Hausärzte vorbei. Die Autoren und Referenten sind in der Regel Kliniker; sie stellen die Krankheitsproblematik meist aus der Sicht der Krankenhausbehandlung dar. Nur sehr wenigen gelingt es, die Probleme herauszuarbeiten, die den Hausarzt interessieren. Durch das fast ausschließliche Angebot krankheitsorientierter Themen hat das früher sehr starke Fortbildungsinteresse der Hausärzte im Laufe der Jahre allmählich nachgelassen.

Neue Fortbildungsmodelle

Aufgrund der unbefriedigenden Fortbildungssituation wurden in verschiedenen Ländern Europas neue Fortbildungsmodelle entwickelt:

- Von Scharf (1980), Frankreich, das „Lothringische Modell",
- von Rasmussen (1980), Dänemark, die Feekbackmethode,
- von Middelbeck (1980), Niederlande, die „Warffum-Kurse",
- von Dreibholz (1979b, 1981), Bundesrepublik Deutschland, „Patientorientierte Fortbildung".

Diese neuen Fortbildungsmodelle haben das Ziel,

- die Effektivität der Fortbildung zu verbessern und dafür zu sorgen, daß der Hausarzt die Dinge lernt, die er zur Praxisausübung wirklich benötigt (Horder 1980);
- die Teilnahme in kleinen Gruppen zu aktivieren, damit sie eigene Erfahrungen beitragen;
- die einseitige Autorität der krankheits- und krankenhausorientierten Referenten zu relativieren.

Bedarfsorientierte Fortbildung

Diese neuen Modelle sind ein erster Schritt auf dem Weg zu einer spezifisch patientorientierten Fortbildung, die sich am Gesundheitsbedarf der Patienten orientiert und davon ausgehend den Fortbildungsbedarf des Hausarztes in einer neuen Form deckt. Der Hausarzt wird dabei selbst aktiv und beginnt, nach den Lösungsmöglichkeiten der Probleme zu fragen, die ihn interessieren.

Laut Scharf (1979) sollte die Fortbildung des Hausarztes nicht mehr wie bisher selten, unregelmäßig und unsystematisch stattfinden, sondern *häufig* und *systematisch*. Die Experten der Universität sollten die *regelmäßigen* Gesprächspartner sein im Rahmen eines lebenslänglichen Dialogs.

Fortbildung auf Gegenseitigkeit

Diese neue Form der Fortbildung durch Dialog zwischen Gleichberechtigten würde für unsere medizinischen Fakultäten ganz erhebliche positive Konsequenzen haben. Was den Studenten nicht gelungen ist und niemals gelingen kann, weil sie eben noch Studenten sind und niemals gleichberechtigte Gesprächspartner sein können, wenn es um das Wohl des Patienten geht, das könnte hier sehr wohl gelingen: ein Informationsaustausch auf Gegenseitigkeit. Dabei brauchten die Vertreter der Fakultät nicht immer bloß die Gebenden zu sein, sondern auch Empfangende, sowohl für Rückkoppelung über die positiven oder negativen Erfolge oder über die Durchführbarkeit der von ihnen gegebenen Empfehlungen als auch für Informationen über die Individualität der Patienten und Extremsituationen, die den Spezialisten zu neuen Forschungen anregen könnte.

Die Universität würde damit eine neue Funktion übernehmen: sie könnte zur Informationszentrale werden für einen lebenslänglichen Informations- und Erfahrungsaustausch aller Ärzte im Sinne einer gegenseitigen lebenslänglichen Fortbildung. Damit wäre eine Frage von Uexkülls beantwortet, wie das Problem der kontinuierlichen Anpassung an den Bildungsbedarf zu lösen sei. Durch diese bedarfsorientierte gegenseitige Fortbildung könnten sich die Dozenten ständig über den Bedarf der Bevölkerung orientieren und brauchten mit der Adaptation ihres eigenen Curriculums an den Bedarf der Bevölkerung nicht auf die nächste Änderung der Approbationsordnung zu warten; denn deren Bestimmungen hinken in der Regel 10–20 Jahre hinter einer Bedarfsänderung her.

Ein regelmäßiger Gedankenaustausch zwischen patientorientierten Hausärzten und Spezialisten der Hochschule würde letzteren eine Möglichkeit bieten, viele ungelöste Probleme der Medizin im Bereich der menschlichen Dimension kennenzulernen, und könnte die Bereitschaft zur Mitarbeit an ihrer Lösung wecken.[23]

Zur Curriculumentwicklung

„Der Mensch lernt nie aus“, diese bedauernde Feststellung anläßlich einer schmerzhaften oder Geld kostenden neuen Erfahrung kann auch positiv ausgedrückt werden: Der Mensch lernt ständig hinzu!

Dies trifft ganz besonders für den Hausarzt zu, der seine Fähigkeit zu integrierendem Denken in unterschiedlichen Systemen erst im Verlauf von Jahren und Jahrzehnten praktischer Tätigkeit voll entfaltet. Da er bisher auf patientorientiertes Handeln nicht vorbereitet wurde, mußte er es ohne jegliche Anleitung durch den täglichen Umgang mit seinen Patienten erlernen. So hat es der einzelne mehr oder weniger schnell zu sehr unterschiedlicher Meisterschaft gebracht. Die Mehrzahl der Hausärzte hat dieses Ziel jedoch erreicht, das beweist ihre Beliebtheit bei den Patienten.

Die Ausbildungsforschung sollte sich mit diesem Phänomen sehr intensiv befassen, um daraus Konsequenzen für die Entwicklung neuer Curricula zu ziehen und um möglichst schnell zu erkennen, was den Lernprozeß des Hausarztes verzögert. Es wäre wünschenswert, wenn zukünftigen Hausärzten bei ihrer Entwicklung zum patientorientierten Arzt allzu große Umwege, Frustrationen und Fehlschläge erspart werden könnten.

Eine wesentliche Voraussetzung dafür, daß sich junge Hausärzte sehr viel schneller und effektiver einarbeiten, als dies zur Zeit der Fall ist, wäre eine grundlegende Neuverteilung der Vermittlung von Kenntnissen, Fähigkeiten und Einstellungen. Zur Zeit erfolgt ein *Überangebot an theoretischem Wissen* an den Studenten, der dieses Wissen weder sinnvoll verarbeiten noch ausreichend speichern kann. Im Gegenteil, er wird durch die Fülle des unverdauten Wissens verunsichert und handlungsunfähig. Umgekehrt ist es so, daß den Ärzten nach der Approbation zu wenig theoretisches Wissen vermittelt wird.[24]

Während die Hochschulen zur *Vermittlung praktischer Fähigkeiten* immer weniger beitragen, finden junge Ärzte in Krankenhäusern umfangreiche Möglichkeiten zu praktischer Weiterbildung. Es wäre sicherlich sinnvoller und würde den Sozialisations- und Reifungsprozeß zum Arzt sehr beschleunigen, wenn theoretisches Wissen und praktische Fertigkeiten nicht in 4- bis 6jährigen Blöcken nacheinander vermittelt, sondern in kürzeren Blöcken sinnvoll verzahnt und gleichmäßig auf den ganzen Lebenslauf, insbesondere auf die Aus- und Weiterbildung verteilt würden.

Neuverteilung des Lehrangebots

Aufgrund der Informationsüberflutung ist eine Neuverteilung des Lehrangebots in allen Disziplinen erforderlich. Dazu wird vorgeschlagen, die vermittelbaren Inhalte in Grundlagenwissen, Orientierungswissen, Kompetenzwissen und Ergänzungswissen zu gliedern und folgendermaßen zu verteilen (Sturm 1980b):

1. Das *Grundlagenwissen* soll in den ersten 3 Studienjahren vermittelt werden, und zwar fachübergreifend auf den Menschen bezogen (horizontale Integration) und unter Berücksichtigung der häufigsten und wichtigsten Gesundheitsstörungen (vertikale Integration). Dieses Verständnis- und Zusammenhangswissen über den Gesunden und Kranken muß so breit angeboten werden, daß jeder lebenslang darauf aufbauen kann.
2. Während einer zweiten, stärker praxisorientierten Phase der Ausbildung wird jedem Studenten das *Orientierungswissen* über alle praktischen Disziplinen vermittelt. Nur dann bleibt das angestrebte einheitliche Arztbild und die Zusammenarbeit in einem gemeinsamen Versorgungssystem erhalten, wenn jeder Arzt die

Basismethoden sowie die diagnostischen und therapeutischen Indikationen aller Fachgebiete kennt. Dadurch ist gewährleistet, daß jedem Patienten alle im Versorgungsgebiet angebotenen Leistungen bei Bedarf auch wirklich vermittelt werden.

3. Nach der Approbation erwirbt der junge Arzt im Rahmen einer 4jährigen obligatorischen Weiterbildung,[25] während der er bereits ärztlich tätig ist, das *Kompetenzwissen,* das er zur späteren selbständigen Berufsausübng in einem selbst gewählten Fachgebiet benötigt. Den theoretisch-systematischen Teil dieser Weiterbildung übernehmen die wissenschaftlichen Fachabteilungen der medizinischen Fakultäten an sog. Rückkehrtagen.[26]
4. Im Rahmen einer lebenslangen fachgebietsbezogenen Fortbildung wird allen praktisch tätigen Ärzten das notwendige *Ergänzungswissen* vermittelt. Die Hochschule übernimmt dabei die Funktion einer Informationszentrale.

Der Beitrag der patientorientierten Allgemeinmedizin zur Lehre der Medizin

In allen drei Abschnitten des lebenslänglichen Informationsaustausches zwischen Ärzten, Assistenten und Studenten kann die patientorientierte Allgemeinmedizin spezifische Beiträge leisten. Sie kann daran mitwirken, daß sich unsere technisierte Spezialmedizin bald zu einer echten Humanmedizin weiterentwickelt.

- Sie führt den Patienten mit seiner Familie, Umwelt und Lebensproblematik in das Studium ein.
- Sie macht die Gesamtproblematik eines Patienten zum Gegenstand der Lehre.
- Sie stellt diesen Patienten vom ersten Tag des Studiums an in den Mittelpunkt des lebenslänglichen Lern-, Bildungs- und Sozialisationsprozesses.
- Sie trägt auch im Bereich der Lehre zur Integration bei.

Diese Bemühungen der Allgemeinmedizin bleiben jedoch unglaubwürdig, solange sie kein gesichertes Wissen über den Patienten und über die menschliche Dimension vorweisen kann. Deshalb muß als wichtigste Voraussetzung für lebenslanges patientorientiertes Lehren und Lernen mit der Erforschung des Patienten in allen seinen Lebensbereichen begonnen werden.

Kapitel 16

Zusammenarbeit mit den klinischen Disziplinen

Zusammenfassung

Eine möglichst gute Zusammenarbeit zwischen klinischen Spezialfächern und Allgemeinmedizin liegt im Interesse der Patienten. Sie gedeiht durch wechselseitigen Informationsaustausch. Die Spezialdisziplinen bringen ihr Wissen über Krankheiten ein, die Hausärzte steuern ihre Informationen über Patienten und Umwelt bei (Sturm 1976; Scheler 1983).

Die Zusammenarbeit zwischen Hausärzten und Spezialisten darf aber nicht auf die ambulante praktische Krankenbehandlung beschränkt bleiben, wo sie meist sehr gut verwirklicht ist. Die unselige Kluft zwischen Krankenhaus und Allgemeinpraxis sollte auch dadurch überwunden werden, daß Hausärzte an Aufnahme- und Nachsorgeabteilungen von Krankenhäusern mitarbeiten.

An den Universitäten ist eine gute Zusammenarbeit bei der Curriculumplanung und praktischen Unterrichtsgestaltung selbstverständlich. Die hoffnungsvollen Ansätze müssen ausgebaut werden.

Die Kooperation erstreckt sich außerdem auf die gemeinsame Erforschung einiger spezifischer Tätigkeitsbereiche des Hausarztes, z. B. Frühdiagnostik oder Langzeitversorgung chronisch Kranker. Ohne die enge Zusammenarbeit mit den klinischen Spezialdisziplinen kann die Allgemeinmedizin weder ihre Unterrichtsaufgaben noch ihre Forschungsvorhaben erfüllen.

Aufgabenteilung zwingt zum Informationsaustausch

Aufgrund der arbeitsteiligen Gliederung der Patientenversorgung ist eine wechselseitige Abhängigkeit entstanden, die zur Zusammenarbeit zwingt. Der Hausarzt ist auf die Hilfe des Spezialisten ebenso angewiesen wie dieser auf die Unterstützung des Hausarztes. Für eine gute Patientenversorgung ist der wechselseitige Informationsaustausch von größter Bedeutung. Während die niedergelassenen Spezialisten in der Regel prompt und ausführlich über die von ihnen festgestellten Krankheitsbefunde berichten, muß leider zugegeben werden, daß die Hausärzte die von ihnen erhobenen relevanten Informationen über die Individualität des Patienten nur selten weitergeben. Sie teilen nicht einmal immer die genaue Fragestellung mit. Beides ist aber erfahrungsgemäß die Voraussetzung für eine erfolgreiche Untersuchung und Behandlung durch den Spezialisten; denn dieser braucht die Informationen vom Hausarzt, damit er seine speziellen Befunde nicht isoliert bewertet, sondern einen Gesamtbezug herstellen kann.

Ebenso ist der Hausarzt gerade in seinem wichtigsten Aufgabenbereich, der Krankenbehandlung, auf die Hilfe und Unterstützung durch die klinischen Spezialdisziplinen angewiesen. Sie vermitteln ihm während der Ausbildung an der Universität, der Weiterbildung an Krankenhäusern und im Rahmen der Fortbildung das notwendige Grundlagenwissen und die methodischen Kenntnisse und Fähigkeiten. Die Konsultation und der Arztbrief eines Spezialisten über einen gemeinsamen Patienten sind im Grunde die häufigste und erfolgreichste Form einer kontinuierlichen Fortbildung des Hausarztes auf dem Gebiet des Krankheitswissens.

Auch das Fach Allgemeinmedizin ist in Lehre und Forschung auf eine enge Kooperation mit jeder einzelnen klinischen Disziplin angewiesen; es kann nur in enger Zusammenarbeit mit ihnen entwickelt werden. Dies ist der Grund, warum seine Etablierung innerhalb der Universitäten erfolgen muß und warum die außeruniversitären Institute immer nur ein begrenztes Aufgabenspektrum abdecken können.

Praktische Zusammenarbeit im klinischen Bereich

Es ist ein interessantes und sicher nur historisch erklärbares Phänomen, daß in einigen Ländern die Spezialisten fast ausschließlich im Krankenhaus tätig sein dürfen (England, Niederlande), während in anderen Ländern die Hausärzte fast ausschließlich ambulant tätig sind (Belgien, Bundesrepublik Deutschland, Schweiz). Diese Einschränkungen erscheinen in beiden Richtungen überholt. Wenn man die Grundgedanken („philosophy") des Strukturmodells 2b anerkennt (s. Kap. 3, S. 31 f.), dann muß eine Zusammenarbeit von Spezialisten und Hausärzten im klinischen wie auch im ambulanten Bereich gefordert werden.

Während in der Bundesrepublik Deutschland die Beteiligung der Spezialisten an der ambulanten Versorgung bereits verwirklicht ist, sind Hausärzte nur in Ausnahmefällen als Belegärzte tätig.[1] Dies muß sich ändern, wenn sich die bundesdeutsche Gesundheitspolitik für eine Weiterentwicklung des Strukturmodells 2b entscheiden sollte. Dazu müßte an jedem Krankenhaus eine Aufnahme- und Nachsorgestation oder -abteilung eingerichtet werden, in der Allgemeinärzte – natürlich unter Beiziehung der Fachkenntnisse der Spezialisten und der Informationen der Hausärzte – jene Patienten behandeln, deren Erkrankung entweder mehreren Fachgebieten oder keinem eindeutig zuzuordnen ist, z. B. multimorbide Patienten oder solche, bei denen eine somatische Fixierung verhindert werden soll.

Der Allgemeinarzt hat im Krankenhaus die gleichen patientorientierten Funktionen zu erfüllen wie in der Praxis. Schon vor Jahren wurde von Krankenhausärzten gefordert, daß es an jeder Klinik einen „Krankenhaus-Hausarzt"[2] geben müsse. Es ist seine Aufgabe, die Koordination mehrerer Spezialbehandlungen zu optimieren und bei den interdisziplinären Fallbesprechungen aufgrund der Informationen durch den Hausarzt die patientorientierten Gesichtspunkte zu vertreten.

Die Einrichtung von Allgemeinabteilungen an Krankenhäusern ist aber noch aus anderen Gründen wichtig, nämlich für die klinische Weiterbildung zukünftiger Hausärzte. Auf den Aufnahme- und Nachsorgestationen lernt ein Assistent das, was er später in seiner Allgemeinpraxis tun muß: Aufnahmeuntersuchung, Differentialdiagnostik unter Beiziehung von Spezialisten, Nachsorge und Rehabilitation nach Spezialbehandlungen. Dies alles geschieht stets in engster Kooperation mit den Kollegen der Spezialabteilungen. Auf diesen Allgemeinabteilungen wird also die an der Hochschule demonstrierte Kooperation praktisch eingeübt, so daß sie für den zukünftigen Hausarzt zur Selbstverständlichkeit wird.[3]

Zusammenarbeit bei der Unterrichtsgestaltung

Es ist sehr wichtig, daß den Studenten im Laufe des klinischen Studiums immer wieder die enge Kooperation zwischen Hausärzten und Spezialisten demonstriert wird. Diese Zusammenarbeit muß jedem zukünftigen Arzt im Interesse einer optimalen Krankheitsbehandlung so selbstverständlich werden, daß interdisziplinäre Verständigungsschwierigkeiten gar nicht erst aufkommen oder, wo sie bestehen, abgebaut werden. Ein erfolgsversprechender interdisziplinärer Unterricht von Hausärzten und Spezialisten wird an mehreren Universitäten Europas durchgeführt.

Aufgrund der vom Verfasser beobachteten Schwierigkeiten des Nachwuchses bei der Kooperation[4] ist die Einführung einer Sonderveranstaltung (evtl. im letzten Studienjahr) empfehlenswert, die dem Thema „Zusammenarbeit zwischen Hausarzt und Spezialist" gewidmet ist und bei der am Beispiel von vorgestellten Patienten die verschiedenen Schritte der Hin- und Rücküberweisung einschließlich Informationsübermittlung demonstriert werden.[5]

Zusammenarbeit bei der Curriculumplanung

Die Mithilfe aller klinischen Disziplinen ist ganz besonders bei der Curriculumentwicklung für die Weiter- und Fortbildung zukünftiger Hausärzte nötig. Ihr Beitrag besteht v. a. darin, gemeinsam mit Hausärzten festzulegen, welche Kenntnisse und Fertigkeiten der Allgemeinarzt an Basisdiagnostik, Indikationen und ersten ärztlichen Maßnahmen in den einzelnen Gebieten des Krankheitswissens beherrschen muß.

Dabei stellt sich das bereits erwähnte Problem der Informationsüberflutung, das durch Selektion des relevanten Wissens gelöst werden muß. Die wenigen Versuche, dieses Problem in den Griff zu bekommen, sind v. a. von Hausärzten ausgegangen; denn sie hatten nicht die Möglichkeit, die Wissensflut der Medizin durch Verkleinerung der Fachgrenzen (Spezialisierung) zu kanalisieren.

Von Häussler wurden 1969 die ersten Bemühungen unternommen, das Spezialwissen der Fachdisziplinen für den Hausarzt zu selektieren. Er ließ von 23 Fachärzten beschreiben, was sie aus ihrem Spezialfach für die Weiterbildung zum Allgemeinarzt für wichtig hielten. Dieser Versuch ist mißglückt und hat zugleich zwei Dinge bewiesen:

- Allgemeinmedizin ist nicht die Summe der Spezialfächer.
- Spezialisten sind nicht in der Lage, aus ihrem Fach das auszuwählen, was der Hausarzt an Wissen und Können benötigt.

Vom Verfasser wurde 1972 mit anderen im Zusammenhang mit dem Osnabrükker Modell (s. Kap. 3, S. 28) die Einführung einer Begrenzung des Wissensstoffs (Informationskontrolle) vorgeschlagen. Daß erfahrene Hausärzte gemeinsam mit Spezialisten sehr wohl in der Lage sind, das Spezialwissen für den Allgemeinarzt zu selektieren und aufzubereiten, hat die Arbeitsgruppe Heller, Knobloch und Krebs am Österreichischen Institut für Allgemeinmedizin in Klagenfurt bewiesen. Seit vielen Jahren gibt das Institut Fortbildungskarten heraus, in denen das für den Allgemeinarzt relevante Fortbildungswissen zu speziellen Fragestellungen in Kurzform zusammengefaßt ist.

Im Zusammenhang mit der Planung von Weiterbildungsseminaren hat Haehn in der Abteilung für Allgemeinmedizin an der Medizinischen Hochschule Hannover gemeinsam mit einer wissenschaftlichen Arbeitsgruppe von Hausärzten und in Kooperation mit Vertretern aus 25 Spezialdisziplinen einen Stoffverteilungsplan erarbeitet (s. Weiterbildung zum Allgemeinarzt 1980). Dies ist ein erster Schritt einer kooperativen Selektion des Krankheitswissens für den Hausarzt. Weitere Schritte, die für die nächste Zukunft geplant sind, werden genauer bezeichnen, wie umfangreich und detailliert das Wissen zu jedem Thema des Katalogs vermittelt werden soll.

Es ist von größter Bedeutung, daß diese Curriculumplanung nicht von Theoretikern, sondern von Ärzten durchgeführt wird, denen das Zusammenwirken zwischen Hausärzten und Spezialisten bei der praktischen Krankenbehandlung geläufig ist. Denn diese praktische Zusammenarbeit ist das Ausbildungsziel, und daran muß sich die Curriculumgestaltung orientieren. Hausärzte und Spezialisten müssen dazu mit gleichen Anteilen beitragen; beide können dabei wichtige Erfahrungen über die patientorientierte Integration und über den Stellenwert von Einzelfakten einbringen.

Zusammenarbeit bei der krankheitsorientierten Forschung

Einige Bereiche der Krankheitsbehandlung durch Hausärzte erscheinen verbesserungsbedürftig. Hier fehlen oft die wissenschaftlichen Voraussetzungen, da sich die bisherige Krankheitsforschung – überwiegend an Kliniken durchgeführt – meist darauf beschränkt hat, Standards für die Krankenhausbehandlung zu erarbeiten. Nun wäre es sicher falsch, wenn die Hausärzte die Erforschung der in der Allgemeinpraxis häufigen Krankheiten allein in die Hand nehmen und selbständig durchführen wollten. Abgesehen davon, daß dies nicht ihre Aufgabe ist, würde es schließlich zur Spezialisierung von Hausärzten für einzelne Krankheitsbereiche führen. Der bisherige Zustand, daß die Krankheitsforschung fast ausschließlich von Krankenhausärzten und am selektierten Krankengut von Kliniken durchgeführt wird, ist jedoch ebenso falsch. Wenn die Krankheitsforschung von Anfang an als eine gemeinsame Aufgabe von Hausärzten, niedergelassenen Spezialisten und Krankenhausärzten betrachtet worden wäre, dann gäbe es insbesondere auf den Gebieten Frühdiagnostik und Langzeitversorgung chronisch Kranker keinen so großen Forschungsrückstand.

Rückstand der Frühdiagnostik

Weil Krankenhausärzte in der Regel erst den Endzustand einer Krankheit zu sehen bekommen und weil sie die vorklinische Periode einer Krankheit praktisch nie miterleben, wurde bisher keine durchgängige befriedigende Frühdiagnostik entwickelt. Wo sie für einzelne Krankheiten existiert, wird sie mangelhaft gelehrt und ausgeübt.

Daß die frühzeitige Erkennung von lebensbedrohlichen akuten oder chronischen Erkrankungen, z. B. Appendizitis, Meningitis, Herzinfarkt oder Krebs, durch den Hausarzt von lebensentscheidender Bedeutung ist, dürfte klar sein. Verzögerungen dieser Früherkennung, die auf mangelhafte diagnostische Möglichkeiten, oft allerdings auch auf ungenügende Weiterbildung und Berufserfahrung zurückzuführen sind, können schließlich trotz maximal gesteigerten therapeutischen Aufwandes nicht mehr wettgemacht werden, während rechtzeitige Erkennung und Frühtherapie nicht selten Invalidität oder Tod verhindern können.

Das Beispiel Früherkennung zeigt besonders eindrucksvoll, daß eine hohe Qualität der Primärversorgung für die Effizienz der Gesundheitsversorgung wichtiger ist als der erreichte Qualitätsanstieg im spezialärztlichen Bereich.

Verbesserung der Langzeitversorgung chronisch Kranker

Auch die Langzeitversorgung ist ein Spezifikum der Allgemeinmedizin. Etwa 20% der Bevölkerung leiden an einer chronischen Krankheit oder an einem Defektzustand. Sie stellen fast die Hälfte der Patienten in der Allgemeinpraxis und nehmen je nach Intensität der Versorgung einen sehr viel höheren Prozentsatz an ärztlichen Leistungen und Arzneimitteln (über 90%) in Anspruch als alle anderen Patienten.

Der Hausarzt hat mit der Dauerbehandlung dieser chronisch Kranken eine sehr verantwortungsvolle Aufgabe übernommen, die er eigentlich erst dann kompetent erfüllen kann, wenn ihm die wissenschaftlichen Voraussetzungen dafür vermittelt werden.

Bisherige Situation

Die bisherige Situation von chronisch Kranken ist regional sehr unterschiedlich und vielerorts unbefriedigend (Göpel et al. 1978).

- Nur für einige Krankheitsbilder existieren verbindliche wissenschaftliche Standards.
- Wo sie existieren, z. B. für Diabetiker, werden sie von einem großen Teil der Patienten nicht befolgt.
- Die behandelnden Hausärzte und Spezialisten haben nicht gelernt, wie man chronisch Kranke zur Einhaltung der notwendigen Vorschriften motiviert.
- Manche Forderungen der Wissenschaft können in der Praxis nicht verwirklicht werden; über das Ausmaß der möglichen Kompromisse besteht keine durchgängige Übereinstimmung.
- Die Zusammenarbeit bei der Betreuung chronisch Kranker ist oft nicht ausreichend koordiniert.
- Sowohl medizinisch als auch v. a. im sozialen Bereich gibt es noch immer Versorgungslücken.

Aufgaben des Hausarztes

Die Langzeitversorgung von chronisch Kranken durch den Hausarzt hat das Ziel, daß der Kranke zu Hause verbleiben und ein Leben führen kann, das möglichst wenig eingeschränkt ist.

Das erreicht der Hausarzt durch:

- Ausschaltung chronischer Schmerzen, Kompensation von Funktionseinschränkungen und Leistungsminderungen,

- regelmäßige Überwachung von Prophylaxe, von Dekompensationen und Komplikationen,
- Aufklärung des Patienten und seiner Familie über die Art der Erkrankung,
- überzeugende Motivierung zur Mitarbeit und Aktivierung des Kranken zur aktiven Selbsthilfe,
- Kooperation und Beiziehung von Spezialisten und Helfern der Primärversorgung,
- psychische Betreuung,
- soziale Rehabilitation.

Patientorientierte Langzeitversorgung
Gerade bei der Langzeitversorgung chronisch Kranker kommt es darauf an, die Besonderheiten von Patient und Familie zu berücksichtigen. Die Betreuung durch Beratungsstellen oder „Zentren für ...", an denen die Ärzte ständig wechseln, führt unvermeidlich zu schematisierender Therapie, die die Individualität des Patienten nicht gebührend berücksichtigt. Am krassesten ist dies bei der Tumorbehandlung mit Zytostatika, wo es ganz besonders darauf ankäme, die Therapie bei jedem Patienten an die individuelle Immunitätslage, an das Lebensalter und an das Stadium der Krebserkrankung anzupassen.

Auf die Mitwirkung des Hausarztes kann deshalb bei der Durchführung der Langzeitversorgung chronisch Kranker nicht verzichtet werden. Für die ambulante Langzeitversorgung chronisch Kranker fehlen jedoch wissenschaftliche Kenntnisse und Methoden. Im Studium wird das Thema beiläufig (und nicht in Zusammenarbeit von Spezialist und Hausarzt) abgehandelt. Einschlägige Literatur gibt es kaum.

Interdisziplinäres Forschungsprojekt: das Göttinger Kooperationsmodell
Aus diesen wenigen Bemerkungen geht hervor, daß noch sehr viel für die „Verbesserung der Langzeitversorgung chronisch Kranker und von Patienten mit Defektzuständen" getan werden muß. Da es sinnvoll erscheint, dieses wichtige Gebiet innerhalb einer Universität interdisziplinär zu erforschen, haben die Lehrbeauftragten für Allgemeinmedizin der Universität Göttingen vorgeschlagen, die Langzeitversorgung von chronisch Kranken und von Patienten mit Defektzuständen in einem kooperativen Forschungsvorhaben gemeinsam mit den daran interessierten Disziplinen zu untersuchen und konkrete Vorschläge zu erarbeiten, in welchen Bereichen bestimmte Verbesserungen erforderlich und durchführbar erscheinen (Sturm 1982b, Denecke et al. 1982).

Rückkoppelung durch die Allgemeinmedizin

Ein wissenschaftlicher Ausbau der Allgemeinmedizin, der mit einer engen Zusammenarbeit mit den klinischen Disziplinen in der praktischen Krankenbehandlung, bei der Curriculumgestaltung und bei der Forschung verbunden ist, wird nicht ohne Rückwirkungen auf die krankheitsorientiert arbeitenden Spezialdisziplinen bleiben. Die Allgemeinmedizin kann durch die spezifische Beobachtungssituation der Hausärzte wichtige neue Informationen beisteuern. Wie die Beispiele Frühdiagnostik und Langzeitversorgung zeigen, bietet die Allgemeinmedizin die Chance, die

Krankheitsentwicklung früher zu beobachten und die Nachbeobachtungszeit zu verlängern; dadurch kann die Krankheit in einem größeren biographischen Zusammenhang gesehen werden.

Es ist also vorauszusehen, daß die Allgemeinmedizin die klinischen Disziplinen nicht nur um Hilfe bitten wird, sondern daß sich eine partnerschaftliche Zusammenarbeit mit wechselseitigem Geben und Nehmen verwirklichen läßt. Jedenfalls ist anzunehmen, daß die patientorientierte Einstellung der Allgemeinmedizin nicht nur die Ergebnisse dieser und jeder anderen interdisziplinären Kooperation in Praxis, Lehre und Forschung verbessern, sondern auch die Ausrichtung der klinischen Spezialdisziplinen nachhaltig beeinflussen wird.

Kapitel 17

Leitlinien einer medizinischen Anthropologie

Im Menschen liegt ein ganz einmaliger, sonst nicht versuchter Gesamtentwurf der Natur vor.

Gehlen (1979)

Zusammenfassung

Eine durchgängige wissenschaftliche Grundlegung der Medizin liegt erst dann vor, wenn die Wissenschaft von den Krankheiten eines Tages gleichberechtigt ergänzt wird durch eine Wissenschaft von der Persönlichkeit und Individualität des Patienten in Familie und Umwelt. Es ist deshalb vordringlich, daß die Medizin unter Mitwirkung aller Humanwissenschaften eine neue medizinische Anthropologie entwickelt, die die Vielfalt der Erscheinungs- und Reaktionsformen des Menschen in ihrer Bedeutung für Gesundheit und ärztliche Hilfe zusammenfaßt und allen Ärzten vermittelt.

Die neue Wissenschaft umfaßt eine Systematik der Patientenpersönlichkeit und eine Lehre der Methoden zur praktischen Diagnostik, Dokumentation und Verarbeitung von Persönlichkeitsdaten. Zum Aufbau dieser medizinischen Anthropologie können Hausärzte wesentlich beitragen.

Integrale Wissenschaft vom Menschen

Die medizinische Wissenschaft hat ein sehr umfangreiches Erfahrungswissen angesammelt. Die genauere Betrachtung zeigt jedoch, daß bei der Erforschung der Humanmedizin die Hauptperson zu kurz gekommen ist: der Mensch. Es gibt Kongresse für innere Medizin, für Chirurgie und für jedes Spezialfach; es gibt Symposien über Herzkrankheiten, Rheuma und andere Erkrankungen. Aber es gibt keinen Kongreß zum Thema „Der Mensch".

Nachdem in der Vergangenheit zahlreiche Einzelaspekte menschlichen Seins in vielen Einzeldisziplinen erforscht worden sind, ist es an der Zeit, diese Forschungsergebnisse in einer „integralen Anthropologie" zusammenzutragen, sie zu einem möglichst vollständigen Menschenbild zusammenzufügen und die Lücken zu ergänzen. Alle Humanwissenschaften, insbesondere die Disziplinen der Medizin könnten Wesentliches dazu beitragen; das Thema „Mensch" könnte sie wieder zusammenführen. Diese neue Wissenschaft könnte all den Berufen, die mit dem Menschen zu tun haben, das erforderliche Grundlagenwissen vermitteln.

Von „integraler Anthropologie" wird hier gesprochen, weil es nicht nur um die Sammlung und summarische Darstellung der Einzelergebnisse der Humanwissenschaften geht, sondern um die Integration aller Elemente, die das Wesen des Menschen bestimmen, zu einem Gesamtbild.[1]

Vogler (1972) begründet diese Wissenschaft wie folgt:

> In einer von Geisteswissenschaften wie Naturwissenschaften bestrittenen integralen Anthropologie müssen wir die methodische Abblendung überwinden, wie sie im Spezialisierungszug der Einzelwissenschaften für den Untersuchungsgang geboten ist; aber ebenso die professionelle Blindheit, die der Fachmann aller Sparten, der allein der Methodik der Wissenschaft zu vertrauen gelernt

hat, gegenüber der Praxis des gesellschaftlichen Lebens und der gefährdeten Wirklichkeit des Menschen in Gesellschaft und Staat zu zeigen pflegt. Die ständige Desintegration unseres Gesamtwissens kann nur durch fruchtbare Information und Kommunikation überbrückt werden. Wissenschaft von heute erlaubt es eben nicht mehr, bloße Ergebnisse weiterzureichen und ihre Zusammenfassung anderen zu überlassen, sei es dem Apriorismus der Philosophen, sei es dem Eklektizismus des Praktikers.

Alle Praxis ist mehr als bloße Anwendung von Wissenschaft; sie ist eine humane Aufgabe. Am Ende bleibt das Modell von Weisheit, das am Anfang aller Kulturen steht, das unüberholbare Ziel jeder menschlichen Erkenntnisanstrengung.[2]

Warum eine „medizinische" Anthropologie?

Ärzte greifen mit ihren Entscheidungen oft sehr wesentlich in das Leben eines Menschen ein. Dazu sind sie berechtigt, wenn sie die einzelne Persönlichkeit und Individualität sehr genau kennen. Woher aber nehmen sie den Maßstab, um einen Menschen in seiner Anlage und in seinem Streben richtig beurteilen und einen Kranken verstehen zu können? Dazu ist die Kenntnis und Beurteilung der einzelnen Funktionssysteme keinesfalls ausreichend; Maßstäbe für das „Menschsein" lassen sich daraus nicht ableiten.

„Es ist eine erstaunliche, aber nicht zu leugnende Tatsache, daß die gegenwärtige Medizin eine eigene Lehre vom kranken Menschen nicht besitzt". Dieses Zitat von Viktor von Weizsäcker aus dem Jahre 1949 trifft leider auch heute noch zu. Er schreibt an anderer Stelle (1950, S. 49):

> Die Grundlagen der Medizin sind Naturerkenntnis, Menschenkenntnis und Kunstfertigkeit. Während die Naturerkenntnis in unserer Zeit ohne Zweifel auf hoher Stufe steht, ist die Menschenkenntnis in den letzten drei Jahrhunderten von der Medizin meistens vernachlässigt worden. Dies geschah in Reaktion auf das umgekehrte Verhältnis besonders im Mittelalter und im Jahrhundert der Reformation. Dadurch hat schließlich auch die dritte, die Kunstfertigkeit, einen großartig einseitigen Charakter bekommen. Aber sie muß doch auch mit dem Wesen des Menschen vertraut sein.

Wenn es in Zukunft nicht mehr dem Zufall überlassen bleiben soll, ob ein Arzt Menschenkenntnis besitzt oder nicht, dann muß ihm die Möglichkeit geboten werden, während seiner Ausbildung grundlegende Einsichten über das Wesen des Menschen, über seine Gesunderhaltung und seine Krankheitsbewältigung zu erwerben. Dazu ist ein Fach „Medizinische Anthropologie" erforderlich. Dieses neue Fach ist ein Teilgebiet der integralen Anthropologie. Es hat die Aufgabe, das bereits erforschte Wissen über den kranken Menschen aus allen medizinischen Disziplinen und aus allen anderen Humanwissenschaften zu sammeln, zu integrieren und auf seine medizinische Relevanz zu prüfen und unerforschte Bereiche zu untersuchen.

Strategie für die inhaltliche Entwicklung

Vor einigen Jahrzehnten hat Weizsäcker (1948) den Versuch unternommen, eine medizinische Anthropologie zu begründen. Er ist damit nicht zum Ziel gekommen, weil er von Krankheiten und nicht vom Individuum Mensch und seinem Krankheitsschicksal ausging. Er hatte jedoch das Richtige im Sinn:

Der Beginn einer Anthropologie ist immer die Begegnung mit einem Menschen oder mit dem Menschlichen im Menschen.

Nach diesem gescheiterten Versuch bestehen natürlich allerseits Bedenken und Zurückhaltung, zumal pragmatisch eingestellte Ärzte und Kliniker ohnehin nicht viel von Theorie halten. Um so sorgfältiger muß jetzt bei der Entwicklung dieses neuen Faches vorgegangen werden, und zwar sowohl im Hinblick auf den Ansatz und den Gegenstand als auch in bezug auf die Zielrichtung und die Aufgabenstellung. Eine medizinische Anthropologie darf keinesfalls der Befriedigung akademischer Neugier dienen, sondern sie wird nur dann fruchtbare Ergebnisse bringen, wenn ihre Zielrichtung einem tatsächlich vorhandenen Bedarf entspricht.

Dieser Bedarf ist jetzt durch das patientorientierte Konzept gegeben; denn es stellt ja zunächst eine Arbeitshypothese dar, deren wissenschaftliche Begründung noch aussteht. Es wird eine der Aufgaben der neuen medizinischen Anthropologie sein, diese Begründung zu liefern. Die Ergebnisse der neuen Disziplin werden zugleich die theoretischen Grundlagen des neuen Konzepts bilden. Durch ihre Forschungen wird die medizinische Anthropologie zugleich das Lehr- und Forschungsfach Allgemeinmedizin theoretisch untermauern und die Ausbreitung des patientorientierten Denkens und Handelns in der gesamten Medizin fördern.

Trotz dieser eindeutigen Zielbestimmung und der aus einem großen Nachholbedarf entspringenden Dringlichkeit besteht die Gefahr der Fehlentwicklung und eines einseitigen Ansatzes beim Aufbau dieser neuen Disziplin. Es wäre für die gesamte Medizin, v. a. aber für die wissenschaftliche Grundlegung der Allgemeinmedizin sehr schädlich, wenn die Bemühungen um eine medizinische Anthropologie erneut in einer Sackgasse oder auf einem Abstellgleis enden würden.

Nachdem bisher alle Versuche mißglückt sind, die sich am Krankheitswissen der Medizin orientiert haben, sollte jetzt der kranke Mensch anvisiert werden. Wahrscheinlich muß man bis zu den entwicklungsgeschichtlichen Anfängen des Menschen zurückgehen und sich an der Evolution orientieren. Nach dem Vorbild Vollmers, der seine philosophische Erkenntnistheorie auf der Evolution des Menschen aufgebaut hat (1980), sollte die medizinische Anthropologie versuchen, die Integrationsschritte nachzuvollziehen, die zur Entwicklung des Menschen geführt haben. Sie darf sich dabei auf keinen Fall auf die biologische Evolution beschränken, sondern muß die bisher viel zu wenig berücksichtigten Schritte der geistigen Entwicklung des Menschen einbeziehen:

- die Fähigkeit des Menschen, von den Vorfahren und aus der Geschichte zu lernen *(Tradition)*,
- die typisch menschliche Leistung, durch Funktions- und Arbeitsteilung Freiheit für schöpferische Leistung zu gewinnen *(Kultur)*.

Für die Relevanz einer neuen medizinischen Anthropologie wird entscheidend sein,

- daß sie das „Menschliche im Menschen“ erfaßt, das Wesentliche seiner Existenz, den Kern seines Daseins,
- daß sie einen Zugang zum *ganzen* Menschen findet, zur integrierenden Funktion der Gesamtpersönlichkeit, zu dem was den Menschen „im Innersten zusammenhält“,

- daß sie der Individualität der Menschen gerecht wird,
- daß es ihr gelingt, die tiefere Bedeutung von Gesundheit und Krankheit für den Menschen zu erkennen.

Auch wenn wir jetzt schon sagen können, daß eine wissenschaftliche Beantwortung dieser Probleme niemals vollendet werden kann, sondern eine ewige Aufgabe der Menschheit bleiben wird, muß sie doch in Angriff genommen werden.

Eine zu eng gefaßte inhaltliche Begrenzung einer medizinischen Anthropologie muß vorerst vermieden werden; wie der patientorientierte Hausarzt in der Praxis, so muß auch diese Wissenschaft immer offen für neue Inhalte bleiben. Bestimmendes Kriterium ist die Relevanz für den Patienten.

Existenz und Transzendenz als Gegenstand

Ein Gebiet der neuen medizinischen Anthropologie wird sich mit den Problemen der Daseinsbewältigung und der Existenzgefährdung des Menschen bei seiner Auseinandersetzung mit der Umwelt befassen. Dabei geht es darum, die tieferen Ursachen seines Unterliegens und Scheiterns in der Krankheit zu erkennen und Möglichkeiten zu erarbeiten, wie der Mensch die komplexen Probleme heutiger Lebensgestaltung und Existenzsicherung besser als bisher meistern kann.

Nachdem es sich offensichtlich als Irrtum und als undurchführbar erwiesen hat, dem Menschen alle eigenen Anstrengungen zur Daseinsbewältigung abzunehmen, weil das Leben eben darin besteht, sich selbst zu bemühen und zu bewähren, muß diese Neueinstellung auch in der Anthropologie zum Ausdruck kommen. Dieser Ansatz im Bereich der Existenzgefährdung und -bewältigung wird auch von Gehlen (1976) als aussichtsreich erkannt; er schreibt:

> Wenn irgendeine Betrachtungsweise biologisch genannt werden darf, so dürfte es diese sein: ein Wesen unter die Frage zu stellen, mit welchen Mitteln es eigentlich existiert. Wenn man dies tut, so gewahrt man einen außerordentlichen Bereich einer ganz neuen Wissenschaft: einer Gesamtwissenschaft vom Menschen.

Auch Rudolph u. Tschohl (1977) sehen in der Existenz den zentralen Begriff der Anthropologie, die von ihnen als „Theorie der menschlichen Existenz“ aufgefaßt und entwickelt wird.

Die Frage nach den biologischen Existenzbedingungen des Menschen darf aber keinesfalls als das Wesentliche und Bestimmende gesehen werden, denn dies könnte wiederum als Reduktion der Medizin auf Körperprobleme mißverstanden werden. Ist nicht der Mensch das einzige Wesen, das immer wieder versucht, die Grenzen seines biologischen Daseins zu überschreiten und seine Fesseln abzuschütteln? Ist sein Wesen nicht gerade darin zu sehen, daß er die Freiheit besitzt, sein Leben für etwas einzusetzen, dessen Wert er höher einschätzt?

Die Fähigkeit zur Transzendenz kommt als besonders typischer Wesenszug des Menschen auch in einem besonders wichtigen Lebensbereich zum Ausdruck: In der Liebe ist der Mensch fähig, die Grenzen seines Ichs in altruistischer oder hingebungsvoller Weise zu überschreiten und darin die Erfüllung seines Lebens zu finden.[3]

Ein anderer Aspekt menschlichen Wesens ist die Kreativität. Nur der Mensch ist in der Lage, über die Erhaltung seiner Existenz hinaus nennenswert schöpferisch tätig zu sein. Wahrscheinlich erfahren wir über das Wesen eines Menschen am meisten aus seinen Werken; aus dem was er bewirkt, schafft, kreiert und produziert. Daß Kreativität und Gesundheit sich wechselseitig beeinflussen, haben Hausärzte immer gewußt. Jores hat diese Wechselwirkung in negativem Sinne aufgedeckt, als er vom Pensionierungstod sprach.[4]

Auf die Frage, was den Menschen am Leben hält, hat Freud einmal geantwortet: „Arbeit und Liebe".

Zur Wesensbestimmung des Menschen gehört aber v. a. der ethische Bereich. Die Wertvorstellung des einzelnen, seine individuelle Wirklichkeit und seine äußeren und inneren Lebensziele stehen in besonders enger Beziehung zu seinem Wesen.[5]

Alle eben genannten Attribute menschlichen Seins reichen weit über die biologische Existenz hinaus. Sie sind das typisch Menschliche am Menschen und insofern der eigentliche Gegenstand einer neuen medizinischen Anthropologie.[6]

Wo liegt der Zugang zum ganzen Menschen?

Wo muß angesetzt werden, um einen wissenschaftlichen Zugang zum ganzen Menschen zu erschließen? Nur der Naive wird meinen, daß er sich aus der Summe des Wissens aller Einzelfächer ergibt. Wenn man die Einheit Mensch von mehreren Einzelfächern untersuchen läßt, erhält man bruchstückhafte Einzelaspekte; sie ergeben – wieder zusammengesetzt – niemals das Ganze.

Diesen fundamentalen Irrtum hat schon Hesiod sehr treffend mit dem Satz gekennzeichnet: „Das Ganze (eines Wagens) ist mehr als die Summe seiner Teile". Heute wird dieser Satz meist lapidar zitiert, ohne seinen tiefen Sinn wirklich zu erfassen. Man muß zuerst den vergessenen Wagen wieder einfügen. Denn ein Wagen ist nicht nur die Summe von Einzelteilen ganz unterschiedlicher Struktur, sondern mit „Wagen" bezeichnen wir die geniale Idee, mit der Teile zu einem Ganzen zusammengefügt und sinnvoll verbunden werden; zugleich entsteht durch die Integration verschiedener Elemente zu einem Ganzen eine neue Qualität, nämlich die Funktion des Fahrens.

Dasselbe gilt für den Menschen: Aus der Summation der Organe und Organsysteme ist der ganze Mensch weder zu erschließen noch abzuleiten. Die Integration mehrerer Funktionssysteme ergibt jeweils eine völlig neue Qualität. So läßt sich aus der Kombination und sinnvollen Zusammenarbeit aller körperlichen Organe und Organsysteme die durch einen Evolutionssprung entstehende neue Qualität des Seelischen in keiner Weise voraussagen.

> Das höhere System ist aus den präexistenten Teilsystemen so wenig deduzierbar wie das höhere Tier aus seinem niedriger stehenden Vorfahren (Lorenz 1973).

Nicht anders ist es mit dem Qualitätssprung, den der Mensch bei seiner Entwicklung vollzog, um die geistige Ebene zu erreichen. Die Qualität des durch Integration erreichten neuen Systemganzen „Mensch" ist von allen höheren Tieren grundverschieden. Lorenz schreibt:

Um so wunderbarer ist die Integration (der Leistungen, von denen keine ausschließlich dem Menschen zu eigen ist) in ein übergeordnetes Systemganzes, das sich von allen vorher existenten lebenden Systemen durch einen „Hiatus" absetzt, der kaum minder groß ist als jener andere, der das Leben von der anorganischen Materie trennt.

Aus der Summation der bisher erforschten Seinsebenen des Körperlichen, Seelischen und Geistigen ist die neue Qualität „Menschsein" keinesfalls zu erschließen. Wir haben es hier mit einer ganz anderen, völlig neuen Seinsweise zu tun. Wie Lorenz versichert, verhilft uns zum Verständnis dieser menschlichen Ebene die Kenntnis der Biologie, Zoologie oder Verhaltensforschung der Tiere nur sehr bedingt. Denn durch einen Entwicklungssprung (Fulguration) ohnegleichen ist ein unüberbrückbarer Hiatus entstanden.

Als Konsequenz aus diesen Erkenntnissen benötigt die Medizin eine erweiterte wissenschaftliche Grundlage, die nicht automatisch durch die Summation der Ergebnisse der Einzelwissenschaften vom Menschen zu erreichen ist. Der Vorstoß der Wissenschaft in die menschliche Dimension erfordert einen Neuansatz in Verbindung mit entsprechenden Integrationsleistungen. Die Medizin kommt jedoch ohne einen wissenschaftlichen Zugang zum ganzen Menschen nicht mehr aus, sofern sie den Anspruch aufrechterhalten will, human zu sein.

Der Versuch, den Menschen als ganze Persönlichkeit zu erforschen, kann heute deshalb mit Aussicht auf Erfolg in Angriff genommen werden, „weil die Wissenschaft inzwischen gelernt hat, zumindest teilweise die komplexen Prozesse zu begreifen und zu beschreiben, aus denen die Welt besteht, mit der wir aufs engste vertraut sind, die natürliche Welt, in der Lebewesen und ihre Gemeinschaften sich gemeinsam entwickeln (Prigogine u. Stengers 1981).

Grundlagenwissen über Individualität

Der Arzt kann die Individualität eines Patienten nur dann richtig erkennen und bewerten, wenn er eine Vorstellung über die bestimmenden Eigenschaften des Menschen und ihre Variationen hat. Damit der Arzt in der unüberschaubaren Vielfalt von Kombinationsmöglichkeiten eine Einordnung vornehmen kann, muß er sich an häufigen Kombinationen (Clusters) orientieren, die als Typen imponieren.

Eine der Aufgaben der neuen Wissenschaft ist die systematische Erforschung einer Typologie[7] des Patienten. Dazu muß die auf den Körperbau begrenzte Konstitutionslehre der klassischen Anthropologie ergänzt werden durch physiologische, pathophysiologische, psychologische und soziologische Aspekte; denn ebenso wichtig wie die Feststellung typischer Strukturunterschiede zwischen den Individuen ist die Erfassung von Funktions- und Reaktionstypen.

Es muß jedoch noch einmal ganz besonders betont werden, daß sich die medizinische Anthropologie niemals auf eine neue Typenlehre vom Menschen beschränken darf. Dies würde erneut einer Schematisierung des Denkens Vorschub leisten. Verallgemeinerung und Abstraktion dürfen nur sehr begrenzt eingesetzt werden, vielmehr sollen Variationsbreiten und Zusammenhänge erforscht und beschrieben werden. Die Methodik muß der Vielfalt der Individuen gerecht werden. Indem diese Wissenschaft auch Extremsituationen darstellt und auf die unendlichen Kombinationsmöglichkeiten und die begrenzte Zahl ihrer Realisierungschancen hinweist, nähert sie sich der Kunst.

Kretschmers mißglückter Versuch, schon in den 20er Jahren eine Korrelation zwischen *Körperbau und Charakter* herzustellen, sollte zur Vorsicht mahnen, aber nicht entmutigen, bei der wissenschaftlichen Erfassung der menschlichen Persönlichkeit nach Korrelationen zwischen den verschiedenen anthropomorphen Betrachtungsebenen Körper, Seele und Geist zu suchen.

Alle Bemühungen der in der neuen Wissenschaft kooperierenden Disziplinen müssen darauf abzielen, Strukturen und Funktionen der personalen Einheit Mensch besser durchschaubar und die Besonderheiten individueller Variationen leichter erkennbar zu machen. Dabei interessiert nicht der isolierte Mensch, sondern seine Vernetzung in einer großen Zahl von wiederum ganz individuellen Umweltbezügen. Es wird also auch eine Systematik typisch menschlicher Umweltsituationen und -einflüsse im Hinblick auf das „Umweltorgan" des Menschen benötigt.

Läßt sich Individualität wissenschaftlich fassen?

Obgleich führende Vertreter der klassischen Medizin durchaus erkannt haben, wie notwendig es ist, krankheitsunabhängige Persönlichkeitsmerkmale und die individuelle Ausgangssituation bei ärztlichen Entscheidungen in die Überlegungen einzubeziehen, erfolgt dies bisher in vorwissenschaftlicher Weise. Man überläßt die Einübung in individuelles Denken und Handeln der Erfahrung des einzelnen[8] und damit dem Zufall. Die wissenschaftliche Medizin hat jedenfalls – bis auf wenige nicht geglückte Versuche[9] – bisher keine wissenschaftliche Systematik der Individualität des Patienten entwickelt.

Es gibt vor allem zwei Gründe, warum der Ausbau einer Wissenschaft vom Individuum unterblieben ist. Es herrscht die weit verbreitete Überzeugung,

1. daß es Wissenschaft nur vom Allgemeinen geben könne (Aristoteles); Individualität als das Gegenteil des Allgemeinen sei deshalb jeder Verallgemeinerung und damit der wissenschaftlichen Bearbeitung unzugänglich;
2. daß die Vielfalt individueller Variationen schwierig in Begriffe zu fassen und kaum praktikabel zu systematisieren sei.[10]

Beide Argumente lassen sich widerlegen. Doch zunächst muß betont werden, daß es ja die Aufgabe der Wissenschaft ist, die gesamte Wirklichkeit abzubilden und auch schwer zugängliche Bereiche gedanklich zu erschließen.

Das Gegenargument zu 1. lautet:

Auch über die Vielfalt individueller Erscheinungsformen lassen sich allgemeine Aussagen machen. Curtius hält es für möglich, „die mehr oder weniger ‚zufällig' hier und jetzt gegebene Symptom- und Verlaufskonstellation mittels eines sorgfältig abgewogenen Systems von Regeln zu verstehen. Auch der einzelne Fall wird nämlich von allgemeinen Gesetzmäßigkeiten beherrscht" (S. 381). Zur Notwendigkeit einer tradierbaren Lehre vom Individuum schreibt er:

> Der junge Arzt bedarf einer theoretisch begründeten Persönlichkeitslehre als Ergänzung des unübersehbaren Wissensstoffes, mit welchem ihn die technisierten Spezialdisziplinen belasten. Die den Anspruch einer Ganzheitslehre machende typologische Konstitutionsforschung vermittelt auch nur ein starres System. Nur eine wissenschaftliche Personallehre auf individual-pathologischer Grundlage kann hier weiterhelfen (S. 20f.).

Übrigens beweist die Geschichtswissenschaft, daß es eine Wissenschaft vom Einmaligen und Einzigartigen geben kann.

Das Gegenargument zu 2. fällt schwerer.

Es wird nicht leicht sein, die unendliche Vielfalt menschlicher Individuen wissenschaftlich erfaßbar und lehrbar zu machen. Auf dem Weg dorthin werden zahlreiche Fallgruben und Sackgassen offenstehen. Trotzdem ist der Verfasser überzeugt, daß dieses Ziel erreichbar ist, wenn alle Wissenschaften vom Menschen im Bewußtsein der Wichtigkeit dieser Aufgabe zusammenwirken.

Der Verfasser sieht jedoch auch die Gefahren eines wissenschaftlichen Reduktionismus, den Curtius ebenfalls fürchtet:

> Der Normung und Durchschnittsbetrachtung, die mit der ordnenden und veranschaulichenden Tätigkeit jeder Forschung und Lehre zwangsläufig verknüpft ist, steht die Individualität des Lebens als schwer zu bewältigender Gegenpol gegenüber. Diese wie auch die Komplexität alles Geschehens bedingen, daß alle Verallgemeinerungen nur einen Notbehelf darstellen können und deshalb oft genug mit schweren Mängeln unserer Beurteilung erkauft werden (S. 3).

Eine Wissenschaft über die Individualität des Patienten kann dem Schematismus in der Medizin nur dann erfolgreich entgegenwirken, wenn sie nicht durch Abstraktion oder Reduktion deformiert und in ihrer korrigierenden Kraft geschwächt wird.[11]

Die individuelle Vielfalt der Menschen läßt sich möglicherweise dadurch in eine für den Arzt relevante und überschaubare Ordnung bringen, daß sie in Beziehung gesetzt wird zur relativ begrenzten Zahl möglicher Reaktionsmuster und Krankheiten. Wie Schaefer (1983) in diesem Zusammenhang betont, stehen dem Menschen auf gesundheitlichem Gebiet nur relativ wenige Reaktionsmöglichkeiten zur Verfügung. Je mehr er sich dem Sterben nähert, um so kleiner wird ihre Zahl. „Der Tod aber ist von ernster unheimlicher Gleichartigkeit." Dem entspricht die Beobachtung von Hausärzten, daß die Auswahlmöglichkeit individuell variabler Therapieformen und Selbstregulationsmöglichkeiten offenbar um so größer ist, je gesünder der Mensch ist. Krankheiten und Kompensationsvorgänge schränken das Repertoire der Selbsthilfe wie auch der professionellen Medizin immer stärker ein.[12]

Einen weiteren Hinweis, wie man die vielfältigen Ausprägungen der Individualität gliedern könnte, gibt von Mering (1969) der die Erlebniseinheit „Erkranken – Gesundwerden" in 7 Hauptelemente gliedert:

1. Die allgemeine subjektive Wahrnehmung oder Erkenntnis des Kranken von seinem Krankheitszustand.
2. Die allgemeinen gefühls- und haltungsmäßigen Reaktionen des Kranken im Hinblick auf die psychosoziale Bedeutung seines Zustandes.
3. Die Persönlichkeitsstruktur, das Kräftepotential und die Fähigkeit zur Selbsthilfe des Kranken.
4. Ausmaß und Art der adaptiven und korrektiven Tätigkeit oder des Suchverhaltens des Kranken.
5. Der objektive Zustand des kranken Organismus nach dem Urteil des Arztes.
6. Kenntnis und Verwendung der z. Z. vorliegenden verschiedenen Modelle der Krankheitsverursachung und Heilmethoden durch den Kranken.
7. Die Anschauungen der menschlichen Umwelt des Kranken und ihre Reaktionen.

Von Mering schreibt in diesem Zusammenhang:

Die begriffliche Formulierung des individuellen Erlebens von Krankheit als einer Aktionseinheit Erkranken – Gesundwerden und seiner Analyse als ein Problemlösungsvorgang, einschließlich aller Elemente und Verflechtungen, soll eine umfassende Antwort auf eine Grundfrage in der medizinischen Wissenschaft erlauben: Welche therapeutische Handlung ist die optimale bei folgenden Voraussetzungen: den gegebenen möglichen Aktionen, die der Arzt unternehmen kann, den möglichen Zuständen der Erlebniseinheit Erkranken – Gesundwerden, die das Ergebnis seiner Aktionen differentiell berühren, und den Daten, die teilweise enthüllen, welcher Zustand die Oberhand hat.

Als Ordnungsprinzip der vielfältigen Individualität könnten also die Muster der Eigenwahrnehmung von Krankheit, der Eigenregulationen und der Selbsthilfe des Patienten dienen, an denen sich die Problemlösungsstrategien des Arztes zu orientieren hätten.

Der Weg, auf dem man gehen muß, um die Individualität des Patienten zu erforschen, wird der gleiche sein, auf dem der Hausarzt sie erfaßt: durch Langzeitbeobachtung der gleichen Individuen und durch Studium ihrer Reaktionsweise und ihres Verhaltens auf wiederholte vergleichbare oder nicht vergleichbare Krankheitserlebnisse. Voraussetzung dafür ist, daß die medizinische Anthropologie einen neuen, patientorientierten Krankheitsbegriff entwickelt. Es gehört zu den Aufgaben der medizinischen Anthropologie, die Vielfalt menschlicher Persönlichkeiten auch im Hinblick auf ihr unterschiedliches Krankheitsverhalten zu erforschen. Vermutlich gibt es auch im Bereich der individuellen Variation gewisse Regelmäßigkeiten, die zu kennen bei ärztlichen Entscheidungen hilfreich ist. Wenn man eine Gliederung oder sogar systematische Darstellung der Variationsbreite menschlichen Verhaltens in verschiedenen Krankheitssituationen plant, dann sollte zugleich versucht werden, gewissen häufig zu beobachtenden Verhaltensweisen bei Kranken diejenigen ärztlichen Strategien und Entscheidungen gegenüberzustellen, die sich dabei bewährt oder nicht bewährt haben. Eine systematische medizinische Anthropologie sollte also von vornherein praxis- und therapiebezogen entwickelt werden.

Primat der Persönlichkeitsforschung

Auf die große Gefahr der „Verwechslung von Individualität und Persönlichkeit" weist Teilhard de Chardin (1959) hin:

Unser endgültiges Wesen, der Gipfel unserer Einzigartigkeit ist nicht unsere Individualität, sondern unsere Person. Doch diese können wir, da die Evolution die Struktur der Welt bestimmt, nur in der Vereinigung finden. Kein Geist ohne Synthese ... Wir müssen also unter den verschiedenen Formen von psychischen Interaktivitäten, die in der Noosphäre vorkommen, besonders die Energien ‚interzentrischer' Natur erkennen, aufnehmen und entwickeln, wenn wir den Fortschritt der Evolution in uns wirksam unterstützen wollen. So finden wir uns ganz von selbst vor dem Problem der Liebe (S. 271).

Dieses Resümee der Botschaft von Teilhard de Chardin ist auch Wegweiser für die medizinische Anthropologie: Es muß ihr wichtigstes Ziel sein, die integrierenden und synthetischen Kräfte, die die personale Einheit des Menschen bilden zu erfassen und zu erforschen, damit sie die differenzierenden Einzelaspekte und analytischen Spezialwissenschaften der Medizin wieder zusammenführt (s. Kap. 18).

Die Persönlichkeit des Menschen kann nicht verstanden werden, es sei denn, wir betrachten den Menschen in seiner Totalität, und dies bedeutet, daß er eine Antwort auf die Sinnfrage seiner Existenz braucht und daß er Normen entdecken muß, denen gemäß er leben soll (Fromm 1982, S. 16).

Inhalt der medizinischen Anthropologie

Der Inhalt dieser neuen Disziplin umfaßt somit das Grundlagenwissen über körperliche, seelische und geistige Strukturen und Funktionen des Menschen im Hinblick auf Gesundheit. Dazu gehören alle Beziehungen des Menschen zu Partnern, Familie, gesellschaftlicher und sonstiger Umwelt einschließlich seiner kulturellen Entwicklung sowie das Erfahrungswissen über Störungen der normalen Funktionen und Beziehungen innerhalb und außerhalb des menschlichen Körpers.

Die neue Wissenschaft muß sich außerdem mit den Möglichkeiten des Menschen befassen, sich gesund zu erhalten, äußeren und inneren Störungen vorzubeugen, sich gegen schädliche Einflüsse zu schützen, Noxen abzuwehren, Toxine zu neutralisieren, ein gestörtes Gleichgewicht wiederherzustellen, Krankheit zu bewältigen und dabei sich selbst und anderen zu helfen.

Zusammenwirken aller Humanwissenschaften

Die medizinische Anthropologie ist nicht völlig neu, sondern umfaßt die bisher als theoretische Disziplinen bezeichneten Grundlagenfächer der Medizin, wie Biologie, Anatomie, Physiologie, Psychologie, Soziologie, Ökologie und Genetik. Bisher wurde aber die Wertschätzung dieser Fächer danach eingestuft (und damit herabgemindert), was sie für die Krankheitsbekämpfung leisteten. So haben sie sich auch im wesentlichen darauf beschränkt, die Krankheitslehre wissenschaftlich zu stützen:

- die Anatomie durch Ortsbeschreibung der „sedes morborum“,
- die Physiologie durch Forschungen über Störanfälligkeit von Funktions- und Regelkreisen,
- die Genetik durch Aufklärung von Erbkrankheiten,
- die Psychologie durch Erforschung der Neurosen.

Diese Disziplinen erhalten einen neuen Bezug: Ihre Ergebnisse werden jetzt auch danach bewertet, inwieweit sie zu einer Vervollständigung des Menschenbildes beitragen; ihre Relevanz wird dadurch bestimmt, was sie für die Daseinsbewältigung des Menschen unter den gegenwärtigen ökonomischen und kulturellen Existenzbedingungen leisten.

Mehrere Fächer werden sich zu gemeinsamen interdisziplinären Forschungen zusammenschließen müssen, z. B. für die folgenden Teilgebiete:

- Persönlichkeitsforschung einschließlich Krankheitsverhalten,
- Kommunikationsforschung, insbesondere Patient-Arzt-Beziehung,
- Familienmedizin einschließlich Familiendiagnostik und -therapie,
- Umweltmedizin, -diagnostik und -therapie.

Einbeziehung der Kunst

Für die neue Anthropologie hat auch die Kunst Bedeutung, soweit sie Goethes Kunstbegriff entsprechend zur Lebensbewältigung beiträgt. Novellen und Romane können den Arzt z. B. mit angewandter Psychologie oder mit Extremsituationen menschlichen Daseins bekannt machen. Bildende Kunst weitet den Blick und das Verständnis für die Reichweite menschlicher Phantasie. Musikwerke bringen Gefühle zum Schwingen und verwandeln Spannung in Harmonie. In diesem Sinne sollte die neue Wissenschaft den Brückenschlag zur Kunst nicht scheuen.[13]

Praktischer Bezug zur Lebenswirklichkeit

Eine Wissenschaft ist und bleibt nur dann fruchtbar, wenn sie ständig direkten Kontakt mit der Praxis hat. So haben die medizinische Anthropologie und die „theoretischen" Fächer im Rahmen einer Medizin, die sich nicht mehr ausschließlich an Krankheiten orientiert, ein praktisches Betätigungsfeld bei der Beratung gesunder Menschen, z. B. auf Gebieten der Prävention, Gesunderhaltung und Leistungssteigerung. Und sie sollten diese Chance wahrnehmen, um ihre Forschungen auf die praktischen Belange der Daseinsbewältigung des Menschen auszurichten.

Beitrag der Hausärzte

Beim Aufbau der medizinischen Anthropologie gewinnt der Hausarzt eine besondere Funktion; denn er kann über die individuelle Persönlichkeit eines Patienten sehr weitgehende Details liefern. Die Informationen der Hausärzte über Biographie, Familie und Umwelt langjährig betreuter Patienten und die Korrelationen zur individuellen Reaktionsweise im Krankheitsfall sind der Grundstock für die neue Wissenschaft.

Da der Hausarzt den Patienten in seiner ganzen Lebenswirklichkeit sieht und seine Probleme der Daseinsbewältigung kennt, stellt er zugleich den Bezug zur menschlichen Dimension her. Durch die ständige Rückkoppelung zur Praxis kann er die Brauchbarkeit und Relevanz der neuen Forschungen für den einzelnen Patienten und die Gesellschaft beurteilen.

Mitwirkung der klinischen Disziplinen

Die klinischen Spezialfächer haben in der Vergangenheit nicht unwesentlich zum gegenwärtigen Wissensbestand über den gesunden und kranken Menschen beigetragen. Das von ihnen erforschte Wissen über die Persönlichkeit und Individualität des Patienten ging jedoch bisher in Krankheitswissen unter. Da es während der Krankheitsforschung gewonnen wurde, blieb es Bestandteil der Spezialfächer. Eine wichtige Aufgabe der medizinischen Anthropologie wird es sein, die patientbezogenen Forschungsergebnisse der klinischen Spezialdisziplinen zu sammeln, zu sichten und in das Bild vom Menschen einzufügen. Indem die klinische Forschung angeregt wird, neben ihrer Krankheitsforschung den Wissensstand der medizinischen Anthropologie aus ihrer speziellen Sicht zu ergänzen, erfährt sie eine Neubelebung.

Konsequenzen für Patienten und Ärzte

Mit dem Aufbau einer medizinischen Anthropologie schafft sich die Medizin ein modernes Bild vom Menschen in seiner Umwelt, an dem sich jeder Arzt ausrichten kann. Die neue Wissenschaft bietet die Chance, die konzeptionelle Lücke von fast 100 Jahren zu überwinden und an die Ergebnisse moderner biologischer und anthropologischer Forschung Anschluß zu gewinnen. Zugleich gibt sie den Forschungen der Anthropologen neue, praxisbezogene Impulse, weiter in den spezifisch menschlichen Bereich vorzudringen und die Ergebnisse aller Humanwissenschaften zu integrieren.

Der Patient wird wieder an die Stelle gestellt, die ihm gebührt: in den Mittelpunkt der Medizin.

Allen bisherigen Versuchen, dies zu erreichen, blieb der durchschlagende Erfolg versagt; aber jetzt erhalten sie eine tiefere Begründung und starke neue Impulse. Denn mit Hilfe dieser neuen Wissenschaft kann endlich der Patient als individuelle Persönlichkeit in den ärztlichen Entscheidungsprozeß integriert werden, und zwar nicht nur in seiner körperlichen Dimension „unter der Berücksichtigung, daß er ja auch eine Seele habe", sondern als „ens humanum", mit dessen menschlichen Problemen sich die Humanmedizin identifiziert.

Kapitel 18

Integration aller Humanwissenschaften

Zusammenfassung

In allen Wissenschaften ist ein Auseinanderfallen, eine Zersplitterung als Folge des kausalanalytischen Forschungsansatzes zu beobachten. Es scheint so, als ob ein unendliches Fortschreiten in dieser Richtung möglich sei. Wird aber dadurch nicht Sinn und Zweck jeder Wissenschaft vernichtet? Die Physik hat als erste exakte Wissenschaft erkannt, daß das kausalanalytische Denken zur Erforschung und Erklärung dieser Welt nicht ausreicht; sie hat es durch die ganzheitlich-synthetische Quantentheorie ergänzt.

Dieses neue Denkmodell hatte für alle physikalischen Subdisziplinen Geltung und hat ihr Auseinanderfallen konzeptionell verhindern können. Sollte nicht etwas Ähnliches in der Medizin möglich sein, wo die Notwendigkeit aus der Sicht der Praxis und die Voraussetzungen aus der Sicht der Theorie so viel besser sind?

Die personale Einheit des Menschen ist doch viel überzeugender als die Identität von Elementarteilchen.

Die Zersplitterung der Medizin

Einleitend wurde bereits auf die Zersplitterung der Medizin in zahllose Spezialfächer als eine der bedrohlichsten Fehlentwicklungen der Medizin hingewiesen. Aus der Sicht des krankheitsorientierten Denkens erscheint dieses Auseinanderfallen in immer isoliertere und unabhängigere Einzeldisziplinen unaufhaltsam. Die vom krankheitsorientierten Denken ausgehenden Zentrifugalkräfte sind offenbar stärker als alle Bemühungen um die Einheit der Medizin und um ein einheitliches Arztbild. Jede Disziplin entwickelt ihre eigenen Begriffe und spricht einen eigenen Jargon, den die anderen nicht mehr verstehen.

Aber nicht nur die Disziplinen haben sich voneinander abgesetzt, sondern Forschung, Lehre und Krankenversorgung haben sich mehr und mehr voneinander entfernt; sogar innerhalb der Patientenversorgung ist es zur Desintegration gekommen. Die Versorgungsbereiche Allgemeinpraxis, Fachpraxis, Krankenhaus, Spezialklinik, Universitätsklinik sind völlig getrennte Institutionen, die nur bedingt miteinander zu tun haben.

Wie schon oben gesagt, führt diese Segmentierung und Zersplitterung der Medizin zur Fraktionierung der Krankenbehandlung mit Verlust der durchgängigen Verantwortung und mit Absinken der Effizienz der ärztlichen Leistung. Im Interesse der betroffenen Patienten muß alles getan werden, um diese Fehlentwicklung aufzuhalten und ihre Nebenwirkungen zu kompensieren. Die Ärzteschaft darf sich keinesfalls mit dieser Zersplitterung abfinden, nur weil sie auch in anderen Wissenschaften zu beobachten ist.

Wenn die Medizin dem Menschen wirksame Hilfe anbieten will, muß sie ihm bei aller notwendigen Differenzierung als einheitliche Wissenschaft gegenübertreten. Um diese Einheit wiederzuerlangen, muß die Medizin nach neuen Wegen interdisziplinärer Zusammenarbeit suchen mit dem Ziel einer wissenschaftlich begründeten Integration aller Wissenschaften vom Menschen.

Eine enge Zusammenarbeit im Bereich der praktischen Patientenversorgung ist auf die Dauer nur dann gewährleistet, wenn im theoretischen Bereich die Voraussetzungen für den notwendigen Informationsaustausch, die sprachliche Verständigung und das gegenseitige Verständnis geschaffen werden. Außer im Bereich der Patientenversorgung sind die Erfahrungen mit interdisziplinärer Zusammenarbeit in Deutschland offenbar besonders negativ.[1] Deshalb erscheinen die Aussichten sehr gering, daß diese Integration im theoretischen Bereich gelingen wird. Sie ist aber für die Weiterentwicklung einer für den Patienten effektiven Medizin von so elementarer Bedeutung, daß alles getan werden muß, um sie zu erreichen. Nur wenn der Medizinstudent vom ersten Tag seiner Ausbildung an eine vorbildlich integrierte und kooperierende theoretische und klinische Medizin erlebt, wird er die interdisziplinäre Kooperation bei der praktischen Krankenbehandlung als Selbstverständlichkeit betrachten.

Aber nicht nur diese innere Integration ist nötig, sondern auch die äußere. Die Zeit ist vorbei, in der das Ansehen einer Wissenschaft dadurch gesteigert wurde, daß sie sich vom Leben absonderte und mit Geheimnis umgab. Längst hängt die Wirksamkeit und Fruchtbarkeit einer Wissenschaft wesentlich davon ab, daß sie in das tägliche Leben aller Menschen integriert wird. Das gilt für die Humanmedizin ganz besonders.

Der Patient als integrierende Kraft

Die Medizin hat eine vielfach größere Chance, die Integration zu vollziehen als alle anderen Wissenschaften; denn sie hat einen zentralen Bezugspunkt, auf den sie alles ausrichten kann und muß: den Patienten als Person. Der *Patient* ist die zentripetal wirkende Kraft, die der weiteren Aufsplitterung der Medizin und dem zentrifugalen Auseinanderstreben der Spezialdisziplinen entgegenwirken kann. Er ist der Mittelpunkt der Medizin, um den sich alles dreht; er kann die Disziplinen miteinander verbinden und sie integrieren.

Die Allgemeinmedizin kann nur den Anstoß geben und die wissenschaftlichen Informationen über den Patienten als ganze biologische und personale Einheit einbringen. Es ist zu hoffen, daß dieser Anstoß genügt, um alle anderen Disziplinen zur Integrationsleistung zu veranlassen, gemeinsam eine Wissenschaft vom Patienten aufzubauen. Hoffentlich ist auch die Bereitschaft dazu vorhanden, denn von ihr hängt alles ab. Es ist wie mit einem Organismus: Je besser alle Glieder dem gemeinsamen Ziel dienen und sich einordnen, um so besser wird der Organismus funktionieren und dabei erstarken. Davon profitieren wiederum alle Glieder. Nachlassende Integrationsleistung führt zum Funktions- und Effektivitätsverlust des ganzen Organismus, zur Inaktivitätsatrophie und damit auch zur Verkümmerung seiner Glieder. Die bevorstehende neue kulturelle Leistung der Menschheit ist die Integration. Gebser (1973) spricht von der neuen integralen Bewußtseinsstruktur.[2]

Wege zur Integration

Absichtserklärungen, Diskussionen und guter Wille genügen nicht. Wer eine Leistung vollbringen und etwas ändern will, muß wissen, wie und wo er seine Kräfte anzusetzen hat.

Betonung der Gemeinsamkeiten
Als erster Schritt zu einer inneren Integration sollte festgestellt werden, welche Gemeinsamkeiten die einzelnen Fächer verbinden, also inwieweit Grundlagen, Methoden, Techniken und Verhaltensweisen in den einzelnen Spezialfächern übereinstimmen. Zu den Gemeinsamkeiten aller Fächer der Medizin zählen z. B.

- Die Anerkennung der Würde und Autonomie des Patienten, die Schweigepflicht,
- die gemeinsame Sprache und Begriffe aller Ärzte, die patientorientierte Kommunikation,
- die Berücksichtigung des Patienten als ganze Persönlichkeit mit seiner Individualität und eigenen Umwelt,– die humane Dimension mit den individuellen Lebenszielen des Patienten und mit seinen Problemen der Daseinsbewältigung und Existenzsicherung,
- die Einbeziehung des Patienten in den ärztlichen Entscheidungsprozeß.

Unter allen Gemeinsamkeiten hat diese Einbeziehung des Patienten in den Entscheidungsvorgang eine besonders große Bedeutung, weil sie bei fast jeder Begegnung mit dem Patienten erfolgt. Je stärker sich der Entscheidungsvorgang am Patienten orientiert und ihn in den Denkprozeß einbezieht, um so größer ist seine integrierende Kraft.

Die Betonung dieser und anderer Gemeinsamkeiten ist der Ausgangspunkt aller Bemühungen um Integration; sie müssen vorzugsweise in die Kataloge der gemeinsamen universitären Ausbildung aufgenommen und auch bevorzugt unterrichtet werden. Sie dürfen auch bei der fachbezogenen Weiterbildung nicht zu kurz kommen und müssen bei der Fortbildung an erster Stelle berücksichtigt werden.

Überbrückung fehlender Gemeinsamkeiten
Als nächster Schritt einer Integration wäre festzustellen, in welchen Bereichen Übereinstimmungen fehlen und wo Gemeinsamkeiten geschaffen werden müssen, damit gewisse Grundvoraussetzungen innerhalb der ärztlichen Berufsausübung garantiert bleiben. So wäre es denkbar, daß bei interdisziplinären Kolloquien dazu Stellung genommen wird, ob sich zu nachfolgenden oder anderen Themen Gemeinsamkeiten ermitteln lassen:

- Welche Voraussetzungen sind zu schaffen, damit die interdisziplinäre, sprachliche und begriffliche Verständigung auch in Zukunft gewährleistet bleibt?
- Welches sind die grundlegenden Maximen für diagnostische Strategien und therapeutisches Handeln?
- In welchem Umfang müssen die Zielsetzungen und Wertvorstellungen des Patienten berücksichtigt werden?
- Wie kann der humanitäre Anspruch der Medizin gewahrt werden?

Integrationsleistungen der einzelnen Disziplinen

Neue Gemeinsamkeiten, die zur Integration führen, lassen sich nicht durch einmaligen Beschluß von Arztfunktionären herbeiführen. Man entdeckt sie nur, wenn man immer wieder miteinander redet. Im wissenschaftlichen Bereich können kontinuierliche, wissenschaftlich fundierte und am Patienten orientierte interdisziplinäre Kolloquien hilfreich sein. In diesen Gesprächen lernt eine Disziplin von der anderen. Indem die von einem Fach beigetragenen integrierenden Inhalte von allen anderen Disziplinen anerkannt und übernommen werden, wird jedes Fach stimuliert, einen Beitrag zu leisten und bevorzugt solche Forschungen zu betreiben, die für die gesamte Medizin und die optimale Versorgung der Patienten von Bedeutung sind.

Innere Integrationsleistung
Neben diesen interdisziplinären Integrationsbemühungen ist das Gelingen aber abhängig von der „inneren Integrationsleistung" jeder einzelnen Disziplin. Nach einem Integrierungsvorschlag von Thomae sind dazu „zunächst Distanzierungsschritte notwendig, um die Faszination der Forschenden durch bestimmte Erfahrungsbereiche zu relativieren" (zit. nach Vogler 1972).

Die Relevanz neuer Informationen muß durch Einbringen in die Praxis der Patientenbehandlung geprüft und bewertet werden. Orientierungshilfe ist dabei eine Grundanschauung vom Menschen, von seinen existentiellen Bedingungen und gesundheitlichen Bedürfnissen, die die medizinische Anthropologie zu vermitteln hat.

Ziel dieser inneren Integrationsleistung jeder einzelnen Disziplin ist der Abbau innerer und äußerer Schranken.[3]

Integrationsforschung
Wenn die Medizin ihre Einheit ernstlich wiederherstellen will, dann erscheint es nicht abwegig, wenn ein Teil der Forschungen für Forschungen zum Zwecke der Integration eingesetzt wird. Darüber hinaus muß jede Mitarbeit anderer Disziplinen im Rahmen der verbindenden medizinischen Anthropologie, gemeinsam mit dem Fach Allgemeinmedizin oder im Rahmen interdisziplinärer Forschung als ein wesentlicher Beitrag zur Integration gewertet werden.

Die Rolle des Hausarztes bei der Integration

Der Verfasser hat oben ausführlich begründet, daß die Forschungsergebnisse der wissenschaftlichen patientorientierten Allgemeinmedizin für Ärzte aller Disziplinen von Bedeutung sind. In Zukunft werden sie jedem Arzt die sachlichen Voraussetzungen für Integrationsleistungen vermitteln; denn jeder Arzt[4] ist dem Patienten als ganzer Person verpflichtet.

Es ist die Aufgabe des Hausarztes, alle gesundheitlichen Belange des Patienten einzubringen, der damit zum integrierenden Element der Medizin wird.

Kapitel 19

Durchsetzung des patientorientierten Konzepts

A man, convinced against his will
is of the same opinion still.
Shakespeare

Zusammenfassung

Gute Ideen sind so viel wert wie ihre Chance zur Verwirklichung. In der Medizin erhält eine Theorie ihre Bestätigung in dem Maße, in dem sie zur Verbesserung der Patientenversorgung beiträgt. Dies trifft auch für das hier vorgestellte Konzept zu.

Als Voraussetzung für die Verwirklichung des Konzeptes muß dem patientorientierten Denken und Handeln des Hausarztes die notwendige Anerkennung verschafft und bewirkt werden, daß in allen Bereichen der Medizin die notwendigen Konsequenzen gezogen werden. An erster Stelle stehen Maßnahmen zur Verbesserung der Primärversorgung durch Hausärzte. Großzügig geförderte Weiterbildungsprogramme sind die Vorbedingung dafür, daß qualifizierter Nachwuchs in ausreichender Zahl nachrückt.

Die Weitergabe hausärztlichen Denkens muß zunächst exemplarisch erfolgen, sie wird nur dann gelingen, wenn viele Hausärzte bei der Aus- und Weiterbildung mitwirken.

Gleichzeitig muß mit der systematischen Erforschung der Hausarztmedizin begonnen werden. Diese Forschung darf nicht auf professionell geleitete und ausgerüstete Universitätsinstitute beschränkt bleiben, sondern sollte sich ebenso wie die Lehre auf eine breite Basis hausärztlicher Forschungspraxen stützen. Der Aufbau einer allgemeinmedizinischen Forschung und medizinischen Anthropologie bedarf einer systematischen Planung.

Verbesserte Patientenversorgung als Prüfstein

Der Verfasser hat zu verdeutlichen und zu begründen versucht, daß die Medizin eine Ergänzung in zwei Richtungen benötigt, wenn sie ihren Dienst am Menschen vollständig wahrnehmen will:

- durch Einbeziehung der Persönlichkeit und Individualität des Patienten in einen wissenschaftlich strukturierten und durchschaubaren Entscheidungsprozeß,
- durch wissenschaftliche Erforschung der Diagnostik und Therapie des menschlichen Bereichs.

Im vorliegenden Buch wurden Ansatzpunkte aufgezeigt und Perspektiven angedeutet. Nachfolgend sollen noch einmal die Maßnahmen zusammengefaßt aufgezählt werden, die im Interesse der Patienten zur Verwirklichung einer patientorientierten Allgemeinmedizin erforderlich sind.

Bevor jedoch von der Realisierung des vorgeschlagenen Konzepts im wissenschaftlichen und praktischen Bereich gesprochen werden soll, muß einigen möglichen Mißverständnissen vorgebeugt werden. Es wäre ein Mißverständnis zu glauben, daß die Bemühungen um die menschliche Ebene die bisherigen Leistungen der krankheitsorientierten Medizin entwerten würden. Im Gegenteil muß betont werden, daß die Chance, in der Medizin die menschliche Dimension zu erreichen, nur dadurch gegeben ist, daß die klinischen Disziplinen und die anderen Humanwissenschaften eine enorme analytische Detailarbeit geleistet und damit die Voraussetzungen für den nächsten Integrationsschritt geschaffen haben.

Ein zweites Mißverständnis wäre es zu meinen, nur die Allgemeinmedizin sei für den humanen Bereich zuständig und diese Dimension sei die Spezialität des Hausarztes. Die Allgemeinmedizin hat lediglich die Funktion, den Patienten in seiner Ganzheit und mit allen menschlichen Bezügen als integrierenden Zentralpunkt einzubringen. Der Hausarzt bleibt nach wie vor für die Wahrnehmung von Gesundheitsstörungen aller Art und für deren Primärversorgung mit den Mitteln der Allgemeinpraxis zuständig. Er benötigt auch in Zukunft eine umfassende und fundierte Ausbildung in krankheitsorientierter Medizin. Für die menschliche Dimension wird in Zukunft jeder Arzt zuständig sein.

Überprüfung auf Relevanz

Die in diesem Buch formulierten Grundgedanken vom Wesen der Allgemeinmedizin sind zunächst ein Konzept. Für alle Gesundheitspolitiker, engagierten Mediziner und Ärzte, insbesondere aber für die Hausärzte stellt sich nun die Aufgabe, dieses Konzept in mehrfacher Richtung zu überprüfen:

- auf seine innere Logik und Stichhaltigkeit,
- auf seine Kompatibilität mit einem medizinischen Gesamtkonzept,
- darauf, ob es dem Bedarf der Bevölkerung und der einzelnen Patienten entspricht.

Wenn diese Fragen bejaht werden, dann ist zu untersuchen:

- inwieweit es teilweise bereits verwirklicht wurde,
- was zur vollständigen Verwirklichung geschehen muß.

Das wichtigste Kriterium einer solchen Nachprüfung ist die Relevanz für die Versorgung der Bevölkerung. Nur wenn das neue Konzept zu einer nachprüfbaren Verbesserung der Gesundheitsversorgung jedes einzelnen und der Gesamtheit beiträgt, lohnt es, länger davon zu reden. Alle anderen Effekte, wie Einheit der Medizin oder bessere Arbeitsbedingungen für Ärzte sind unwichtig. In der praktischen Bewährung und dem Nutzen für die Patienten liegen die Prüfsteine für die Richtigkeit des patientorientierten Konzepts.

Ausbau der Primärversorgung

Voraussetzung für eine erfolgreiche Verwirklichung des patientorientierten Konzepts ist der Ausbau einer gemeindenahen, flächendeckenden Primärversorgung durch qualifizierte Hausärzte.[1] Die Zahl kompetent weitergebildeter Hausärzte muß so groß sein, daß sie ausreicht, um jedem Patienten bei den gegenwärtigen Ansprüchen die notwendige hausärztliche Betreuung und Behandlung zuteil werden zu lassen.

Dazu sind folgende Maßnahmen erforderlich:

- Bestärkung der tätigen Hausärzte in ihrem hausärztlichen Denken und Handeln,
- Reform der gegenwärtigen rein krankheitsorientierten Weiterbildung und zunehmende Einbringung von patientorientierten Inhalten,
- Ausbildung und Weiterbildung eines qualifizierten Nachwuchses für Hausärzte, der immer gezielter auf seine patientorientierten Aufgaben vorbereitet werden sollte,
- kontinuierliche lebenslange Fortbildung, die sich an den Bildungsbedürfnissen der Hausärzte orientiert.

Dringlichkeit der Maßnahmen

Die gegenwärtige Situation der hausärztlichen Versorgung verlangt nach sofortigen Maßnahmen. Im Verhältnis zum Gewinn für unser Gesundheitssystem bedarf es eines geringen Aufwandes, den Nachwuchs für die Tätigkeit in der Allgemeinpraxis zu motivieren und qualifiziert weiterzubilden. Um das patientorientierte Konzept zugunsten der Bevölkerung zu verwirklichen, sind folgende Schritte notwendig:

- Überzeugung aller Ärzte, Hochschullehrer und Gesundheitspolitiker von der Notwendigkeit der Primärversorgung durch patientorientierte Hausärzte,
- Ausbau der bestehenden, in die Gemeinden integrierten, flächendeckenden Primärversorgung durch Hausärzte,
- Steigerung der Zahl der Hausärzte wo nötig,
- Reform der Weiterbildung zum Allgemeinarzt und Einführung einer 4jährigen obligatorischen Weiterbildung,
- Beginn einer umfassenden wissenschaftlichen Entwicklung und Erforschung der Allgemeinmedizin
  a) durch Professionalisierung und Institutionalisierung an den Universitäten,[2]
  b) durch Anregung einer breit gestreuten Basisforschung,
- Aufbau einer medizinischen Anthropologie.

Präferenzen

Jede dieser sechs Maßnahmen ist von großer Dringlichkeit. Wenn der Verfasser jedoch einem Schwerpunkt die größte Dringlichkeit zuerkennen soll, dann ist dies die jahrzehntelang vernachlässigte wissenschaftliche Grundlegung der Allgemeinmedizin; denn sie ist die Voraussetzung für alle anderen Maßnahmen.

Diese wissenschaftliche Erarbeitung der Allgemeinmedizin bezieht sich:

- auf die Erforschung der neuen patientorientierten Inhalte des Faches,
- auf die Entwicklung von bedarfsentsprechenden Curricula für die allgemeinmedizinische Aus-, Weiter- und Fortbildung.

Die Entwicklung und Erforschung der Allgemeinmedizin wird hohe Leistungen verlangen, denn der Vorstoß in ganz neue Denkbereiche bedarf eines besonderen geistigen Aufwandes und kann voraussichtlich nur als Gemeinschaftsleistung vollbracht werden.

Dazu muß bald mit einer sorgfältig geplanten professionellen Entwicklung und Forschung begonnen werden. Weitsichtige Planung und großzügige Förderung sind v. a. in diesem Bereich notwendig, weil gegenüber den klinischen Disziplinen ein Rückstand von etwa 50 Jahren besteht und weil bereits viele Jahre seit der 1966 erfolgten Gründung des Deutschen Instituts für Allgemeinmedizin[3] ohne den schon damals erforderlichen maximalen Einsatz verstrichen sind.

Glücklicherweise braucht die Allgemeinmedizin nicht bei Null anzufangen, sondern kann und muß anknüpfen

- an die Vorarbeiten der deutschen Hausärzte,
- an die Erfahrungen der Hausärzte anderer Länder, in denen die Allgemeinmedizin auf einigen Gebieten weiter entwickelt werden konnte,
- an die Forschungsergebnisse aus allen Disziplinen der Medizin, der Natur- und der Humanwissenschaften.

Konsequenzen für den Patienten

Für den Patienten hat die praktische Verwirklichung des neuen Konzepts ganz wesentliche Vorteile:

- Der Patient braucht nun seine gesundheitlichen Beschwerden und Probleme nicht mehr auf die körperliche Ebene zu reduzieren, um vom Arzt als krank und behandlungsbedürftig akzeptiert zu werden. Er braucht als Eintrittskarte in die medizinische Versorgung keine körperliche Krankheit mehr vorzuweisen. Damit vermindert sich die Gefahr der somatischen Fixierung von seelischen und menschlichen Problemen.
- Der Patient fühlt sich von einem Arzt besser verstanden, der ihn in seiner Menschlichkeit akzeptiert und sich nicht nur mit Teilaspekten, sondern mit seiner Gesamtproblematik befaßt; daß verstärkt das Vertrauen und die persönliche Beziehung zum Arzt und erleichtert alle therapeutischen Maßnahmen.
- Der Zusammenhang von Daseinsproblematik und Krankheit wird dem Patienten viel deutlicher, und er selbst kann nun mithelfen, in diesem Bereich nach Ursachen zu suchen und durch Änderung der Einstellung und des Verhaltens echte Krankheitsprophylaxe betreiben.

Integration in die Universität

Für den professionellen Auf- und Ausbau des Lehr- und Forschungsfaches Allgemeinmedizin sind ebenso wie in den anderen Disziplinen Institute oder Abteilungen erforderlich. Während in einigen Ländern nationale Forschungsinstitute unabhängig von den medizinischen Fakultäten eingerichtet wurden (Belgien, England, Frankreich und Österreich), befürwortet der Verfasser nach dem Vorbild der Niederlande die Integration der allgemeinmedizinischen Forschung in die Universitäten, da Allgemeinmedizin niemals isoliert forschen kann, sondern nur fachübergreifend und interdisziplinär, indem sie von den Methoden und Möglichkeiten aller anderen Disziplinen profitiert.

Es werden also zunächst an allen Universitäten (natürlich auch an Medizinischen Hochschulen) Forschungsinstitute für Allgemeinmedizin zu errichten sein. Die Integration dieser Institute in die Universität hat schon deshalb wesentliche Vorteile und gestattet sparsame Ausrüstung, weil die dort tätigen Hausärzte alle bereits vorhandenen Einrichtungen der Universität, wie Bibliothek, elektronische Datenverarbeitung, Unterrichtsmedien usw., mitbenutzen können und v. a. die Möglichkeit zu enger Zusammenarbeit mit Vertretern aller universitären Disziplinen haben.

Es wird sich anbieten, daß die universitären Institute für Allgemeinmedizin auch den universitären Unterricht und weitere Aufgaben, z. B. die wissenschaftliche Leitung von Weiterbildungsprogrammen, übernehmen. Es gibt jedoch auch gewichtige Gründe, Forschung und Lehre nicht zu eng zu koppeln.

Darüber hinaus ist wie in anderen Ländern (Belgien, Niederlande, Österreich) ein nationales „Deutsches Institut für Allgemeinmedizin“ erforderlich, das die Arbeit der universitären Institute im nationalen und internationalen Rahmen koordiniert, um Doppelarbeit und Lücken zu verhüten. Dieses nationale Institut sollte ebenfalls an einer Universität untergebracht werden.

Aufgaben der universitären Institute für Allgemeinmedizin

Nachfolgend eine stichwortartige Aufzählung der Aufgaben von universitären Instituten für Allgemeinmedizin ohne Anspruch auf Vollständigkeit:

1. Erarbeitung des Grundlagenwissens der Allgemeinmedizin. Sichtung und Auswahl des für den Hausarzt notwendigen Grundlagenwissens und der für die Allgemeinpraxis geeigneten Methoden.
   Darstellung in Übersichtsarbeiten und Handbüchern.
2. Erforschung der wichtigsten Arbeitsgebiete der Hausärzte in Zusammenarbeit mit anderen Disziplinen.
3. Curriculumentwicklung für Aus- und Weiterbildung.
   Ständige Bearbeitung und Fortschreibung der Gegenstandskataloge.
   Zusammenstellung geeigneter Lehrbücher.
   Prüfungsfragen.
4. Organisation und Durchführung des Unterrichts im Rahmen der universitären Ausbildung.
   Mitwirkung bei der Organisation und Durchführung der Weiterbildung und bei der Gestaltung von Weiterbildungsseminaren für Ärzte und Assistenten.
   Mitwirkung bei der Organisation der Fortbildung.
5. Hilfen für niedergelassene Ärzte im Sinne einer Informations- und Auskunftszentrale.

Die Personalfrage

Die Zukunft der wissenschaftlichen Allgemeinmedizin hängt sehr entscheidend davon ab, daß die richtigen Hausärzte für die Mitarbeit gewonnen werden. Das ist viel schwieriger als in anderen Disziplinen, wo ein Klinikchef seine Assistenten gut kennenlernen und dementsprechend auswählen kann. Wahrscheinlich sind unter den Hausärzten zahlreiche Kollegen, die die Voraussetzungen für die Mitwirkung beim Aufbau des Faches Allgemeinmedizin besitzen. Aber wie soll man sie finden? In seltenen Fällen wird man durch Veröffentlichungen aufmerksam, aber das ist die Ausnahme, weil Hausärzte selten Zeit und Lust haben, etwas zu schreiben. Außerdem sind gute Hausärzte in der Regel durch eine intensive Versorgung ihrer Patienten voll ausgelastet. Hinzu kommt, daß alle Hausärzte die Universität kennengelernt haben und daß viele vom gegenwärtigen „Wissenschaftsbetrieb" so abgestoßen sind, daß sie niemals wieder an eine Universität zurückkehren wollen. Es kommt aber gerade darauf an, beliebte, gute und langjährig erfahrene Hausärzte für die Mitarbeit bei der wissenschaftlichen Grundlegung der Allgemeinmedizin zu gewinnen.[4]

Basisforschung

Der Aufbau einer professionellen Forschung für Allgemeinmedizin ist vorrangig und besonders dringlich. Aber selbst bei großzügigster personeller und finanzieller Ausstattung[5] und größtem Fleiß werden die universitären Institute allein die umfangreichen Forschungsaufgaben nicht annähernd bewältigen können. Ebenso wie bei der Aus- und Weiterbildung muß jedes Institut durch einen Kreis von Forschungspraxen unterstützt werden. Eine wesentliche Voraussetzung für das Gelingen der Basisforschung ist der Aufbau einer allgemeinverständlichen patientorientierten Dokumentation, in der Hausärzte das niederschreiben, was sie wirklich denken und tun. Erst auf der Grundlage einer solchen Dokumentation, in deren Mittelpunkt der einzelne Mensch als Gesamtpersönlichkeit mit seiner Familie und seinen Umweltbezügen steht, ist spezifische Forschung in Allgemeinmedizin möglich.[6]

Die ergiebigste Basisforschung geschieht in kleinen Forschungsgruppen, in denen sich Hausärzte regelmäßig treffen, um ein Thema gemeinsam zu bearbeiten.

Beispiel: Verdener Arbeitskreis

Worauf es dabei ankommt, soll an einer Beschreibung der Anfänge des „Verdener Arbeitskreises" geschildert werden. Diese Darstellung ermutigt vielleicht einige Kollegen, sich ebenfalls zu einem kleinen „Arbeitskreis" zusammenzuschließen und dort in regelmäßigen Abständen über spezifische Probleme der Allgemeinpraxis zu diskutieren und zu forschen.

Die Morbiditätsstatistiken, die Braun veröffentlicht hatte, schienen dem Verfasser von den in der eigenen Praxis beobachteten Häufigkeitszahlen so erheblich abzuweichen, daß er sich 1965/66 zu einer Nachprüfung in der eigenen Praxis entschloß. Die eigenen Erhebungen bestätigten die Vermutung:[7] Für zahlreiche diagnostische Bezeichnungen ergaben sich erhebliche Diskrepanzen zwischen Braun und dem Verfasser, während bei anderen Diagnosen die von Braun behauptete Regelmäßigkeit der Fälleverteilung zuzutreffen schien. Daraufhin ermutigte der Verfasser 4 Kollegen zu einer gemeinsamen „vergleichenden Diagnosenstatistik". Sie wurde in den Jahren 1969–70 durchgeführt und erbrachte in ganz ähnlicher Weise sowohl überraschende Übereinstimmungen, die Brauns These belegten, aber ebenso krasse Diskrepanzen. Die ausführlichen Diskussionen im Verdener Arbeitskreis führten zur Aufweichung des Diagnosebegriffes wie auch zur Erkenntnis, daß die Spezifität der Allgemeinmedizin nicht in erster Linie im Bereich der Diagnostik zu suchen sei.[8]

Trotz eines erheblichen Arbeits- und Zeitaufwandes[9] hat wohl kein Teilnehmer diese Gemeinschaftstätigkeit bedauert, obwohl sie im Grunde nicht den von Braun vorausgesagten Zugang zur Spezifität der Allgemeinmedizin brachte. Jedes Mitglied des Arbeitskreises ist noch heute überzeugt, daß die gemeinsamen Diskussionen von unschätzbarem Wert waren und daß anläßlich dieser ersten wissenschaftlichen Gemeinschaftsarbeit bei jedem die Voraussetzungen gelegt worden sind für das tiefere Eindringen in die Spezifität der Allgemeinmedizin.

Der Verdener Arbeitskreis hat aus den Erfahrungen des Anfangs entsprechende Konsequenzen gezogen:

- Er hat jeder größeren Arbeit eine ausführliche Problem- und Zieldefinition vorangestellt.
- Er hat jedes Projekt mit einer Pilotstudie begonnen.
- Er hat Fachleute (der Medizinischen Hochschule Hannover) beratend und aktiv mitwirken lassen.

Forschung in kleinen Gruppen

Auch Crombie empfiehlt diese Form der vergleichenden Forschungsarbeit im kleinen Kreis von Kollegen (1981). Er weist besonders darauf hin, daß eine solche interkollegiale Diskussion jeder Art von „Leistungsanalyse der Allgemeinpraxis" („praxis-activity-analysis") zugleich einen optimalen fortbildenden Effekt hat.

Teilnahme an internationalen Forschungsprojekten

Besonders stimulierend wirkt die Teilnahme von forschenden Hausärzten an internationalen Forschungsprojekten. Die Erfahrung der letzten Jahre hat gezeigt, daß dadurch die allgemeine Bedeutung hausärztlicher Probleme besonders deutlich herausgearbeitet werden kann, während spezielle Ergebnisse, die lediglich mit dem System der gesundheitlichen Versorgung zusammenhängen, relativiert werden.[10]

Kapitel 20

Die neue Sicht vom Menschen

Zusammenfassung

In einer Zeit zivilisatorischen und kulturellen Umbruchs ohnegleichen haben sich die Anforderungen an den einzelnen Menschen in jeder Hinsicht gewandelt. Die größere Komplexität der Daseinsbewältigung blieb nicht ohne Folgen für die Gesundheit. Aber es wäre falsch, dies vordergründig zu sehen; denn auch der Mensch hat sich sowohl in seinen Ansprüchen an die Gesellschaft als auch in seinem Selbstverständnis gewandelt. An diesem veränderten Menschenbild mit seinen neuen Gesundheitsgefährdungen muß sich die Medizin orientieren.

Zugleich haben Ärzte, Dozenten und Forscher die Verpflichtung, ihr Leistungsangebot am Bedarf auszurichten, wenn sie den ihnen von der Gesellschaft eingeräumten Freiraum nicht verspielen wollen.

Das neue patientorientierte Konzept der Hausärzte, das nur verwirklicht werden kann, wenn es von der Mehrzahl aller Ärzte getragen wird, hat für viele Länder Bedeutung und ist auch auf andere Wissenschaften übertragbar.

Wandel der Existenzgefährdung

Es wird meist unterschätzt, in welch erheblichem Ausmaß gegenwärtig die Probleme der Daseinsbewältigung das Leben jedes einzelnen bestimmen, obgleich es äußerlich ganz anders erscheint. Allerdings ist wohl auch selten eine Generation von kriegs- und nachkriegsbedingten Umwälzungen und von einer zivilisatorischen Evolution ohnegleichen so durch und durch erfaßt worden wie diese. Fast alle Menschen, die am Ende des letzten Krieges einen Tiefpunkt menschlicher Existenz durchlitten und überlebt haben, wurden davon nachhaltig geprägt. Die Sorge um das tägliche Brot und ein Dach über dem Kopf hat sich tief im Unterbewußtsein verwurzelt. Ein Ausdruck ist das fast durchgängige Streben nach existentieller Sicherheit. Obgleich die Menschen dem von ihnen selbst getragenen zivilisatorischen Aufschwung zutiefst mißtrauen, genießen sie gern das Gefühl von Geborgenheit.

Fast unbemerkt hat sich jedoch eine Entwicklung vollzogen, der die wenigsten gefolgt sind. An die Stelle der noch immer Angst auslösenden, aber doch vordergründigen Sorge um die primitivsten Lebensbedingungen ist längst ein sehr komplexer und schwer durchschaubarer Existenzkampf getreten. Obgleich es anders scheint, hat der tägliche Kampf ums Überleben niemals aufgehört, er hat sich lediglich verlagert. Zwar gibt es von außen gesehen keinen Daseinskampf. In Wirklichkeit stellt jedoch die zivilisationsbedingte größere Komplexität der gegenwärtigen Daseinssicherung an den einzelnen Menschen auch komplexere Anforderungen.

Die tradierten Lebensregeln und Verhaltensmuster erweisen sich als unzureichend. Menschen, die gewöhnt waren, auf Existenzbedrohung mit körperlicher Arbeit und Leistungssteigerung zu antworten, müssen erfahren, daß diese Reaktionsformen nicht mehr den gleichen Stellenwert haben, und daß sie von cleveren Leuten längst überholt wurden und auf der Strecke blieben.

Daseinsbewältigung wird zum Problem

Für eine große Zahl von Menschen bedeutet dieser versteckte Existenzkampf eine kontinuierliche Belastung, der sie nicht gewachsen sind. Weder im Elternhaus noch in der Schule haben sie gelernt, die immer komplizierteren Existenzbedingungen zu durchschauen und zur Bewältigung geeignete Verhaltensmuster zu entwickeln. So wird für sie bereits das alltägliche Leben zum kontinuierlichen Streß.

Doch nicht genug damit. Leider hat unsere Generation die nervliche und seelische Belastung weiter verstärkt. Statt unseren Kindern und Jugendlichen einen Freiraum zu schaffen und ihnen ein langsames Hineinwachsen in den Ernst des Lebens zu ermöglichen, haben wir das Leistungsdenken und den Streß bis ins Kindes- und Schulalter vorverlegt. Gleichzeitig (oder als Reaktion darauf?) entstanden ein Anspruchsdenken und eine Schlaraffenlandmentalität, der jedes Gefühl für entsprechende Gegenleistung oder eigenes Engagement abgeht. Auf die Belastungen des modernen Existenzkampfes reagiert jeder Mensch ganz verschieden; die Skala reicht vom Mitmachen in betäubender Betriebsamkeit bis zur Flucht in Alkohol oder Drogen. Das Erwachen kommt nicht selten als Krankheit oder Unfall.

Ein Arzt, der die tieferen Ursachen einer solchen Krise nicht richtig erkennt, der nur somatisch behandelt oder durch zudeckende sedierende Therapie echte Problemlösung verhindert, macht sich mitschuldig am Fortbestehen dieser Situation, die Krankheiten oder Unfälle begünstigt.

Ebenso muß sich die wissenschaftliche Medizin der neuen Gesamtsituation stellen. Statt die pathogenen Konsequenzen dieser Entwicklung zu ignorieren, sollte sie ganz gezielt vorbeugende Strategien und korrigierende Hilfen entwickeln. Das neue patientorientierte Konzept der Allgemeinmedizin bietet dazu viele Ansatzmöglichkeiten in der menschlichen Dimension.

Das neue Menschenbild und die Medizin

Eine Medizin ist so gut wie das Bild, das sie vom Menschen hat. Solange die Naturwissenschaften durch die Erforschung der Wunder des menschlichen Körpers jedermann faszinierten und durch die Enträtselung der von der Schöpfung in Jahrmillionen entwickelten biologischen Funktionssysteme alle Welt in Bann schlugen, blieb die Medizin zwangsläufig auf das Körperwunder Mensch fixiert. Daß der Mensch mehr ist als ein mit Intelligenz begabtes und mit Seele belastetes Tier, hat die Naturwissenschaft längst zur Kenntnis genommen und die Hirnforschung stark vorangetrieben. Bis wir aber ein einigermaßen vollständig erforschtes Bild des Menschen gewinnen, das auch über Seele und Geist, also über den ganzen Menschen so detaillierte Einzelheiten enthält wie z. Z. über den Körper, werden noch Jahrzehnte vergehen. Welche Erklärungsmodelle uns die Wissenschaft anbieten wird, hängt natürlich – wie in der Physik – weitgehend von der Sichtweise ab.[1] In der Medizin geht es aber um etwas anderes als um wertfreie Erkenntnis. Der Arzt muß handeln, er muß schon jetzt handeln, auch wenn bisher erst ein Bruchteil der Lebensprozesse wissenschaftlich erforscht werden konnte.[2]

Im übrigen ist dem Arzt mit wissenschaftlichen Erklärungsmodellen allein nicht geholfen. Wir haben „es doch immer nur mit einem mehr oder weniger systemgerechten Weg der Erfassung und vielleicht noch Interpretation zu tun. Die eigentliche Entscheidungshilfe für unsere zukünftigen Handlungen verlangt jedoch etwas, das alle diese Modelle nicht geben können, nämlich eine Bewertung im Hinblick auf unser Ziel, die Erhaltung der Lebensfähigkeit. Denn für eine Bewertung benötigen wir eine höhere Instanz, an der wir alle jene Interpretationen messen können" (Vester 1980). In einem Jahrhundert, das sich mit Max Weber der wertfreien Wissenschaft verschrieben hat, ist es schwer, nicht nur eine durchgehende wissenschaftliche Begründung sondern zugleich auch die Koppelung an Werte zu fordern.

Im Unterschied zu einer rigoros auf wissenschaftliche Erkenntnis ausgerichteten Wissenschaft ist die Medizin nicht nur normativ (auf Normen bezogen), sondern ausdrücklich auch nach Werten orientiert.

Wie Weisshaupt (1977) schreibt, muß die Tätigkeit des Arztes notwendig ethisch reflektiert werden, weil er handelt und sich dabei von Normen und Werten bestimmen läßt.

Für die Orientierung an Normen und Werten nennt Weisshaupt drei Quellen:

- Normen einer streng wissenschaftlichen Erkenntnis, auf denen die Sachkompetenz des Arztes beruht.
- Werte aus seinem Inneren (Vernunft, Gewissen, Gefühl) und aus der ihn umgebenden und bestimmenden Lebenswelt und aus der als menschliche Kultur überlieferten Tradition. Als solche Werte müssen zum Beispiel die menschliche Würde des Kranken und der Wert der Individualität (seine Unersetzlichkeit) gelten.
- Über die Orientierung an bestehenden Werten hinaus sucht die Medizin nach neuen Wertvorstellungen für das menschliche Dasein ... Hier werden Zielvorstellungen eines künftigen Menschseins, eines künftigen Humanismus wirksam, insofern mit dem Entwurf wahrhaft menschlicher Gesundheit auch der Entwurf eines wahrhaften Menschseins verbunden ist. Medizin ist in diesem Sinne eine dem Menschen zur Emanzipation verhelfende Wissenschaft, wenn dies heißt, daß sie dazu beiträgt, den Menschen zu sich selbst zu befreien.

Hausärztliches Handeln wurde eigentlich schon immer von diesen drei Quellen gespeist. Ihre Wertvorstellungen vom Individuum und von einem zukünftigen Menschsein haben den Hausärzten geholfen, zu eng gesetzte wissenschaftliche Normen zu relativieren und allen Modeerscheinungen zu widerstehen. Durch ihre Integration in den menschlichen Alltag entwickeln Hausärzte einen realistischen Blick für das, was nötig und möglich ist. So sind sie gegenüber den sozialen Utopien, die den Menschen alle Sorgen um das Leben abnehmen wollten, stets skeptisch geblieben; denn sie konnten täglich miterleben, daß der Mensch nur dann gesund bleibt, wenn er gefordert wird.

Nach manchen sozialpolitischen Irrwegen kommt nun diese bewährte Denkweise der Hausärzte zu neuer Geltung. Die patientorientierte Allgemeinmedizin öffnet den Blick für eine neue Sicht vom Menschen und bestärkt die Medizin bei der Entwicklung einer neuen ärztlichen Einstellung zum Patienten:

- Der Mensch wird nicht mehr überwiegend aus körperlicher Sicht betrachtet; durch die Einbeziehung von Informationen aus der menschlichen Dimension werden die körperlichen Befunde relativiert.
- Der Patient braucht nicht mehr eine körperliche Krankheit vorzuweisen, sondern er kann ärztliche Hilfe auch bei menschlichen Problemen erwarten.
- Ein *ganzer* Mensch steht dem Arzt gegenüber, und es wird nicht mehr gestattet sein, ihn einseitig auf eine somatische oder psychologische Betrachtung zu reduzieren oder ihn als Spielball seiner Umwelt zu bedauern.

- An die Stelle des passiv Leidenden tritt ein aktiver Patient, der bei der Wiederherstellung und Erhaltung seiner Gesundheit engagiert mitwirkt.
- Dieser neue Patient trägt selbst die Verantwortung für seine Gesundheit und weiß, daß er durch seine Lebensführung diese Gesundheit gefährden oder zu ihrer Erhaltung beitragen kann.
- Der Mensch wird nicht mehr isoliert gesehen, sondern eingebettet in die vielfältigen Bezüge zu seiner Familie und Umwelt. Beide – sowohl die Familie wie auch die Umwelt – können zur Quelle pathogener Entwicklungen werden, andererseits bieten sie jedoch die Chance für menschliche Bewährung und Sinnfindung.
- Individualbehandlung ist das wichtigste Gebot für eine Medizin, die immer nur dem einzelnen Kranken verpflichtet ist und damit allen Kollektivierungstendenzen der Gesellschaft und Verallgemeinerungsbedürfnissen der Wissenschaft standhaft widersteht.

Tabelle 12. Die neue Sicht vom Menschen und ihre Konsequenzen für die Humanmedizin

Ganzer Mensch statt Teilaspekte
Menschliche Dimension relativiert somatische Fixation
Aktiver Patient statt passiv Leidender
Autonomie statt Fremdbestimmung
Einbeziehung der Umwelt statt isolierter Patient
Individualbehandlung statt Schematismus

Medizin am Scheideweg

Der Wandel menschlicher Existenzbedingungen und die neu gewonnene Sicht vom Menschen hat für die Humanmedizin wesentliche Konsequenzen:

Entweder erkennen wir Ärzte, daß der Panoramawandel im Morbiditätsspektrum in Richtung auf „die sechs großen Killer" (Schäfer 1979) eine Gesundheitsgefährdung in einem ganz neuen Lebensbereich, nämlich dem der mißlungenen Daseinsbewältigung, anzeigt und reagieren entsprechend darauf oder wir beschränken uns weiterhin mit sinkender Effizienz auf die Reparatur der Folgen.

Entweder erkennen die Gesundheitspolitiker und Arztfunktionäre, daß der Mensch in dieser zunehmend unpersönlichen Welt mehr denn je einen persönlichen Hausarzt braucht, der so qualifiziert ist, daß er wirksame Hilfestellung bei der Daseinsbewältigung leisten kann,[3] oder sie überlassen diesen Bereich anderen, insbesondere Scharlatanen und Heilsverkündern, die sich schon danach drängen.[4]

Die Universitäten und medizinischen Fakultäten haben die freie Entscheidung,

- ob sie die einseitig krankheitsorientierte Ausrichtung beibehalten und alle Konsequenzen einer orthodoxen Lehre in Kauf nehmen wollen (beginnend bei der Abkapselung von den realen Forderungen der Gegenwart und endend beim Verlust des Realitätsbezugs und der Glaubwürdigkeit)
- oder ob sie mit dem Ausbau einer medizinischen Anthropologie und mit der wissenschaftlichen Grundlegung der Allgemeinmedizin die menschliche Dimension einbeziehen und damit ihrem Anspruch auf Humanmedizin gerecht werden wollen.

Die Ärzteschaft hat die freie Entscheidung,
- ob sie den Strukturwandel und die technisch-spezialistische Entwicklung der Medizin ohne Einwendungen hinnehmen und damit ihre eigene Leistung neutralisieren und ihre eigentlichen Tendenzen negieren will
- oder ob sie das vorhandene Versorgungssystem zu einem optimalen Kooperationsmodell ausbauen will unter dem Motto „Salus aegroti suprema lex".

Wie auch immer die Entscheidungen in der Gesundheitspolitik, an den Hochschulen oder in den Ärzteorganisationen ausfallen sollten, die Entwicklung in Richtung Patientorientierung wird fortschreiten und die Einbeziehung der menschlichen Dimension wird kommen. Wer sich dagegen ausspricht, kann allenfalls die Entwicklung verzögern und dabei seine eigene Position und Glaubwürdigkeit schwächen.

Gesundheit und Freiheit

Gesundheit und Freiheit sind sich sehr ähnlich; für beide gilt, daß der Mensch ihre Gegenwart nicht wahrnimmt. Nur wer sie schon einmal verloren hatte, weiß sie zu schätzen. Allerdings ist es dann sehr schwer, ja meist sogar unmöglich, sie ungeschmälert wiederzuerlangen.

Gesundheit und Freiheit existieren niemals absolut; um sie zu erhalten, muß jeder Mensch ein Mindestmaß an persönlichem Engagement und an persönlicher Verantwortung einsetzen. Gesundheit und Freiheit werden sehr leicht aufs Spiel gesetzt und verspielt, weil kein Mensch daran denkt, daß er regelmäßig etwas für ihre Erhaltung tun muß, solange er sich gesund und frei fühlt.

Und ein letztes trifft sowohl für die Gesundheit als auch für die Freiheit zu: Wenn sie gefährdet sind, ist zugleich die Existenz des Menschen gefährdet!

So wie wir Ärzte unseren Patienten den Wert ihrer Gesundheit immer wieder vor Augen führen und ihnen klar zu machen versuchen, daß sie ständig zur ihrer Erhaltung beitragen müssen, sollten wir uns selbst immer wieder den Wert des großen Freiraums klarmachen, in dem wir – mit minimalen Rücksichten auf die Wirtschaftlichkeit – unsere Patienten behandeln dürfen. Diese Freiheit wird uns nur dann auch weiterhin zugestanden, wenn wir sorgsam damit umgehen und ständig zu ihrer Erhaltung beitragen, indem wir eine Gesundheitsversorgung aufrechterhalten, die sich an den gesundheitlichen Bedürfnissen der Patienten orientiert. Auch die medizinischen Fakultäten müssen die ihnen eingeräumte Freiheit der Forschung und Lehre sorgsam bewahren, indem sie ihre Forschung auf den relevanten Gesundheitsbedarf der Bevölkerung und ihre Lehre auf den Bildungsbedarf einer bedarfsorientiert strukturierten Ärzteschaft ausrichten. Im Interesse einer optimalen bedarfsorientierten Patientenversorgung können sich weder Ärzteschaft noch Hochschulen das Risiko leisten, auch nur Teile ihres Freiraumes einbüßen oder an andere abtreten zu müssen.

Internationale Gültigkeit des patientorientierten Konzepts

Das in diesem Buch vorgestellte Konzept einer patientorientierten Allgemeinmedizin für Hausärzte und seine Konsequenzen für die Humanmedizin und eine bedarfsentsprechende Patientenversorgung hat nicht nur für die Bundesrepublik Deutschland Gültigkeit, sondern ist – mit Variationen – für alle Länder mit hochentwickeltem Gesundheitswesen von Bedeutung.[5]

Auch in den Ländern, in denen die Regierungen durch eine weitsichtige Gesundheitspolitik dafür gesorgt haben, daß die Bevölkerung von einer ausreichenden Zahl qualifizierter Hausärzte versorgt wird, besteht nach wie vor ein „ideologisches" Mißverhältnis zwischen Spezialisten und Hausärzten. Der Grund ist, daß auch dort das krankheitsorientierte Modell unwidersprochen gilt. Denn trotz gleichberechtigter Lehrstühle und trotz Forschungszentren für Allgemeinmedizin ist in diesen Ländern die Bedeutung des patientorientierten Konzepts der Hausärzte für die Weiterentwicklung der Humanmedizin nicht erkannt worden.

Auch in diesen Ländern wird die gesamte Medizin eine erhebliche Steigerung ihrer Wirksamkeit erreichen, wenn die neue medizinische Anthropologie für eine durchgängige wissenschaftliche Begründung ärztlicher Entscheidungsprozesse, insbesondere aber hausärztlichen Denkens und Handelns sorgt. Allerdings ist das patientorientierte Konzept der Allgemeinmedizin nur in den Ländern anwendbar, in denen für die Primärversorgung noch Hausärzte da sind, die über viele Jahre hin die gleichen Patienten versorgen. Länder, in denen die ambulante Versorgung in Gesundheitszentren und Ambulatorien erfolgt, womit häufiger Wechsel der behandelnden Ärzte verbunden ist, werden größte Schwierigkeiten haben, zu einer patientenfreundlichen Gesundheitsversorgung zurückzukehren. Sie müßten sich entschließen, durch Wiedereinführung eines persönlichen Hausarztes die Voraussetzung für eine kontinuierliche und individualmedizinische Patientenversorgung zu schaffen.

Übertragbarkeit des patientorientierten Konzepts

Das patientorientierte Konzept der Hausärzte beruht auf einem allgemeinen Prinzip, das nicht nur für die Medizin, sondern für alle Wissenschafts- und Versorgungsbereiche von aktueller Bedeutung ist; allerdings wird es in der Medizin am augenfälligsten:

Die meisten Wissenschaften, die mit abstrahierendem und analytischem Denken und Forschen verbunden sind, entfernen sich zwangsläufig durch ihr Denken mehr und mehr vom Menschen und seinen komplexen Bezügen. Diese Entfremdung ist unvermeidlich und kann nur aufgehoben werden, wenn das analytisch-abstrahierende Denken ergänzt wird durch synthetisch-integrierende und realistisch-konstruktive Gegengewichte.

Diese integrierenden Gegengewichte müssen v. a. in den Wissenschaften entwikkelt werden, deren Gegenstand, der Mensch, ein differenziert gegliedertes Ganzes darstellt, das außerdem noch in vielfältigen Bezügen „vernetzt" ist; denn hier kann eine analytisch-abstrahierende Betrachtungsweise durch ihren einseitigen Blickwinkel immer nur Teilwahrheiten erkennen, die für das Ganze durchaus unzutreffend sein können. Die hier geschilderte Ergänzung analytisch-abstrakten Denkens durch integrierende und synthetische Methoden[6] läßt sich also auch auf andere Wissenschaften übertragen, die den Menschen in mehrdimensionalen Bezugssystemen zum Gegenstand haben, z. B. die Pädagogik und die Politikwissenschaft. Auch diese Wissenschaften haben stets das Wohlergehen des Individuums zum Ziel. Sie entfernen sich aber um so weiter davon, je abstrakter und distanzierter sie den Menschen betrachten. Wie in der Medizin führen uns auch in diesen Wissenschaften die mit großem Aufwand gewonnenen Einzelerkenntnisse nur dann weiter, wenn erwiesen ist, daß sie für die Daseinsbewältigung des Individuums relevant sind.

Ausblick

Zivilisatorische, kulturelle und geistige Umwälzungen haben das Leben des Menschen in den letzten Jahrzehnten stark beeinflußt und verändert. Das hatte neue Gesundheitsgefährdungen zur Folge. Jeder Arzt, ganz besonders der Hausarzt, muß sich auf die neuen Risiken einstellen; er muß ihnen begegnen können, auch wenn die zwangsläufig nachhinkende Wissenschaft noch keine Lösungsmöglichkeiten anbietet. Der Hausarzt neuen Stils muß aufmerksam beobachten, woher der Gesundheit seiner Patienten unvermutete Gefahren drohen, und er muß seinen Patienten behilflich sein, wirksame Vorbeugung und Abwehr zu entwickeln.

Neue Gegebenheiten bestimmen den Tätigkeitsbereich des modernen Hausarztes:

- Die Ansprüche der Patienten sind enorm gestiegen.
- Eine soziale Sicherung ohne Beispiel gibt dem Hausarzt eine Handlungsfreiheit, von der seine Vorgänger nur geträumt haben.
- Die Wissenschaft stellt dem heutigen Arzt umfangreiche therapeutische Möglichkeiten zur Verfügung.
- Eine wachsende Zahl von Spezialisten ergänzt das Leistungsspektrum des Hausarztes.

Der Hausarzt neuen Stils muß sich diesen neuen Forderungen und Gegebenheiten stellen.

Daß er dazu bereit ist, beweisen die vielen jungen Kollegen, die sich mit Begeisterung der Allgemeinmedizin zuwenden, ebenso wie die weltweiten Bemühungen engagierter Hausärzte um die wissenschaftliche Grundlegung der Allgemeinmedizin, die das Ziel hat, die hausärztliche Versorgung der Patienten zu verbessern.

Anhang

Berufsbezeichnungen

Die Bezeichnungen für den in der Allgemeinpraxis tätigen Arzt wechseln von Land zu Land.

In England wird der „general practitioner“ meist nur G. P. genannt.

In Frankreich verzichtet man lieber auf den Omnipotenz andeutenden „omnipracticien“ und bevorzugt „généraliste“.

In Österreich spricht man noch immer vom „Praktischen Arzt“.

In der DDR wurde schon seit 1964 die Bezeichnung „Facharzt für Allgemeinmedizin“ eingeführt.

In den USA brachte die Einführung des „family doctors“ eine Erneuerung und einen Aufschwung der Allgemeinmedizin mit sich.

In den Niederlanden und im flämischen Teil Belgiens spricht man offiziell vom „huisarts“.

In der Bundesrepublik Deutschland ist der Tätigkeitsbereich der Primärversorgung ein Sammelbecken für Ärzte mit zeitlich und fachlich ganz unterschiedlicher Berufsvorbereitung. Nur ein kleiner Prozentsatz der nachwachsenden Ärzte (1978 waren es 20%) durchläuft eine fakultative 4jährige Weiterbildung mit vorgeschriebenem Curriculum, die zur Führung des Titels „Arzt für Allgemeinmedizin“ oder „Allgemeinarzt“ berechtigt. Die Mehrzahl wird ohne diese vorgeschriebene Weiterbildung in eigener Allgemeinpraxis tätig und führt die Berufsbezeichnung „Arzt“ oder „Praktischer Arzt“.

Umgangssprachlich werden alle in der Allgemeinpraxis tätigen Ärzte oft „Allgemeinpraktiker“ oder kurz „Praktiker“ genannt.

In diesem Buch wird der Begriff „Allgemeinarzt“ verwendet, wenn von Ärzten mit abgeschlossener Weiterbildung in Allgemeinmedizin die Rede ist. Vom „Praktischen Arzt“ wird nur noch in historischem Sinne gesprochen oder wenn ausdrücklich unterschieden werden soll zwischen einem weitergebildeten „Arzt für Allgemeinmedizin“ und einem „Praktischen Arzt“, der sich niedergelassen hat, ohne den Nachweis der vorgeschriebenen Weiterbildung erbracht zu haben.

Der bisher nur umgangssprachlich verwendete Begriff „Hausarzt“ wird immer dann gebraucht, wenn es sich um einen Arzt handelt, der länger als 5 Jahre in eigener Praxis tätig ist, einen bestimmten Patientenkreis kontinuierlich betreut und neben den Aufgaben der Primärversorgung für diese Patienten haus- und familienärztliche Funktionen erfüllt.

Tätigkeitsbeschreibung des Allgemeinarztes

Im Rahmen der in Deutschland seit 1964 geführten Diskussion um die Spezifität allgemeinärztlichen Denkens und Handelns sind wiederholt Versuche gemacht worden, die Tätigkeits- und Aufgabenbereiche des Allgemeinarztes zu definieren. Da es bisher kein grundlegendes Konzept der Allgemeinmedizin gab, waren diese Bemühungen um eine operationale Beschreibung hausärztlicher Tätigkeit berechtigt und sinnvoll.

Die nachfolgend zitierte Tätigkeitsbeschreibung wurde auf Empfehlung der Bundesärztekammer den verschiedenen Weiterbildungsordnungen der Ärztekammern der deutschen Bundesländer vorangestellt.

Die Allgemeinmedizin dient der Gesundheitsführung des Menschen in allen Bereichen seines Lebens.
Die wesentlichen Aufgaben des Allgemeinarztes sind
- Erkennung und Behandlung von Krankheiten, unabhängig von ihrer Art wie auch von Alter und Geschlecht des Kranken,
- Erkennung und Versorgung lebensbedrohender Ereignisse,
- Gesundheitsberatung und Vorsorge,
- Früherkennung von Krankheiten,
- Betreuung chronisch Kranker und alter Menschen,
- Erkennung und Behandlung milieubedingter Schäden,
- Einleitung von Rehabilitationsmaßnahmen,
- Integration der medizinischen, sozialen und psychischen Hilfen,
- Zusammenarbeit mit Ärzten anderer Gebiete und Helfern der Primärversorgung.

Die Charakteristika hausärztlichen Denkens und Handelns werden in einer von der Europäischen Arbeitsgruppe für Lehre der Allgemeinmedizin (sog. Leeuwenhorst Working Party) 1974 erarbeiteten Tätigkeitsbeschreibung deutlicher herausgestellt. Die wissenschaftlichen Gesellschaften für Allgemeinmedizin der meisten europäischen Länder haben diese Beschreibung als verbindlich akzeptiert. Wegen ihrer grundsätzlichen Bedeutung wird diese „Description of the work of the General Practitioner“ nachfolgend in deutscher Übersetzung wiedergegeben.

Der Allgemeinarzt ist ein weitergebildeter approbierter Arzt. Er leistet die persönliche, primäre und Langzeitversorgung von Einzelpersonen, Familien und einer Praxisklientel unabhängig von Alter, Geschlecht und Krankheit. Die Synthese dieser Funktionen ist einmalig. Er behandelt seine Patienten in seinem Sprechzimmer, in ihrem Hause und manchmal auch in einer Klinik oder einem Krankenhaus. Sein Ziel ist, Diagnosen früh zu stellen. Bei seinen Überlegungen über Gesundheit und Krankheit berücksichtigt und integriert er physikalische, psychologische und soziale Faktoren. Dies drückt sich in der Behandlung seiner Patienten aus. Zu jedem Problem, das ihm als Arzt präsentiert wird, fällt er eine erste Entscheidung. Er leitet die Langzeitbetreuung seiner Patienten mit chronischen, rezidivierenden oder unheilbaren Krankheiten.

Mit seinen Patienten verbindet ihn fortdauernder Kontakt; das heißt, er kann wiederholte Gelegenheiten nutzen, um Informationen in einem Tempo zu sammeln, das jedem Patienten gemäß ist, und er wird eine Vertrauensbeziehung aufbauen, um sie beruflich zu nutzen. Er praktiziert in Zusammenarbeit mit anderen ärztlichen und nichtärztlichen Kollegen. Er weiß, wie und wann er durch Behandlung, Vorbeugung und Aufklärung eingreifen muß, um die Gesundheit seiner Patienten und ihrer Familien zu fördern. Er berücksichtigt, daß er auch der Gemeinschaft gegenüber eine berufliche Verantwortung besitzt.

Die Bedeutung der Allgemeinmedizin – Entschließungen des Deutschen Ärztetages 1981

Förderung der allgemeinärztlichen Versorgung

Die patientennahe ärztliche Betreuung in Arbeitsteilung und Kooperation zwischen verschiedenen Arztgruppen hat als besonderes Charakteristikum dieses Systems der Krankenversorgung einen hohen Wert. Dieses qualifizierte, die gesamte ambulante Versorgung umfassende System der Krankenbehandlung und gesundheitlichen Betreuung setzt ein ausgewogenes Verhältnis zwischen den in freier Praxis niedergelassenen Allgemeinärzten und spezialisierten Ärzten voraus. Während Anfang der sechziger Jahre noch etwa zwei Drittel der niedergelassenen Ärzte Praktische Ärzte und nur ein Drittel Spezialisten waren, stehen heute im Bundesdurchschnitt etwa 45 Prozent Allgemeinärzten/Praktischen Ärzten 55 Prozent niedergelassene Gebietsärzte anderer Fachrichtungen gegenüber. Spezialisierte Ärzte vermögen zwar Teilbereiche einer hausärztlichen Versorgung zu übernehmen, sie können jedoch den Allgemeinarzt in seiner Funktion als Hausarzt nicht ersetzen. In erster Linie ist es der Allgemeinarzt, der auf die Funktion des Hausarztes vorbereitet ist, wie dies auch in der Definition der Allgemeinmedizin in der Weiterbildungsordnung zum Ausdruck kommt. Eine gute ärztliche Versorgung benötigt daher fachlich qualifizierte Allgemeinärzte. Der Allgemeinarzt muß gleichwertig neben den Ärzten aller anderen Gebiete stehen.

Unbeschadet der Notwendigkeit, die Bemühungen um eine Verbesserung der ärztlichen Ausbildung durch Novellierung der Approbationsordnung zu erreichen, und unbeschadet der Notwendigkeit, die Diskussion um gesetzgeberische Maßnahmen fortzusetzen, die jetzt und in Zukunft geeignet erscheinen, jedem jungen Arzt vor der Niederlassung in eigener Praxis ausreichend Gelegenheit zu geben, sich weiterzubilden, hält es der 84. Deutsche Ärztetag für erforderlich, unverzüglich auf der Grundlage des derzeitigen Ausbildungs- und Weiterbildungsrechtes Maßnahmen zu ergreifen, die notwendige Ausgewogenheit in der Relation der freipraktizierenden Ärzte untereinander wiederherzustellen. Ausgehend von den verschiedenen Ursachen für die ungünstige zahlenmäßige Entwicklung der in der Allgemeinmedizin tätigen Ärzte schlägt der 84. Deutsche Ärztetag folgende Maßnahmen vor:

- Die Institutionalisierung der Allgemeinmedizin an den Hochschulen in gleicher Weise wie die der klinischen Fächer ist Voraussetzung für die Anerkennung des Faches Allgemeinmedizin und seine Integration in Lehre und Forschung. Dabei sollte der unmittelbare Praxisbezug des die Allgemeinmedizin Lehrenden gewährleistet sein.
- Durch eine gezielte Information der Medizinstudenten während des Studiums über den Wert einer allgemeinmedizinischen Tätigkeit sowie die bestehenden verschiedenen Formen der Praxisführung ist der ärztliche Nachwuchs zu einer Tätigkeit zum Allgemeinarzt stärker zu motivieren; dabei können die Befürchtungen angehender Ärzte vor zeitlicher und fachlicher Überbeanspruchung durch den Tätigkeitsbereich des Allgemeinarztes abgebaut werden. Dieser Aufgabe sollten sich die Kammern wie die ärztlichen Verbände annehmen.
- Im Rahmen der Famulaturzeit sollte mindestens ein Monat in einer Allgemeinpraxis absolviert werden; gerade in der Begegnung des Studenten mit dem Allgemeinarzt in seiner Praxis kann der angehende Arzt für diesen Tätigkeitsbereich motiviert und gewonnen werden.
- Die von der Hochschule bereits eingerichteten Unterrichtsveranstaltungen zur Einführung in Fragen der allgemeinärztlichen Praxis – systematische Vorlesungen, praktische Übungen – sollten Organisationsformen finden, die eine praxisnahe Ausbildung im Kontakt mit ärztlichen Praxen sichern. Diese laufenden studienbegleitenden Kontakte der Studenten mit Allgemeinpraxen bieten eine gute Möglichkeit zur Motivation für die Tätigkeit als Allgemeinarzt. Die notwendigen finanziellen Mittel für die Durchführung des praxisbezogenen Unterrichtes in der Allgemeinmedizin müssen im Universitätsetat ausgewiesen sein.
- An der in der Weiterbildungsordnung verankerten Definition des Gebietes „Allgemeinmedizin", an der Weiterbildungszeit sowie an der grundsätzlichen Aufteilung der Weiterbildung in eine Krankenhaustätigkeit und eine Tätigkeit in freier Praxis wird festgehalten.
- Der Weiterbildungsgang ist jedoch durch vermehrte Anrechnungsmöglichkeiten flexibler zu gestalten; dabei muß eine Weiterbildung in den für die Allgemeinmedizin besonders bedeutsamen Gebieten gewährleistet sein.
- Die in der Allgemeinpraxis abzuleistende Mindestweiterbildungszeit ist auf sechs Monate zu verlängern.

- Die Weiterbildungsabschnitte im Krankenhaus sind unverzichtbar. Besonders geeignet für die klinische Weiterbildung in der Allgemeinmedizin sind Krankenhäuser der Grund- und Regelversorgung.
- Es soll geprüft werden, welche Maßnahmen geeignet erscheinen, die Weiterbildung zum Arzt für Allgemeinmedizin an Krankenhäusern zu erleichtern und zu fördern; für eine baldige Realisierung solcher Maßnahmen ist dann zu sorgen.
- Durch intensive Information ist dafür Sorge zu tragen, daß ausreichende Weiterbildungsmöglichkeiten bei niedergelassenen Allgemeinärzten und Ärzten anderer Gebiete geschaffen werden. Die Aufnahme von Assistenten in Weiterbildungspraxen niedergelassener Ärzte sollte auch weiterhin finanziell gefördert werden.
- Eine bessere Bewertung der ärztlichen Grundleistungen ist anzustreben. Eine individuelle Wirtschaftlichkeitsprüfung der Kassenabrechnungen von Allgemeinärzten auf der Basis sachgerechter Vergleichsmaßstäbe ist zu gewährleisten.
- Die Förderung der allgemeinärztlichen Versorgung sollte bewirken, daß eine haus- und familienärztliche Versorgung durch Ärzte für Allgemeinmedizin die Regel wird. Dabei ist eine Zusammenarbeit mit den Ärzten anderer Gebiete sinnvoll zu koordinieren. Die zunehmende Spezialisierung in der Medizin unter den an der ambulanten Versorgung teilnehmenden Ärzten erfordert einen verstärkten Informationsaustausch der Ärzte untereinander.

(Auszug aus dem Deutschen Ärzteblatt (1981) Heft 23)

Niedergelassene Ärzte in der Bundesrepublik Deutschland

Sonderauswertung der Kassenärztlichen Bundesvereinigung aus dem Bundesarztregister (5.10. 1979)

Entwicklung der Arztzahlen 1975–1978

Jahr	Allgemeinärzte	Praktische Ärzte	Allgemeinärzte und praktische Ärzte zusammen	Übrige Ärzte (Spezialisten)
1975	13480	10434	23914	24193
1976	13150	10749	23899	25661
1977	12854	11311	24165	27206
1978	12429	11752	24181	28572

Neuzulassungen 1975–1978

Jahr	Allgemeinärzte	Praktische Ärzte	Allgemeinärzte und praktische Ärzte zusammen	Übrige Ärzte (Spezialisten)
1975	200	755	955	1897
1976	243	887	1130	2128
1977	287	1153	1440	2240
1978	286	1180	1466	2350

Altersstruktur der Ärzte 1978

Lebensalter [Jahre]	Allgemeinärzte	Praktische Ärzte	Allgemeinärzte und praktische Ärzte zusammen	Übrige Ärzte (Spezialisten)
<30	25	80	105	107
30–39	1064	3524	4588	7166
40–49	1321	2326	3647	7737
50–59	3831	2339	6170	8149
>59	6188	3473	9661	5413

Krankheitsunabhängige Individualdaten
(Erläuterungen zur Individualdiagnostik Kap. 9, S. 112)

Personalien
Name, Vorname
Geburtstag, Geburtsort, Herkunft (Ort, Land)
Personenstand
Schuldbildung
Erlernter und ausgeübter Beruf
Arbeitsstelle
Religion, Sekte
Partei, Weltanschauung

Wohnung
Adresse
Bewohnt der Patient ein Eigenheim oder eine Mietwohnung?
Wie sind die Wohnverhältnisse
Wer lebt noch in der Wohnung?
Welche Verwandten leben unter dem gleichen Dach oder in der Nachbarschaft?

Familie
Eltern, Ehepartner, Kinder, nächste Verwandte
Wer ist dem Allgemeinarzt bekannt?
Welche Krankheiten haben sie durchgemacht?
Welche Einstellung haben sie zum Leben und zu Krankheiten?
Welche Einstellung haben sie zum Arzt?
Von wem und wie wird der Patient im Krankheitsfall gepflegt?

Körperliche Befunde
Körpergröße, Gewicht, Umfangsmaße, Körperbau
Allgemein- und Ernährungszustand, Trainingszustand
Haltung, Gang
Körpertemperatur, Pulsfrequenz, Blutdruck
Basisbefunde: Labor, EKG
Körperliche Leistungsfähigkeit und Belastbarkeit in Beziehung zur spezifischen Beschäftigung, Maximalleistung im Beruf oder beim Sport
Funktionstüchtigkeit einzelner Organe und Organsysteme, begrenzte Belastbarkeit
Neigung zu Dekompensationen
Reaktionsweise bei infektiösen oder toxischen Noxen, hyperergische, allergische oder anergische Reaktionsformen mit oder ohne Haut- und Allgemeinerscheinungen

Psychische Charakteristik

Motilität:	träge – vital
Stimmungslage:	traurig – fröhlich
Antrieb:	gehemmt – manisch
Temperament:	aufbrausend – phlegmatisch
Aufgeschlossenheit:	intro-/extrovertiert
Gefühlsäußerungen:	warmherzig – kalt

Innere Spannungen
Seelische Belastbarkeit
Ausdauer

Geistige Fähigkeiten
Sprache, Fähigkeit zur Verbalisierung
Wahrnehmungsfähigkeit, Selbstbeobachtung
Auffassungskraft, Gedächtnis
Denken, Intelligenz
Kombinationsfähigkeit
Abstraktionsvermögen
Phantasie, Kreativität

Soziale Charakteristik
Kontakt- und Kommunikationsfähigkeit
Anteilnahme, Anpassungsfähigkeit
Fähigkeit zur Partnerschaft
Egozentrisch – altruistisch
Einstellung zur Familie
Einstellung zum Beruf
Stellung in der Familie
Stellung im Beruf
Stellung in der Gesellschaft
Soziale Schicht
Gesellschaftliche Aktivitäten
Integration (sozial, kulturell)

Menschliche Charakteristik
Lebensweise
Einstellung zum Leben
Lebensziele
Daseinsbewältigung
Existenzprobleme
Hobbys
Weltanschauung
Religiöse Bindung
Vitalität

Verhalten bei Krankheiten
Wahrnehmungsschwelle für Beschwerden
Schmerzempfindlichkeit
Ängstlichkeit
Neigung zur Somatisierung
Neigung zur Übertreibung (Hypochondrie)
Neigung zur Dissimulation
Anfälligkeit gegen Krankheit
Wie werden Krankheiten überstanden?
Körperliche und psychische Abwehrkräfte
Neigung zur Regression
Krankheitsverläufe: kurz – protrahiert
Einstellung zur Krankheit

Verhältnis zum Arzt
Ärzte werden grundsätzlich abgelehnt oder angenommen
Hausarztbindung – häufiger Wechsel
Bedeutung des Arztes für die eigene Person
Persönliche Einstellung zum Hausarzt
Inanspruchnahme anderer Ärzte
Compliance

Sonstige Daten und Informationen
Wichtige Daten zur Biographie
Nichterlebte und erlebte Krankheitsgeschichte
Schicksalsschläge
Todesfälle in der Familie
Angstauslösende Erlebnisse

Literatur

Aalderen HJ van (1978) Methodisch Werken, Huisarts en Wetenshap 21: 322
Adam D, Sturm E (Hrsg) (1980) Allgemeinmedizinische Weiterbildung. Schriftenreihe des BPA*, Heft 11
Anschütz F (1982) Indikation zum ärztlichen Handeln. Springer, Berlin Heidelberg New York
Argelander H (1970) Das Erstinterview in der Psychotherapie. Wissenschaftliche Buchgesellschaft, Darmstadt
Badura B (Hrsg) (1981) Soziale Unterstützung und chronische Krankheit, zum Stand sozialepidemiologischer Forschung. Suhrkamp, Frankfurt
Baker P (1978) A Textbook on theoretical and practical aspects of general practice. Allg Med Int 7: 100–102
Balint M (1964) Der Arzt, sein Patient und die Krankheit, 5. Aufl. Klett-Cotta, Stuttgart
Bayens J (1978) Patient presentation. Allg Med Int 7: 83–85
Berger J, Mohr J (1967) A fortunate man – the story of a country doctor. 2nd edn. The Writers and Readers, London
Beske F, Boschke WL (Hrsg) (1982) Standortbestimmung und Konzept Allgemeinmedizin. Deutscher Ärzteverlag, Köln
Bestallungsordnung für Ärzte (1967) Deutscher Ärzteverlag, Köln Berlin
Bensing J (1981) Scientific research within the Netherlands Institute of GP's. Allg Med Int 10: 173–176
Bergson H (1911) Materie und Gedächtnis. Diederich, Jena
Beusmans G et al. (1979) Blood loss. Rijksuniversiteit Limburg, Maastricht
Biermann HB (1977) Methodisches Handeln in der Allgemeinmedizin. Urban & Schwarzenberg, München Wien Baltimore
Björn JC, Cross HD (1973) A system for comprehensive care. Allg Med Int 2: 27
Bleuler M (1977) Was den Arzt ausmacht. In: Wunderli J, Weisshaupt K (Hrsg) Medizin im Widerspruch, für eine humane und an ethischen Werten orientierte Heilkunde. Walter, Olten Freiburg, S. 108–116
Blohmke M (1976) Wie ändern sich Inanspruchnahme und Bedarf an ärztlichen Leistungen durch den Patienten bei steigendem Angebot? Allg Med Int 5: 155–159
Blohmke M, Foerster RU (1979) Eine patientzentrierte Allgemeinmedizin. Prakt Arzt 16: 99–106
Brandlmeier P, Krüsi G (Hrsg) (1968) Der praktische Arzt heute, Probleme und Ziele der Allgemeinmedizin. Huber, Bern Stuttgart
Braun RN (1957) Die gezielte Diagnostik in der Praxis. Schattauer, Stuttgart
Braun RN (1961) Feinstruktur einer Allgemeinpraxis. Schattauer, Stuttgart
Braun RN (1970) Lehrbuch der ärztlichen Allgemeinpraxis. Urban & Schwarzenberg, München Berlin Wien
Braun RN (1976) Diagnostische Programme in der Allgemeinmedizin. Urban & Schwarzenberg, München Berlin Wien
Braun RN (1982) Allgemeinmedizin Standort und Stellenwert in der Heilkunde. Kirchheim, Mainz
Braun RN, Tutsch G (1968) Klinisch-Internistische Diagnostik – Diagnostik in der Allgemeinpraxis. MMW 110: 1429–1434
Breitkopf, Grunow (1980) Selbsthilfepotential in der Gesundheitsversorgung der BRD; Einstellungen, Motivation und strukturelle Rahmenbedingungen (Zwischenbericht). Bielefeld
Brenner G (1981) Berufsbild des Allgemeinarztes, eine Bestandsaufnahme. MMW 123: 465–468

* BPA = Berufsverband der Praktischen Ärzte und Ärzte für Allgemeinmedizin Deutschland (BPA) E.V., Belfortstraße 9/IX, 5000 Köln 1

Brody H (1980) Hol Health Rev 3: 163–178
Brooks R (1976) Deckt das ärztliche Angebot der Praxis den Gesundheitsbedarf der Gesellschaft? Allg Med Int 5: 149–151
Brouwer E (1982) Zweispurige Medizin. Allg Med Int 11: 21–23
Bruins C (1974) Das medizinische Modell. Allg Med Int 3: 9–11
Buchwald E (1947) Das Doppelbild von Licht und Stoff. Schiele & Schön, Berlin
Bundesminister für Forschung und Technologie (1978) Programm der Bundesregierung zur Führung von Forschung und Entwicklung im Dienste der Gesundheit. Bonn
Bussche R van den, Droge U, Hölzer KH, Kahlke W, Wlczek C (1980) Die Eignung von poliklinischem Unterricht an Lehrkrankenhäusern für die Ausbildung von Medizinstudenten. Forschungsbericht, Hamburg
Byrne PS (1974) The integrational function of the general practitioner, Allg Med Int 3: 7–8
Byrne P (1977) Niemals waren die Aussichten der Allgemeinmedizin für die Entwicklung von Forschung und Lehre so gut. Allg Med Int 6: 49
Byrne PS, Long BEL (1973) Learning to care, person to person. Churchill, Livingstone Edinburg London
Byrne PS, Long BEL (1978) Einübung in helfende Interaktion. Reinhardt, München Basel
Canadian Family Medicine (ohne Jahreszahl) Educational objectives for certification in family medicine. ed: The College of Family Physicians of Canada, Toronto
Cartwright A (1967) Patients and their doctors, a study of general practice. Routledge & Kegan, Paul, London
Chardin Tde (1959) Der Mensch im Kosmos. Beck, München
Cooper CL (1981) Streßbewältigung. Urban & Schwarzenberg, München Wien Baltimore
Crombie L (1981) Practice aktivity analysis, a pathway to self-education. Allg Med Int 10: 163–167
Cromme PVM (1976) Is health care based on fiction and can medical care be based on facts? Allg Med Int 5: 147–148
Cumming J, Cumming E (1979) Ich und Milieu, Theorie und Praxis der Milieu-Therapie, Vandenhoek & Ruprecht, Göttingen
Curtius F (1959) Individuum und Krankheit, Grundzüge einer Individualpathologie. Springer, Berlin Göttingen Heidelberg
DEGAM (1981) Richtlinien zur Ausbildung, Weiterbildung, Fortbildung und wissenschaftlichen Arbeit in der Allgemeinmedizin und Familienmedizin, Entscheidungen der Deutschen Gesellschaft für Allgemeinmedizin 1979–1981. Hamm 2100 Hamburg 90, Alter Postweg 20
Deneke JFV, Fiedler E (1982) Die ärztliche Versorgung in der Bundesrepublik Deutschland zum 31. Dezember 1981. Deutscher Ärzteverlag, Köln
Denecke P, Kloepper W, Sturm E (1982) Die Langzeitversorgung chronisch Kranker. Nieders Aerztebl 55: 632–635
Deutscher Ärztetag (1981) Die Bedeutung der Allgemeinmedizin – Entschließungen – Dtsch Aerztebl 78: 1130
Dieckhoff D (1983) Die Individualität des Patienten. Allg Med Int 12: 29–32
Dreibholz KJ (1978a) Was ist Allgemeinmedizin? Prakt Arzt 15: 2814–2816
Dreibholz KJ (1978b) Angebot und Nachfrage in der ärztlichen Primärversorgung. Prakt Arzt 16: 2632–2638
Dreibholz KJ (1979a) Was ist Allgemeinmedizin? Prakt Arzt 16: 481–482
Dreibholz KJ (1979b) Die Fortbildung des Allgemeinarztes. Prakt Arzt 16: 851–857
Dreibholz KJ (1981) Beispiele für gute und schlechte allgemeinärztliche Fortbildung. Prakt Arzt 18: 2055–2058
Dreibholz KJ, Haehn K-D (Hrsg) (1983) Hausarzt und Patient, Lehrbuch für Allgemeinmedizin. Schlütersche Verlagsanstalt, Hannover
Dreibholz KJ, Haehn K-D, Hildebrandt GS, Kossow K, Sturm E (1972) Ergebnisse, Probleme und Konsequenzen einer vergleichenden Diagnosestatistik. Allg Med Int 1: 103–110
Dreibholz KJ, Haehn K-D, Hildebrandt GS, Kossow K, Sturm E (1974) Häufigkeit von Krankheitsbezeichnungen in fünf Allgemeinpraxen. Allg Med Int 3: 21–25
Drury M, Hull R (1979) Introduction to general practice. Bailliere Tudell, London
Education of the health professions in the context of primary health care expansion (1978) Seminar of the Nordic Countries Denmark, Finland, Iceland, Norway, Sweden. Stockholm
Engelhardt VH (1978) Patienten-zentrierte Medizin. Enke, Stuttgart

Es JC van (1978) Der Hausarzt neuen Stils. Prakt Arzt 15: 2796–2812 (deutsch von Dreibholz)
Es JC van (1979) Need for specific research in general practice. Allg Med Int 8: 120–124
Es JC van (1980) Patient en huisarts, een leerboek huisartsgeneeskunde, tweede druck Bolm; Scheltena & Halkena, Utrecht
Es JC van (1981) Allgemeinmedizin braucht spezifische Forschung. Allg Med Int 10: 24–28
Essbach-Kreuzer U (1982) Selbsthilfe – eine neue Möglichkeit psychosozialer Versorgung. In: Pohlmeier H (Hrsg) Medizinische Psychologie und Klinik; Verlag für angewandte Psychologie; Stuttgart, S 183–202
Eulner HH (1969) Zur Geschichte des Praktischen Arztes. In: Sturm E Einführung in die Allgemeinmedizin, Perimed, Erlangen, S 284–292
European Public Health Committee (1973) Future organisation of medical practice in Europe, Council of Europe, Straßburg
European Conference on Teaching General Practice (1970) Report. Acco, Leuven
Feest J, Kapuste J (1970) Interviews in Ixburg. Urban & Schwarzenberg, München Berlin Wien
Fleming DM, Maes RM (1980) Facets of practice in the United Kingdom and Belgium. Allg Med Int 9: 5–11
Foerster HR (1980a) Theoretische Allgemeinmedizin hat ihre eigene wissenschaftliche Methode. Prakt Arzt 17: 880–890
Foerster HR (1980b) Die Familie als älteste anthropologische Gruppenbildung ist unersetzlich. Prakt Arzt 17: 2378–2384
Frankl VE (1975a) Die Psychotherapie in der Praxis. Deuticke, Wien
Frankl VE (1975b) Theorie und Therapie der Neurosen. Reinhardt, München
Frankl VE (1975c) Anthropologische Grundlagen der Psychotherapie. Huber, Bern
Frankl VE (1979) Der Mensch vor der Frage nach dem Sinn. Piper, München Zürich
Frankl VE (1980) Psychologisierung – oder Humanisierung der Medizin. Allg Med Int 9: 148–155
Frazer RC (1982) Forschung in der Allgemeinmedizin, Vor- und Nachteile und Vorgehensweise. Int Allgemeinmed Hochsch 13: 1072–1074, Z Allgemeinmed 1080–1082
Friedrich H, Kleinspehn T, Ziegeler G (1980) Verläufe von chronischen Krankheiten in Abhängigkeit von Folgeerscheinungen in der psychosozialen Umwelt – am Beispiel von Herzinfarkt und Diabetes. Selbstverlag, Göttingen
Fromm E (1982) Psychoanalyse und Ethik. Deutsche Verlagsanstalt, Stuttgart
Fry J (1979) Common diseases, their nature, incidence and care, 2nd edn. MTP Press, Lancaster England
Fry J, Gambrill E, Smith R (1978) Scientific foundations of family medicine. Heinemann, London
Gadamer HG, Vogler P (Hrsg) (1972) Neue Anthropologie, 6. Bd. Thieme, Stuttgart
Gagné RN (1969) Die Bedingungen des menschlichen Lernens. Schroedel, Hannover
Gärtner J (1960) Die eigenständigen Grundlagen der allgemein-praktischen Medizin. Z Aerztl Fortbild 54: 207–211
Gärtner J (1969) Der Systemcharakter der Allgemeinmedizin. Aerztl Prax 77: 3988–3999
Gärtner J (1978a) Behandeln wir Krankheiten oder Kranke? Allg Med Int 7: 166–170
Gärtner J (1978b) Was ist Allgemeinmedizin? Allg Med Int 7: 61–64
Gebser J (1973) Ursprung und Gegenwart. Deutscher Taschenbuchverlag, München
Gehlen A (1976) Der Mensch, seine Natur und seine Stellung in der Welt. Athenaion, Wiesbaden
Geiger F (1969) Die Führung einer Allgemeinpraxis. Urban & Schwarzenberg, München Berlin Wien
Gegenstandskatalog (GK3) s. Institut ...
Göpel H, Pinding M, Fischer-Harriehausen (1978) Zur Ermittlung von sozialen Versorgungslücken bei chronisch Kranken in einer Allgemeinpraxis, Prakt Arzt 15: 2640–2646
Grab A (1964) Aufbruch in der Allgemeinmedizin. Hippokrates, Stuttgart
Grol, R et al. (1981) Huisarts en Somatische Fixatie, Nederlands Universitair Huisartsen Instituut, Nijmegen
Grossath-Maticek R (1979) Krankheit als Biographie. Kiepenheuer & Witsch, Köln
Grundsätze zum Hausarztprinzip (1979) Thesenpapier. BPA, Belfortstraße 9, 5000 Köln 1
Guilbert JJ (1979) Ausbildung in den Gesundheitsberufen, Pädagogischer Leitfaden. Huber, Bern Stuttgart Wien
Haehn KD (Hrsg) (1975) Allgemeinmedizinische und sozialmedizinische Famulatur. Schriftenreihe des BPA, Belfortstraße 9, 5000 Köln, Heft 1

Haehn KD (1979) Was erwartet der Kranke von seinem Hausarzt? Prakt Arzt 16: 1959–1965
Haehn KD (1983) Die häufigsten Krankheitsbilder in der Allgemeinpraxis in Diagnose und Therapie. In: Dreibholz KJ, Haehn KD (Hrsg) Hausarzt und Patient, Lehrbuch für Allgemeinmedizin. Schlütersche Verlagsanstalt, Hannover. S244–289
Haehn KD, Schwartz FW (1980) Medizinische Theorie der allgemeinmedizinischen Diagnostik. MMW 122: 782–786
Härter G (1981) Das Forschungsdefizit in der Allgemeinmedizin. Allg Med Int 10: 529–533
Häussler S (1966) Die gesundheitlichen Auswirkungen des Eigenheimbaues. Z Aerztl Fortbild 55/3
Häussler S (1968) Die Lehre von der Allgemeinmedizin an der deutschen Universität. In: Brandlmeier P, Krüsi G (Hrsg) Der praktische Arzt heute, Probleme und Ziele der Allgemeinmedizin. Huber, Bern Stuttgart, S117–121
Häussler S (1969) Die Weiterbildung zum Arzt für Allgemeinmedizin. Hippokrates, Stuttgart
Häussler S (1982a) Problematik der Forschung in der Allgemeinmedizin. Allg Med Int 11: 5–9
Häussler S (1982b) Die Entwicklung des Faches Allgemeinmedizin in der Bundesrepublik Deutschland, Intern. AM u. Hochschule. Allgemeinmed 13: 1067–1070
Hamm H (1978) Die Zukunft der Individualmedizin, Überlegungen zur Theorie der Allgemeinmedizin. Prakt Arzt 15: 1487–1498
Hartmann F (1972) Begriff und Funktion der Diagnose. MMW 114: 117–126
Hartmann F, Pflanz M (1971) Klinisches und sozialwissenschaftliches Curriculum zu der Medizinischen Hochschule Hannover, Arbeitskreis für Hochschuldidaktik, Hochschuldidaktische Materialien Heft 31, Hamburg
Hassenstein B (1972) Das spezifisch Menschliche nach den Resultaten der Verhaltensforschung. In: Gadamer HG, Vogler P (Hrsg) Neue Anthropologie, 2. Bd. Thieme, Stuttgart, S60–178
Heidelberger Gespräch (1967) Schriftenreihe für den Praktischen Arzt. Berufsverband der praktischen Ärzte für Allgemeinmedizin. Belfortstraße 9, 5000 Köln, Heft 2
Heim E (1980) Krankheit als Krise und Chance (Stufen des Lebens Bd. 7) Kreuz, Stuttgart
Heissler A (1928) „Dennoch Landarzt". Verlag der ärztlichen Rundschau, München
Heller G (1973) Probleme der Früherkennung in der täglichen Praxis. Allg Med Int 2: 10–12
Heller G (Hrsg) (jährl) Hinweise für die Allgemeinpraxis. Arbeitsgemeinschaft für praxisnahe Fortbildung am Österreichischen Institut für Allgemeinmedizin, Bahnhofstraße 22, A-9020 Klagenfurt, Österreich
Herhaus E (1977) Kapitulation, Aufgang einer Krankheit, 2. Aufl. Hauser, München
Hirsch W, Rust K (1961) Praktische Diagnostik ohne klinische Hilfsmittel, 2. Aufl. Barth, München
Hogarth J (1975) Glossary of health care terminology. WHO, Kopenhagen
Holzkamp K (1968) Wissenschaft als Handlung. de Gruyter, Berlin
Horder J (1955) General practice – some differences. London Hosp. Gaz.
Horder J (1980) Continuing education and performance in practice. Allg Med Int 9: 114–118
Horder J, Horder E (1954) Illness in General Practice. The Practitioner 173: 177
Hull FM (1981) 10 Jahre Europäische Forschungsgemeinschaft (EGPRW). Allg Med Int 10: 148–151
Huygen FJA (1979a) Familienmedizin. Hippokrates, Stuttgart
Huygen FJA (1979b) How families master health problems. Allg Med Int 8: 57–63
Huygen FJA (1980) Die Familie und der Hausarzt. Allg Med Int 9: 57–62
Huygen FJA (1981) Verwirklichung der Familienmedizin. Allg Med Int 10: 5–10
ICHPPC (International classification of health problems of primary care) 2, mit Definitionen, vorläufige Ausgabe. Deutsche Übersetzung veranlaßt und durchgeführt von Haehn KD (1983). Abteilung für Allgemeinmedizin, Medizinische Hochschule, Hannover
Infratest (1978) Das Arztbild in der Bevölkerung. Infratest, München
Infratest (1981) Der Allgemeinarzt – Aufgaben und Stellung aus der Sicht des Gebietsarztes und des Krankenhausarztes. Ergebnis einer repräsentativen Umfrage im Auftrage des BPA. Infratest Gesundheitsforschung, München
Institut für medizinische Prüfungsfragen (Hrsg) (1979) Gegenstandskatalog für den zweiten Abschnitt der ärztlichen Prüfung (GK3), 2. Aufl. Schmidt & Bödige, Mainz
Introduction to the medical study (1979) Rijksuniveriteit Limburg, Maastricht
Jores A (1968) Um eine Medizin von morgen, Beiträge zur ärztlichen Besinnung auf den ganzen Menschen. Huber, Bern Stuttgart
Jores A (1978) Menschsein als Auftrag. Huber, Bern Stuttgart Wien

Jordan P (1970) Schöpfung und Geheimnis. Stalling, Oldenburg Hamburg
Jork K (1977) Hausbesuche als Spezifität der Allgemeinmedizin. Z Allg Med 53: 1162–1168
Kahlke W, Sturm E, Schütze HG (Hrsg) (1980) Neue Wege der Ausbildung für ein Gesundheitswesen im Wandel. Urban & Schwarzenberg, München Wien Baltimore
Kane WJ (1980) USA: The training of family physicians. Allg Med Int 9: 42–47
Kapuste J, Schuster W, Sturm E (1972) Ärztliche Ausbildung und regionale Patientenversorgung, ein Modell für Osnabrück. Schriften zum Bildungswesen in Osnabrück. Fromm, Osnabrück
Katsch G (1958) Der therapeutische Imperativ des Arztes. Lehmann, München
Katschnig H (Hrsg) (1980) Sozialer Streß und psychische Erkrankung in Fortschritte der Sozialpsychiatrie. Urban & Schwarzenberg, München
Kay CR (1974) Oral contraception study. An interim report of the Royal College of General Practitioners. Pitman, London Manchester
Kickbusch I (1981) Die Bewältigung chronischer Krankheit in der Familie: einige forschungskritisch-programmatische Bemerkungen. In Badura B (Hrsg) Soziale Unterstützung und chronische Krankheit. Suhrkamp, Frankfurt
Kloepper W (1982) Kontinuität der Patienten – und Familienbetreuung. Allg Med Int 11: 52–56
Knabe H (Hrsg) (1965) Der Arzt auf dem Lande und seine Helfer. Volk und Gesundheit, Leipzig
Koestler A (1980) Die Armut der Psychologie, der Mensch als Opfer des Versuchs, irrationalem Verhalten mit rationalen Methoden beizukommen. Scherz, Bern München
Kosanke B, Busch W (1981) Weiterbildung in der Allgemeinmedizin. MMW 123: 469–472
Kossow KD (1983) Das Hausarztprinzip. In: Dreibholz KJ, Haehn K-D (Hrsg) Hausarzt und Patient, Lehrbuch für Allgemeinmedizin. Schlütersche Verlagsanstalt, Hannover, S 30–34
Kräupl-Taylor F (1979) The concepts of illness, disease and morbus. Cambridge University Press, Cambridge
Kretschmer E (1967) Körperbau und Charakter, 25. Aufl. Springer, Berlin Heidelberg New York
Kümmell H-C (1980) Welche Digitalis-Behandlung ist gegenwärtig noch vertretbar? MMW 122: 787–791
Kuenssberg EV (1975) Warum entwickelt sich das Fach Allgemeinmedizin in der Bundesrepublik Deutschland so langsam? Allg Med Int 4: 38–39
Kuenssberg EV (1979) Forschung durch Allgemeinärzte. Allg Med Int 8: 149–152
Kuhn S (1970) „Paradigma“ The structure of scientific revolution. University of Chicago Press, Chicago
Last JM (1963) The iceberg, completing the clinical picture in general practice. Lancet 2: 28
Lauster P (1980) Die Liebe, Psychologie eines Phaenomens. Econ, Düsseldorf
Leeuwenhorst Working Party (1974) Statement by a working party appointed by the second european conference on the teaching of general practice. J R Coll Gen Pract [Occas Pap] 27: 117
Lieck E (1928) Der Arzt und seine Sendung. Lehmann, München
Lorenz K (1973) Rückseite des Spiegels. Piper, München
Luban-Plozza B (1973) Medizinische und psycho-soziale Aspekte der Prävention in der Allgemeinmedizin. Allg Med Int 49–51
Lüdke HW (1981) Wie mächtig ist die Medizin – wie menschlich ist die Medizin? Prakt Arzt 18: 625–637, 770–781, 921–927
Lukas D (1980) Auch dein Leben hat Sinn. Logotherapeutische Wege zur Gesundung. Herder, Freiburg
Lukas D (1981) Logotherapie. Allg Med Int 10: 55–58
Marinker M (1980) Primary health care as a concept and as an organisational structure. In: Noack M (ed) Medical education and primary health care. Croom Helm, London, pp 103–111

Marsh GN (1976) Can we learn from each other? Comparison of the work of GP's in USA and U.K. Allg Med Int 5: 134–139
Martini P (1968) Methodenlehre der therapeutisch klinischen Forschung, 4. Aufl. Springer, Berlin Heidelberg New York
Mattern H (1979) Familie in der Krise. Allg Med Int 8: 69–72
McWhinney IR (1978) Der Entscheidungsprozeß in der Allgemeinmedizin – ist er anders? Allg Med Int 7: 163–165
Medalie JH (1978) Family medicine, principles an applications. Williams & Wilkens, Baltimore
Mering O von (1969) Erkranken, Gesundwerden und Problemlösen – eine verhaltenswissenschaft-

liche Studie. In: Mitscherlich, Brocher, Mering, Horn (Hrsg). Der Kranke in der Gesellschaft. Kiepenheuer & Witsch, Köln, S 332–348

Meyer W (1972) Einfache Untersuchungsmethoden als Grundlagen der Allgemeinmedizin. Allg Med Int 1: 44–47

Middelbeck C (1980) A succesful method for refresher courses in the Netherlands. Allg Med Int 9: 128–131

Möhr JR (1976) Das Spektrum allgemeinärztlicher Leistungen, Bericht über die Verdenstudie, Allg Med Int 5: 162–169

Moeller ML (1981) Anders helfen, Selbsthilfegruppen und Fachleute arbeiten zusammen. Klett-Cotta, Stuttgart

Moore CA (1977) Integrating family medicine – General practice in the undergraduate curriculum. Allg Med Int 6: 67–70

Morrell DC (1976a) An introduction to primary medical care. Churchill Livingstone, Edinburgh London New York

Morrell DC (1976b) Wahrnehmung und Meldung von Beschwerden, Allg Med Int 5: 160–161

Murdoch JC (1982) The patient as teacher. Allg Med Int 11: 26–27

Netherlands Huisartsen Institut (ed) Continnous morbidity registration, sentinal stations. Utrecht (erscheint jährlich)

Newmann I (1980) Das Team für Primärversorgung. In: Kahlke W, Sturm E, Schütze HG (Hrsg) Neue Wege der Ausbildung für ein Gesundheitswesen im Wandel. Urban & Schwarzenberg, München Wien Baltimore, S 113–120

Noack H (ed) (1980) Medical education and primary health care. Croom Helm, London

Nuyens Y (1978) Primary health care project, Department of Medical Soziology, Leuven, Belgien. s. Dreibholz (1978b)

OECD (1975) New directions in education for changing health care systems. OECD, 2 Rue André Pacal, 75775 Paris Cedex 16, France

OECD (1977) Health higher education and the community towards a regional health university. OECD, 2 Rue André Pascal, 75775 Paris Cedex 16, France

Oepen H (1980) Wissenschaftliche Aufgaben der Allgemeinmedizin. Prakt Arzt 17: 1148–1154

Pauli GG (1977) Primärmedizin und Medizinstudium Allg Med Int 6: 71–74

Pereira-Gray DP (1982) Second sight. J R Coll Gen Pract [Occas Pap] 32: 505–506

Pichler H (1967) Zur Logik der Gemeinschaft, In Ganzheit und Gemeinschaft. Steiner, Wiesbaden

Pickles WN (1972) Epidemiology in country practice. Devonshire Press, Torquay, Devon

Popper KR (1973) Logik der Forschung, 5. Aufl. Mohr (Paul Siebeck), Tübingen

Prigogine I, Stengers I (1981) Dialog mit der Natur, Neue Wege naturwissenschaftlichen Denkens. Piper, München

Querido A (1963) The efficiency of medical care, Steufert Kroese, Leiden

Rakel RE (1977) Principles of family medicine. Saunders, Philadelphia London Toronto

Ranson DC, Vandervoort HE (1973) The development of family medicine problematic trends. JAMA 225: 1098–1102

Rasmussen KB (1980) Methodik der Fortbildung. Ein dänischer Vorschlag für die Fortbildung in „Primärmedizin". Allg Med Int 9: 123–127

RCGP (1972) The future general practitioner Learning and teaching. Working Party of the Royal College of General Practitioners. British Medical Association, London

Reering E (1977) Medical care evaluation; the link between professional requirements in medicine and medical education. Allg Med Int 6: 59–62

Rice DJ (1967) Canadian family physician, Prakt Arzt 4: 402

Richardson HB (1945) Patients have families. Commonwealth Fund, New York

Richardson IM (1975) The value of a University departement of general practice. Br Med J 4: 740

Rilke RM (1904–1910) Die Aufzeichnungen des Malte Laurids Brigge, Insel, Leipzig

Röpke E (1969) Über den Wandel der Krankheitsbilder in einer ländlichen Allgemeinpraxis. In: Sturm E (Hrsg) Einführung in die Allgemeinmedizin, Teil I. Perimed, Erlangen, S 184–186

Rogers CR (1973) Die klient-bezogene Gesprächstherapie. Kindler, München

Rohde JJ, Salzmann B (1968) Karriereabsichten und Einstellungen zum Beruf des Praktischen Arztes. Nieders Aerztebl 41: 321–325

Rothschuh K (Hrsg) (1978) Konzepte der Medizin in Vergangenheit und Gegenwart. Hippokrates, Stuttgart

Rudolph W, Tschohl P (1977) Systematische Anthropologie. Fink, München
Rust (1961) siehe Hirsch und Rust
Sachse P (1969) In: Sturm E Einführung in die Allgemeinmedizin, Teil I. Perimed, Erlangen, S 25
Satir V (1975) Selbstwert und Kommunikation, Familientherapie für Berater und zur Selbsthilfe. Pfeiffer, München
Semesterberichte: Unterrichtsveranstaltungen Allgemeinmedizin in der Bundesrepublik Deutschland. Hrs. Vereinigung der Hochschullehrer und Lehrbeauftragten für Allgemeinmedizin e. V., Albstadtweg 11, 7000 Stuttgart 80, erscheint halbjährlich, seit 1979 in gebundener Form
Sentinel Stations s. Netherlands Huisartsen ...
Sigling HO (1982) Menschenbild und Krankheitsbegriff. Allg Med Int 11: 131–134
SIMG (1969) Ziele und Aufgaben der Internationalen Gesellschaft für Allgemeinmedizin. Generalsekretariat, Bahnhofstraße 22, A-9020 Klagenfurt
Simpson MA (1977) Problem-based learning in medicine. Allg Med Int 6: 63–66
Simpson MA (1980) Epilogue: Medical education and primary health care, a critical review. In: Noack H (ed) Medical education and primary health care. Croom Helm, London, pp 321–327
Spreeuwenberg C (1981) The general practitioners and terminal care. Allg Med Int 10: 11–14
Schaefer H (1963) Die Medizin in unserer Zeit. Piper, München
Schaefer H (1979) Plädoyer für eine neue Medizin. Piper, München Zürich
Schaefer H (1983) Die Individualität der Krankheit. Allg Med Int 12: 12–18
Schaefer H, Blohmke M (1972) Sozialmedizin. Thieme, Stuttgart
Scharf G (1977) Manuel practice de la formation continue du medecin. Intergraphe, Bayonne
Scharf G (1979) Interformation. Allg Med Int 8: 124–125
Scharf G (1980) The Lorraine model of continuing education. Allg Med Int 9: 119–122
Scheler F (1983) Zusammenarbeit zwischen Klinik und Hausarzt. Nieders Aerztebl 56: 123–125
Schmidbauer W (1977) Die hilflosen Helfer. Rowohlt, Hamburg
Schmücker N (1967) Arzt in der Praxis. Lehmanns, München
Schüttrumpf B (1979) Finanzielle Dimensionen ärztlicher Tätigkeit. Die Relation von Leistungsbedarf und Verordnungen. Prakt Arzt 16: 3415-3418
Schumann SH (1978) Life events, time flow and family epidemiology. In: Medalie J (ed) Family medicine. Williams & Wilkins, Baltimore, pp 37–50
Schwartz FM (1981) Allgemeinmedizin – Wunsch und Wirklichkeit. MMW 123: 453–454
Stephen WJ (1979) An analysis of primary care – an international study. University Press, Cambridge
Sternberg M (1926) Die Bedeutung der scholastischen Philosophie für das heutige medizinische Denken. In: Schaxel J (Hrsg) Abhandlungen zur theoretischen Biologie. Bornträger, Berlin, S 1–22
Stimson G, Webb B (1975) Medicine, illness and society. Going to see the doctor, the consultation process in general practice. Routledge & Kegan Paul, London
Strotzka H (1983) Die Individualität der Seele. Allg Med Int 12: 19–23
Sturm E (1967) Famulatur in der Allgemeinpraxis. Medizinstudent 3: 13
Sturm E (1969 a) Einführung in die Allgemeinmedizin, Teil I. Perimed, Erlangen
Sturm E (1969 b) Allgemeinmedizin ist Schulmedizin, Vorschläge zum systematischen Aufbau des Faches Allgemeinmedizin. Prakt Arzt 6: 16–21, 55–60
Sturm E (1969 c) Bioptische Befunde bei Belastungsinsuffizienz der Leber. Mat Med Nordm 21: 395–401
Sturm E (1971) Ausbildungszustand der Approbierten und spezielle Weiterbildung zum Arzt für Allgemeinmedizin in Lehrpraxen. Bericht über die Zusammenarbeit mit Assistenten in einer Allgemeinpraxis Prakt Arzt 8: 920–926
Sturm E (1974) Dokumentation psychischer und sozialer Daten in der Allgemeinpraxis. Prakt Arzt 11: 606–610
Sturm E (1976) Möglichkeiten der Kooperation zwischen Allgemeinmedizin und klinischer Medizin. Nieders Aerztebl 49: 114–117
Sturm E (1977) Vergleichbarkeit der bei der Feldforschung in der Allgemeinpraxis erhobenen Daten. In: Verdenstudie (Hrsg) Haehn KD, Möhr JR Strukturanalyse allgemeinmedizinische Praxen. Deutscher Ärzteverlag, Köln (Schriftenreihe, Bd VII des Zentralinstitutes für die Kassenärztliche Versorgung in der BRD, Haedenkampstr. 5, 5000 Köln 41)

Sturm E (1978a) Wertsystem und Sozialisation. Prakt Arzt 15: 2686–2690

Sturm E (1978b) Patientorientiertes Denken und Handeln des Allgemeinarztes. Prakt Arzt 15: 4134–4142

Sturm E (1980a) Niederlassung als Allgemeinarzt, 3. Aufl. Deutscher Ärzteverlag, Köln, 43 Seiten

Sturm E (1980b) Versorgungsintegrierte Ausbildung: Die Ausbildung und Weiterbildung auf die praktische Tätigkeit aus der Sicht des Allgemeinarztes. In: Kahlke W, Sturm E, Schütze HG (Hrsg) Neue Wege der Ausbildung für ein Gesundheitswesen im Wandel. Urban & Schwarzenberg, München Wien Baltimore, S 72–80

Sturm E (1982a) Leitlinien für eine Entwicklung der allgemeinmedizinischen Weiterbildung. Prakt Arzt 19: 752–729, 943–949, 1086–1092

Sturm E (1982b) Langzeitversorgung chronisch Kranker, das Göttinger Kooperationsmodell. Allg Med Int 11: 94–96

Sturm E (1982c) Weiterbildungskatalog Allgemeinmedizin. In: Beske F, Boschke WL (Hrsg) Standortbestimmung und Konzept Allgemeinmedizin. Deutscher Ärzteverlag, Köln, S 115–119

Sturm E (1982d) Befragung von niedergelassenen Ärzten zur Problematik der Weiterbildung. In: Beske F, Boschke WL (Hrsg) Standortbestimmung und Konzept Allgemeinmedizin. Deutscher Ärzteverlag, Köln, S 180–187

Tate PHL, Pendleton DA (1980) Why not tear up the European aims? J R Coll Gen Pract [Occas Pap] 30: 743

Timell A (1980) L'éthique dans la medicine. Can Fam Phys 26: 912

Tönies H (1981) Der Hausbesuch des Allgemeinarztes. Hippokrates, Stuttgart

Touw-Otten F (1982) Erforschung komplexer Probleme. Allg Med Int 11: 170–175

Tuchmann Barbara (1980) Der ferne Spiegel, Claasen Düsseldorf

Troschke G von (1968) Motivationen und Gegenmotivationen zur Wahl des Berufes „Praktischer Arzt" bei Medizinstudenten. Magister Arbeit a. d. Ludwig-Maximilian-Universität, München

Trotsenburg E van (1982) Der praktische Arzt als Lehrer. Allg Med Int 11: 17–20

Tutsch G (1976) Entspricht die Nachfrage des Patienten seinem objektiven Bedarf? Allg Med Int 5: 152–154

Uexküll T van, Wesiack W (1979) Realität – soziale Wirklichkeit – und der diagnostisch-therapeutische Zirkel, in: Uexküll T van (Hrsg.) (1979) Lehrbuch der Psycho-somatischen Medizin. Urban & Schwarzenberg, München, Wien Baltimore, S 72–91

Velden HGM van der (1981) Ausbildung in den Niederlanden. Allg Med Int 10: 127–128

Velden HGM van der (1981) Epidemiologie als Grundlage einer wissenschaftlichen Allgemeinmedizin. Allg Med Int 10: 168–173

Velden HGM van der (1983) Über die Lehrsituation der Allgemeinmedizin in den Niederlanden. Nieders Aerztebl 56: 209–212

Verbrugh H (1978) Paradigma and conceptical development in theory of disease. Dissertation an der Erasmus-Universität, Rotterdam

Verdenstudie (1977) Strukturanalyse allgemeinmedizinischer Praxen. Deutscher Ärzteverlag, Köln (Schriftenreihe Bd VII, des Zentralinstituts f. d. Kassenärztl. Versorgung i. d. BRD, Haedenkampstr. 5, 5000 Köln 41)

Vester F (1980) Neuland des Denkens. Deutsche Verlagsanstalt, Stuttgart

Viefhus H (1979) Die Stellung des Hausarztes in unserem System der medizinischen Versorgung. BPA, Köln, Heft 8

Vogel S (1972) Komplementarität in der Biologie. In: Gadamer HG, Vogler P (Hrsg) Neue Anthropologie, 6. Bd. Thieme, Stuttgart, S 152–194

Vogler P (1972) Disziplinärer Methodenkontext und Menschenbild. In: Gadamer HG, Vogler P (Hrsg) Neue Anthropologie, 6. Bd. Thieme, Stuttgart, S 3–21

Vollmer G (1980) Evolutionäre Erkenntnistheorie. Hirzel, Stuttgart

Weed LL (1969) Medical records, medical education and patient care. Case Western Reserve University, Cleveland

Weisshaupt K (1977) Ethik und Medizin. In: Wunderli J, Weisshaupt K (Hrsg) Medizin im Widerspruch, für eine humane und an ethischen Werten orientierte Heilkunde. Walter, Olten Freiburg, S 17–44

Weiterbildung zum Allgemeinarzt (1980) Inhalt, Umfang und Methode. Vereinigung der Hochschullehrer und Lehrbeauftragten für Allgemeinmedizin e. V. Albstadtweg 11, 7000 Stuttgart-Möhringen 80

Weizsäcker V von (1948) Grundfragen medizinischer Anthropologie. Frische, Tübingen
Weizsäcker V van (1950) Diesseits und jenseits der Medizin. Koehler, Stuttgart
Weizsäcker V van (1951) Der kranke Mensch, eine Einführung in die Medizinische Anthropologie. Koehler, Stuttgart
Wesiack WD (1974) Grundzüge der psychosomatischen Medizin. Beck, München
White KL, Williams TF, Greenberg GB (1961) The ecology of medical care. N Engl J Med 265: 885–892
WHO (1964) General practice, Genf
WHO (1970) The role of the primary physician in health services, Kopenhagen
WHO (1973) Trends in the development of primary care, Kopenhagen
WHO (1976) Educational handbook
WHO (1979) Primary health care in Europe
WHO (1980) The planning of health services, Kopenhagen
WONCA (1972) Proceedings of the Fifth World conference on general practice, Melbourne
Wunderli J, Weisshaupt K (1977) Medizin im Widerspruch, für eine humane und an ethischen Werten orientierte Heilkunde. Walter, Olten Freiburg (Brsg)
Zorn F (1977) Mars. Kindler, München

Anmerkungen

Kapitel 1

1 Mit „Hausarzt" sind stets alle in der Allgemeinpraxis selbständig niedergelassenen Ärzte gemeint. Zu den Berufsbezeichnungen der in der Allgemeinpraxis tätigen Ärzte s. Anhang S. 243
2 Infratest-Umfrage *Das Arztbild in der Bevölkerung,* München, Dezember 1978
3 Diese Zahlen wurden vom Zentralinstitut der Kassenärztlichen Bundesvereinigung ermittelt (Brenner 1981)
4 Erfahrungsgemäß suchen zahlreiche Patienten den Spezialisten mit dem Originalkrankenschein direkt auf, obgleich sie einen Hausarzt haben (schätzungsweise 15–20%)
5 Laut Brenner (1981) deuten bisherige Untersuchungen darauf hin, „daß insbesondere bei jüngeren Leuten, bei Personen mit höherem Einkommen und bei Personengruppen mit gehobener Bildung der direkte Zugang zum Facharzt am stärksten ist.... Gründe für den Arztwechsel können aber auch darin liegen, daß infolge der nicht unerheblichen Ausscheidungsquote älterer Ärzte Patienten gezwungen sind, neue Arzt-Patient-Kontakte zu knüpfen und – wenn sie sich schon neu orientieren – dann offensichtlich leichter den Weg zu einem neuen unbekannten Facharzt als zu einem neuen unbekannten Allgemeinarzt finden. Man wird aber auch nicht ausschließen können, daß der vermeintlich höhere Status oder die vermeintlich höhere Kompetenz des Facharztes offenbar in zunehmendem Maße auch das Inanspruchnahmeverhalten breiter Patientenschichten bestimmt."
6 Infratest-Umfrage *Der Allgemeinarzt, Aufgaben und Stellung aus der Sicht des Gebietsarztes und des Krankenhausarztes,* München 1981
7 In der Bundesrepublik Deutschland dürfen sich junge Ärzte bereits 6 Monate nach Verlassen der Universität in einer Allgemeinpraxis niederlassen und erhalten die Zulassung zu den Krankenkassen!
8 Das sehr unterschiedliche Leistungsangebot und Niveau der Hausärzte ist nicht für Deutschland spezifisch, sondern beides wurde auch von Fleming u. Maes (1980) bei einer Erhebung unter den belgischen und britischen Allgemeinärzten festgestellt.
9 1969 wurde die Anerkennung als „Arzt für Allgemeinmedizin" oder „Allgemeinarzt" eingeführt und mit der Anerkennung als Facharzt (heute Gebietsarzt) gleichgesetzt. Diese Bezeichnung ist bis heute nicht populär geworden, während die Einführung des „family doctor" in den USA eine Renaissance der dortigen Allgemeinmedizin einleitete
10 Laut Schwartz waren die Rettungsmaßnahmen in der Bundesrepublik Deutschland nicht nur erfolglos, sondern haben sich in der Regel sogar zum Nachteil der Hausärzte ausgewirkt
11 Mit dem geläufigen Begriff „England" ist stets das „Vereinigte Königreich" (United Kingdom) gemeint
12 Empfehlungen der WHO (Kaprio 1979)
13 Gemeint ist Kanada
14 Am „Heidelberger Gespräch" haben teilgenommen: die Universitätsprofessoren Jores, Mitscherlich, Schäfer, Schön, von Uexküll und V. von Weizsäcker sowie die praktischen Ärzte Braun, Martin, Prosenc u. a.
15 BPA = Berufsverband der Praktischen Ärzte und Ärzte für Allgemeinmedizin Deutschland (Deutscher Hausärzteverband)
16 Die nachfolgende Definition wurde 1979 im sog. „Silbernen Papier" mit dem Titel „Grundsätze zum Hausarztprinzip" veröffentlicht
17 So ist es auch zu verstehen, daß viele Ärzte „Hausarzt" genannt werden, die keine 4jährige Weiterbildung zum Arzt für Allgemeinmedizin absolviert haben, also die praktischen Ärzte
18 „Der Hausarzt ist der, von dem der Patient sagt: ‚Er hat sich nicht auf etwas spezialisiert, er hat sich auf mich spezialisiert'" (Viefhus 1979)

19 „Der Hausarzt neuen Stils ist die wichtigste wissenschaftlich qualifizierte Kraft innerhalb der Primärversorgung“ (Kossow 1982)

Kapitel 2

1 Lüdke (1981) zieht Parallelen zur ökonomischen, technischen und gesellschaftlichen Entwicklung seit 100 Jahren und spricht von einer „industriellen Revolution“ auch in der Medizin
2 Nach Gebser (1973) kommt es bei jedem Umschlag von Qualität in Quantität zu Fehlentwicklungen, bestimmt durch Masse und Maßlosigkeit
3 Die Erfolge haben einen neuen Aberglauben gefördert, alles sei wißbar und alles sei machbar
4 So werden bei Krankheitszuständen, die sich durchaus auf weniger aufwendige Weise abklären lassen, routinemäßig aufwendige, belastende und teure technische Untersuchungen veranlaßt (Labor, Röntgen, Endoskopie, Computertomogramm u. a.)
5 „Die Bedeutung des Hausarztes als alternative Bezugsperson für die Gesamtpersönlichkeit des Leidenden nimmt in dem Maße zu, wie die subjektiven Bezüge zwischen den Menschen unserer Gesellschaft durch objektivierte Rollenbeziehungen ersetzt werden, in deren Leistungsanforderungen sich nur der Gesunde behaupten kann“ (Kossow 1983, S. 31)
6 Daß ein einseitiger mechanistisch-deterministischer Denkansatz in der Medizin historisch viel weiter zurückreicht, weist Sternberg (1926) nach. Aufgrund des „unabweislichen Bedürfnisses nach philosophischer Grundlage, wie es nun einmal in jeder Wissenschaft besteht, .. hat die medizinische Tradition ... ihre axiomatischen und metaphysischen Grundlagen der aristotelisch-scholastischen Philosophie entnommen, freilich aus dem Zusammenhang gerissen und damit zur Quelle von mancherlei Mißverständnis und Irrtum gemacht.“
7 Zum Beispiel wurde das Fach Hygiene überwiegend im Bereich der Seuchenhygiene und Mikrobiologie ausgebaut. Im Gegensatz zur großen Bedeutung der Hygiene in der Antike, spielte sie bei der Entwicklung der klassischen Medizin eine unbedeutende Nebenrolle
8 Auch Kräupl-Taylor (1979) spricht von Krankheiten wie von eigenständigen Entitäten
9 Wurzeln dafür sind auch in einer Zeit zu suchen, in der (1933–45) der Wahlspruch galt: „Du bist nichts, dein Volk ist alles!“ (Hitler)
10 Rohde u. Salzmann haben dies schon 1968 festgestellt; inzwischen hat sich dieser Trend verstärkt
11 „Weiterbildung“ wird die Periode genannt, in der sich ein Assistent zwischen Staatsexamen und Niederlassung für das Fachgebiet qualifiziert, in dem er später tätig sein wird. Die Weiterbildung dauert je nach Fachgebiet 4–6 Jahre
12 Die Weiterbildungsordnung zum „Arzt für Allgemeinmedizin“ ist als einzige freiwillig.
Sie schreibt vor:
1–1½ Jahre *Innere Medizin* im Stationsdienst,
1 Jahr *Chirurgie,*
3 Monate *Allgemeinmedizin* (obligatorisch),
1 Jahr und 3 Monate *wahlfrei.*
Diese wahlfreie Zeit wird bisher in der Regel an Krankenhausabteilungen absolviert
13 In einer Fragebogenerhebung, die der Verfasser 1978 bei 663 seit 5 Jahren in der Allgemeinpraxis niedergelassenen Ärzten durchgeführt hat, kam zum Ausdruck, daß die Weiterbildung an Krankenhäusern dem Weiterbildungsbedarf künftiger Hausärzte nur sehr bedingt entspricht. (Sturm in „Standortbestimmung und Konzept der Allgemeinmedizin“, S. 93 und 180–187)
14 Aufgrund des krankheitsorientierten Denkens ist es in der Bundesrepublik Deutschland zu folgendem unhaltbarem Zustand gekommen: Während jeder Arzt, der sich als Spezialist niederlassen will, als Voraussetzung für die Kassenzulassung eine obligatorische Weiterbildungszeit von 4–6 Jahren ableisten, festgelegte Qualifikationsnachweise erbringen und eine Prüfung ablegen muß, wird einem Arzt, der in der Allgemeinpraxis tätig werden will, die Kassenzulassung ohne jeden weiteren Qualifikationsnachweis 6 Monate nach der Approbation erteilt.
Nach wiederholten Interventionen verantwortungsbewußter Hausärzte hat der Deutsche Ärztetag 1983 beschlossen, die sog. Vorbereitungszeit (s. Anm. 19 zu Kap. 15) auf 18 Monate zu verlängern. Auch diese Zeit reicht keinesfalls aus, damit sich aus einem überwiegend theoretisch ausgebildeten Hochschulabsolventen ein qualifizierter Hausarzt entwickelt; dazu benötigt er mindestens 4 Jahre.

15 Etwa 50% der Bevölkerung wurde 1969 von Hausärzten versorgt (Aeffner)

16 Während die effektiv abgeleistete Weiterbildungszeit bei den Internisten ansteigt, hat sie bei zukünftigen Hausärzten sinkende Tendenz (s. Tab. 4, S. 20)

17 In den meisten Ländern der Welt sind die Allgemeinärzte entweder gleichberechtigt oder anteilig zur Krankenhausversorgung zugelassen

18 Die Weiterbildung aller Ärzte erfolgt überwiegend an den Spezialabteilungen der Krankenhäuser. Chefärzte vergeben Weiterbildungsstellen fast ausschließlich an die Assistenten, die die Weiterbildung in diesem Spezialfach anstreben und deshalb länger auf ihrer Abteilung verbleiben. Zukünftige Hausärzte, die während ihrer 4jährigen Weiterbildung die Abteilungen wiederholt wechseln müssen, werden bei Bewerbungen kaum berücksichtigt, weil sie jeweils nur ein Jahr bleiben können. Dadurch wird die „Überproduktion" an Spezialisten fixiert (s. Sturm 1982a)

19 Obgleich nur für 1% der Bevölkerung Krankenhausbetten zur Verfügung stehen, verbrauchen die Krankenhäuser über 25% der Kosten im Gesundheitswesen und beschäftigen über 50% der in der Krankenversorgung tätigen Ärzte

20 Bis 1960 galt ein Zahlenverhältnis Praktische Ärzte zu Fachärzten wie 2:1. Ein Verhältnis 1:1 würde dem gegenwärtigen Bedarf entsprechen

21 Bei den vom Bundesausschuß „Ärzte-Krankenkassen" beschlossenen Bedarfsberechnungen wird z. B. ein Gynäkologe zu 40% der hausärztlichen Primärversorgung zugerechnet, wenn er 40% Originalkrankenscheine abrechnet (was häufig vorkommt, weil ihn viele Frauen direkt aufsuchen). Dadurch wird aber der Mangel an Hausärzten nur verschleiert

22 Damit ist in Anbetracht der hohen Nachwuchszahlen und der begrenzten Möglichkeiten, an Krankenhäusern zusätzliche Planstellen für Weiterbildung einzurichten, ab 1984 zu rechnen

23 Krankheitsbezogene Leistungen fallen bei den Spezialisten häufiger an als bei Hausärzten. Für viele hausärztliche Leistungen ist überhaupt keine Honorierung vorgesehen, zum Beispiel gibt es für die Registrierung, Dokumentation und Archivierung individueller Patientendaten keine Gebührenordnungsziffer. Auch wurden die technischen und apparativen Leistungen der Spezialisten von jeher höher bewertet als rein ärztliche Leistungen. Daran hat sich trotz einiger Korrekturen kaum etwas geändert.

24 Aufgrund des krankheitsorientierten Denkens verhalten sich alle verantwortlichen Gremien (Fakultäten, Bundesärztekammer und Bundesregierung) so, als ob für die Versorgung der Bevölkerung keine qualifizierten Allgemeinärzte und Hausärzte erforderlich seien. Strukturprobleme und dadurch bedingte Gefährdungen der Patientversorgung werden bisher bagatellisiert, ihre Bedeutung verkannt und ihre Lösung versäumt

25 Während in zahlreichen Ländern nationale Institute für Allgemeinmedizin errichtet und vom Staat finanziell unterhalten oder gefördert werden (Österreich, Belgien, Dänemark, Großbritannien, Jugoslawien, Niederlande), wurde die Förderung des 1966 gegründeten Deutschen Instituts für Allgemeinmedizin e. V. von der Bundesregierung wiederholt abgelehnt. Es hat bis zu seiner Auflösung im Jahre 1976 von den Beiträgen seiner Mitglieder ein kümmerliches Dasein gefristet

27 Der neueste Sub-Sub-Spezialist heißt „Rhythmologe". Das ist kein Tanzlehrer, sondern ein Kardiologe, der sich auf Rhythmusstörungen spezialisiert hat

28 Dies ist keine Horrorvision, sondern droht Wirklichkeit zu werden. Einige Länder in Osteuropa und Schweden sind auf dem besten Wege dahin. In der Pädagogik wurde die Kollektivierung längst verwirklicht: nur noch Kollektiverziehung, fast völliger Verzicht auf Individualerziehung!

29 Beispiele dafür, wie schnell diese Entwicklung möglich ist, bieten Länder wie Schweden, Türkei und USA

30 Nachdem sich kritische Hausärzte in der Bundesrepublik Deutschland seit fast 3 Jahrzehnten mit großem Engagement in allen Steuerungsbereichen der Medizin (Wissenschaft, Gesundheitspolitik und Berufspolitik) völlig vergeblich für eine qualifizierte Primärversorgung durch Hausärzte eingesetzt haben, verbreitet sich unter ihnen Hoffnungslosigkeit und Resignation. Und das um so mehr, als sie miterleben, wie junge Patienten und Ärzte der Faszination chromblitzender Medizintechnik mehr und mehr erliegen

Kapitel 3

1 In der Bestallungsordnung für Ärzte, die von 1953–1970 gültig war, wird für jedes Prüfungsfach ausdrücklich gefordert: „Der Kandidat hat nachzuweisen, daß er sich die für den praktischen Arzt erforderlichen Kenntnisse in . . . (hier folgt die Eintragung des Prüfungsfaches) . . . angeeignet hat.“ Bestallungsordnung für Ärzte S. 35 ff.
2 Ulm vergab bereits 1966 einen Lehrauftrag und 1969 eine Honorarprofessur für Allgemeinmedizin. Hannover richtete 1975 den ersten Lehrstuhl für Allgemeinmedizin ein
3 Schäfer betont ausdrücklich: „Die neue Medizin ist mehr als Psychosomatik“ (1979)
4 Bruins (1974) berichtete darüber erstmalig beim Internationalen Kongreß für Allgemeinmedizin
5 Das ideale Team für Primärversorgung kann viele Mitglieder haben (Newmann 1980)
7 Im Auftrag des Gründungsausschusses der Universität Osnabrück wurde von Kapuste et al. (1972) ein Vorgutachten für die Errichtung einer medizinischen Fakultät verfaßt
8 Ein Beispiel: Obgleich die Soziologen in diesem Jahrhundert erkannt haben, daß sie den Individuen und Gruppen beim Zusammenleben sehr wichtige Hilfe leisten könnten, haben die wenigsten den Weg in die praktische Basisarbeit gesucht und gefunden. Die meisten finden die Beschäftigung mit Ideologien sehr viel befriedigender, weil dadurch keine Gefahr besteht, daß utopische Ideen durch die Realität widerlegt werden
9 H. Schaefer hat schon 1963 geschrieben, daß es sehr viel wichtiger sei, das schon Erforschte zu lehren und zu verwirklichen als immer weiter zu forschen (S. 53)
10 Es gibt in Deutschland nur sehr wenige Hausärzte, die auch an Krankenhäusern der Grundversorgung als Belegärzte tätig sind
11 Der Hausarzt neuen Stils hat in horizontaler Richtung eine unbegrenzte Kompetenz der Wahrnehmung und Identifizierung gesundheitlicher Probleme bei seinen Patienten. Er beherrscht dazu die Frühdiagnostik und Basisdiagnostik aller Spezialfächer
12 Da von diesen 2000–3000 Einwohnern im Laufe eines Vierteljahrs etwa die Hälfte den Hausarzt in Anspruch nehmen, kann der Hausarzt im Durchschnitt mit 1000–1500 Krankenscheinen pro Quartal rechnen
13 Der Bundesausschuß der Ärzte und Krankenkassen hat 1977 gemäß § 368 p Abs. 7 RVO Richtlinien beschlossen, aufgrund deren die Kassenärztlichen Vereinigungen gehalten sind, Bedarfspläne aufzustellen, um festzustellen, ob die ärztliche Versorgung in allen Regionen für alle Disziplinen sichergestellt ist. Der Bundesminister für Arbeit und Sozialordnung hat diese Richtlinien im Oktober 1977 veröffentlicht; damit sind die Voraussetzungen für die gesetzliche Bedarfsplanung geschaffen worden.
Die Richtlinien enthalten Bedarfszahlen, die allerdings nicht durch empirische Untersuchungen ermittelt worden sind. Man hat vielmehr in den Bedarfszahlen nur das gegenwärtige Arzt/Einwohner-Verhältnis nach dem Stand von 1977 als Ausdruck des Bedarfs verwendet.
Obgleich zugegeben werden muß, daß es wahrscheinlich sehr schwierig ist, den gesundheitlichen Bedarf einer Bevölkerung (der ja nicht mit der Nachfrage gleichgesetzt werden darf) einigermaßen objektiv festzustellen, so ist dieses Vorgehen, mehr als fragwürdig. Damit wird genau das verhindert, was erreicht werden soll: ein am gewandelten Bedarf der Patienten orientiertes Leistungsangebot der Ärzteschaft.
Es erscheint notwendig, daß Strukturprobleme nicht allein von Gesundheitspolitikern und Verwaltungsgremien gelöst werden. Bei so wichtigen Entscheidungen sollte auf die Mitwirkung der Wissenschaft an den Universitäten nicht verzichtet werden
14 Die subjektive Kritik des Autors muß natürlich durch eine objektive Vergleichsuntersuchung erhärtet oder entkräftet werden
15 Der Kompetenzverlust durch unscharfe Aufgabentrennung zwischen der primärärztlichen und spezialärztlichen Tätigkeit scheint ein wesentliches Risiko hinsichtlich Qualität und Wirtschaftlichkeit zu sein. Bei weiter anwachsendem medizinischem Wissen wird es nämlich nicht mehr möglich sein, in beiden Bereichen gleichzeitig qualifizierte Leistungen zu erbringen
16 Der gleiche Kompetenzverlust gilt für Allgemeinärzte, die nach dem Bild des längst überholten Allroundarztes noch immer Leistungen erbringen, die nur bei Spezialärzten in der notwendigen Häufigkeit anfallen
17 „Within all systems of medical care there has to be a primary care level of personal and family medicine. It is the point at which a person who is ill, or believes himself to be ill, elects to seek professional advice. It is a level of care that spans, encompasses, intrudes upon and expands a

large number of specialties and disciplines. It is a specialty in its own right. As we shall see it has its own special features and roles and as a specialty it has to acquire and develop and demonstrate its scientific core of knowledge." (Fry et al. 1978, S. 1)

Kapitel 4

1 Eine sinngemäße Übersetzung lautet: Ärztliche Erstversorgung, persönliche Behandlung, kontinuierliche Betreuung und umfassende ärztliche Versorgung
2 Über diesen Sozialisationsprozeß zum patientorientierten Hausarzt berichten auch Berger u. Mohr (1967) in ihrem Büchlein *A fortunate man – the story of a country doctor:* „He gradually becomes a doctor concerned with his patients as people, involved with their hopes, aspirations and feelings. Whereas at first he was the central character, now the patient is the central character", zitiert nach Pereira-Gray (1982)
3 Während sich Affektivität, Verhaltensweisen und unbewußtes Wertsystem viel früher und vollständiger den neuen Gegebenheiten anpassen, bleiben Rationalität, Reflexion und begriffliche Formulierung noch sehr viel länger, oft sogar lebenslänglich in den erlernten krankheitsorientierten Kategorien verhaftet
4 Dies ist ein Ergebnis der Verdenstudie (1977). Andere Untersucher kamen zu ähnlichen Ergebnissen
5 Wie wichtig und bedeutsam die Kontinuität für eine effektive Krankenbehandlung ist, beginnt man in Schweden zu erkennen, wo es bisher ganz ungewöhnlich war, daß ein Patient im Gesundheitszentrum denselben Arzt beim zweiten Besuch wieder antraf. Mit einem „Kontinuitätsindex" versucht man, die Kontinuität zu erfassen und zu verbessern (Index 100 = stets derselbe Arzt, Index 0 = niemals derselbe Arzt). 1978 war man stolz, über einen Anstieg des Index von 40 auf 44 berichten zu können (Wonca-Kongreß Montreux 1978)
6 Auf die große Bedeutung dieser Nichtumkehrbarkeit bei komplexen biologischen Systemen wird im Grundlagenunterricht nicht genügend hingewiesen. Dazu auch Prigogine u. Stengers (1980)

Kapitel 5

1 Dies ist der Wortlaut der Definition der Allgemeinmedizin in der 1979 beschlossenen Weiterbildungsordnung der Ärztekammer Berlin (DBÄ 1979)
2 Ein Beispiel dafür ist der nach Fachgebieten gegliederte Katalog von Geiger (1969); danach ist der Hausarzt ein Multispezialist, der eine große Zahl von technischen Leistungen auf niedrigem Niveau anbietet. Leider wird dieses Fehlurteil auch durch einige neuere Kataloge begünstigt, in denen man einen einheitlichen Grundgedanken vermißt
3 Fleming u. Maes (1980) fanden weitgehende Übereinstimmungen zwischen England und Belgien
4 Daß es sich bei dieser Einschätzung der Allgemeinmedizin um ein Fehlurteil handelt, geht allein schon daraus hervor, daß die krankheitsorientierte Medizin daran interessiert sein müßte, das vorwissenschaftliche Stadium blinder Anwendung zu überwinden und die Regeln und Gesetze für die Anwendung von Krankheitswissen bei unterschiedlich reagierenden Individuen zu erforschen
5 Auch Dreibholz (1978) kritisiert dieses Fehlurteil, in dem von Allgemeinmedizin wie „von einer ‚Taschenbuchausgabe' der naturwissenschaftlich fundierten Organmedizin als Summe der Einzelfächer gesprochen wird."
6 Brauns Buch: *Diagnostische Programme in der Allgemeinmedizin* (1976) bedeutet eine Rückkehr zum krankheitsorientierten Denken
7 Angeregt durch Braun hat der Verfasser in den Jahren 1965–70 zusammen mit den Mitgliedern des von ihm gegründeten Verdener Arbeitskreises vergleichende morbiditätsstatistische Erhebungen in Allgemeinpraxen durchgeführt. Er ist mit seinen Kollegen schließlich zur Einsicht gelangt, daß diese Bemühungen zwar zu wichtigen theoretischen Einsichten und zur Aufweichung des Diagnosebegriffes beigetragen, daß sie aber die Grundlegung der Allgemeinmedizin nicht gefördert haben

8 Familientherapie ist eine spezielle Richtung der Psychotherapie, die alle Mitglieder einer Wohngemeinschaft einbezieht
9 „Family medicine" ist in Amerika die neue offizielle Bezeichnung für das Fach Allgemeinmedizin. Familienmedizin im engeren Sinne ist ein Forschungszweig der Allgemeinmedizin. Ihr Protagonist ist Huygen (Nijmegen) dessen wichtigste Forschungsergebnisse auf S. 128 kurz skizziert werden
10 Fast alle bisherigen Versuche, das Krankheitswissen auf den Bedarf des Hausarztes zu reduzieren, sind mißglückt, s. auch Kap. 14, S. 175
11 So z. B. die biographische Medizin (Van Es 1980), die Familienmedizin (Huygen 1979) oder psychosomatische Aspekte (Wesiack 1974)
12 „If the idea of a family doctor could be re-introduced, it might form a basis of compromise between two apparently irreconcilable positions: the individual and the community." (Stephen 1979, S. 373)
13 Der Begriff „Integralmedizin" wurde 1955 von Querido in den Niederlanden erstmalig verwendet
14 Verbrugh (1978) setzt sich in seiner an der Erasmus-Universität Rotterdam erschienenen Dissertation mit den beiden historischen Konzepten der Pathologie auseinander, mit der Humoral- und Zellularpathologie (humoral and solidary)
15 Dazu muß angemerkt werden, daß das Bedürfnis der Allgemeinmedizin zur Formulierung der eigenen Identität zuerst sehr gering war und eigentlich erst in den letzten 10–15 Jahren immer zwingender wurde, seit die Hausärzte begonnen haben, ihr Fach zu unterrichten.
16 So enthält die Dokumentation des Hausarztes fast ausschließlich Befunde und Feststellungen zur Krankheitserkennung und -behandlung. Dagegen hat er die zahlreichen Patientinformationen, die er über jeden seiner Patienten besitzt, überwiegend im Kopf gespeichert (s. Kap. 9, S. 111)
17 Nur an der Medizinischen Hochschule Hannover wurde eine Abteilung für Allgemeinmedizin eingerichtet, an allen anderen Fakultäten unterrichten Hausärzte als nebenamtliche Lehrbeauftragte. Der Westdeutsche Fakultätentag hat sich gegen die Anerkennung der Allgemeinmedizin als gleichberechtigte akademische Disziplin ausgesprochen und gegen die Einrichtung von Abteilungen votiert. Dadurch wurde die wissenschaftliche Entwicklung des Lehr- und Forschungsfachs Allgemeinmedizin in der Bundesrepublik Deutschland um mehr als ein Jahrzehnt verzögert
18 Nachfolgende Darstellung beschränkt sich im wesentlichen auf die Länder Europas und die USA, deren allgemeinmedizinischen Entwicklungsstand der Autor aufgrund langjähriger Tätigkeit in internationalen wissenschaftlichen Vereinigungen gut überblickt
19 Die britischen General practitioners folgen damit einer Aufforderung ihres Altmeisters Mackenzie aus dem Jahre 1914: „The progress of medicine will be hampered until the general practitioner becomes an investigator"
20 Heim kommt zu dem Schluß, daß das 1976 vom amerikanischen Kongreß verabschiedete Gesetz, das die Primärmedizin als wichtigstes Ausbildungsziel bezeichnete, einen Wendepunkt anzeigt. Er sieht eine Chance für die Krise der Medizin darin, daß das was „früher der Hausarzt mehr oder weniger intuitiv und spontan praktiziert hat, ... programmatisch festgehalten" wird. „Eine neue Disziplin ... soll eine moderne Fassung des traditionellen Hausarztes vermitteln, indem die Spezialisten für Familienmedizin nicht nur über die Grundausbildung des Allgemeinpraktikers verfügen, sondern zugleich in Verhaltenswissenschaften ausgebildet werden." (Heim 1980, S. 232)
21 Die Fortbildungsorganisation der Allgemeinärzte (UNAFORMEC) zählt 35000 Mitglieder. Sie hat erreicht, daß ab 1983 in Frankreich an jeder Hochschule 200 Stunden Allgemeinmedizin unterrichtet werden. Eine obligatorische Weiterbildung ist in Vorbereitung
22 WONCA: World Organisation of National Colleges and Academics of General Practice (Dachorganisation nationaler wissenschaftlicher Gesellschaften)
SIMG: Societas Internationalis Medicinae Generalis (Wissenschaftliche Gesellschaft für Einzelmitglieder, Schwerpunkt Europa)
EGPRW: European General Practice Research Workshop (Europäische Forschungsgemeinschaft für Allgemeinmedizin)
23 Gemessen an den Aufgaben empfinden selbst die Niederländer die großzügige personelle Ausstattung ihrer Institute als „Engpaß" (Van Es 1981)

24 „In den Analysen der hausärztlichen Tätigkeit ist eine berufsspezifische Integration verschiedenster medizinischer und paramedizinischer Informationsbereiche erkennbar, jedoch ohne eine Erklärung der aus einem allgemeinmedizinischen Wissenschaftskonzept hervorgehenden integrativen Kräfte. Ihre Erklärung erschöpft sich in Bemerkungen über Empathie oder in Leerformeln über integratives Handeln... Die Tendenz, die Legitimierung eines allgemeinmedizinischen Ansatzes auf eine rein emotionale Ebene zu reduzieren, könnte schwerwiegende Folgen haben, denn ohne eine fundamentale Legitimierung des allgemeinmedizinischen Ansatzes ist es durchaus denkbar, daß Arbeitsbereiche des praktischen Arztes auch von jenen Medizinern beansprucht werden können, deren Grundausbildung sich im rein klinischen Bereich vollzogen hat." (Van Trotsenburg 1982)

25 „Obwohl eine Biologie ohne Ursachenforschung nicht mehr denkbar ist, persistiert die Streitfrage, ob das Phänomen des Lebens mit der analytischen Methode zu lösen, d.h. auf Quantitäten und physikalische Gesetze zu reduzieren sei." (Vogel 1972, Seite 158) (Anmerkung vom Verfasser eingefügt)

26 Die Physik hatte das gleiche Problem, auch hier reichten die Kategorien der klassischen euklidischen Physik nicht aus, um alle Phänomene in einem größeren Zusammenhang zu beschreiben und zu erklären. Dies konnte nur ein erweitertes Konzept, eine neue Theorie leisten

Kapitel 6

1 Gemeint sind Familie, Nachbarn, aber auch Laienhelfer und Selbsthilfegruppen

2 Da hier und dort versucht wird, eine wissenschaftliche Allgemeinmedizin auf krankheitsorientierter Grundlage zu entwickeln, ist der Zusatz „patientenorientiert" so lange notwendig, bis von allen - auch von den krankheitsorientiert ausgebildeten Hausärzten selbst - verstanden worden ist, daß diese Einstellung, Denk- und Handlungsweise der Hausärzte, die sich im engen Zusammenleben mit dem Patienten entwickelt, die spezifische Besonderheit der Allgemeinmedizin ist, durch die sie sich von den anderen Disziplinen grundsätzlich unterscheidet. Daß die Bezeichnung „patientenorientiert" eine *sachliche* Begründung hat, wird dem Leser bei der Lektüre der nächsten Kapitel deutlich werden

3 Daß Balint und seine Schüler als Wegbereiter zur Entwicklung des neuen Konzepts wesentlich beigetragen haben, wurde oben schon gesagt

4 Der Begriff „zweispurig" wurde zuerst von Brouwer (1982), Maastricht verwendet

5 Dieser Ausdruck ist eine Contradictio in adjecto, denn eigentlich ist der Arzt nach Feststellung der Diagnose gezwungen, diese Therapie einzusetzen, er hat also keine andere Wahl

6 Welch komplexen Entscheidungsprozeß der Hausarzt neuen Stils durchlaufen muß, wird in Kap. 13, S. 164f. dargestellt

7 „Die Wissenschaft hat kein anderes sinnvolles Ziel, als die Tatsachen auf die einfachste, sparsamste abstrakte Weise auszudrücken". (Prigogine u. Stengers 1981 S. 60)

8 Die unterschiedliche Morbidität in Klinik und Praxis, auf die Fry als erster hingewiesen hat, ist eine Konsequenz der unterschiedlichen Blickrichtung und führt unvermeidlich zu unterschiedlichen Therapieansätzen. Auch Dreibholz spricht von einer anderen Betrachtungsweise des Hausarztes „der es mit einer im Grunde gesunden ... Praxispopulation zu tun hat, die von Zeit zu Zeit von einer Gesundheitsstörung befallen wird" (1983, S. 24)

9 Balint spricht vom unorganisierten Stadium der Krankheit

10 Beim folgenden Text handelt es sich um eine fast vollständige Übernahme des Textes und der Tabellen von Sigling (1982), da der Verfasser die unterschiedlichen Grundauffassungen nicht klarer und einleuchtender gegenüberstellen könnte

11 Die Definition des Patienten von Kräupl-Taylor (1979) orientiert sich an der Begriffsbestimmung der Morbidität:

„The members of the universal class of patients therefore need only definitely exhibit a significant portion of the *five* kinds of attributes which compose morbidity in general, namely attributes which are *abnormal by population* and/or *individual standards,* which *elicit therapeutic concern* in the patients *themselves* and/or their *social enviroment* and which *evoke medical concern*"

12 Der § 368e RVO (Reichsversicherungsordnung) verpflichtet jeden Kassenarzt zu wirtschaftlicher Verordnungsweise

13 „Bedarf" sollte stets objektiv sein. Leider wird er oft verfälscht dargestellt (s. Kap. 12, S. 239 f.)
14 Die passive Rolle des Patienten wurde durch die Sozialpolitik der Jahre 1960–1980 fixiert. Unter dem Motto „Chancengleichheit" schien es richtig zu sein, einem Kranken jede nur denkbare Unterstützung und Hilfe zu gewähren, ohne zu bedenken, daß dies seine Eigeninitiative lähmen könnte. Soziale Hilfen dürfen die Selbsthilfe nicht ausschalten, sondern müssen sie stimulieren

Kapitel 7

1 Auf das Problem der Ganzheit in der Medizin wurde der Verfasser bereits 1948 von dem Philosophen H. Pichler hingewiesen. Siehe dazu auch „Zur Logik der Gemeinschaft" (1923). In Pichler (1967)
2 Der Verfasser möchte betonen, daß er jede Ganzheitsschwärmerei, wie sie in den 30er Jahren gang und gäbe war, strikt ablehnt. Vielmehr geht es darum, einen wissenschaftlichen Zugang zu diesem bisher ungelösten Zentralproblem der Humanmedizin zu finden
3 Tatsächlich wird der Begriff „Ganzheitsmedizin" von einer Gruppe von Außenseitern gebraucht, die behaupten, daß die von ihnen propagierten Therapieverfahren ganzheitlich wirkten
4 „In-dividuum"
5 Schlottmann empfiehlt, zwei Formen der Individualität zu unterscheiden:
   1. Eine primäre, unbedingte, konstante Individualität, die sich aufgrund ererbter Anlagen im Zuge der Prägung und Entfaltung seiner soziokulturellen Persönlichkeit entwickelt und sich in konstantem Verhalten zur Umwelt ausdrückt und
   2. eine sekundäre, die auf bestimmte geschichtliche Voraussetzungen und soziokulturelle Bedingungen mit einer hohen Zahl von frei und spontan zu wählenden Alternativen zurückgeht. (Zitiert nach Strotzka 1983)
6 „Gesundheit, Krankheit – Lebensziel" lautete das Thema eines vom Verfasser durchgeführten Kongreßtages beim Internationalen Kongreß für Allgemeinmedizin im Sept. 1980 in Klagenfurt/Österreich
7 Die Systemtheorie hat gelehrt, daß Störungen in ganz unterschiedlichen Dimensionen auftreten können; sie müssen dann in dieser Dimension gesucht und beseitigt werden. Die unterschiedlichen Dimensionen, in denen Gesundheit und Krankheit betrachtet werden können, werden von Brody (1980) wie folgt aufgelistet:
   A system view of health and disease: Biosphere homo sapiens, society, culture, subculture, community, family, personality (level of conduct and experience) system, organ, tissue, cells, organells, molecules, atoms, subatomic particels
8 In die nachfolgende Darstellung sind wegen ihrer zentralen Bedeutung Teile der „Bestandsaufnahme" eingeflossen
9 Auch die krankheitsorientierte Medizin greift auf Informationen aus der menschlichen Dimension zurück; so versucht sich der Internist durch Fragen zur Ernährung, Lebensweise und Leistungsfähigkeit über den gegenwärtigen oder früheren Krankheitszustand des Patienten zu informieren. Sein Interesse an diesen Informationen ist jedoch krankheitsbezogen, und seine Entscheidungen trifft er erst nach entsprechenden objektivierenden Tests
10 Die Untersuchung wurde 1974 bei 13 Hausärzten in Niedersachsen durchgeführt. Dabei wurden die an einem Stichtag vom Hausarzt behandelten Patienten ein Vierteljahr lang verfolgt und sowohl der Zeitaufwand gemessen als auch alle diagnostischen und therapeutischen Leistungen registriert (Verdenstudie 1977)
11 Strotzka spricht von der „psychogenen Reaktion", die bei normal reagierenden Menschen spontan abklingt, allenfalls Krisenintervention oder Sedativa benötigt (1983)
12 Diese Problematik wurde vom Mitarbeiterstab des Nijmeger Lehrstuhls für Allgemeinmedizin, der sich mit der Erforschung von „life events" befaßt, sehr deutlich erkannt und es wurde diesem Thema ein ganzes Buch gewidmet (Grol et al. 1981)
13 Der Begriff „Logotherapie" wird oft mißverstanden als „Gesprächstherapie"; gemeint ist aber Hilfe bei der Sinnfindung. Die im Literaturverzeichnis aufgeführten Bücher Frankls können dem Allgemeinarzt zur Einarbeitung in die Logotherapie empfohlen werden. Siehe außerdem Lukas (1980)

14 Die hausärztlichen „Peilstationen" der Niederländer und Engländer sollten sich nicht nur auf die Registrierung der Morbidität beschränken, sondern auch versuchen, pathogene Faktoren aus der menschlichen Dimension zu erfassen

Kapitel 8

1 Erst kürzlich wurde über einen Versuch von Exorzismus bei einem Mädchen mit Krampfleiden berichtet
2 Diese Denkumkehr ist weltweit. So schreibt auch Cooper (1981) im Zusammenhang mit „Streßbewältigung": „Über das hinaus, was andere für das Individuum am Arbeitsplatz wie zu Hause tun können ist es wichtig, daß jeder einzelne, der Überforderung zu spüren bekommt, sich selbst zu helfen beginnt."
3 „Die Beharrungskräfte des Normalen sind aber doch größer als die Wirkung von Störungen" (Tuchmann 1980)
4 Last spricht vom „unsichtbaren Teil des Eisberges" (1980)
5 Bei Schmerzen und Krankheitssymptomen suchen nur 21% ärztliche Hilfe. 16% unternehmen nichts, 63% Selbsthilfe, 12% Selbsthilfe und Hausarzt, 8% Hausarzt, 1% Krankenhaus (Williamson u. Danaher, zitiert nach van Es 1980)
6 Blohmke u. Foerster (1979) haben die Beobachtung bestätigt, daß weniger die Krankheitssymptomatik als solche Anlaß ist, einen Arzt aufzusuchen, als vielmehr zusätzliche psychosoziale Probleme
7 Die Krankheit eines Familienmitgliedes ist ein häufiger Grund, warum andere Familienangehörige die ärztliche Behandlung ihrer eigenen Beschwerden zunächst zurückstellen
8 Das wird nur bei akuter Lebensbedrohung nötig sein
9 Das Großexperiment in Schweden hat hierzu hoffentlich heilsame Einsichten vermittelt
10 Zur Beseitigung der Angst muß dann in der Regel eine höhere Instanz zugezogen werden, wenn es der Patient nicht von sich aus tut

Kapitel 9

1 Das Wortspiel ist nur im Lateinischen verständlich, da die Worte aequabilitas und iniquissima der gleichen Wurzel aequus entstammen. In freier Übersetzung: „Was Gleichheit genannt wird, ist (im Grunde) das am wenigsten Gemäße". Cicero, De re publica, I, 53
2 „Wir sind es gewohnt, in kollektiven Dimensionen zu denken, auch wenn wir dem Patienten als individueller Persönlichkeit gegenüberstehen" (Dieckhoff 1983)
3 Anschütz (1982) vetritt die Ansicht, daß die Indikation zu chirurgischen Eingriffen „im wesentlichen von der vorliegenden Symptomatik und der derzeitigen Durchschauung des Krankheitsbildes und dessen Prognose abgeleitet" wird, während die Indikationsstellung in der inneren Medizin „in stärkerem Maße durch die Persönlichkeit, insbesondere die Einsicht des Kranken beeinflußt" wird. Der Verfasser ist nicht überzeugt, daß es hier fachbedingte Unterschiede gibt, sondern daß es dabei allein um die auch von Anschütz betonte Dringlichkeit geht. Auch bei Notfällen ist eine möglichst genaue Kenntnis der Individualität des Patienten die Voraussetzung für optimale Therapie
4 Da der Sauerstofftransport von vitaler Bedeutung ist, wird bei Eisenmangel alles verfügbare Eisen dafür genutzt, den Hämoglobinwert möglichst hoch zu halten. Da 60% des gesamten Eisenpools für Hämoglobin verbraucht werden, zeigt die Hämoglobinbestimmung einen Eisenmangel erst an, wenn über 40% Eisen fehlen. Die Serumspiegel von Kalium und Harnsäure geben ebenso ungenaue Hinweise auf die Gewebekonzentrationen
5 Nun wird mancher entgegnen, dies sei kein umwerfend neuer Gesichtspunkt, es handele sich lediglich um die Verschiebung der Grenze des Krankheitsbeginns viel weiter in subklinische, subhistologische und subserologische Bereiche. Vielleicht erleichtert diese Sicht dem krankheits-

orientiert Denkenden den Einstieg in die Argumentation des patientorientierten Konzepts. In jedem Falle führt es zur Relativierung eines verselbständigten Krankheitsbegriffs. Vielleicht gelangen wir auf diesem Wege eines Tages zu neuen Einheiten (Clusters) im Sinne von Reaktionstypen

6 Der Begriff „informativer Kontakt" wurde vom Verfasser eingeführt für jeden Arzt-Patient-Kontakt, der dem Hausarzt Informationen über die Individualität des Patienten liefert (Sturm 1976)

7 5% hatten 4mal so viel Kontakte wie der Durchschnitt, das ergibt hochgerechnet in einem Jahr 72, in 5 Jahren 360 Kontakte

8 Jeder Hausarzt sollte im Verlauf der ersten Begegnungen mit dem Patienten wichtige Basisdaten der Einzelpersönlichkeit erheben und registrieren

9 Die den Patienten aktivierenden Methoden der Psychotherapie haben zukunftsweisende Bedeutung für die gesamte Medizin, zumindest außerhalb von Intensivstationen

10 Hamm (1978) berichtet von „optimalen Behandlungsbedingungen" wenn Patient und Arzt schon jahrelang Erfahrungen miteinander haben und gegenseitig adaptiert sind. „Unter solchen Voraussetzungen ergeben sich oft erstaunliche Therapieeffekte, die denen anderer hochwirksamer Behandlungsmöglichkeiten nicht nachstehen."

Kapitel 10

1 Katholische Vinzentinerinnen seit 1625 (Vinzenz von Paul), evangelische Diakonissen seit 1836 (Fliedner)

2 Warum werden die Möglichkeiten der Selbsterfahrung bei der Ausbildung von Ärzten und Pflegern nicht mehr genutzt?

3 In diesem Zusammenhang sei auf die Ergebnisse der Kommunikationsforschung verwiesen. Sie sollten nicht nur kognitiver Bestandteil der Ausbildung von Fremdhelfern sein, sondern die Verständigung mit dem Kranken sollte stets praktisch eingeübt werden

4 „Da die Familie die Entwicklung der Identität aller ihrer Mitglieder bis ins einzelne versteht, kann sie sie in Zeiten des Streß und der Verwundbarkeit stark beeinflussen; sie kann daher eine starke Kraft darstellen, die unterstützend und verändernd wirkt." (Cooper 1981, S. 88)

5 Die Zahlen werden von den verschiedenen Untersuchern unterschiedlich angegeben, sie schwanken zwischen 70 und 85%

6 Bei zukünftigen Effizienzberechnungen, ohne die wir im Gesundheitswesen kaum auskommen werden, sollte der quantitative und qualitative Umfang der Familienhilfe unbedingt erfaßt werden

7 Verheiratete haben eine längere Lebenserwartung als Ledige (Berkmann u. Syme 1979, zitiert nach Kickbusch 1981)

8 Zum Thema „Gefährdung der Familie" wäre aus der Sicht der patientorientierten Hausärzte sehr viel zu sagen. Da dies den Rahmen dieses Buches übersteigt, kann nur auf entsprechende Veröffentlichungen hingewiesen werden, z. B. Mattern 1979

9 Nach Kickbusch liegt „die Krise der Familie weniger darin, daß die Menschen nicht mehr bereit sind, bestimmte selbstverständliche Versorgungsleistungen zu erbringen, sondern daß die Familie, wie ihre Einzelmitglieder, durch Selbst- und Fremdansprüche überlastet sind." (in Badura 1981, S. 338)

10 „Das Gesundheitswissen der Frauen ist von zentraler Bedeutung für die allgemeine Versorgung: sie sind Schlüsselpersonen des Laienüberweisungssystems" (Kickbusch 1981)

11 „One example of much needed research in family medicine is the role of life events and personal, social, and developmental crises in determining morbidity, sick-role behavior and mortality in families. Findings from such research on life events and stress should enable family practitioners and allied health personnel to work more effectively at crisis intervention than has ever been possible in the past. The traditional role of family healer will enter a modern era of more effective alleviation of suffering, rehabilitation of the handicapped, prevention of illness, and promotion of health". (Schumann 1978)

12 Laut Kloepper (1982) betreuen Hausärzte auch heute bei 75–82% der Familien alle Mitglieder des Haushalts. Diese Stichprobe wird durch repräsentative Erhebungen von Infratest (1978) bestätigt

13 Der Verfasser hat die Übersetzung des Buches von Huygen angeregt, in dem die wichtigsten Ergebnisse 35jähriger Familienbeobachtung eines niederländischen Hausarztes dargestellt sind

14 Die nachfolgenden Abschnitte entstammen dem Buch von Huygen (1979) „Familienmedizin – Aufgabe für den Hausarzt“ Hippokrates Verlag Stuttgart, das jedem Hausarzt dringend zur Lektüre empfohlen werden kann

Kapitel 11

1 H. Schaefer (in „Plädoyer für eine neue Medizin“) meint damit v. a. die gesellschaftliche Umwelt mit ihren Wirkungen in der menschlichen Dimension

2 Dies ist kein illusionärer Wunschtraum, sondern insofern bereits Realität, als der Prozentsatz der in der Kommunalpolitik tätigen Hausärzte überdurchschnittlich hoch ist. Sie könnten allerdings viel öfter die rational begründende Unterstützung durch die Wissenschaft brauchen

3 Da sich der Austausch mit der Umwelt nicht nur über das Großhirn, sondern über viele Kanäle vollzieht, wird hier dieser Funktionsbegriff „Umweltorgan“ gewählt

4 „Soziale Ressourcen lassen sich ..... erfassen durch den Grad der sozialen Integration eines Menschen. Unterstellt wird dabei ein Zusammenhang zwischen Anzahl und Qualität sozialer Beziehungen und Umfang und Angemessenheit der ihm zur Verfügung stehenden psychosozialen und praktischen Hilfe- und Stützungsmöglichkeiten“. (Badura 1981, S. 28)

5 Objekt dieser Realitätsdiagnostik ist natürlich nicht bloß die räumliche Umwelt, sondern v. a. die mitmenschliche, die gesellschaftliche Umwelt. Aber natürlich auch das, womit sich der Mensch täglich auseinandersetzt, die Gegenstände seiner Arbeit oder die Zielsetzungen seines Lebens, die im Bereich des Kreativen liegen

6 „Objektiv“ heißt hier nur, daß ein zweiter Beobachter in der gleichen Position zu etwa gleichen Ergebnissen kommen müßte. Der Begriff „individuelle Wirklichkeit“ stammt von Uexküll u. Wesiack (1979)

7 Jork (1977) bezeichnet die Verpflanzung eines alten Patienten in das anonyme, apparative Milieu des Krankenhauses als eine „Noxe“! Bei der Hauskrankenpflege stellen der „Kontakt zu jüngeren Generationen oder scheinbar inhaltlose Mitteilungen aus der Nachbarschaft die Kontinuität menschlicher Beziehungen dar und bilden eine beachtliche Motivation zum Weiterleben und zum Ertragen unheilbarer Leiden.“

8 Cobb vermutet, „daß psychosoziale Unterstützung über das neurohormonale System auf den menschlichen Organismus einwirkt, daß sie sich positiv auf die Befolgung ärztlicher Ratschläge auszuwirken vermag und schließlich – er bezeichnet dies als die „vielversprechendste Möglichkeit“ – daß soziale Unterstützung die Kräfte und Optionen des einzelnen zur Krankheitsbewältigung (coping) stärkt bzw. erweitert“. (zitiert nach Badura 1981 S. 28)

9 Nach Moeller (1981) spricht und schreibt kaum ein Fachmann über Selbsthilfegruppen

10 Schmidbauer (1977) bezeichnet dieses Verhalten als „Helfersyndrom“ und versteht darunter eine sehr deutliche „Verbindung von Über-Ich-Identifizierung und ärztlichem Handeln“

Kapitel 12

1 Der Text dieses Abschnittes wurde fast wörtlich einer Arbeit von Tutsch, Wien entnommen (1976)

2 Die Inkongruenzen sind zum Beispiel ablesbar an der regional sehr unterschiedlichen Verteilung der Ärzte

3 Die mangelhafte Durchführung der 1977 vom Gesetzgeber vorgeschriebenen Bedarfsermittlung hinsichtlich der Struktur der ärztlichen Versorgung ist beispielhaft für das Versagen sinnvoller Steuerung auf diesem Gebiet; s. Anmerkung 13 zu Kap. 3

4 Wesentlicher Anreiz für Innovationen ist dabei die internationale Konkurrenzsituation innerhalb einer Disziplin

5 Die Forschung und Entwicklung der pharmazeutischen Firmen darf nicht vergessen werden. Sie ist zwar am „Markt“ orientiert, unterliegt aber indirekt der dargestellten Krankheits- und Krankenhausorientierung

6 Hier wird an das umfangreiche Forschungsprogramm der Bundesregierung zur Bekämpfung von Krebs, Herz-Kreislauf-Krankheiten, Rheuma und Geisteskrankheiten erinnert

7 Daß die vorübergehende Effektivitätssteigerung jetzt ihre Grenze erreicht habe, glaubt Schaefer daraus ablesen zu können, daß der Anstieg der Lebenserwartung seit einigen Jahren zum Stehen gekommen und für Männer bereits wieder rückläufig ist (1979)

8 In den Niederlanden und England gibt es ein über das ganze Land verteiltes Netz von Hausärzten, die als sog. Peilstationen kontinuierlich über die Inzidenz bestimmter Krankheiten berichten. Das Niederländische Hausärzte-Institut berichtet darüber jährlich in einer Broschüre (Sentinel Stations)

9 Die Beiträge der gesetzlichen Versicherungen wurden nicht angelegt, sondern es wurde sehr verschwenderisch damit gewirtschaftet. Das ernüchternde Erlebnis, daß Kranken- und Rentenversicherung schon bei einer leichten wirtschaftlichen Rezession ihren Verpflichtungen nur mit Schwierigkeiten nachkommen können, sollte Anlaß sein, das gegenwärtige Prinzip des Umlageverfahrens zu überdenken

10 Im bevorstehenden Konkurrenzkampf wird diese Versuchung sicherlich wachsen

11 Glücklicherweise sind es nur wenige Patienten, die ihr Konsumverhalten auf das Gesundheitswesen ausdehnen und sich davon verlocken lassen, daß alle Leistungen der Sozialversicherung kostenlos sind

12 Blohmke (1976) stellt die berechtigte Frage, warum der Arzt in seiner Ausbildung „niemals und mit keinem Wort belehrt wird, daß jede seiner Anweisungen Geld koste und von der Krankenkasse bezahlt werden müsse."

13 Schmidbauer (1977, S. 7–8) kritisiert mit Recht, daß sich die Ausbildung noch immer darauf beschränkt, „kognitive Konzepte, praktische Fertigkeiten und ethische Normen zu vermitteln. Die Auseinandersetzung mit den Wünschen und Ängsten, mit der gefühlshaften Seite der Arbeit mit Menschen wird dem Zufall überlassen."

14 1972 hat der Verfasser im „Modell Osnabrück" gemeinsam mit anderen vorgeschlagen, daß die Universität ihre Verpflichtung, für eine bedarfsentsprechende medizinische Versorgung ihrer Region zu sorgen, dadurch einlöst, daß Ausbildungsabschnitte in der versorgten Region absolviert werden. Durch die Einführung der akademischen Lehrkrankenhäuser wurde ein erster Schritt in dieser Richtung getan (s. Kap. 3, S. 28)

Kapitel 13

1 Die klassische Medizin hat durch ihre Krankheitsorientierung bisher übersehen, daß es ein Spezialfach für die besonderen Belange des Patienten geben muß

2 Von mehreren Untersuchern wurde festgestellt, daß das Gedächtnis des Patienten in bezug auf die Krankheitsvorgeschichte durchaus unzuverlässig ist

3 Die Universitätsausbildung entspricht in ihrer breiten Anlage – bis auf das Defizit im patientorientierten Bereich – diesem Konzept

4 Dies wird schon von Balint (1964) gefordert, der v. a. die „Verzettelung der Verantwortung" fürchtet und diesem Thema 2 Kapitel seines Buchs widmet. Er schreibt als Schlußfolgerung: „Eine wirkliche Änderung zum Besseren kann nur in Verfolgung langfristiger Forschungsarbeit über die Pathologie der ganzen Persönlichkeit erwartet werden, entsprechend der oben beschriebenen Tiefen-Diagnose. Da die hier anfallenden Probleme das Problem der Allgemeinpraxis bilden, so ist niemand geeigneter, diese Forschungsarbeit zu übernehmen, als der praktische Arzt."

5 Wenn dieses Ziel nicht immer von allen erreicht wird, dann darf die Schuld nicht nur bei diesen Ärzten gesucht werden

6 Dieses Bild stammt von Last (1980), der damit den viel größeren Anteil der selbstbehandelten Gesundheitsstörungen kennzeichnet, die der Medizin nicht zur Kenntnis gebracht werden

7 Aus krankheitsorientierter Sicht ist es unmöglich, die Krankheitszustände, für die der Hausarzt zuständig ist, nosologisch zu klassifizieren

8 Sachse ist Mitbegründer und langjähriger erster Vorsitzender des BPA; er hat stets die Wissenschaftlichkeit und hohe Qualifikation der Hausärzte als Voraussetzung für berufspolitische Forderungen bezeichnet

9 Die regelmäßige Versorgung chronisch Kranker durch den Allgemeinarzt wird in der DDR Dispensaire-Betreuung genannt. Siehe dazu auch Krüger zitiert nach Knabe (1965, S. 170ff.)

10 Der Langzeitversorgung chronisch Kranker als einer der wichtigsten Aufgaben der Hausärzte soll einer der nächsten Bände dieser Reihe gewidmet werden. Siehe dazu auch Kap. 16, S. 210f.

11 Damit diese Kenntnisse auch jedem Praxisvertreter oder Assistenten zur Verfügung stehen, besitzt der Verfasser ein alphabetisches Büchlein, in dem er die Adressen und das Leistungsangebot folgender im medizinischen und sozialen Bereich tätigen Personen und Institutionen verzeichnet und laufend ergänzt:
   1. Alle niedergelassenen *Spezialisten* der nächsten Umgebung mit Vermerken über spezielle Erfahrungen und Leistungsangebote, z. B. „Nervenarzt, speziell Neurologe, EEG," oder „Nervenarzt, speziell Psychiatrie, Psychotherapie" oder „HNO-Arzt, speziell Prüfung des Gleichgewichtssinns".
   2. *Subspezialisten* auch in weiterer Entfernung, z. T. auch für Einzelleistungen, z. B. „Proktologe", „Phlebologe, Venenstrippung", „Gastroskopie", „Strumadiagnostik", „Manuelle Chirotherapie".
   3. *Krankenhausabteilungen* und ihre besonderen Einrichtungen sowie Namen der Ansprechpartner (Chefärzte und Oberärzte) und deren besondere Schwerpunkte, z. B. „Kardiologie", „Hämatologie", „Bauchchirurgie", „Handchirurgie".

12 Van Es bezeichnet im Unterschied zur Primärversorgung durch Ärzte (erste Linie) die nichtärztlichen Helfer als „nullte Linie"

13 Braun spricht vom abwartenden Offenlassen

14 Eigentlich müßte der Grad der erreichten diagnostischen Abklärung in jeder diagnostischen Bezeichnung zum Ausdruck kommen. Anschütz schreibt, daß dies bereits von einigen angestrebt werde

15 In der Methodologie wird dieses „labeling" gefürchtet

16 Dies nachzuweisen ist natürlich sehr schwierig und nur durch prospektive Studien möglich

17 „In den Sanatorien, wo ja so gern und mit soviel Dankbarkeit gegen Ärzte und Schwestern gestorben wird, stirbt man einen von den an der Anstalt angestellten Toden; das wird gerne gesehen". R. M. Rilke (1904–1910)

Kapitel 14

1 Diese verkürzte Zusammenfassung der „Basisphilosophie" der Allgemeinmedizin ist in ihrer Tendenz und ihrem Anliegen nur verständlich, wenn sie im Zusammenhang mit den Erläuterungen in Kap. 6–12 gesehen wird

2 Einer der Gründe, warum Hausärzte selten über ihre eigenen Probleme sprechen, ist darin zu suchen, daß sich die Organisatoren von Fortbildungsveranstaltungen in der Regel bemüßigt fühlen, die Diskussion durch vorangehende Vorträge anzuregen und daß die dafür ausgewählten Kliniker über Probleme referieren, die das Krankenhaus betreffen

3 Ein solcher Kreis ist z. B. die Internationale Gesellschaft für Allgemeinmedizin (Societas Internationalis Medicinae Generalis, SIMG), deren Vorläufer 1959 gegründet wurde. Seitdem haben europäische Hausärzte bei den jährlichen Kongressen und Symposien dieser Gesellschaft ihre Beobachtungen und Überlegungen vorgetragen. Trotz großer Differenzen der nationalen Gesundheitssysteme, deren Einflüssen Hausärzte viel stärker unterliegen als andere Arztgruppen, ergab sich eine erstaunliche Übereinstimmung der Grundsatzprobleme

4 Der Wissenschaftsrat hat schon 1975 befürwortet, daß an einzelnen deutschen Fakultäten Institute für Forschungsaufgaben der Allgemeinmedizin errichtet werden sollten. Demgegenüber hat sich der Westdeutsche Fakultätentag ohne Begründung gegen eine Institutionalisierung der Allgemeinmedizin an den Universitäten ausgesprochen

5 Zum Problem „Verantwortung der Universität für die Region" s. auch OECD 1977

6 „Through the marriage with science and the establishment of departments, general practice apparently has gained a new identity." (Marinker 1980, S. 101)

7 „Bei der Medizin handelt es sich nicht um die Entwicklung einer Wissenschaft, wie bei der Chemie, Physik usw., sondern um die Denkansätze zur Bewältigung ärztlicher Aufgaben. Die Denkwege der Medizin sind geschichtlich die längste Zeit pragmatisch von der ärztlichen Aufgabe

und erst recht spät von wissenschaftlich-methodologischen Reflexionen bestimmt. Die Medizin ist eben eine Handlungswissenschaft und keine Erkenntniswissenschaft." (Rothschuh 1978, S.15).

„Wissenschaft von heute erlaubt es eben nicht mehr, bloße Ergebnisse weiterzureichen und ihre Zusammenfassung anderen zu überlassen, sei es dem Apriorismus des Philosophen, sei es dem Eklektizismus des Praktikers." (Vogler 1972, S.21).

„Vielmehr muß man Wissenschaft als aktives Tun begreifen, als eine bestimmte Weise menschlicher Produktivität. Nicht nur die wissenschaftliche Theorie, sondern in gewissem Sinne auch die wissenschaftliche Empirie sind in viel höherem Maße durch menschliches Handeln hervorgebracht, als das heute verbreitet angenommen wird." (Holzkamp 1968, S.7)

8 „Man mag angesichts drängender Fragen der Praxis geteilter Meinung über den Stellenwert des theoretischen Grundkonzeptes einer solchen praxisbezogenen, problemorientierten und patientzentrierten Disziplin sein, wie sie die Allgemeinmedizin darstellt. Es ist aber nicht zu übersehen, daß im wissenschaftlichen Raum die Präferenz dahin geht, das Gebäude der Praxis auf ein theoretisches Fundament zu stellen." (Dreibholz 1978)

9 Der Begriff „Panoramawandel" stammt von Berg. Röpke (1969) hat aufgrund einer über 30 Jahre geführten Todesursachenstatistik den Panoramawandel der zum Tode führenden Krankheiten aus der Sicht des Hausarztes sehr eindrucksvoll bestätigen können

10 Diese wichtige Tätigkeit wird zwar an der Universität als zweitrangige wissenschaftliche Arbeit eingestuft. Nach Ansicht des Verfassers ist das falsch. Die Zusammenstellung des erforschten Wissens bringt zwar keine Innovationen (davon gibt es genug!), aber sie erfordert Werturteile aufgrund sehr großer Erfahrung und umfassender Übersicht. Sie kann nur von kritischen und sehr erfahrenen Ärzten geleistet werden

11 Dasselbe Problem stellt sich bei der Fortbildung des Hausarztes. Er kann zwar feststellen, was ihm an Wissen fehlt; es ist aber sehr schwierig und rein zeitlich fast unmöglich, wenn sich jeder Hausarzt aus dem umfangreichen Fortbildungsangebot, das sich in der Regel an Spezialisten richtet, das für ihn notwendige Ergänzungswissen selbst heraussuchen muß. Als Ergebnis dieses unkontrollierten Überangebots an Wissen finden sich neben unnötigem Ballastwissen individuell unterschiedlich große Lücken des Kompetenzwissens

12 Haehn (1983) hat in Zusammenarbeit mit den meisten Disziplinen an der Medizinischen Hochschule Hannover bereits damit begonnen

13 Nach einer persönlichen Mitteilung von Scheler, Göttingen, sind die medizinischen Kliniken der Universitäten schon heute kaum noch in der Lage, kompetente Chefärzte für die Leitung großer und kleiner interner Krankenhausabteilungen auszubilden

14 So wurden z.B. in die seit über 12 Jahren laufende Kontrazeptionsstudie, an der 1200 Allgemeinärzte teilnehmen, 40000 (!) Frauen einbezogen

15 Das Britische Royal College of General Practitioners, London, veröffentlicht regelmäßig „Research Intelligence", eine Liste abgeschlossener Forschungen in England und eine Liste „Current Research". Ebenso das niederländische Institut für Allgemeinmedizin in Utrecht

16 Gegner der Allgemeinmedizin werden argumentieren, daß jede medizinische Disziplin mit dem Patienten zu tun habe, die Allgemeinmedizin könne ihn nicht als ihren spezifischen Gegenstand beanspruchen. Obgleich darin etwas Positives und alle Fächer Verbindendes liegt (Kap. 18) ist dieser Einwand unberechtigt; denn nur der Hausarzt hat den Zugang zum Patienten in seiner Familie und Umwelt unter den genannten Aspekten

17 Pichler machte bereits 1924 auf dasselbe Phänomen in der Philosophie aufmerksam. Er kritisiert die reduktionistische formale Logik, die zur Tautologie erstarrt ist und den Bezug zur Lebenswirklichkeit verloren hat. Er fordert eine „Logik der Gemeinschaft", die der Komplexität realer Vernetzung gerecht wird

18 Durch Hilfsvorstellungen, wie sie z.B. die Regelungs- oder die Systemtheorie anbieten, scheint es durchaus möglich, komplexe Vorgänge aufzuhellen und nachvollziehbar zu machen

19 Auch Haehn und Schwartz weisen auf die größere Gefahr von Beobachterfehlern hin, die sich bei komplexen Gesundheitsstörungen schwer ausschalten lassen

20 So wurden im Programm der Bundesregierung zur Förderung und Forschung und Entwicklung im Dienste der Gesundheit 1978–1981 insgesamt über 450 Mill. DM ausschließlich für Krankheitsforschung zur Verfügung gestellt

21 Die 1975 vom Verfasser beim Kongreß der Internationalen Gesellschaft für Allgemeinmedizin eingeleitete Diskussion über die Probleme der Bedarfsforschung wurde leider nicht fortgeführt. Siehe dazu Allgemeinmedizin International 5, (1976) Heft 4

22 Nach Haehn und Schwartz (1980) ist die „Diagnose niemals als abschließende Feststellung, sondern vielmehr als... Prozeß zu verstehen"
23 Daß auch Kliniker oft so zu handeln gezwungen sind, haben Braun u. Tutsch (1968) nachgewiesen
24 Auch Härter hält die Deskription für die wichtigste Forschungsmethode der Allgemeinmedizin
25 Insofern ist auch die Erforschung seltener, aber wichtiger Problemsituationen von Bedeutung. Dabei haben Extremsituationen häufig eine exemplarische Funktion. Auch die Dichter haben das erkannt, indem sie nicht selten ihre Aussage in einer extremen menschlichen Situation „verdichten"
26 Murdoch, der den SIMG-Janssen-Preis 1978 erhielt, berichtete beim Internationalen Kongreß für Allgemeinmedizin in Klagenfurt 1980, daß der prämierte Forschungsansatz trotz intensiver Bemühungen keine mitteilenswerten Ergebnisse erbracht hätte. Eine ähnliche Erfahrung machte der Verdener Arbeitskreis (s. S. 234)
27 Auch Touw-Otten (1982) vom Niederländischen Institut für Hausärzte, Utrecht schreibt: „Bei der Definition der vorgebrachten Probleme benötigt man die Hilfe verschiedener Wissenschaften, weil die Erkenntnisse nur einer Disziplin nicht genügen, um ein Problem zu durchschauen und zu lösen"

Kapitel 15

1 Byrne (1977) betont, daß der Hausarzt „seine tägliche Arbeit, die Arbeit in der Sprechstunde und die Hausbesuche als konkrete Lernsituationen für die Medizinstudenten verwendet. Damit praktiziert und lehrt er die Konzeption einer ganzheitlichen Medizin. Seine Studenten erlernen so die Beratungstechnik, ebenso wie dieser Lehrer selbst hoffentlich etwas gelernt hat von den Techniken des Lernens und Lehrens in der persönlichen Situation von Mensch zu Mensch."
2 Der Leiter des schweizerischen Instituts für Ausbildungsforschung H. G. Pauli, Bern, hat im September 1976 einen 3tägigen internationalen Kongreß durchgeführt mit dem Thema „Bedeutung der Primärmedizin für die Ausbildung". Das Wort „Primärmedizin" wird dabei synonym mit „Allgemeinmedizin" verwendet
3 Bei der Planung des Curriculums müssen die verschiedenen Aspekte und Ebenen des vermittelten Menschenbildes und das dazugehörige Spezialwissen aufeinander abgestimmt werden
4 Besser wäre es, wenn er im Verlaufe seiner Ausbildung auf diese erzieherische Tätigkeit vorbereitet würde
5 Auch negative Vorbilder können erzieherisch wirken, wenn die Voraussetzungen für kritische Reflexion gegeben sind
6 Häussler und Keller haben in Deutschland als erste ein Hausbesuchsprogramm für Vorkliniker mit entsprechender Vorbereitung und Nachbearbeitung durchgeführt (sog. Ulmer Modell)
7 Von mehreren allgemeinmedizinischen Lehrstühlen wird ein Familienbegleitprogramm durchgeführt. Es wurde z. B. in Birmingham nach 2jährigem Probelauf aufgrund guter Erfahrungen obligatorisch eingeführt und läuft inzwischen schon viele Jahre
8 Um den Studenten diese Möglichkeit des Individualunterrichts bieten zu können, muß jede universitäre Ausbildungsabteilung für Hausärzte umgeben sein von einem Kranz von Lehrpraxen. Aus allen Berichten derer, die seit Jahren Studenten und Assistenten in ihren Praxen mitarbeiten lassen, geht hervor, daß dies bei richtiger Handhabung von den Patienten voll akzeptiert wird und die Beziehung zum Hausarzt nicht stört
9 Das hier dargestellte Unterrichtskonzept wurde in Göttingen trotz personellen Mangels bereits weitgehend verwirklicht
10 Die Famulatur in der Allgemeinpraxis wurde als Ergänzung der Ausbildung vom Verfasser 1965 empfohlen und 1970 in die Approbationsordnung aufgenommen
11 Ein entsprechendes Seminar zur Aufarbeitung des Erlebten wird z. Z. in Göttingen eingerichtet
12 Dazu stellt der Verfasser einen Auszug aus der Karteikarte her; diese gemeinsam erlebte Vorgeschichte wird auf einer Folie demonstriert
13 Damit die Familie nicht so abstrakt bleibt, bringt der Verfasser manchmal Photos aus dem Familienalbum mit und läßt sie zirkulieren. Jedes zweite oder dritte Mal läßt er die ganze Familie mitkommen

14 Für viele Patienten wird die Anreise zu den Vorlesungen verbunden mit einer Vorstellung bei einem Spezialisten des Universitätsklinikums, die der Aufklärung eines Krankheitsbildes dient
15 Über die inhaltliche und formale Gestaltung dieses Kurses, die an jeder Universität völlig verschieden ist, informieren die halbjährlich erscheinenden Semesterberichte, hrsg. von der Vereinigung der Hochschullehrer und Lehrbeauftragten für Allgemeinmedizin e.V., Albstadtweg 11, 7000 Stuttgart 80
16 Dies ist das Lernziel einer Exkursion, die von den Göttinger Lehrbeauftragten für Allgemeinmedizin jährlich einmal nach Thedinghausen unternommen wird
17 Es ist eine Schutzbehauptung, wenn einige deutsche medizinische Fakultäten die Einrichtung von Abteilungen für Allgemeinmedizin mit der Begründung ablehnen, daß die Lehre für Allgemeinmedizin durch nebenamtliche Lehrbeauftragte besser vertreten werden könne als durch hauptamtliche Hochschullehrer, die ihrer Praxis entfremdet und somit schlechtere Hausärzte seien. Die Vertreter dieser durch nichts begründeten Meinung desavouieren damit zum einen alle in anderen Ländern hauptamtlich als Hochschullehrer tätigen Hausärzte, zum anderen alle Kliniker, die sowohl hauptamtliche Dozenten als auch Forscher, Abteilungsleiter und Klinikdirektoren sind und außerdem noch Privatpatienten behandeln
18 An dieser verfehlten Gesundheitspolitik sind sowohl das Bundesverfassungsgericht mit seinem Urteil von 1960 als auch die Ärzteschaft und die Bundesregierung beteiligt
19 Als „Vorbereitungszeit" wird die Zeit von der ärztlichen Abschlußprüfung bis zur Niederlassung bezeichnet, wenn die freiwillige 4jährige Weiterbildung nicht abgeleistet wurde
20 1978 wurden vom Verfasser 663 Ärzte befragt, die seit 5 Jahren in der Allgemeinpraxis niedergelassen waren. (Beske u. Boschke 1982, Sturm 1982a)
21 Die Ärzteschaft verliert das Vertrauen der Bevölkerung, wenn sie zuläßt, daß mangelhaft qualifizierte Ärzte, die sich keine 4 Jahre lang weitergebildet haben, die verantwortungsvolle Tätigkeit des Hausarztes ausüben dürfen
22 Der Verfasser konnte in den vergangenen 15 Jahren bei der Zusammenarbeit mit 22 Assistenten, von denen 12 ein ganzes Jahr oder länger mitarbeiteten, diese individuellen Unterschiede sehr genau beobachten. Darüber wird hier berichtet
23 Eine grundsätzliche Stellungnahme zur Fortbildung der Allgemeinärzte hat die Europäische Arbeitsgruppe für Lehre 1979 veröffentlicht. (Deutsche Übersetzung: Stellungnahme der Europäischen Arbeitsgruppe, Allg Med Int 9: 105–110)
24 Es hat sich nicht bewährt, daß man es dem Zufall überläßt, in welchem Umfang sich ein Arzt nach dem Verlassen der Hochschule auch theoretisch weiter- oder fortbildet
25 In vielen Ländern wird längst eine systematische und professionell geleitete Weiterbildung in gemeinsamer Verantwortung der Regierung, der Ärztekammern und der Universitäten (in einigen Ländern auch unter Einschluß der Sozialversicherung) durchgeführt, z.B. in Dänemark, England und den Niederlanden
26 In England und den Niederlanden kehren die Assistenten, die zur Weiterbildung bei niedergelassenen Hausärzten mitarbeiten, einmal wöchentlich an die Universität zurück, wo weitere Wissensvermittlung und Erfahrungsaustausch erfolgen
27 S. Anm. 14 zu Kap. 2 (S. 260)

Kapitel 16

1 Der Verfasser gehört zu den wenigen Allgemeinärzten, denen Belegbetten am Krankenhaus zur Verfügung stehen
2 So Hopf und van Nieuwenhuyzen auf dem Krankenhauskongreß, Berlin 1966
3 Die Einrichtung von Allgemeinabteilungen würde nicht nur zur Kostendämpfung beitragen, sondern das oben erwähnte Problem der Überproduktion von Spezialisten lösen, da an diesen Abteilungen Allgemeinärzte weitergebildet werden könnten
4 Junge Kollegen überweisen während einer Praxisvertretung viel seltener an Spezialisten als der Praxisinhaber
5 Bayens berichtet über eine ähnliche interdisziplinäre Veranstaltung in Antwerpen

Kapitel 17

1 Auch Rudolph und Tschohl fordern „Koordinierungen nach einem einheitlichen Modell“

2 Leider ist der Arzt Vogler verstorben, ehe er seinen Entwurf einer „Neuen Anthropologie“ auch auf die Medizin ausdehnen konnte

3 Frankl (1975a, b) hat wiederholt auf die Bedeutung der Transzendenz hingewiesen. Der Hausarzt weiß, daß ein Mensch wieder gesund wird, wenn er sich für Probleme außerhalb seiner selbst zu interessieren beginnt. Lauster schreibt 1980: „Liebe heilt“

4 „Die Bestimmung des Menschen zur Handlung ist das durchlaufende Aufbaugesetz aller menschlichen Funktionen und Leistungen.“ (Gehlen 1976, S. 23)

5 „Der Mensch ist *wesensverschieden* vom Tier; ... seine Fähigkeit zum willentlich freien Handeln (ist) klar als etwas Besonderes abzuheben gegen das Handeln auf unmittelbaren Triebdruck hin. ... Ich sehe wissenschaftlich keinen Grund, (dies) nicht als *qualitative* Neuerwerbung des Menschen anzuerkennen.“ (Hassenstein 1972)

6 „So wie die Anatomie eine allgemeine Wissenschaft vom Bau des menschlichen Körpers ist, muß auch eine Gesamtauffassung des Menschen möglich sein, denn da wir niemals im Zweifel sind, ob ein Wesen ein Mensch ist oder nicht, da weiter der Mensch wirklich eine echte Gattung bildet, sind wir zu der Erwartung berechtigt, daß eine allgemeine Anthropologie einen eindeutigen Gegenstand haben wird.“ (Gehlen 1976, S. 11)

7 Typologie im Sinne von Charakteristik, nicht im Sinne von systematischer Schablone, also mehr eine Charakterologie

8 Viele medizinische Lehrer sind noch heute der Ansicht, es gebe keinen anderen Weg, Individualmedizin zu vermitteln

9 Curtius (1959) hat für den Aufbau einer wissenschaftlichen Individualmedizin entscheidende Vorarbeiten geleistet. Seinen Bemühungen um eine „Individualpathologie“ blieb der Erfolg versagt: Es ist ihm nicht gelungen, sich vom krankheitsorientierten Konzept zu lösen, obgleich er die Gefahren des verallgemeinernden Denkens für den praktisch tätigen Arzt erkannte und eine Chance sah, dem durch Individualisieren zu begegnen. Jedoch blieb der Patient für ihn das Objekt ärztlichen Denkens

10 Zur Vielfalt individueller Variationsmöglichkeit schreibt Schäfer (1983): „Die Zahl möglicher individueller Reaktionen ist durch die Zahl möglicher Genkombinationen gegeben. Es gibt 23 Chromosomen, die sich unabhängig voneinander bei der Vererbung kombinieren können. ... Damit ließen sich dann rund 63 Billionen Individuen herstellen.
Die Chromosomen sind aber keineswegs gleich. Es gibt nach neuesten Zählungen rund 1364 gesicherte, 2811 vermutete Konditionen für Kombinationen von Erbmerkmalen. Hiermit würden so viele verschiedene Individuen erzeugbar sein, daß ihre Zahl die aller lebenden Menschen um einen Faktor übertrifft, der bei 10^{86} liegt, also eine unvorstellbar große Zahl darstellt.“

11 Hier muß ganz deutlich angemerkt werden, daß das Gelingen ein Beweis dafür sein wird, ob die Wissenschaft in der Lage ist, die volle Wirklichkeit abzubilden, oder ob sie eines Tages ganz offiziell durch andere Denk- und Handlungsbegründungen, die der Intuition (Bergson 1911) oder Kunst entlehnt sind, ergänzt werden muß

12 G. Tutsch (Diskussionsbemerkung auf dem SIMG-Kongreß, Klagenfurt 1982) verwendet das Bild einer Pyramide, deren breite Basis die Vielzahl der Problemlösungsmöglichkeiten beim Gesunden demonstriert, die immer geringer werden, je mehr sich der Mensch der Spitze, dem Tode, nähert

13 Im englischen Lehrbuch für Allgemeinmedizin *The future General Practitioner* wird die Funktion der Kunst für die ärztliche Ausbildung betont: „... medical education has rather to draw on literature and the arts – on novels, biographies, poetry, plays, films and the plastic arts.“ (RCGP 1972)

Kapitel 18

1 „Die Schulmediziner halten an ihrer klinischen Betrachtung der Medizin fest, und die Soziologen glauben daran, daß die Medizin durch soziologische Kritik reformiert und saniert werden könnte. Dieses Problem der Medizinreform zu lösen, ist keine Einzeldisziplin gescheit genug.

Hier ist ‚Interdisziplinarität' gefordert. Doch die Tragödie der bisherigen interdisziplinären Forschung läßt uns wenig Hoffnung" (Schaefer 1979)

2 Nach Jean Gebser kann das neue Bewußtsein nicht durch Synthese rationaler (mentaler) Elemente unseres Zeitalters sondern nur durch eine Bewußtseinsmutation, durch einen „Sprung" erreicht werden. Gebser (1973) versteht unter „Integrierung den Vollzug der Gänzlichung, die Herbeiführung eines Integrum, das heißt die Wiederherstellung des unverletzten (!) ursprünglichen Zustandes unter bereicherndem Einbezug aller bisherigen Leistung"

3 „Nicht das analytische Verfahren als solches, sondern der Totalitätsanspruch einer Teilwissenschaft ist es, an dem in der Regel die Kritik ansetzt". (Vogel 1972). Im gleichen Zusammenhang schreibt Jordan (1970): „Was ausgestrichen werden mußte, waren gewisse falsche Verabsolutierungen".

4 Auch Laborärzte sind dem Patienten in diesem Sinne verpflichtet, sonst brauchten sie keine Ärzte, sondern könnten auch Chemiker sein

Kapitel 19

1 Es hat sehr lange gedauert, bis sich auch in den hochentwickelten Industriestaaten die Erkenntnis durchgesetzt hat, daß die Effizienz einer hochspezialisierten ärztlichen Versorgung abhängig ist von einer qualifizierten Primärversorgung. Nachdem sowohl von der WHO als auch von der EG entsprechende Empfehlungen an die Länder ergangen sind, wurden fast überall die Konsequenzen gezogen und mit dem Ausbau der Primärversorgung begonnen

2 Häussler schreibt zum Thema „vertiefte Forschung auf dem Gebiet der Allgemeinpraxis" bereits 1969: „... es muß das Ziel eines solchen Lehrauftrages sein, in einer funktionellen Einheit mit der Fakultät zu prüfen, inwieweit es einen besonderen Inhalt, eine besondere Methodik und ein besonderes Erfahrungsgut in der Allgemeinpraxis gibt, welches von allgemeinmedizinischer Bedeutung ist und auch von gezielter Anwendungsfähigkeit für den besonderen Patientenkreis des Praktikers und deshalb der Institutionalisierung bedarf."

3 Schon 1966 wurde ein „Deutsches Institut für Allgemeinmedizin" gegründet, dem der Verfasser jahrelang als Vorstandsmitglied angehörte. Leider blieb dem Institut jegliche finanzielle Unterstützung versagt

4 Wie aber steht es mit den Pionieren der Allgemeinmedizin? Erstaunlicherweise handelt es sich bei den Hausärzten, die sich bisher für Lehre, Forschung und den Aufbau der Allgemeinmedizin eingesetzt haben, in der Regel um sehr beliebte Ärzte mit großer Praxis. Sie sind mit Leib und Seele Hausärzte. Die meisten lehnen es ab, ihre Praxis und Patienten, die sie oft seit 2–3 Jahrzehnte betreuen, aufzugeben und eine hauptamtliche Tätigkeit zu übernehmen. Wenn dann noch finanzielle Einbußen hinzukommen, bleiben sie lieber ganz in ihrer Praxis

5 Eine den Niederlanden vergleichbare Ausstattung wird wohl vorläufig ein Wunschtraum bleiben

6 Siehe dazu Vortrag des Verfassers beim Deutschen Kongreß für Allgemeinmedizin, Freiburg 1981, *Dokumentation krankheitsunabhängiger Daten*

7 Unveröffentlichte Morbiditätsstudie über 5 Vierteljahre in der Allgemeinpraxis des Verfassers

8 Braun und Tutsch haben nachgewiesen, daß die Relativierung des Diagnosebegriffes auch für die Kliniker gelte (1968)

9 Jeder hatte in 5 Vierteljahren insgesamt durchschnittlich über 20000 Diagnosen registriert. Über das Vorgehen und die Ergebnisse wurde 1½ Jahre lang einmal monatlich eine Nacht diskutiert

10 Teilnahme an internationalen Forschungsprojekten ermöglicht der European General Practice Research Workshop (EGPRW)

Kapitel 20

1 Siehe dazu auch Buchwald (1947)

2 Nach Gärtner (persönliche Mitteilung) sind bisher erst 20% aller Lebensprozesse erforscht

3 „In Schmerz und Not, in Hilflosigkeit und Verlassenheit, bedroht von Siechtum, Verstümmelung

und Tod, wenn die Fortexistenz zweifelhaft ist, drängt es den Menschen mit elementarer Wucht, einen neben sich zu sehen, einen, der zu einem steht, der einem im moralischen und im wörtlichen Sinne die Hand gibt, vor dem man sein Elend ausbreiten kann – und von dem man weiß, daß er sich mit allen seinen Kräften, mit seinem ganzen großen Können und Wissen für einen einsetzt, der alles tut, was möglich ist – und das ist in so manchen Lagen der Arzt und einzig der Arzt, aber nicht der Arzt am Computer oder im Labor, sondern der Arzt, der persönlich zu einem kommt." (Bleuler 1977), S. 111)

4 Schäfer schreibt (1979, S. 277): „Sie kommen nun in massivster Schlachtordnung auf uns eingestürmt: Ernährungsapostel, Akupunkturisten, Homöopathen, Meditationstherapeuten, Naturheilkundler, Phytotherapeuten, Klimaspezialisten, Propagandisten elektrischer Felder und was es da sonst noch alles gibt"

5 Daß es in seinen Grundsätzen für Gesundheitssysteme aller Länder, gerade auch der Entwicklungsländer gilt, beweist der Mißerfolg hochspezialisierter Einrichtungen in Ländern, die eine so teure Gesundheitsversorgung nicht bezahlen können und in denen sie nur einer kleinen Schicht Privilegierter zugute kommt

6 Ihr theoretischer Gehalt geht historisch auf Goethes Morphologie zurück und konnte in diesem Band nur angedeutet werden

Sachverzeichnis

Die **fett** gedruckten Seitenzahlen verweisen auf Abschnitte, in denen das Stichwort ausführlich besprochen wird.